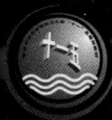

卫生部"十一五"规划教材

全国高等医药教材建设研究会规划教材

全国高等学校教材

供美容医学类专业用

第2版

美容皮肤科学

▶ 主　审　刘　玮

▶ 主　编　何　黎

副主编　杨　森　金哲虎

编　者（以姓氏笔画为序）

方　方（中国医学科学院皮肤病研究所）　　何　黎（昆明医学院第一附属医院）

邓　军（第三军医大学西南医院）　　　　　张建中（北京大学人民医院）

刘　玮（北京空军总医院）　　　　　　　　陈晓栋（南通大学附属医院）

李　利（四川大学华西临床医学院）　　　　金哲虎（延边大学临床医学院）

李　航（北京大学第一医院）　　　　　　　郑　敏（浙江医科大学第二附属医院）

李远宏（中国医科大学第一附属医院）　　　项蕾红（上海复旦大学华山医院）

李承新（第四军医大学西京医院）　　　　　袁　伟（遵义医学院美容医学系）

杨　森（安徽医科大学第一附属医院）　　　涂彩霞（大连医科大学第二附属医院）

杨淑霞（北京大学第一医院）　　　　　　　谢红付（湖南医科大学湘雅医院）

吴　艳（北京大学第一医院）　　　　　　　鲍海平（山西大同大学美容医学系）

主编助理　顾　华　涂　颖（昆明医学院第一附属医院）

人民卫生出版社

图书在版编目（CIP）数据

美容皮肤科学／何黎主编. — 2 版. — 北京：人民卫生出版社，
2011.3

ISBN 978-7-117-13948-9

I. ①美…　II. ①何…　III. ①皮肤 - 美容术 - 医学院校 - 教材
IV. ①R622②R751

中国版本图书馆 CIP 数据核字（2010）第 258377 号

| 人卫社官网 | www.pmph.com | 出版物查询，在线购书 |
| 人卫医学网 | www.ipmph.com | 医学考试辅导，医学数据库服务，医学教育资源，大众健康资讯 |

美容皮肤科学
第 2 版

主　　编：何　黎
出版发行：人民卫生出版社（中继线 010-59780011）
地　　址：北京市朝阳区潘家园南里 19 号
邮　　编：100021
E - mail：pmph @ pmph.com
购书热线：010-59787592　010-59787584　010-65264830
印　　刷：三河市宏达印刷有限公司
经　　销：新华书店
开　　本：787×1092　1/16　印张：26
字　　数：665 千字
版　　次：2002 年 7 月第 1 版　2024 年 12 月第 2 版第 25 次印刷
标准书号：ISBN 978-7-117-13948-9/R·13949
定　　价：79.00 元

打击盗版举报电话：010-59787491　E-mail：WQ @ pmph.com
（凡属印装质量问题请与本社市场营销中心联系退换）

第二轮规划教材修订说明

全国高等医药院校医学美容专业卫生部规划教材是我国第一套供美容医学专业本科使用的教材,第一轮教材使用至今已整整8年,为我国美容医学人才的培养发挥了巨大作用。8年来,美容医学事业在中国得到了长足的发展,新理念、新器材、新技术层出不穷,尤其是中国传统医学美容思想、方法与西方美容医学的相互渗透与融合,正逐渐产生出带有东方文化气质的新的美容医学,这给第二轮教材的修订工作提供了巨大的动力和挑战。中华医学会医学美学与美容学分会参与了第一轮教材的编写和出版工作,并一直关心本套教材的使用情况。第二轮教材修订工作依然得到了他们的大力支持,并汇集了全国一大批教学、科研和医疗第一线的医学专家共同参与,在总结第一轮教材编写的不足的前提下,进行了大规模的修订,使本套教材内容分类更加科学系统,知识结构更加合理,临床实践更加实用。经过第二轮的修订过后,本套教材将力求更加成熟、完美和新颖。

本次修订工作由2009年3月开始启动,其修订和编写特点如下:

1. 在全国广泛、深入的调研情况下,总结了第一轮教材编写的经验与不足,对第二轮教材评审委员会进行了改选,使评审委员会充分保持学术权威性的基础上,更加考虑评审委员会的教学指导水平。

2. 经全国高等学校美容医学专业第二届教材评审委员会审议决定,本套教材将上一轮教材书名中的名词"医学美容"更改为"美容医学"。

3. 对上一轮教材编写中美容医学与其他学科(整形外科、皮肤科、中医科、口腔科)交叉、含混不清的部分重新做了界定与说明,对难以界定的内容,编写时也采取有取有舍的态度。

4. 本套教材进一步明确了美容医学课程体系与具体骨干课程。

5. 教材编写依然坚持"三基、五性、三特定"的编写原则。

6. 内容上在坚持学科体系完整性的情况下,更加突出教材内容的实用性,力求文字精炼，压缩篇幅，以适合目前的美容医学专业的教学模式。

7. 在尽可能不增加学生负担的情况下，提高印刷装帧质量，根据学科需要，部分教材改为彩色印刷，以提升教材的质量和可读性。

第二轮教材共12种，分为三个部分：美容医学理论基础课程、美容医学临床基础课程、美容医学临床课程，新增一种《美容营养学》。本套教材均为卫生部"十一五"规划教材。

第2轮教材目录

前　言

《美容皮肤科学》（第2版）教材，几经易稿，终于付梓。

作为我国皮肤美容教学的专业用书，《美容皮肤科学》（第1版）自2002年问世以来，对我国美容皮肤科学专业人才的培养起到了积极的促进作用，亦推动了美容皮肤科学的健康发展，获得了较好的社会反响。然而，伴随着国内外皮肤病学及皮肤医学美容的快速发展和相互融合，皮肤美容基础、美容技术、美容保健、治疗及美容外科新学说、新理论、新知识、新方法层出不穷，极大地丰富了美容皮肤科学。在这样的形势下，迫切需要更新和完善原教材，使之能更好地、与时俱进、全面系统地反映本学科的最新动态，体现其基本理论、基本知识及基本技能，以适应当今美容皮肤科学学科的建设、发展和人才培养的需要。为此，全国医学院校从事皮肤美容教学与临床工作的专家在第1版教材编写的基础上仔细推敲，认真总结，编写了《美容皮肤科学》（第2版）。

第2版教材既保持了第1版的连续性，又突出了美容皮肤科学的特殊性、新颖性、系统性、专业性及实用性。在编写中，结合近年来国内外皮肤病学、皮肤医学美容的进展，重点介绍了皮肤基础理论与皮肤美容的相关性、皮肤光生物学、皮肤保健与护理、毛发及甲的保健与护理、激光美容技术、注射美容技术、果酸美容技术、皮肤外科、无创性皮肤测试及医学护肤品的相关知识，在损容性皮肤病诊治中，除了介绍该领域新的研究进展、美容治疗新理念外，还增加了这些皮肤病对美容的影响。为全面理解和掌握美容皮肤科学相关知识及提高专业人员的临床诊治水平奠定了基础。

本教材的编写，是在卫生部全国高等院校教材编写委员会的领导下进行的，人民卫生出版社给予了大力支持，全国各医学院校编委付出了辛勤的汗水，昆明医学院第一附属医院皮肤科顾华、袁瑞红、汤諹、刘彤云医师和昆明医学院涂颖、庞勤、李坤杰、起珏研究生为本教材的整理做了大量的工作，在此一并表示感谢。

由于美容皮肤科学是一门新兴的交叉学科，发展日新月异，编委虽为本教材的撰写做了大量精心的卓有成效的工作，但难免有不妥之处，恳望读者和同行们在使用中给予批评指正。

何　黎

2011年1月

目　录

第一篇　总　论

第二篇　各　论

第一篇

总　论

| 第一章 | 绪 论 |

从专业学科的定义来看，美容皮肤科学（cosmetic dermatology）的概念不同于传统意义上的皮肤美容。按照全国科学技术名词审定委员会2002年公布的医学名词，美容皮肤科学是医学美学与美容项下的一个分支学科或专业名称，而皮肤美容通常被认为是临床皮肤病学科中的一种技术或护理项目。近年来，美容皮肤科学作为一个新的学科分支异军突起，迅速发展。以下就美容皮肤科学的定义及范畴、学科的发展沿革以及本学科与其他相关学科的关系作一简要介绍。

第一节 美容皮肤科学的定义及范畴

国外有多种版本的美容皮肤科学专著，但对美容皮肤科学并没有统一、明确的定义或概念。国内张其亮教授等分别在1998年和2002年编写了中国版的《美容皮肤科学》，其中对此描述为：美容皮肤科学是一门以医学美学为指导，皮肤科学为基础，研究人体皮肤的功能与结构，维护、改善、修复与塑造人体皮肤健康与美的分支学科。它是美学、美容学、皮肤科学三者有机结合的产物，目的是提高人的生命质量、生存质量和生活质量。这是截至目前中国学者对美容皮肤科学定义的较完整描述。此外，有关美容皮肤科学的性质、研究对象及任务、美容皮肤科学的实施范围以及与其他交叉学科的相互关系，也有学者进行了初步论述。

关于美容皮肤科学的专业内容国内外专著编写有较大差距。2005年第三版美容皮肤科教科书 *Textbook of cosmetic dermatology, Third edition*，分11章79节，其中基础部分包括基本皮肤生理、影响因素以及美容产品的功效研究等；临床部分包括正常皮肤以及病理状态下皮肤的美容护理和辅助治疗等；技术操作部分包括各种无创性临床评价方法、皮肤外科以及各种美容治疗措施等。该书最后还介绍了光生物学基础和防晒化妆品、美容技术和化妆品应用的不良反应以及相关的社会学和心理学内容。而国内出版的美容皮肤科专著更多论述临床皮肤疾病及分类、相关的美容护理和治疗等。对美容技术和美容化妆品基础研究内容欠缺，在专业内容的深度、广度和新颖程度方面也有待提高。不过中国学者对美容皮肤科学的专业范畴以及体系结构提出了较为完整的论述，可概括为以下三大部分：

一 基础理论

包括皮肤的现代医学基础理论，如解剖学、组织生理学、病理学、药理学等，以及医学美学及美容学的内容，从审美的观点出发，探讨与皮肤美容相关的心理学、行为学及伦理学等问题，突出人体皮肤的美学观念、美学特点、美学的基本表征及健康皮肤的审美观点及思维方法等。

二 临床实践

运用医学诊疗技术和美容手段，从皮肤内科、皮肤外科、中医皮肤科、皮肤护理与保健、激光医学以及传统物理化学疗法等方面，研究损容性皮肤病的诊疗修复，改善正常皮肤的结构与功能，维护皮肤健康与美观。此外，从医学美学的审美观出发，应用美容心理学知识对患者进行心理咨询和技术指导，也属于美容皮肤科学重要的临床内容之一。与传统的皮肤病学科相比，美容皮肤科学更加重视皮肤结构和功能的护理和修复，把皮肤美容与保健、激光医学以及传统的物理化学疗法与皮肤病的诊疗工作置于同等重要的地位。

三 专业教育

与其他传统学科一样，美容皮肤科学也包括大专院校内基础教育和毕业后专业性继续教育两部分，大专院校教育涉及高等医科院校的体制改革，据不完全统计，国内已有二十多所各类医科院校设立了医学美容专业或成立了医学美容学院，已经开始培养大专、本科、硕士研究生甚至博士研究生等不同层次的专业人才。美容皮肤科的毕业后继续教育属于国家医学继续教育的内容之一，美容皮肤科专科医师培养方案、人才培养标准和培训基地标准等应纳入国家专科医师制度改革计划之中。

第二节　美容皮肤科学的发展历程及现状

西方国家美容皮肤科学的发展有几十年的经历，代表性著作 *Textbook of Cosmetic Dermatology* 第一版1994年出版，第二版于1998年出版，第三版2005年出版。其基础理论部分多来源于化妆品美容护肤的研究，包括皮肤毛发生理指标的基础研究，化妆品经皮吸收以及代谢动力学过程，化妆品产品或功效成分对皮肤、毛发功能的影响等，近年来也提倡将化妆品应用于某些皮肤病或病理状态的辅助治疗。美容皮肤科学的临床实践部分源于皮肤外科的发展，以及后来的吸脂术、软组织填充术、肉毒素注射、胶原注射、人工材料植入等。近年来文献上称之为Mesotherapy，国内曾译为中胚层疗法、间充质疗法、美塑疗法（台湾）等。近十年来由传统的皮肤病物理疗法发展起来的现代激光医学，大大丰富了美容皮肤科学的临床治疗内容，使得这一学科的专业结构逐渐完善起来。纵观国际上几个版本的美容皮肤科学教科书，其专业内容的论述均在上述范围之内。

在中国，皮肤美容的概念源远流长。祖国传统医药宝库中关于皮肤美容的概念屡见不鲜，如采用各种秘方和技艺进行养颜驻容、祛斑除皱、增白润肤和延缓皮肤衰老等。我国现代美容皮肤科学形成于20世纪80年代。1985年以来一批皮肤科学界的前辈如王高松、郭定九、王成义等分别在衡山、上海、承德、桂林等地组织召开专业性皮肤美容学术研讨会，1988年，王高松、王成义、张其亮、袁兆庄等教授倡议组建中华医学会皮肤美容分会，同一时期外科专业和口腔学科也分别提出了类似要求。经多方协调于1990年11月在武汉正式成立中华医学会医学美学与美容学分会，皮肤科教授张其亮任第一、二届主任委员。近二十年来，美容皮肤科学作为一种新的学科分支得到了稳步发展。专业著作相继出版，还召开各种级别的学术会议；在临床方面各种美容技术迅速普及，从传统的皮肤磨削、液氮冷冻、倒模面膜、化学祛斑等到现代激光美容、间充质疗法（mesocherapy）、化妆品护肤美容以及以芳香疗法、SPA为代表的现代生物医学模式等遍地开花。对传统皮肤科常见损容性皮肤病的诊疗修复过程加强了美学分析或审美评价。进入21世纪，我国的美容皮肤科学在基础理论和临床实践方面取得了快速发展，具体体现在以下方面：

一 正常皮肤生理数据的基础研究

2002年法国欧莱雅化妆品公司与中华医学会率先成立中国健康人皮肤与毛发研究基金，相继其他跨国化妆品集团如美国P&G公司、日本资生堂株式会社及云南滇虹药业等也采用了类似方式，在全国范围内掀起了研究热潮。2004年中国中西医结合皮肤性病专业委员会成立了化妆品皮肤科学研究会，对健康人皮肤毛发生理数据的研究进行了统一规划并提出了建立数据库的设想，2009年中国医师协会皮肤科分会皮肤美容亚专业委员会进行了中国人皮肤状态的调查。这些工作均直接、有力地推动了我国美容皮肤科学的基础建设和发展。

二 现代激光技术及光生物学的发展

将现代激光技术应用于美容皮肤科学的治疗领域，是近年来我国皮肤科专业内突破性的发展之一。在短短十年左右的时间里，激光技术已经逐渐形成了一套较完整的理论体系和临床实践，成为美容皮肤科学主要的治疗手段之一。在技术层面上现代激光美容也超越了传统激光的概念，UVB、UVA、蓝光、红光、光动力、E光等也得到了开发和应用，经典的PUVA发展成为光动力学。在基础研究方面光生物学及光化学焕发青春，紫外线防护受到全面重视，皮肤晒伤、皮肤晒黑及皮肤光老化等成为热门研究课题。综合上述趋势看来，一种新的学科领域正在形成，"光美容医学"的概念呼之欲出。

三 无创性皮肤检测技术

在国内多家单位开展，采用无创性方法，测量皮肤色素、弹性、张力、皱纹、含水量、经皮水分流失、皮脂分泌、pH值以及皮肤光型等基础数据。这些内容不但有助于我们了解皮肤的生理功能、化妆品功效性评价，而且促进了我国美容皮肤科学的基础研究迅速接近国际先进水平。

四 美容皮肤外科

已成为皮肤病治疗学与整形美容外科技术相结合的一门交叉学科分支。广义上涵盖了皮肤外科手术、化学剥脱术、软组织填充、人工材料植入及激光、冷冻等物理治疗。在近年来全国性皮肤科学术会议上，皮肤美容外科专题吸引了众多的代表，涌现出许多优秀论文和技术方法。

五 化妆品临床研究

包括正反两个方面：正面研究有化妆品活性成分的筛选、化妆品原料及产品的临床功效性评价、化妆品产品在皮肤病或病理状态治疗方面的辅助作用等，从而推进了医学护肤品发展。反面研究主要是化妆品引起不良反应的临床调查与监测，化妆品产品中过敏成分的临床研究等。这些工作在我国大中城市的皮肤科临床及研究单位已经全面展开。

六 中医中药美容

包括两个方面，一是中医美容理念和技术体系的发展，如养生、食疗以及针灸、火罐等中医美容技术的运用，另一方面是采用现代科学技术对传统中草药进行提取和功效分析。2003年我国中西医结合学会皮肤科分会成立了化妆品皮肤科学研究会，通过中西医结合的方式使中医中药美容的研究提升到一个新的高度和水平，标志着我国在中医中药美容研究方面取得了快速进展。

综上所述，美容皮肤科学在中国虽然起步较晚，但发展比较快并有自身的特色。然而，从整体现状上客观分析，我国的美容皮肤科学仍处于初创阶段，在一些方面仍相对滞后，这主要体现在以下几个方面：①与国际现状比较国内皮肤基础研究较为落后，如对皮肤屏障功能的研究、皮肤老化的研究等，在近年来召开的国际学术会议上能明显感觉到我国的差距所在；②在我国皮肤科专业领域内皮肤美容的研究也相对滞后，与其他专题如真菌病、结缔组织病、变态反应性皮肤病等比较，对皮肤美容的关注或重视程度仍然不足；③落后于国内美容市场的需求。据有关资料统计，在国内各种美容场所从事皮肤美容工作的人员超过1200万，而其中大多数从业者缺乏皮肤专业知识甚至医学基础，从保护消费者健康和规范行业发展的立场出发，这一庞大人群急需美容皮肤科专业人员的理论指导和技术培训。此外,在美容仪器、材料与护肤美容化妆品的研究与开发方面与国外相比也有较大差距。

第三节　美容皮肤科学与其他相关学科的关系

美容皮肤科学与其他相关学科的关系，主要是指美容皮肤科学与医学美学、美容医学、皮肤科学以及美容医学领域中其他分支学科之间的关系。

一 美容皮肤科学与医学美学的关系

医学美学是运用美学及医学的一般原理，研究在医学活动中所体现出来的一切美学现象及其发生、发展与变化规律的科学。医学美学是美容皮肤科学的指导理论，美容皮肤科学是医学美学的应用与实践。在医学美学原理的引导下，美容皮肤科学对人体皮肤的美学、人体皮肤的审美观、人体皮肤审美思维方法进行研究，并着重实施促进人体皮肤健美的各项实践活动。美容皮肤科学的基础理论研究成果和临床实践经验，反过来进一步丰富和完善医学美学。

二 美容皮肤科学与美容医学的关系

美容医学是一门新兴的医学交叉学科，它以医学美学理论为指导，采取有创及无创的医疗手段进行实践活动，达到修复、维护、再塑人体健美，增进人的生命质量和生存质量的目的。美容医学包括许多学科分支，如美容外科学、美容皮肤科学、美容牙科学、美容中医学等。美容皮肤科学中的许多基础理论和技术虽然源于皮肤科学，但经过美容医学理论的综合指导，已经赋予了许多在传统皮肤病学中所没有的内容，如人体皮肤的美学基础、各种损容性皮肤病的美容治疗和审美评价等。同时，美容皮肤科学与美容医学的其他分支学科都具有共同的学科研究对象和目标。由此可见，美容皮肤科学是医学美学和皮肤科学相结合的产物，是美容医学的重要组成部分。

三 美容皮肤科学与皮肤科学的关系

皮肤科学是临床医学领域中的一门重要学科。随着科学技术的进步和发展，这门学科渐渐孕育出不少新的学科分支，美容皮肤科学就是其中之一。皮肤科学作为美容皮肤科学的母体学科，其基本理论、基本技术方法就是美容皮肤科学的基础。而美容皮肤科学虽然源于皮肤科学，但二者又有一定的区别。皮肤科学尤其传统的皮肤病学侧重研究疾病病因、病理、诊断及治疗手段等，而美容皮肤科学则主要研究疾病对心理及形体美的影响，把去除病因、修复、调整、维护皮肤的正常结构与功能并恢复皮肤健美作为主要实施目标。美容皮肤科学在其发展过程中还吸收了皮肤外科学、护理美容学、心理学、伦理学、激光医学以及药物及化学等领域的精华，从而丰富了它的内涵。美容皮肤科学的问世大大充实和发展了传统的皮肤病学，它已经成为现代皮肤科学中不可缺少的重要篇章。

第四节　美容皮肤科学的特点及学习路径

作为美容医学领域中一个新生的分支学科，美容皮肤科学的突出特点就是学科交叉和重叠，这不仅体现在美容皮肤科学与其母体学科皮肤病学的关系上，也体现在它与其他多种相关学科的关系上。因此，为了全面掌握美容皮肤科学的知识和技能，应从以下方面进行学习。

一 全面学习皮肤病学基础知识

美容皮肤科学最重要的学科基础就是皮肤病学基础知识，包括皮肤组织与胚胎学、皮肤解剖学、皮肤病理与生理学、皮肤药理学等。认真学习并掌握这些基础课程，对于从事美容皮肤科学专业而言是基本要求。

二 重点掌握损容性皮肤病临床知识

作为一个称职的美容皮肤科主诊医师，必须首先是一个合格的临床皮肤科医师。这就要求必须全面了解皮肤科临床知识，重点学习并掌握损容性皮肤病或美容相关皮肤病的临床内容。

三 重新认识并学习皮肤美容技术及护理技术

在传统皮肤病学专业实践中，医师主要从事疾病的诊断和治疗工作，临床治疗技术通常由技术人员操作，而皮肤护理工作一般由护士承担。但在美容皮肤科学学科中皮肤美容治疗及护理技术上升为主要的专业内容，换言之，技术与护理工作变得与疾病的诊断治疗一样重要。因此，学习美容皮肤科学必须认真了解并掌握皮肤美容治疗及护理技术，并对护技人员提供指导作用。

四 牢固树立医学美学与美容学观念，奠定学科基础

美容医学相关理论与基础课程是美容皮肤科学必修课程之一。应认真学习医学美学、美容伦理学、美容心理学、医学美学设计等内容，牢固树立医学美学及美容学的正确观念。同时，由于学科交叉的原因，也应了解美容医学专业中其他分支学科的基本知识，如美容外科学、美容中医学、美容牙科学、美容化妆品学以及美容药物学等。

（刘　玮）

思　考　题

1. 美容皮肤科学的定义是什么？
2. 美容皮肤科学的范畴有哪些？
3. 美容皮肤科学与皮肤科学及医学美学的关系是什么？
4. 美容皮肤科学的学习路径有哪些？

第二章 ‖ 美容皮肤科学基础理论

第一节 皮肤胚胎学

人类受精卵（zygote）存活开始进行细胞分裂时，细胞数量不断增加，首先形成囊胚（blastula），再经过细胞分裂、增殖、迁移后形成原肠胚（gastrula），原肠胚于妊娠2周在结构上分为外胚层（ectoderm）、中胚层（mesoderm）和内胚层（endoderm），人体所有的器官或组织均由这三层发育而来，皮肤也不例外，主要由外胚层及中胚层发育而来。

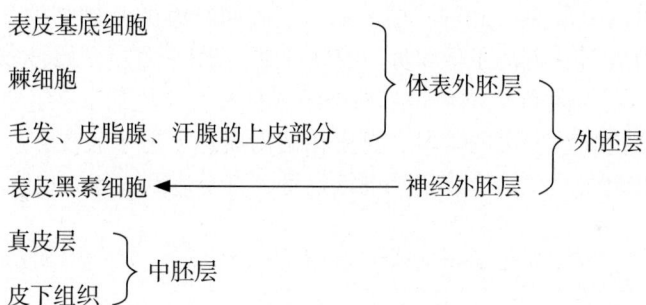

```
表皮基底细胞  ⎫
棘细胞       ⎬── 体表外胚层 ⎫
毛发、皮脂腺、汗腺的上皮部分            ⎬── 外胚层
表皮黑素细胞 ◄──── 神经外胚层 ⎭
真皮层  ⎫
       ⎬ 中胚层
皮下组织 ⎭
```

一 表皮的来源及发育

表皮（epidermis）来源于外胚层。外胚层在分化时分为体表外胚层和神经外胚层，表皮基底细胞、棘细胞和皮肤附属器的上皮部分来源于体表外胚层，表皮黑素细胞来源于神经外胚层分化的神经嵴（neural crest）。颧部褐青色痣、黄褐斑及白癜风等色素性皮肤病的发生均与黑素细胞的数量及功能异常有关，组织学研究发现颧部褐青色痣真皮黑素细胞有痣细胞的早期胚胎细胞特征，从而推测该病的发生是胚胎神经嵴细胞在迁移过程中异常停留在真皮，在外界刺激因素作用下，向黑素细胞分化、增生所致。

胚胎3个月前表皮分为两层，最外层称为周皮（periderm），内层为生发层，二者形态相似，均有胞核，能进行有丝分裂，合成角蛋白微丝，胞质内有大量糖原，并借桥粒彼此连接，但周皮细胞较大，异染色质趋于边缘性。

周皮是一层暂时性的在表皮成层和角化之前覆盖发育的特殊细胞层，只存在于胚胎皮肤和胎儿皮肤。周皮具有分泌性上皮作用和水的输送作用，胎儿期，药物从羊水中也经周皮移动到胎儿体内，周皮细胞在羊水侧表面以微毛起缓冲作用。妊娠第3个月末，表皮生发层和周皮层间形成中间层，细胞表现出成层。生发层细胞含较少量糖原（细胞逐渐成熟的一种征象），并出现最初的表皮性附属器。随着胚胎（embryo）的发育，生发层细胞不断分裂，中间层细胞增多并向上移动，细胞出现棘突，相互嵌合，可见细胞间桥，即形成棘层。此时周皮细胞逐渐扁平，胞核浓缩。第4个月，中间层靠近表面的细胞与周皮细胞逐渐形成颗粒层，外层周皮细胞角化、脱落，形成胎脂。第5个月时，角质形成细胞获得细胞表面抗原，如天疱疮、类天疱疮抗原及ABO血型抗原，表皮基底层出现波浪状，与真皮乳头相嵌成表皮突。至6个月后的表皮结构已近似新生儿。

二　真皮的来源及发育

真皮（dermis）来源于中胚层。胚胎前3个月，真皮呈细胞性，梭形或星形的间质细胞散在分布，以延伸的细胞突交织成网，细胞间隙含有大量的糖胺聚糖（以透明质酸为主）和少量的胶原纤维，因此，胚胎皮肤能保持90%的水；真皮内纤维性基质疏松，主要沉着在间质细胞表面和基底膜下，组织学可证明这些纤维性基质是等量分布的Ⅰ型和Ⅲ型胶原纤维以及只存在于胎儿的Ⅴ型胶原纤维；纤维毛细血管和无髓神经通过真皮延伸到基底膜带；胚胎前3个月尚无弹性蛋白形成。胚胎中3个月，真皮以细胞性为主向纤维性结构转化，真皮厚度增加，第4个月可区分乳头层和网状层，能识别胶原纤维的基础结构和乳头下血管丛；基质合成活性高，仍存在等比例的Ⅰ型和Ⅲ型胶原纤维；第6个月，开始合成弹性蛋白并沉着于微原纤维性成分上，但弹性纤维网仍是基质的组成部分，于生后1~2年内仍继续发育。胚胎末3个月，主要是结构继续发育的阶段。真皮在结构成熟上迟于表皮，新生儿和早产儿的皮肤较薄主要是真皮较薄，出生后真皮仍然继续发育，直至达到成年人皮肤的水平。

（何　黎）

第二节　皮肤解剖学

皮肤（skin）是人体最大的器官，被覆于整个人体表面，与外界环境直接接触，既是解剖学和生理学上的重要器官，又是人体美的主要载体。皮肤由表皮、真皮和皮下组织构成，除毛发、甲、汗腺、皮脂腺等皮肤附属器外，还含有丰富的神经、血管、淋巴管及肌肉（图2-1）。成人皮肤体表总面积为1.5~2.0m^2，表皮与真皮的重量约占人体总重量的5%，若包含皮下组织可达体重的16%，皮肤的厚度随年龄、部位而异。

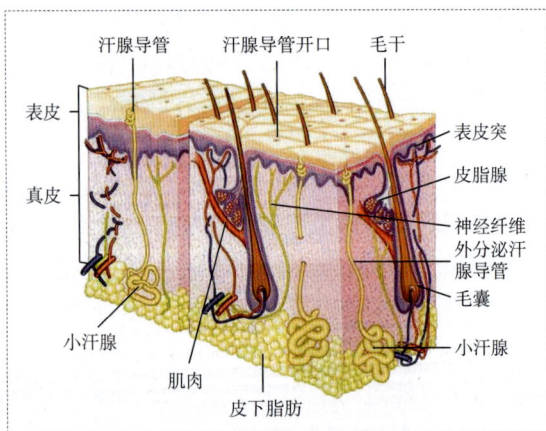

图2-1　皮肤解剖结构模式图

一　皮肤的厚度

若不包括皮下组织皮肤厚度为0.5~4mm。表皮的厚度因解剖部位而异，介于0.04（眼睑）~1.6mm（足跖）之间，平均约0.1mm;而真皮厚度是表皮的15~40倍，为0.4~2.4 mm不等。皮肤的厚度因解剖部位、性别和年龄不同而异，就部位差异来说，以躯干背部及臀部较厚，眼睑和耳后的皮肤较薄;同一肢体，内侧偏薄，外侧较厚，同一部位的皮肤厚度，也随年龄、性别、职业、工种的不同而有差异。就性别差异来说，女性皮肤比男性薄。就年龄差异来说，老年人皮肤较年轻人薄，成人皮肤厚度为新生儿的3.5倍，但至5岁时，儿童皮肤厚度基本与成人相同;人的表皮20岁时最厚，真皮在30岁时最厚，以后逐渐变薄并伴有萎缩。当皮肤过厚，特别是角质层和颗粒层过厚，透光性差，就会影响皮肤的颜色，导致皮肤发黄;而皮肤太薄，对外界环境的抵抗力减弱，则导致皮肤敏感性增加。

二　皮纹及线系统

皮纹是皮肤纹理的简称，是指人体皮肤各部位由表皮和真皮隆起的皮肤嵴纹及皮沟所构成的纹理。目前，所谓的皮纹主要是掌（跖）及指（趾）纹。掌跖、指（趾）末端屈面皮沟和皮嵴平行排列形成涡纹状图案即指纹（fingerprint）由遗传因素决定，各不相同，可作为法医鉴定依据。皮肤表面有许多肉眼可见的细小沟纹称皮沟（skin groove），是由真皮中纤维束的排列和牵拉所致，深浅走向不一，颜面、掌跖、阴囊及关节处较深。皮沟将皮肤划分成大小不等的细长隆起称为皮嵴（skin ridge），因此，皮沟深浅与皮肤细腻程度有关。较深的皮沟将皮肤表面分为菱形或多角形微小区域，称为皮野（skin field）。

皮肤张力线（lines of skin tension）即朗氏线（Langer lines），是1861年Langer用圆锥形长钉随意穿刺新鲜尸体皮肤时发现形成的皮肤菱形裂缝长轴在不同部分呈固定的方向排列，将其连接起来便成了张力线。皮肤具有一定的弹性，保持持续的张力，是因为真皮内有缠绕胶原纤维成束排列的弹性纤维，由于真皮内弹性纤维的有序排列，不同部位的皮肤张力各有其固定的方向。面部由于表情肌运动而形成的表情线和颈部、躯干、四肢由于屈伸运动而形成的皮肤松弛线共同组成了皮肤最小张力线，在进行皮肤美容手术时，顺皮肤张力线的切口，愈合后皮肤瘢痕较小，能最大限度保持皮肤的美容外观。

Blaschko线是1901年首先由Blaschko描述，正常皮肤上并不能寻找到这种排列线。某些皮肤疾病，如疣状痣等皮损在体表沿着一种特殊的线条排列，与神经、血管和淋巴管的排列都有关，反映了皮肤发育中的生长方式。许多存在镶嵌性遗传性疾病的皮肤损害都沿Blaschko线排列，如色素失禁症、少汗性外胚层发育不良等。

（何　黎）

第三节 皮肤组织学与生物学

一 表皮

　　表皮位于皮肤的最外层，它直接体现出皮肤的外观及健康状态，并赋予了皮肤的质感，参与皮肤的保湿和肤色的形成，是皮肤美容的重要载体。表皮属于复层鳞状上皮，主要由角质形成细胞（keratinocyte）构成，其间含有不同种类的树枝状细胞，如黑素细胞（melanocyte）、朗格汉斯细胞（Langerhans cell）和麦克尔细胞（Merkel cell）。

（一）角质形成细胞

　　角质形成细胞是表皮的主要组成成分，约占表皮细胞的95%以上，细胞与细胞之间通过桥粒连接。角质形成细胞在分化和成熟的不同阶段，其形态、大小及排列均有变化，最终在角质层形成富含角蛋白的角质细胞而脱落。角蛋白（keratins）的有序排列是皮肤抵抗外界物理、化学、微生物损害的重要因素，表皮角蛋白是表皮细胞的主要结构蛋白，呈纤维状，直径约10nm，属于中间丝家族。根据角蛋白基因核酸序列的同源性将其分为两型，Ⅰ型分子量较小，呈酸性（K10~K20），Ⅱ型分子量较大，呈中性—碱性（K1~K9）。Ⅰ型和Ⅱ型角蛋白基因分别位于17q12–q21和12q11–q13染色体区。成熟的角蛋白纤维是由Ⅰ型和Ⅱ型以1:1比例聚合而成的异种二聚体，因此在表皮中角蛋白是成对表达的。角蛋白表达的不同表现了表皮细胞不同的分化阶段，基底层表达的角蛋白是K5/K14，随着基底层细胞的分化迁移到棘层出现了K1/K10的成对表达，在细胞进一步分化的过程中，K1/K10的表达逐渐增高，而K5/K14则渐减少。因此，根据角质形成细胞各发展阶段的特点，将表皮由外向内分为五层：角质层、透明层、颗粒层、棘层和基底层（图2-2）。

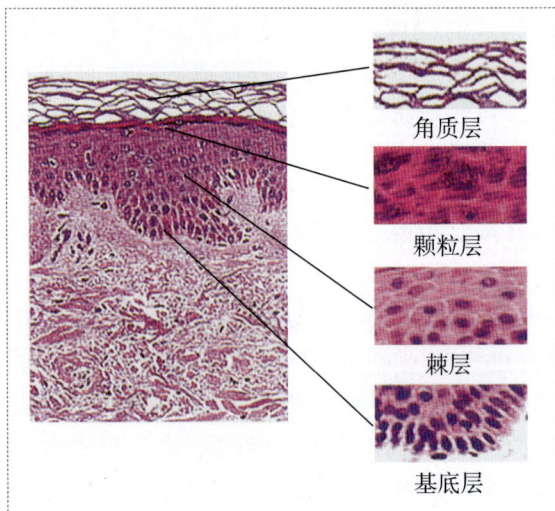

角质层
颗粒层
棘层
基底层

图2-2　角质形成细胞

（二）角质层

　　角质层（stratum corneum）是表皮的最外层，与皮肤美容关系最密切。由5~15层细胞核和细胞器消失的角质细胞及细胞间质构成，角质细胞包埋于细胞间质，20世纪70年代，Peter Elias教授形象地将这种结构特点比喻为"砖墙结构"，角质层完整的结构对维持皮肤屏障功能起到重要作用。角质层的完整性还影响到皮肤对药物的吸收，屏障功能缺损的患者对药物透皮吸收增强，如：湿疹皮损对药物的渗透性是正常皮肤的3~5倍。角质层还是皮肤吸收外界物质的主要部位，占皮肤全部吸收能力的90%，由于角质层间隙以脂质为主，所以角质层主要吸收的是脂溶性物质，因此，脂溶性化妆品更易被皮肤吸收。

　　角质层与皮肤锁水关系最为密切，正常情况卜皮肤角质层含水量为10%~20%，如果低于10%皮肤就会干燥、脱屑；因此，保持良好的皮肤屏障功能，防止水分丢失是角质层的重要功能，对皮肤健康及美观非常重要。正常情况下，角质层保持经表皮水分流失量为2~5g/（h·cm²），当角质层受到破坏时，经表皮水分丢失（transepidermal water loss，TEWL）将增加，如果角质层全层剥脱，水分经皮肤外渗可增加30倍。当外界湿度下降到零点以下时，水分会从皮肤表面蒸发直到角质层表面与外周环境形成新的平衡为止。温度降低时角质层的水分含量也降低，所以寒冷、干燥的天气皮肤容易开裂。如果细胞膜受损（摩擦、过度使用去污剂或脂溶剂），即使在良好的环境下水分也可以从细胞中丧失。此外，影响角质层的皮肤疾患，如银屑病、湿疹及异位性皮炎等，由于皮肤屏障功能减弱，皮损处水分弥散加速，皮肤更加干燥。角质层还对外界紫外线、微生物及理化因素等具有防御作用。

角质层的厚薄直接影响皮肤的外观，因为光线在厚薄不一的皮肤中散射后，表皮颜色会出现变化，如光滑含水较多的角质层有规则的反射可使皮肤明亮而光泽，而干燥、有鳞屑的角质层以非镜面反射的形式反射光线，使皮肤灰暗，因此角质层过厚，皮肤会显得粗糙、黯淡无光。角质层过薄，如过度"去死皮"、"换肤"等，皮肤的防御功能减弱，容易受到外界不良因素的侵害出现皮肤问题：如皮肤潮红、毛细血管扩张、色素沉着、皮肤老化，甚至引起某些皮肤疾病。

1. **角质细胞**　角质细胞（keratinocyte）为角质形成细胞分化的终点。角质形成细胞在从基底层向上移行到角质层的过程中，细胞器和细胞核消失，细胞膜间发生广泛的交联形成不溶性的坚韧外膜——角质化细胞套膜（cornified cell envelope，CE），这层外膜厚15~20nm，由两部分构成：蛋白包膜（protein envelope）和脂质包膜（lipid envelope）（图2-3），其间还有一些酶。

（1）**蛋白包膜**：厚10~15nm，由一些特殊的角化包膜结构蛋白交联而成，因此具有生物机械特性。角质细胞的有序排列是表皮抵御外界机械刺激的重要因素。这些角化包膜结构蛋白由兜甲蛋白（loricrin）、内被蛋白（involucrin）、小分子富含脯氨酸的蛋白质（small proline-rich proteins，SPRs）、毛透明蛋白（trichohyalin）、丝聚合蛋白（filaggrin）、周斑蛋白（periplakin）、包斑蛋白（envoplakin）、抑半胱氨酸蛋白酶蛋白A（cystatin A）、弹力素（elafin）等交叉连接所构成。角化蛋白包膜含量最多的是兜甲蛋白，约占80%，与美容保湿最相关的是丝聚合蛋白，其减少或者缺失都可以削弱皮肤屏障功能，导致多种皮肤病的发生，如该基因突变导致寻常型鱼鳞病和异位性皮炎的强易感性。

（2）**脂质包膜**：为角质细胞外约5nm厚的包膜，由疏水性ω-羟基神经酰胺紧密排列组成，与内被蛋白等共价结合包绕在蛋白包膜的外侧，不仅为细胞提供一个包膜，而且还与周围的板层脂质呈犬齿交错的紧密连接，其作用是限制细胞内水及水溶性氨基酸的丢失及细胞外水的摄入，组成水通透性屏障。

（3）**酶**：在CE中最重要的酶是转谷酰胺酶（transglutaminase，TGase），它是一类位于细胞膜上钙离子依赖的酶家族，Ca^{2+}影响该酶的活性并最终影响角化细胞套膜形成和角质形成细胞的分化。在表皮共有4种类型的TGase表达：TGase1、TGase2、TGase3和TGases5，其中TGase1、TGase3和TGases5参与CE的合成，TGase2与角质形成细胞的凋亡有关。TGase1的

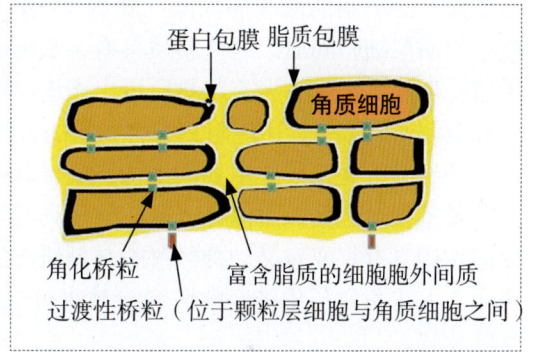

图2-3　蛋白包膜及脂质包膜

功能最为重要，TGase1催化N-ε-（γ-谷氨酰）赖氨酸与作为胺受体位点的氨基酸残基（常为谷氨酰胺）进行交换，因此CE蛋白包膜蛋白如兜甲蛋白、内被蛋白、SPRs、毛透明蛋白等通过TGase1催化交联后才能形成CE蛋白包膜。TGase1基因变异可导致CE结构异常，邻近的细胞外膜结构不连续，细胞外通透性增加，屏障功能受损，引起板层状鱼鳞病。其他的酶如丝氨酸蛋白酶（可降解角质细胞的桥粒）、半胱氨酸蛋白酶、天冬氨酸蛋白酶可能与脱屑有关。此外，酶的活性需要水的存在，干燥缺水的皮肤使酶的活性减弱或失活，如使TGase1功能受影响，CE蛋白包膜蛋白交联障碍，角化细胞套膜形成不坚固，影响皮肤抗外界机械性的能力。如降解角质细胞桥粒的水解酶受影响，角质形成细胞在皮肤表面堆积形成干性皮肤。

2. 细胞间质　角质层细胞间质主要由脂质构成，还含有少量天然保湿因子（natural moisturizing factor，NMF）。

（1）细胞间脂质：来源于颗粒层、棘层角质形成细胞板层小体合成的脂质以胞吐作用释放到角质层的细胞间隙，以共价键结合角质层，称为结构脂质，结构脂质主要成分是神经酰胺（50%）、游离脂肪酸（10%~20%）和胆固醇（25%）。在基底层向角质层的分化过程中神经酰胺、游离脂肪酸与胆固醇则随着角化过程逐渐增多，并以最佳摩尔比率3:1:1分布于整个角质层细胞间质。这些脂质具有亲水极和亲脂极，在角质细胞间和周边自动排列成双分子层，形成防止水和大多数物质进出表皮时所必经的通透性和机械性屏障，不仅防止体内水分和电解质的流失，还能阻止有害物质的入侵，有助于机体内稳态的维持。

神经酰胺是角质层主要的结构脂质，其分子结构具有两条长链烷基，一个酰胺基团和两个羟基基团，这些基团使神经酰胺分子具有亲水性和疏水性，这种性质对其在表皮角质层中保湿作用具有重要意义。神经酰胺与角质层细胞膜表面蛋白质通过酯键连接起到黏合细胞的作用，表皮角质层中神经酰胺含量减少可使角化细胞间黏着力下降，导致皮肤干燥、脱屑、呈鳞片状。

结构脂质的异常对皮肤屏障功能的影响较大，不仅仅降低皮肤的储水保湿功能，也直接影响角质形成细胞的生长与分化调节，影响正常角质层的形成。许多皮肤病往往引起角质层脂质变化，不同的皮肤病脂质的成分减少不同，如特应性皮炎、湿疹和敏感性皮肤等以神经酰胺含量下降为主；银屑病和尿布皮炎以游离脂肪酸减少为主；皮肤老化或光老化以胆固醇减少为主，提示不同的疾病在进行屏障功能修复时应添加不同的结构脂质成分。

结构脂质还与皮肤屏障功能密切相关，当各种原因所致脂质缺乏时，皮肤屏障作用减弱，经表皮水分丢失增多，此外，结构脂质还参与表皮分化、角质层细胞间粘连及脱屑等生理过程。

（2）天然保湿因子（natural moisture factor，NMF）：是存在于角质层内能与水结合的一些低分子量物质的总称，包括氨基酸、吡咯烷酮羧酸、乳酸盐、尿素、胺、尿酸、葡糖胺、柠檬酸盐、钠、钾、钙、镁、磷酸盐、氯、糖、有机酸、肽类及其他未知的物质（表2-1）。

NMF存在于角质细胞的角质化细胞套膜

表2-1　天然保湿因子的主要成分

主要成分	所占比例（%）
游离氨基酸	40
吡咯烷酮羧酸	12
乳酸	12
尿素	7
尿刊酸	3
离子（Na^+，Ca^{2+}，Mg^{2+}，PO_4^{3-}，Cl^-）	18
碳水化合物，氨，多肽，葡糖胺等	8

中，占角质层干重的20%~30%。其来源包括丝聚合蛋白在角质层中上层被水解成的游离氨基酸，包括组氨酸、谷氨酸、精氨酸的相应终末产物，如尿刊酸、吡咯酮羧酸、鸟氨酸、瓜氨酸的游离氨基酸及其衍生物，以及在细胞外源于小汗腺汗液的乳酸盐和尿素、源于葡糖神经酰胺的糖类、电解质等。

NMF作为一种低分子量水溶性的高效吸湿性分子化合物，不仅帮助角质细胞吸水分，维持水合功能，还促进酶的代谢反应，有助于角质层分化成熟。许多因素使皮肤NMF的含量减少，如过度使用清洁剂、相对湿度较低、紫外线照射、年龄增大等。

3. 角质层与皮肤美容相关的几个概念

（1）砖墙结构：20世纪70年代Peter Elias教授将角质层比喻为"砖墙结构（brick and mortar structure）"，角质细胞为"砖块"，间隔堆砌于连续的、由特定脂质和蛋白组成的基质"灰浆"中，维持和保证"砖"和"灰浆"两个组分以及它们功能正常才能确保皮肤的完整性、正常的水合作用及维持皮肤的正常屏障功能（图2-4）。

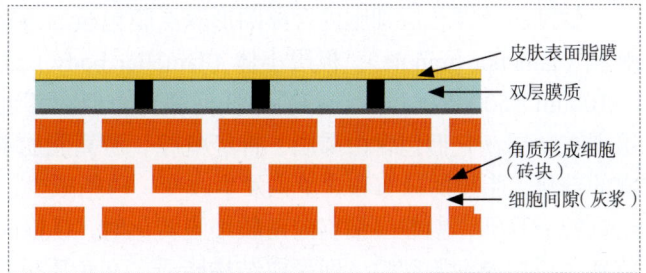

图2-4　皮肤砖墙结构模式图

（2）皮脂膜：润泽脂质与汗腺分泌的汗液乳化形成覆盖于皮肤表面的一层透明的弱酸性薄膜称为"皮脂膜"。润泽脂质由皮脂腺分泌和角质细胞崩解的脂质共同组成，主要由角鲨烯（12%）、蜡脂（26%）、甘油三酯（57.5%）、胆固醇酯（3.0%）和胆固醇（1.5%）构成，青春期前皮肤表面的脂质很少有鲨烯和蜡脂，主要是胆固醇和胆固醇酯。润泽脂质与细胞间结构脂质有很大区别，润泽脂质标志性成分是角鲨烯，而结构脂质的标志性成分是神经酰胺。皮脂分泌过多最常见的是油性皮肤，容易伴发痤疮和脂溢性皮炎。但是过度清洗会导致润泽脂质丢失，经皮丢失水分增多，皮肤干燥。此外，老年人由于皮脂腺萎缩，婴幼儿由于皮脂腺发育尚不完善，皮脂分泌减少，皮肤也容易干燥。

当脂质成分的数量和组成比例发生变化时，也会影响皮肤的屏障结构，导致TEWL增加，皮肤干燥及脱屑。如特异性皮炎、银屑病及敏感性皮肤均与角质层脂质代谢异常有关，因此，修复受损的皮肤屏障结构及功能对于该类疾病的恢复具有重要意义。

（三）透明层

透明层（stratum lucidum）由2~3层无核的扁平细胞组成，仅见于掌跖部位。胞质中含有嗜酸性透明角质，它由颗粒层细胞的透明角质颗粒变性而成，具有防止水、电解质与化学物质通过的屏障作用。

（四）颗粒层

颗粒层（stratum granulosum）由1~3层扁平或梭形的细胞构成。正常皮肤颗粒层的厚度与角质层的厚度成正比，在角质层薄的部位仅1~3层，而在角质层厚的部位，如掌跖，颗粒层则较厚，多达10层。

胞质中出现许多大小不等的强嗜碱性致密颗粒，称为透明角质颗粒（keratohyaline granule），这种颗粒无膜包被，包含约2nm电子致密颗粒构成的不规则无定形聚合物。角质透明颗粒与张力原纤维密切相关。

颗粒层的代谢变化较大，表皮细胞在此层完全角化后细胞核消失，转化成无核的透明层和角质层。在颗粒层上部的细胞间隙中，酸性磷酸酶、疏水性磷脂和溶酶体酶等构成一个防水屏障，使水分既不易从体外渗入，也阻止了角质层以下的水分向角质层渗透。

（五）棘层

棘层（stratum spinosum）位于基底层上方，由4~8层多角形细胞组成，细胞较大，有许多棘状突起，胞核呈圆形，细胞间桥明显而呈棘刺状，故称为棘细胞。最底层的棘细胞也有分裂功能，可参与表皮的损伤修复。角质形成细胞一进入到棘层就表达特异性K1/K10，它是表皮终末分化和角化的标记，K1或K10基因缺陷导致一系列以皮肤屏障结构损害为主要临床特征的皮肤疾病出现，如非表皮松解性掌跖角化病等。

棘细胞及颗粒层细胞内含卵圆形双层膜包被的板层状颗粒，称为Odland小体，也称板层颗粒（lamellar granule）、板层小体（lamellar body）或被膜颗粒等，这种膜包被的颗粒大小约100nm×500nm，可见于胞质中任何部位，但在邻近质膜的部位最明显。Odland小体首先出现在棘层，它们包含由磷脂、神经酰胺、游离脂肪酸和胆固醇构成的脂质混合物，随着表皮的分化，脂质的分布和含量也发生改变，磷脂减少，神经酰胺、游离脂肪酸和胆固醇增多，至颗粒层顶部，颗粒层细胞向角质细胞转化时，Odland小体通过胞吐作用将其脂质内容物释放到角质层的细胞间隙，即形成结构脂质，在角质层构成非常重要的皮肤屏障结果。Odland小体还包含多种水解酶，如酸性磷酸酶、糖苷酶、蛋白酶和脂酶。这些酶针对细胞外环境中脂质和桥粒蛋白的活性可能对屏障形成和表皮自然脱屑很重要。在疾病状态下，如银屑病皮损的颗粒层则变薄或消失，结构及润泽脂质的合成及分泌减少，因此，在临床上可见银屑病患者皮肤干燥、脱屑，从而提示，临床治疗银屑病时，需辅助使用含脂质成分的保湿剂，以补充神经酰胺的不足。

（六）基底层

基底层（stratum basal）位于表皮的最底层，是除角质层以外与皮肤美容关系最密切的结构。基底层仅为一层柱状或立方状的基底细胞，与基底膜带垂直排列成栅栏状。细胞间以桥粒连接，与基底膜带则以半桥粒连接。基底层与真皮交界处呈波浪状，由表皮伸入真皮的表皮脚与真皮突向表皮的乳头镶嵌组成。基底层细胞处于未分化状态，具有生长分裂能力，细胞中特异性表达K5/K14，即增生特异性角蛋白；在表皮细胞增殖、分化障碍的皮肤病如银屑病中，K5/K14会表达于基底层以上的表皮中。

基底层中与皮肤美容相关的概念：

1. 生发层　基底层又称为生发层（germinative layer），与皮肤自我修复、创伤愈合及瘢痕形成有着密切关系。外伤或手术时，尤其是进行面部美容磨削术与激光治疗，只要注意创面局限于表皮层，不突破真皮浅层，没有破坏嵌在真皮浅层的表皮脚，皮肤就能通过基底层细胞的再生进行修复而没有瘢痕形成；若突破真皮浅层，由真皮结缔组织增生修复创面，则会形成瘢痕。

2. 表皮通过时间　角质形成细胞从基底细胞层移至角质层脱落，约需要28天，称为角质形成细胞的通过时间（transit time）或表皮更替时间（turnover time）。表皮更替时间可以评价表皮的功能，表皮更替时间过快或过慢都不利于皮肤的健美。皮肤美容应该遵循"表皮通过时间"规律，不应人为干预，特别是在进行美白祛斑时应注意遵循皮肤代谢生理特点，不宜使用过快、强效剥脱剂，打破细胞经表皮通过的时间规律；同时也提示皮肤美容是一个循序渐进的过程，必须遵循表皮更替时间，持之以恒。

3. 表皮干细胞 表皮干细胞（epidermal stem cells）是指基底层内相对未分化的、被保护的、具有无限细胞分裂潜能且分裂极为缓慢的细胞（慢循环干细胞）。细胞动力学研究显示表皮基底细胞包括三个组：干细胞、过渡期增殖细胞（transient amplifying cells）和定向细胞（或分裂后细胞）（postmitotic cells）。在基底层，约有10%的细胞是表皮干细胞；约有50%的细胞是过渡期增殖细胞，这些细胞停留在基底层，在终末分化之前可进行有限的（4~5次）有丝分裂形成定向细胞（分裂后细胞）；约有40%是定向细胞（分裂后细胞），这些细胞已经丧失分裂功能，完成最后一次细胞分裂后迅速上升离开表皮基底层进行终末分化。正常情况下，表皮干细胞处于缓慢的分裂状态，当它分裂时产生子细胞（daughter cells），子细胞逐渐成熟并缓慢移行至表皮上层的过程称为角质化（keratinization）。当一些特殊状态下如创伤修复等，表皮干细胞分裂加速，并引起过渡期增殖细胞的数量增多，这些细胞进一步有丝分裂后形成大量的基底细胞和分裂后细胞参与创伤修复。最近已有研究将表皮干细胞原位培植皮肤再生技术应用于皮肤衰老整形。

4. 水通道蛋白3 存在于皮肤的水通道蛋白家族（aquaporin，AQPs）是AQP3，它表达于表皮基底层的角质形成细胞，是一个完整的跨膜蛋白通道，分子量为28kDa（图2-5）。AQP3可转运水、甘油和尿素到达表皮，促进角质层的水合作用，是维持皮肤水合作用的一个关键因素，一个AQP3分子每秒钟可以允许30亿个水分子通过，使细胞快速调节自身体积和内部渗透压，因此，AQP3与皮肤保湿功能关系密切。紫外线可导致角质形成细胞膜上的AQP3表达下调，从而导致皮肤干燥，角质层水合作用下降，皮肤弹性下降。AQP3与细胞的迁移以及皮肤的创伤愈合也有密切的关系。

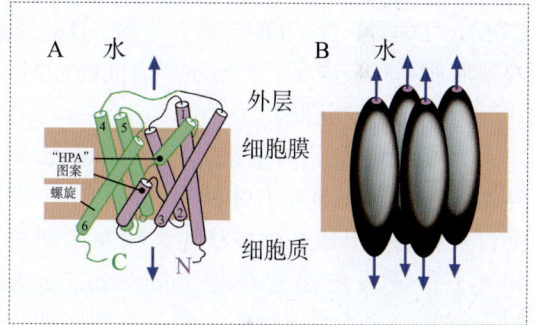

图2-5　水通道蛋白

（七）表皮的主要连接结构

1. 紧密连接 紧密连接（tight junction，TJ）位于颗粒层，是相邻细胞间的连接，紧密蛋白颗粒重复形成的一排排的索将两个相邻细胞连接起来，封闭了细胞间的空隙，形成特异性的半透性屏障。皮肤的紧密连接蛋白由结合黏附分子-1（junctional adhesion molecule-1，JAM-1）、闭锁蛋白1（zonula occludin protein-1）、claudins1/4/7及MUPP-1（multi-PDZ protein-1）等组成。当表皮受到损伤时，TJ蛋白的形成先于角质层的恢复，是皮肤屏障的急救系统。在许多皮肤角质层屏障功能受损的疾病，如：寻常型银屑病、扁平苔藓、寻常型鱼鳞病等，颗粒层和棘层上部的TJ蛋白如闭锁蛋白和claudins4的合成都减少。

2. 桥粒 桥粒（desmosomes）是基底层和棘层角质形成细胞间连接的主要结构，由相邻细胞的细胞膜发生卵圆形致密增厚而共同构成。电镜下桥粒呈盘状，直径为0.2~0.5μm，厚为30~60nm，其中央有20~30nm宽的电子透明间隙，内含低密度张力细丝；间隙中央电子密度较高的致密层称中央层（central stratum），其黏合物质是糖蛋白，中央层的中间还可见一条更深染的间线（intermediate line），为高度嗜锇性。构成桥粒的相邻细胞膜内侧各有一增厚的盘状附着板（attachment plaque），长为0.2~0.3μm，厚约30nm，许多直径约为10nm的张力细丝呈祥状附着于附着板上，其游离端向胞质内返折，附着板上固有的张力细丝可从内侧钩住张力细丝祥，这些固有张力细丝还可穿过细胞间隙并与中央层纵向张力细丝相连，称为跨膜细丝。

桥粒由两类蛋白质构成：一类是跨膜蛋白，位于桥粒芯（desmosomal core），主要由桥粒芯糖蛋白（desmoglein，Dsg）和桥粒芯胶蛋白（desmocollin，Dsc）构成，它们形成桥粒的电子透明细胞间隙和细胞间接触层；另一类为胞质内的桥粒斑（desmosomal plaque）蛋白，是盘状附着板的组成部分，主要成分为桥粒斑蛋白（desmoplakin，DP）和桥粒斑珠蛋白（plakogloubin，PG）。

桥粒本身即具有很强的抗牵张力，加上相邻细胞间由张力细丝构成的连续结构网，使得细胞间连接更为牢固。在角质形成细胞的分化过程中，桥粒可以分离，也可重新形成，使表皮细胞逐渐到达角质层而有规律地脱落。桥粒结构的破坏可引起角质形成细胞之间相互分离，临床上形成表皮内水疱或大疱。

3. 角化桥粒　角化桥粒（corneodesmosomes，CD）是一种能稳固连接角质层邻近角质细胞的桥粒，存在于角质层与CE整合一体，主要由角化桥粒蛋白（corneodesmosin，CDSN）、两种桥粒钙粘家族细胞外跨膜糖蛋白，即桥粒芯糖蛋白1（desmoglein 1，DSG1）、桥粒糖蛋白1（desmocollin 1，DSC1）组成。在掌跖部位的角质层，CD遍及角质细胞表面；在其他身体部位的角质层，CD分布于角质细胞的周围，特别是在细胞间交错结合区。正常情况下，CDSN、DSG1、DSC1的降解，导致CD的裂解，角质细胞脱落，参与脱屑过程。在皮肤干燥及银屑病等病态情况下，角质层表面的CD数目增加，提示CD的代谢异常。

（八）树枝状细胞

1. 黑素细胞　黑素细胞（melanocyte）来源于神经嵴，在胎龄50日左右才能检测出。每个黑素细胞借助自身胞质突形成的树枝状与大约36个角质形成细胞相连，形成表皮黑素单位（epidermal melanin unit）。黑素细胞位于基底层细胞之间，与基底细胞的比例从面颊部的1:4到肢体的1:10不等。

黑素细胞是合成与分泌黑素颗粒的树枝状细胞，在暴露部位、乳晕、腋窝、生殖器及会阴部等处数目较多。细胞核较小，无桥粒和张力细丝，胞质透明，含有大量黑素颗粒。HE染色呈空泡样，电镜下可见黑素细胞胞质内含有特征性黑素小体（melanosome），其为含酪氨酸酶的细胞器，是黑素细胞进行黑素合成的场所（图2-6）。

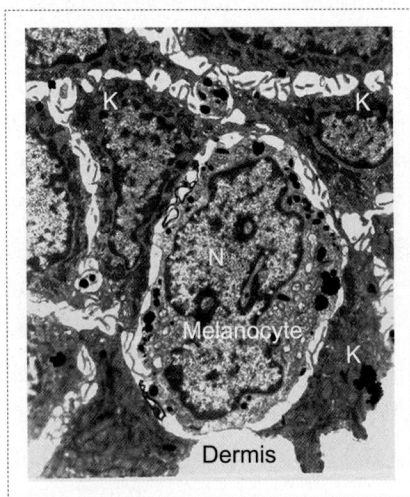

图2-6　黑素细胞电镜图

黑素小体的发育过程分为四个阶段：Ⅰ期黑素小体来源于高尔基体的球形小泡，无板层结构（酪氨酸酶阴性）；Ⅱ期黑素小体含有许多黑素细丝和板层状物质（酪氨酸酶阴性）；Ⅲ期黑素小体开始在板层上合成黑素，并由于黑素的沉积使其结构模糊不清（酪氨酸酶阳性）；Ⅳ期黑素小体充满黑素（酪氨酸酶阳性）。人类皮肤有两种黑素亚型：优黑素和褐黑素，通常以其中一种为主。优黑素是一种褐色或黑色的色素，由酪氨酸合成，成熟的优黑素小体是椭圆形的，多见于非裔美国人及其他深肤色人种。褐黑素呈黄红色，由酪氨酸和半胱氨酸合成，成熟的褐黑素小体是球形的，主要存在于高加索人种的皮肤。在角质形成细胞的分化过程中，黑素小体可被酸性水解酶降解，随角质层脱落而排出体外，也可被白细胞吞噬进入血液循环，而角质层下的黑素小体中的氨基酸、脂类和糖类可被重吸收。

黑素细胞的功能为：①决定皮肤颜色：无论何种肤色，产生色素的黑素细胞数量是大致相同的，肤色不同是由于各种人种黑素小体的大小、种类、数量和分布不同。黄种人皮肤内的黑素主要分布在表皮基底层，棘层内较少；黑种人则在基底层、棘层及颗粒层都有大量黑素存在；白种人皮肤内黑素分布情况与黄种人相同，只是黑素的数量比黄种人少。肤色的深浅是由于深肤色人种的黑素小体较白色人种的体积更大、数目更多。②防晒：黑素可吸收或反射紫外线UVA，保护深部组织免受辐射损伤，特别是保护分裂活跃的基底细胞。此外，黑素还能保护叶酸和类似的重要物质免受光线的分解。

2. 朗格汉斯细胞　朗格汉斯细胞（Langerhans cell）位于棘层，是一种来源于骨髓对机体具有重要防御功能的免疫活性细胞，具有吞噬功能，可识别、处理与呈递抗原。

朗格汉斯细胞的特征是有树枝状突起，向上可延伸到颗粒层的角质细胞间，向下可延伸到真表皮交界。电镜下不含角蛋白丝和黑素小体，无桥粒结构，胞质内含有特征性的杆状或网球拍状朗格汉斯颗粒(也称Birbeck颗粒)，由朗格汉斯细胞吞噬外来抗原后胞质膜内陷形成，是一种消化细胞外物质的吞噬体或抗原贮存形式。这些颗粒与接触过敏反应的发生有密切关系，它还参加同种异体移植时的排斥反应，有控制皮肤肿瘤发生及调控表皮细胞的分化作用。如化妆品接触性皮炎发病机制中，当化妆品中含有的镍、二硝基氯苯、肉桂醛、肉桂醇等成分与朗格汉斯细胞表面的免疫反应性HLA-DR抗原结合后形成完全抗原复合物并向基底膜移行，使T淋巴细胞致敏；当皮肤再次接触同一半抗原时，抗原致敏的T细胞或抗原特异性的T细胞迅速分化成效应T细胞，$CD4^+$Th1细胞释放IFN-γ、TNF-β、IL-2等细胞因子，引起以单核细胞浸润为主的免疫损伤。$CD8^+$效应T细胞释放穿孔素和颗粒酶等介质，导致细胞溶解破坏；同时，$CD8^+$效应T细胞高表达FasL，可与靶细胞表面的Fas分子结合，导致细胞凋亡，引起组织损伤。

3. 麦克尔细胞　麦克尔细胞（Merkel cell）位于表皮基底层细胞之间，常贴附于基膜，来源于神经嵴。电镜下，麦克尔细胞与角质形成细胞以桥粒相连，常固定于基底膜而不跟随角质形成细胞向上迁移。其胞质中含有许多神经内分泌颗粒，能产生神经介质，因此目前认为该细胞是一种皮肤内分泌细胞。麦克尔细胞与神经末梢相接触的部位，形成典型的化学性突触结构，能感受触觉，在感觉敏锐部位（如指尖和鼻尖）密度较大。

二　真皮

真皮来源于中胚层，由细胞、纤维（胶原纤维、弹力纤维）和基质组成，由外向内分为乳头层（papillary layer）和网状层（reticular layer）。乳头层较薄，胶原纤维比较细，向各个方向分布，含有毛细血管、淋巴管、游离神经末梢、触觉小体以及一些细胞成分。乳头层在连接表皮与真皮的沟通上有重要意义，当皮肤衰老时真皮乳头萎缩。网状层较厚，粗大的胶原束走向几乎和皮肤表面平行，相互交织呈网状，形成皮肤纹理，含有较大的血管、淋巴管、神经和环层小体。真皮中大量的胶原纤维和弹力纤维交织在一起，埋于基质之中。

真皮将表皮和皮下组织连接起来，可保护下方组织免受机械性损伤，维持内外环境的稳定，增强表皮的屏障功能，对皮肤的弹性、光泽、保湿和张力等也起到重要作用。

（一）细胞

主要有成纤维细胞（fibroblast）、肥大细胞（mast cell）、巨噬细胞（macrophage）、真皮树枝状细胞、朗格汉斯细胞和噬色素细胞等，还有少量淋巴细胞和其他白细胞。其中成纤维细胞是真皮结缔组织中最重要的细胞。

成纤维细胞是间充质细胞，分散于真皮纤维束之间或纤维束表面，但很少进入其内。HE染色显示胞核淡染，纵切面呈纺锤形，胞质边缘不清。它主要功能包括合成各种胶原、弹性蛋白及细胞外基质成分，同时还产生分解这些成分的酶类如胶原酶和明胶酶等，来维持代谢平衡。当成纤维细胞受到刺激时能够迁移、增殖，加速合成各种纤维和基质，这些作用在创伤愈合过程中十分重要。成纤维细胞过度增生可产生病理性纤维增生，导致瘢痕形成；成纤维细胞的功能缺失往往是一些结缔组织病的病因。

肥大细胞也是真皮的常驻细胞，结缔组织的肥大细胞呈圆形，胞核单叶，有异染颗粒。肥大细胞的颗粒有分泌颗粒和溶酶体性颗粒，二者均产生介质。免疫性刺激和非免疫性刺激都可以使肥大细胞活化，产生和释放介质，如组胺、花生烯酸代谢产物、血小板活化因子等，这些介质参与皮肤的过敏反应和炎症反应。

（二）纤维

1. **胶原纤维** 胶原纤维（collagen fibers）是由胶原蛋白构成的原纤维组成的粗细不等的胶原纤维束，是真皮纤维中的主要成分。真皮乳头层、表皮附属器和血管附近的胶原纤维较纤细，且无一定走向。在真皮中下部，胶原纤维聚成走向几乎与皮面平行的粗大纤维束，相互交织成网，在一个水平面上向各个方向延伸。胶原纤维的作用主要是维持皮肤的张力，其韧性大，抗拉力强，但缺乏弹性（图2-7）。

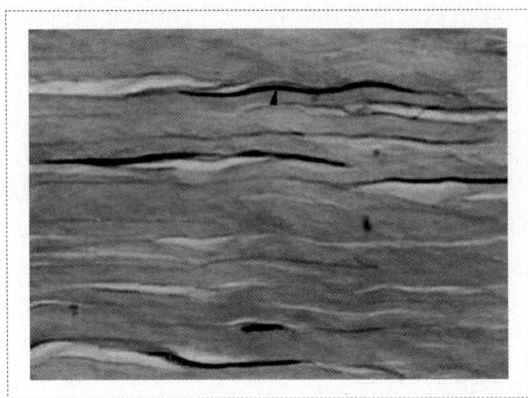

图2-7　胶原纤维

皮肤中真皮的构成约有70%是胶原蛋白。胶原蛋白的基本分子结构为原胶原单体，由3条左手螺旋结构的α链沿同一中心轴相互交织形成右手超螺旋结构，每一条α链都是由三个一组的氨基酸组成，并且第3个氨基酸总是甘氨酸，其余两位为X位和可由其他氨基酸占据，但通常X位为脯氨酸，Y位为羟脯氨酸，这种高含量的脯氨酸和羟脯氨酸与甘氨酸一起决定了胶原蛋白的三螺旋稳定结构。

成年人真皮内主要含有Ⅰ型胶原、Ⅲ型胶原和Ⅴ型胶原。大部分为Ⅰ型和Ⅲ型胶原，其中Ⅰ型胶原占皮肤胶原成分的80%~85%，少数是Ⅲ型胶原，为幼稚、纤细的胶原纤维。20岁以后真皮纤维细胞数量逐渐减少，胶原总含量每年减少1%，胶原纤维变粗，出现异常交联；同时，密度增大，不易被胶原酶所分解，胶原稳定性增加。胶原与皮肤老化有密切关系，衰老皮肤中Ⅲ型胶原基因表达降低，Ⅲ型胶原合成减少，而Ⅰ型胶原基因表达增加。当皮肤衰老时，胶原应力传导下降，抗剪切力减弱。日光照射可减少Ⅰ型胶原的形成，Ⅲ型胶原相对增多，导致成熟的胶原束减少，皮肤出现松弛和皱纹。因此，可以通过注射或口服的方式增加胶原蛋白的含量，达到保湿和抗皱的目的。

其他胶原如Ⅳ型胶原主要存在于基底膜带致密板，Ⅴ型胶原在真皮内广泛存在，透明板中也有，Ⅵ型胶原主要围绕在真皮神经和血管周围，Ⅶ型胶原是锚丝纤维的主要成分。

2. **弹力纤维** 弹力纤维（elastic fibers）由弹力蛋白（elastin）和微原纤维（microfibril）构成。真皮乳头层的弹力纤维较纤细，与皮肤表面成直角，网状层的弹力纤维比较粗大，与皮肤表面平行。虽然弹力纤维只占皮肤干重的2%~3%，但是对皮肤的弹力和张力起着重要的作用。电镜下，弹力纤维较胶原纤维细，直径1~3nm，呈波浪状，相互交织成网，缠绕在胶原纤维束之间（图2-8）。弹性蛋白独有的氨基酸类是锁链氨基酸类和异锁链氨基酸类，它们通过形成共价交联有助于维持弹性纤维结构的完整性。弹性纤维合成过程中，首先形成微纤维成分，然后包埋在弹性蛋白中。弹性纤维能够维持皮肤弹性，它们与基质成分如氨基聚糖一起在防止皮肤过度松弛方面发挥作用。在皮肤自然老化过程中，弹力纤维进行性降解、片段化直至消失。紫外线照射可使弹力纤维变性呈团块状，皮肤松弛，过度伸展后出现皱纹。

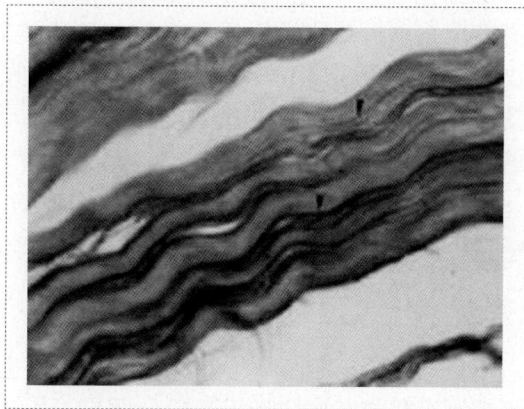

图2-8 弹力纤维

3. **网状纤维** 网状纤维（reticular fibers）不是一种独立的纤维成分，仅是幼稚的、纤细的未成熟胶原纤维，在乳头层多数和表皮垂直；在网状层，方向多数和胶原纤维一致。Ⅲ型胶原是网状纤维的主要成分，HE染色难以显示，银染呈黑色，故又称嗜银纤维。创伤愈合时或肉芽肿组织中网状纤维大量增生。

（三）基质

基质（ground substances）为填充于纤维、纤维束间隙和细胞间的无定形物质，由多种结构性糖蛋白、蛋白多糖（proteoglycan）和糖胺聚糖（glycosaminoglycan）构成，占皮肤干重的0.1%~0.3%。基质不仅有支持和连接细胞的作用，而且还有参与细胞形态变化、增殖、分化及迁移等多种生物学作用。基质中的蛋白多糖是由蛋白质与氨基聚糖结合而成，皮肤中的糖胺聚糖包括透明质酸（hyaluronan，HA）、硫酸软骨素（chondroitin sulfate）、硫酸皮肤素（dermatan sulfate）、硫酸角质素（keratan sulfate）、肝素（heparin）等，对保持皮肤水分有重要作用，每克糖胺聚糖可结合约500ml水。

透明质酸是唯一不含硫酸的成分，与皮肤美容保湿的关系也最为密切。广泛存在于哺乳动物体内，甚至在某些细菌和鸡冠中也有丰富的含量。皮肤所含的HA达到机体总量的50%。真皮的含量为0.5mg/g，表皮达0.1mg/g（湿组织重）。HA是细胞外基质的主要成分，分子量约为7000kDa，在细胞膜的胞质面合成，然后经过出胞作用分泌到细胞外间质中。随着年龄的增长，皮肤透明质酸含量减少。

透明质酸因其独特的物理学和生物学特性在皮肤美容中发挥着重要作用：①HA分子中的羧基和其他极性基团可与水形成氢键而结合大量的水分，能结合1000倍于自身重量的水，从而在皮肤组织中发挥重要的保水作用。透明质酸的保湿性与其分子量有关，分子量越大保湿性能越好。但是分子量大就意味着透皮吸收差，因为大分子物质难于透过正常的皮肤屏障在表皮层，小分子的透明质酸可渗入表皮层，促进表皮细胞的正常分化，清除表皮层内的氧自由基，促进受伤部位皮肤的再生，修复皮肤功能屏障。②HA添加在化妆品中所起的作用主要是在皮表形成水化膜，保持皮肤水分，加强和维持角质层吸水能力和屏障功能，防止皮肤干燥，只有HA作为注射填充剂时才能在真皮起到保湿和抗皱的作用。③早期研究显示胎儿体内高含量的透明质酸是皮肤无瘢痕创伤愈合的重要原因之一，研究表明透明质酸通过影响角质形成细胞及成纤维细胞生物学行为，如增殖、迁移及分化过程在创伤愈合及瘢痕形成过程中发挥着重要作用。④湿疹、异位性皮炎、银屑病及皮肤肿瘤中透明质酸含量与正常皮肤比较是降低的。⑤长期的紫外线照射也使表皮和真皮层透明质酸及CD44表达显著降低，使皮肤干燥、脱屑、松弛，提示透明质酸在皮肤老化过程中发挥着重要作用。因此，含有透明质酸的护肤品在皮肤美容及皮肤病辅助治疗中具有重要意义。

三 表皮和真皮的连接结构

（一）半桥粒（hemidesmosome）

是基底层细胞与下方基底膜带之间的主要连接结构，系由角质形成细胞真皮侧胞膜的不规则突起与基底膜带相互嵌合而成，其结构类似于半个桥粒。电镜下半桥粒内侧部分为高密度附着斑，基底层细胞的角蛋白张力细丝附着于其上，胞膜外侧部分称为亚基底致密斑（subbasal dense plague），两侧致密斑与中央胞膜构成夹心饼样结构。致密斑中含BPAG1、BPAG2、整合素（integrin）等蛋白。

（二）基底膜带（basement membrane zone，BMZ）

位于表皮与真皮之间，PAS（过碘酸-雪夫）染色显示为一条0.5~1.0μm的紫红色均质带，银浸染法可染成黑色。皮肤附属器与真皮之间、血管周围也存在基底膜带。电镜下基底膜带由胞膜层、透明层、致密层和致密下层四层结构组成。

1. 胞膜层　即基底层细胞真皮侧胞膜，厚约8nm，可见半桥粒穿行其间，半桥粒一方面借助附着斑与胞质内张力细丝相连接，另一方面借助多种跨膜蛋白如BPAG2、亲和素α6β4等与透明层黏附，从而发挥在基底膜带中的"铆钉"样连接作用。

2. 透明层（lamina lucida）　厚为35~40nm，电子密度较低，主要成分是板层素（laminin）及其异构体，它们组成了细胞外基质和锚丝（anchoring filament），锚丝可穿过透明层达致密层，具有连接和固定作用。

3. 致密层（lamina densa）　厚为35~45nm，主要成分是IV型胶原，也有少量板层素。IV型胶原分子间相互交联形成的连续三维网格具有高度的稳定性，是基底膜带的重要支持结构。

4. 致密下层　也称网板（reticular lamina），与真皮之间互相移行，无明显界限。致密下层中有锚原纤维（anchoring fibril）穿行，VII型胶原是其主要成分，后者与锚斑结合，将致密层和下方真皮连接起来，维持表皮与下方结缔组织之间的连接。

基底膜带的四层结构通过各种机制有机结合在一起，除使真皮与表皮紧密连接外，还具有渗透和屏障等作用。表皮无血管，血液中的营养物质即通过基底膜带进入表皮，而表皮的细胞产物又可通过基底膜带进入真皮。

一般情况下，基底膜带限制分子量大于40 000的大分子通过，但当其发生损伤时，炎症细胞、肿瘤细胞及其他大分子物质均可通过基底膜带进入表皮。

基底膜带结构的异常可导致真皮与表皮分离，形成表皮下水疱或大疱。如营养不良型大疱性表皮松解症就是由于VII型胶原蛋白基因突变而造成表皮下大疱形成。

四 皮下组织

皮下组织（subcutaneous tissue）来源于中胚层，由疏松结缔组织及脂肪小叶组成，又称皮下脂肪层，与真皮无明显界限。此层内有汗腺、毛囊、血管、淋巴管及神经等。皮下组织的厚度随体表部位、年龄、性别、内分泌、营养和健康状态等有明显差异。其主要的功能是热的绝缘体，同时也是营养仓库。它可以缓冲机械刺激并使皮肤易于活动，脂肪组织对于皮肤的外观也非常重要，适量的皮下组织可表现女性的曲线美和青春丰满美，但是肥胖造成的皮下脂肪的过度沉积则影响形体美。

五 皮肤附属器

（一）皮脂腺

1. 皮脂腺的结构与分布 皮脂腺（sebaceous glands）是皮肤附属器的一种。其结构分为腺体和导管两部分，腺体呈泡状，由多层细胞构成，周围有一薄层的基底膜带和结缔组织；导管由复层鳞状上皮细胞构成，向下与毛囊的外毛根鞘相连，向上则与外毛根鞘或表皮的基底细胞连续。皮脂腺通常可分为三种类型：①附属于毛囊：此种皮脂腺开口于毛囊，与毛发共同构成毛囊皮脂腺系统。②与毳毛有关：其导管直接开口于体表。③与毛发无关：直接开口于皮面，又称自由皮脂腺。

皮脂腺是一种全浆分泌腺，没有腺腔，整个细胞破裂即成分泌物。其边缘部分是由未分化的扁平细胞所构成，并随着向腺叶内侧进行分化，细胞逐渐变大，成熟的细胞内充满脂质。皮脂细胞内所含脂质的合成和排泄过程平均为8天。

皮脂腺的分布非常广泛，除掌、跖、甲部，几乎遍及全身，唇红区、阴茎、龟头、包皮内面、小阴唇、大阴唇内侧及阴蒂处也有皮脂腺。皮脂腺的分布密度在各部位是不同的，以头皮、面部，特别是眉间、鼻翼和前额部最多，平均有400~900个/cm²腺体，而躯干部及腋窝也较多，平均为100~150个/cm²腺体，故头皮、颜面、胸、背及腋窝等处又称皮脂溢出部位。四肢特别是小腿外侧皮脂腺分布最少，所以洗澡后往往小腿外侧易干燥起白屑。

2. 皮脂的功能 皮脂腺分泌和排泄的产物称为皮脂（sebum），是一种混合物，其中包含多种脂类物质，主要有饱和的及不饱和的游离脂肪酸、甘油酯类、蜡类、固醇类、角鲨烯及液状石蜡等。皮脂大部分由皮脂腺分泌，小部分在表皮细胞角化过程中形成，这些皮脂与表皮细胞和外界水分共同形成乳剂样膜称为皮脂膜。皮脂的作用主要有：

（1）润滑皮肤：大部分则与汗腺及角质层排出的水分及多种物质共同形成一种覆盖于体表的脂质膜，又称皮表脂质膜，其作用是润滑皮肤，防止皮肤水分蒸发，防止皮肤干燥、皲裂。由于手掌、足跖和手指、足趾的屈面没有皮脂腺，所以经常出现皮肤干裂现象。

（2）润泽毛发：皮脂排泄到皮肤表面，一部分附着在毛发上，起润泽毛发的作用；如果离开皮脂的润泽和滋养，将会出现皮肤粗糙和毛发枯槁。

（3）抗菌：皮脂呈弱酸性，参与形成皮肤表面的pH值，皮脂内的脂肪酸、防御素、半乳糖、乙酰氨基葡萄糖等成分有一定的抑制和抗菌作用，可以抑制和杀灭皮肤表面的细菌。

（4）抗氧化损伤：由皮脂腺运输与分泌的维生素E是皮肤抗氧化系统的主要成分，颜面部皮脂内维生素E的含量明显高于躯干和下肢皮肤，可能与颜面部接受紫外线等各种损伤较多有关。

当然，由于不饱和脂肪酸和脂类可因紫外线照射而生成过氧化脂质而对皮肤可能产生损害，这种情况在年轻人会更明显。皮脂分泌过盛时，皮肤油腻、粗糙和毛孔粗大，易出现痤疮、酒渣鼻、脂溢性皮炎、脂溢性脱发等问题；皮脂分泌过少，会导致毛发干燥、发脆、脱落，导致皮肤干燥、脱屑、缺乏光泽、易老化等。

3. 皮脂腺的分泌及影响因素 皮脂腺在上午10点分泌功能最强，早上7点和晚上10点分泌功能最弱。影响皮脂腺分泌功能的因素很多，主要有内分泌、外界温度、皮表湿度、年龄、饮食、洁肤方式等几个方面。

（1）内分泌：人体内的雄激素可使皮脂腺腺体肥大，分泌功能增强。而大量的雌激素则可抑制皮脂腺的分泌活动，所以一般男性皮肤较女性皮肤油，毛孔粗大。新生儿由于从母体来的以雄激素为主的性激素的影响，皮脂腺十分活跃，皮脂排泄多，称为胎脂，可发生新生儿痤疮，以后皮脂分泌减弱，为成年人的1/3~1/2。直到青春期再受雄激素影响，皮脂腺明显发达，皮脂分泌再次增加。随着年龄的增长，雄激素特别是睾酮水平日益下降，皮脂腺逐渐萎缩，皮脂分泌量逐渐减少，所以老年人皮肤会越来越干燥，尤其是停经后妇女表现更为明显，而男子则在70岁后才较为明显。

皮脂腺中含有从胆固醇转换为类固醇、皮质激素前体物质——硫酸脱氢表雄酮（DHEAS）与脱氢表雄酮（DHEA）所需的所有酶类，能够直接利用胆固醇合成雄激素，也能够把低活性的雄性激素转化为高活性激素。其中，CYP11α基因编码的p450scc能促使胆固醇向烯醇酮转化，是启动雄激素合成和代谢的关键酶。DHEAS通过皮肤中广泛分布的类固醇硫酸酯酶转化为DHEA，后者通过位于皮脂腺的羟基类固醇脱氢酶系（3β2HSD和17β2HSD）代谢为雄二酮和睾酮，睾酮经5α2还原酶代谢为5α2二氢睾酮（DHT）。睾酮和DHT是有活性的雄性激素，后者的作用强度是前者的5~10倍。

5α2还原酶分为两型，Ⅱ型5α2还原酶主要分布于性腺、肾上腺和毛囊，Ⅰ型5α2还原酶主要分布于皮脂腺、汗腺和表皮，尤其以头皮与颜面的皮脂腺活性最强。因此，针对雄激素代谢酶路径的各个位点，尤其是针对Ⅰ型5α2还原酶的局部制剂，可为痤疮等疾病的治疗开辟新途径（图2-9）。

肾上腺皮质激素是肾上腺皮质部分泌多种激素的总称，主要为盐皮质激素和糖皮质激素，同时还分泌少量性激素。盐皮质激素对人体起着保钠、保水和排钾的作用，在维持人体正常水盐代谢、体液容量和渗透平衡方面有重要作用。糖皮质激素类包括可的松（皮质素）和氢化可的松（皮质醇）等。这类激素对糖、蛋白质和脂肪代谢都有影响，主要作用是促进蛋白质分解和肝糖原异生。正常成人，肾上腺皮质还分泌少量性激素，但作用不明显。因此，正常情况下，肾上腺

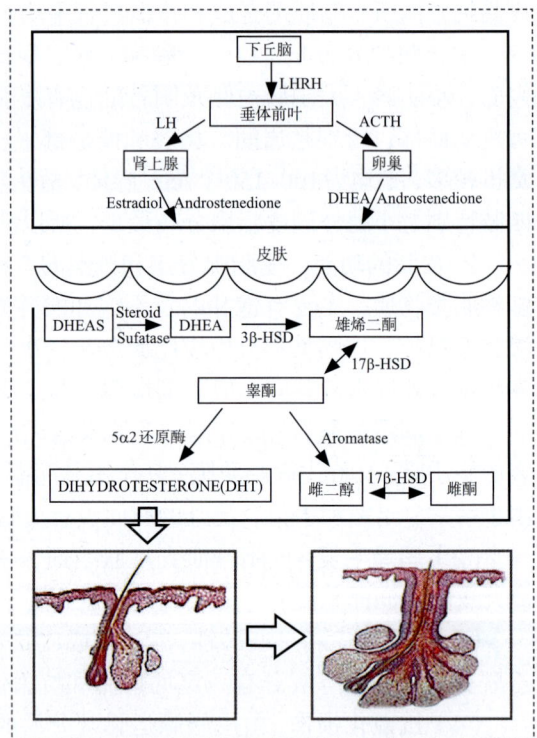

图2-9 皮脂腺分泌调节

皮质激素对皮脂的分泌并无直接的影响或很弱。当肾上腺皮质某种细胞增生或形成肿瘤时，这些性激素（主要是雄性激素）分泌增加很多。

（2）**年龄**：皮脂腺细胞的形态和体积随着年龄而变化，幼儿期以前的皮脂腺细胞为扁平状，未满10岁的孩子皮脂腺较小，没有明显的分叶结构，体积也只有20岁时的1/3，青春期以后体积有显著的增大现象，20~40岁年龄层的腺叶膨胀很明显，并有多数的分叶结构。此后则随着年龄的增大而逐渐萎缩，近似球状。60岁以上的腺叶虽会明显萎缩，但仍会残存一些分叶结构。所以儿童和中老年的皮肤偏干，而青春期皮肤偏油。

（3）**性别**：皮脂腺的粗细及形态，因性别而有很大的差异，特别是在青春期，由于受雄激素作用影响，而形成皮脂腺发达及皮脂液分泌增加的程度明显。女性以20岁时腺叶最为膨胀，体积约为同年男子的1/2，以后就逐渐变小，到50岁年龄层即显著缩小。但男性随着年龄增长而皮脂腺萎缩程度比女性缓慢。

（4）**温度**：气温高时，皮脂分泌量较多；气温低时，皮脂分泌量减少。所以夏季皮肤多偏油性，冬季时皮肤会变得偏于干燥。

（5）**湿度**：皮肤表面的湿度可影响皮脂的分泌扩散。当皮肤表面湿度高时，皮脂乳化、扩散会变得缓慢。

（6）**饮食**：油腻性食物、辛辣刺激性食物可以使皮脂分泌量增加。所以油性皮肤，尤其是长痤疮的人不宜吃甜食、油腻和刺激性的食物。

（7）**生理周期**：女性月经前后，雄激素分泌增多，因此皮脂腺分泌旺盛，易产生痤疮，因此，对于月经期痤疮发作或加重的患者，需要调节激素水平。

（8）**洁肤方式**：由于皮脂膜形成后能够抑制皮脂腺分泌，如果使用热水或用去脂类洁肤品过度清洁皮肤表面的皮脂，造成皮脂过度丧失，皮脂膜抑制皮脂腺分泌的压力减轻，皮脂腺分泌速度增快。

（二）汗腺

汗腺（sweat glands）是皮肤附属器的一种，呈弯曲管状，由腺体及导管两部分组成。根据结构和功能的不同可分为外分泌腺（小汗腺）和顶浆分泌腺（大汗腺）两种（图2-10）。

1. **汗腺的结构与分布**　外分泌腺（eccrine glands）分布广泛，除唇红缘、鼓膜、包皮内侧、龟头、小阴唇、阴蒂及甲床外，外分泌腺遍布全身。外分泌腺的分布因部位和遗传而有差别，尤其在手掌、足底、腋下、腹股沟最多，其次为头皮、躯干和四肢的皮肤。它由腺体和导管组成，腺体末端卷曲成团，位于真皮层网状层和皮下组织内，导管直接开口于皮肤表面。成人皮肤外分泌腺总数在200万以上，平均130个/cm²，掌跖部可达620个/cm²。

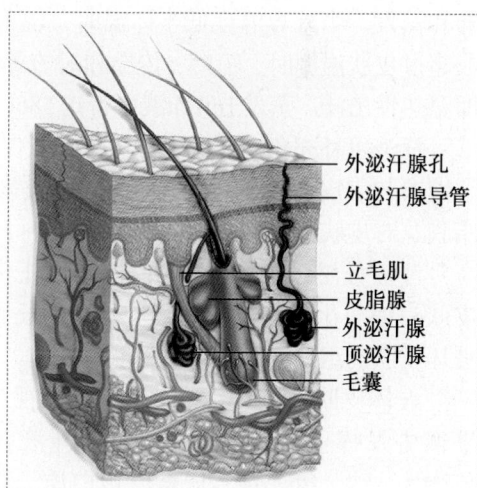

图2-10　汗腺皮脂腺

外泌汗腺孔
外泌汗腺导管
立毛肌
皮脂腺
外泌汗腺
顶泌汗腺
毛囊

顶浆分泌腺（apocrine glands）是皮肤中的一种特别的腺体，能够产生特殊的分泌物，其腺体分泌部位的直径比外分泌腺约大10倍。顶浆分泌腺在胚胎3~4个月时发生，开始遍布于全身的大部分皮肤中，但自胚胎第5个月起陆续消失，仅存在于腋下、肚脐、乳晕、外生殖器和肛门周围，偶见于面部、头皮和躯干皮肤中。此外，外耳道的耵聍腺、眼睑的睑板腺以及乳晕的乳轮腺属于此腺的变型。顶浆分泌腺出生时虽可见，但在青春期才开始发育。腺体由腺细胞、肌上皮细胞，基底膜带所构成。大多数顶浆分泌腺的导管开口于毛囊漏斗部，少部分直接开口于皮肤表面。

2. 汗液的形成、排泄及功能

（1）**汗液的形成**：控制汗腺的主要交感神经是胆碱能的，肾上腺能神经及肾上腺能药物也可以刺激汗腺的分泌活动，但在正常控制中的作用很少或几乎没有。外分泌腺的胆碱能纤维可以直接接受皮肤及外界温度变化的刺激，引起反射性排汗增加，这种出汗称为直接性排汗。

（2）**影响汗腺分泌的因素**：主要影响因素包括外界环境和情绪。外界环境温度低于31℃时，出汗不可见，称为非显性出汗；温度高于31℃时的出汗则为显性出汗。当情绪紧张时、温度上升时可见大量排汗，此时为显性出汗。在紧张、恐惧、兴奋等精神因素影响下，神经冲动从大脑皮质传递到外分泌腺部，乙酰胆碱浓度升高，导致小汗腺分泌排泄活动迅速增强，即产生精神性出汗。精神性出汗在掌跖处表现最为明显，其潜伏期极短，只有数秒到20秒。在口腔黏膜、舌背等处分布有丰富的神经末梢及特殊的味觉感受器，通过咀嚼时食物的刺激，使交感神经兴奋，引起口周、鼻、面、颈、上胸，甚至全身的反射性出汗，尤其是在吃了诸如"麻辣烫"这类的辛辣热烫刺激食物后更为明显，这种出汗称为味觉性出汗。

（3）**汗液的功能**：汗液的排泄可起到散热降温、湿润皮肤、排泄代谢产物（代替部分肾脏功能）等作用，同时是皮脂膜的主要成分。

人的体温恒定在36~37℃之间，体温的发生是体内糖和脂肪氧化产生热量的过程，体温的发散主要是通过皮肤血液的增减及皮肤和肺的散热调节两种方式来进行，产热与散热的动态平衡使体温维持恒定。皮肤散热占总散热量的90%，其散热方式有四种：辐射、对流、传导和蒸发。当外界温度低于体温时，辐射、对流、传导散热效果较为明显；当外界温度等于或超过皮肤温度时，辐射、传导和对流等散热方式停止作用，此时蒸发成了唯一的散热形式，即温热性出汗。蒸发1ml汗液可带走585cal的热量。

汗液可补充角质层的水分散失，以保持角质层的正常含水量，使皮肤柔软、光滑、湿润。汗液参与表皮皮脂膜的形成，与皮脂及来源于表皮的脂质相互乳化共同构成皮肤表面的一层脂膜，对皮肤起保护作用。

汗液分泌时比重为1.001~1.006，正常为低渗，pH值一般为4.5~5.5之间，呈弱酸性，使皮肤表面酸化不利于某些微生物的生长繁殖。当然，汗液成分的过多堆积会直接腐蚀皮肤、破坏皮肤的组织细胞，导致皮肤老化。

人体皮肤的200多万外分泌腺可视为特殊形式的肾脏，在排泄废物和保持电解质及水平衡中发挥重要作用。外分泌腺汗液含水分99.0%~99.5%，固体0.5%~1.0%，从多到少依次为：钠、氯、钾、尿素、蛋白质、脂质、氨基酸、钙、磷和铁，无机盐和有机盐各占一半。出汗速度快时，汗液内钠、氯浓度上升，所以，大量出汗时钠的丢失明显增加。

顶浆分泌腺主要由肾上腺能神经控制，乙酰胆碱能神经纤维的密度明显较低。顶浆分泌腺的分泌物也包括液体和固体两种成分，前者主要是水分，后者包括铁、脂质、荧光物质等。分泌物黏稠无色，原本不具气味，但在与皮肤上的细菌接触后，便带着细菌的特殊气味，形成个人特有的体味。因它直接开口于毛囊处，部分人在汗液排出后经皮肤表面的葡萄球菌、革兰阴性杆菌等的分解，产生六碳至十碳的不饱和脂肪酸、尿素和硫化物，故带有明显的臭味，发生在腋窝处为"腋臭"。极少数大汗腺分泌的汗液还带有色物质，使汗液呈黄色、褐色、棕黑色，甚至红色，称为"色汗症"。

（三）毛发

毛发（hair）是重要的皮肤附属器，被覆于皮肤表面。毛发的主要功能包括保护皮肤、调节体温、感觉和伪装以适应生存状况，同时也是性别及年龄的外在表征，也成为健康与美观的重要标志之一，因而具有独特而重要的社会心理功能。

全身皮肤除了唇红、乳头、掌跖、指趾屈面及其末节伸面、龟头、包皮内侧、小阴唇、大阴唇内侧、阴蒂等部位外，其他部位均为有毛皮肤。毛分为终毛、毫毛及毳毛，终毛又分为长毛和短毛。头发、胡须、阴毛及腋毛为长毛；眉毛、鼻毛、睫毛、外耳道毛为短毛；面、颈、躯干及四肢的毛发为毫毛；毳毛是指胎儿体表白色柔软而纤细的毛发。

1. 毛发的结构　毛发分为两部分：突出皮面的部分称为毛干（hair shaft），生长于皮肤内的毛囊（hair follicles），毛囊包括毛根（hair root）及毛根末端膨大的部分——毛球（hair bulb）（图2-11）。

（1）毛干：由外向内由毛小皮（cuticle）、皮质（cortex）和髓质（medulla）三部分组成。

1）毛小皮：由5~10层厚度为0.5μm的鳞片状角质细胞呈叠瓦状排列构成，鳞片状细胞顶端游离朝向毛干的远端（图2-12），这种结构有利于保持毛发表面洁净。作为毛干的最外层，毛小皮具有屏障保护功能，同时也决定了头发纤维的表面特征。

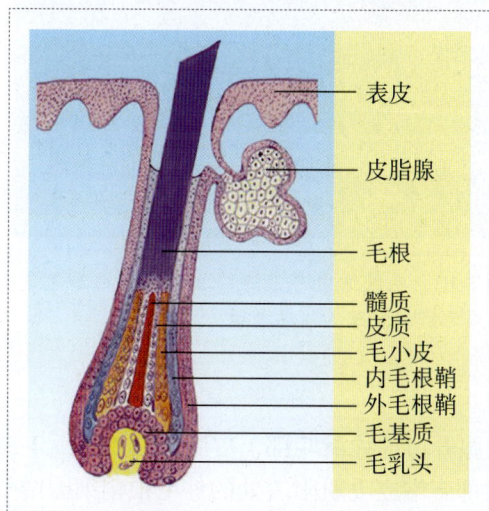

图2-11　毛囊结构模式图

表皮
皮脂腺
毛根
髓质
皮质
毛小皮
内毛根鞘
外毛根鞘
毛基质
毛乳头

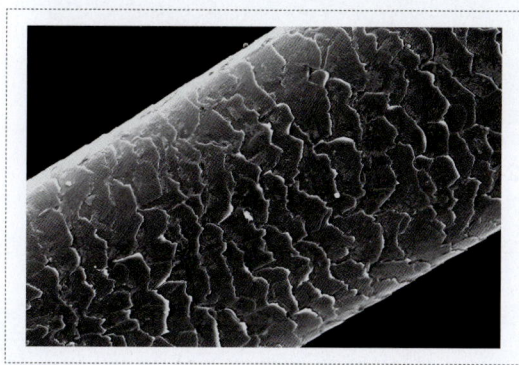

图2-12　毛干表面呈屋瓦状重叠排列的扁平的毛小皮细胞（扫描电镜，×800）

应用透射电镜观察毛小皮的横截面，可见毛小皮细胞的分层结构（图2-13）。最外层为上表皮（epicuticle），其内侧为外表皮（exocuticle），再里面为内表皮（endocuticle），是毛小皮中最脆弱的部分，外表皮内高密度的交联结构使毛小皮具有一定的抗机械力性能，质地较软的内表皮能够发挥缓冲作用。邻近的毛小皮细胞由一层细胞膜复合物（cell membrane complex，CMC）连接，有很强的黏滞性，对维持毛小皮结构的稳定和完整有重要作用。

2）皮质：被毛小皮包绕，占毛干所有成分的80%，是毛发纤维的主要部分（图2-14）。皮质由梭形的皮质细胞紧密排列构成，细胞中的主要结构是角质化纤维，其间存在数量不等

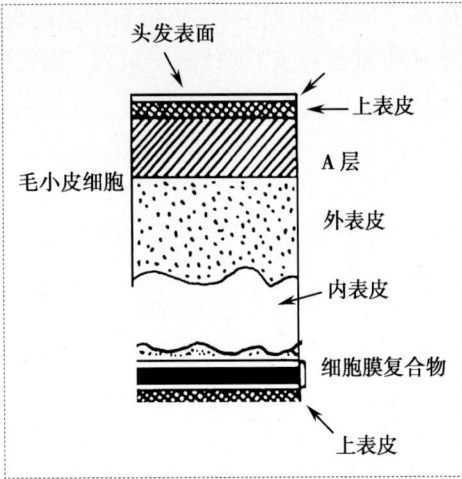

图2-13 毛小皮横截面结构示意图

的基质、残余细胞核以及黑素颗粒。

皮质细胞有多种类型，其中包括正皮质（ortho-cortex）细胞和副皮质（para-cortex）细胞，由于其在皮质中的分布不均匀而导致了毛发卷曲度的差异。

3）髓质：最内层的髓质由海绵状的角蛋白和无定形物质组成的空隙构成（图2-15）。在人类头发中，髓质层呈间断性分布甚至缺失，无重要生理功能，仅对头发的光学特性有一定作用。

（2）毛囊：毛囊是哺乳动物特有的结构，跟皮肤一样也由表皮及真皮两部分组成。人类毛囊的总量在出生时已经确定，出生时毛囊在全身皮肤是均匀分布的。随着个体生长和体表面积增大，毛囊密度逐渐下降，这在躯干四肢尤其明显。头皮不同于身体其他部位皮肤，具有大量能生长粗长头发纤维的毛囊，头发毛囊附有丰富的皮脂腺，并与复杂的血管、神经网紧密相连。

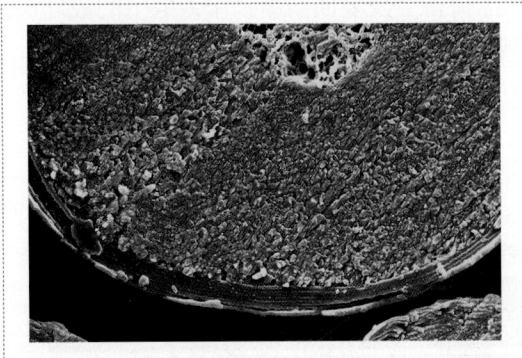

图2-14 毛干中部横断面，由外向内依次为毛小皮、皮质和髓质，其中皮质是毛发纤维的主要部分（扫描电镜，×2000）

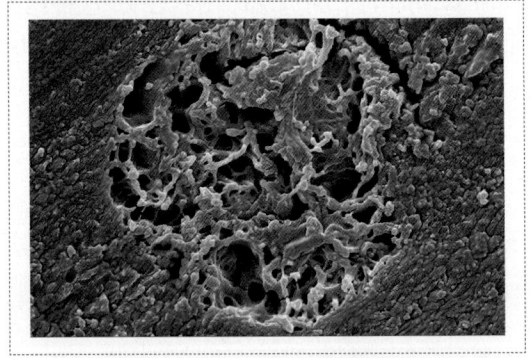

图2-15 毛髓质中可见海绵状的角蛋白和无定形物质形成的空隙（扫描电镜，×4000）

毛囊由浅入深分为3个部分，自毛囊口至皮脂腺开口部称漏斗部，皮脂腺开口至立毛肌附着处称为峡部，立毛肌附着处以下称为球部。峡部末端立毛肌附着处的外毛根鞘细胞增殖形成隆突区（bulge），为毛发上段的标记。隆突部位可环绕整个峡部末端或仅限于单侧即立毛肌附着处，目前被认为是毛囊干细胞（stem cell）存在的主要部位。

毛囊由不同类型的细胞组成，包括上皮及间质来源，这些细胞形成一个界限清楚的单位。

真皮单位包括真皮鞘（dermal sheath）及毛乳头（dermal papilla，DP）。真皮鞘包裹住全部毛囊，主要由两部分组成：结缔组织鞘由成纤维细胞产生，主要有Ⅰ型及Ⅲ型胶原组成；结缔组织鞘的内层为玻璃膜，相当于表皮的基底膜。中层为较致密的结缔组织，外层为疏松结缔组织，与真皮结缔组织无明显分界线。真皮鞘下部包含有精密的微血管网络。毛乳头是一个可诱导毛囊生长、调控毛囊发育和周期性生长的结构。毛乳头由细胞外基质及成纤维细胞构成，几乎整个被毛囊下部的上皮基质包绕。毛乳头在毛囊的形态学发生和毛囊的周期性生长调控中起主导作用。

在毛囊的下端，毛发基质由上皮细胞组成，这些细胞被真皮鞘及真皮乳头包裹，进入到不同的分化程序，形成外毛根鞘（outer root sheath，ORS）、内毛根鞘（inner root sheath，IRS）和毛干（hair shaft）。外毛根鞘是毛囊的最外层，其各层细胞均起源于毛球的毛母质，由一系列袖套样排列的细胞组成，并与表皮相延续，毛囊开口处的外毛根鞘其结构与生化特性与表皮十分相似。外毛根鞘可分为上、下两段，上段从皮脂腺导管开口处至毛球颈部，下段包裹毛球。内毛根鞘由三层组成，由外向内依次为亨勒层（Henle's layer）、赫胥黎层（Huxley's layer）和鞘小皮，均来源于毛球周边的毛母质细胞。鞘小皮与毛小皮细胞镶嵌排列紧密连接。

来源于神经嵴的树突状黑素细胞（melanocyte，Mc）聚集于毛乳头顶部形成毛囊的黑素单位。这些黑素细胞位于基底层，与基底膜紧密相连，将树突状突起伸入球部细胞间隙最终达到皮质细胞，并通过树突状突起向皮质细胞转运黑素小体。一个黑素细胞可与5个皮质细胞相互作用。另一类分散在外毛根鞘上1/3处的基底层，这些黑素细胞无黑素，可能是不断更新的表皮和毛囊的贮备细胞。

在外毛根鞘上部的峡部和皮脂腺中，还发现少量的朗格汉斯细胞（langerhans cell），这些细胞可能起着免疫哨兵的作用。在峡部还存在极少量的麦克尔细胞（Merkel cell），免疫组化（K20）可以发现其呈环状排列，可能参与神经调节。

2. 毛发的化学组成　毛发纤维主要由蛋白质组成，特别是角蛋白，其余成分包括脂质（lipids）、水、微量元素和色素。

（1）**角蛋白**：是一种氨基酸浓聚性多聚体，其基本结构与一般肽链一致（图2-16）。分子式中R1、R2代表20种不同的氨基酸侧链。α-角蛋白的特征是其肽链中胱氨酸的比例很高。胱氨酸分子含有两个氨基（—NH$_3$）和两个羧基（C＝O），相邻肽链上的两个胱氨酸之间能够形成二硫键共价交联，这种交联作用也可以在角蛋白中的其他结构之间形成。富含二硫键交联结构是毛发纤维物理化学性质比较稳定的决定性因素，二硫键共价交联的减弱或破坏是许多毛发疾病病理以及化妆品功效中的关键机制。

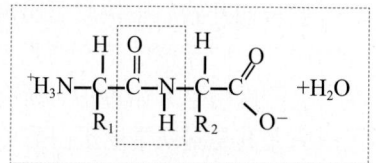

图2-16　角蛋白肽链基本结构

（2）**水分**：毛囊中的水分参与并影响了头发的角化过程，并对α-角蛋白的氨基酸多聚链具有塑形作用。每个水分子可与其他水分子或一些基团（如—NH、—C＝O和—OH）之间形成四个氢键，由此在水分子之间、水与α-角蛋白之间形成一个连续的三维作用网络。因此，通常所称头发的物理化学性质本质上是指在特定含湿平衡状态下"角质-水系统"（keratin-water system）的性质。

（3）**脂质**：约占毛发纤维质量的3%，可以来自细胞膜的残余物和与头皮接触中吸收的皮脂，成分主要是游离脂肪酸（free fatty acids，FFA）、极性脂类和神经酰胺等。

（4）**微量元素**：毛发含有很多种微量元素，其含量通常都低于1%。最常见的是碱金属（K、Na）、碱土金属（Mg、Ca、Sr）和其他各种金属（Zn、Fe、Mn、Hg、Pb、Cd、As、Sr）及非金属元素（Si、P）。这些元素可能是内源的，即在毛囊合成毛发的过程中结合入；也可以来自外界，包括接触环境污染物和使用护发用品。

临床上一些毛发疾病的病因是毛干化学成分的改变。毛发硫营养障碍症（trichothiodystrophy，TTD）患者头发中高硫基质蛋白合成缺陷，内部二硫化物的交联作用显著减弱，导致毛干变得脆弱易损；Menkes卷发综合征是与X染色体相关的铜代谢障碍性疾病，毛发角蛋白中铜酶依赖的二硫化物交联键缺陷，导致毛干粗糙、变短，显微镜下可见毛干周期性的缩窄、扭曲和断裂。因此，皮肤科医师在毛发疾病的诊断过程中，除了利用显微镜开展形态学检查，有时候还需要进行必要的生化分析。

3. 毛发生长周期及调控　毛发的生长呈一定的周期性，主要与毛囊本身的生长周期有关。

（1）毛发生长周期：从毛囊形成开始，其生长即遵循着一个连续循环模式。毛囊的生长阶段称为生长期（anagen），随后的退行及静止阶段分别称为退行期（catagen）和休止期（telogen）。根据身体部位的不同，毛囊周期的时间各异，生长期、退行期和休止期的平均持续时间分别为3年、3周和3个月。

毛发每个毛囊的生长周期都是独立而非同步的，即遵循所谓的马赛克式（Mosaic）的生长方式。生理情况下，头皮10~15万个毛囊中有80%~85%处于生长期，正常人每天可以脱落100根左右头发，同时也有大约等量的头发新生，总体来说，人类的头发大体上在一年四季中没有太大的变化，但也存在不太显著的年周期性，每年夏末秋初和春末是休止期比例最高的两个时段。

1）生长期：头发的生长期为2~7年。生长期毛囊的发育与胚胎时毛囊发育类似。毛乳头细胞增大、复制，毛囊隆突部的干细胞活化分裂，沿基底膜向下生长形成毛母质细胞。毛母质细胞部分围绕真皮乳头，毛球下部细胞分裂出髓质，形成由毛髓质、外毛根鞘和毛球组成的原始毛囊。毛母质细胞增生形成毛细胞与内毛根鞘。

生长期开始后很快就可出现黑素细胞亚群的增殖，而只有那些与紧密连于真皮乳头的新生的球部一同迁移的黑素细胞才会活跃生成。各种不同的组分也逐渐在原处形成，皮肤的神经与血管网络也开始重构。所有的这些过程需要高度组织重塑，这一过程为细胞外基质合成蛋白酶尤其是基质金属蛋白酶（matrix metalloproteinase，MMP）的调控释放及生长因子和结构基因的转录和沉默所驱动。

2）退行期：头发的退行期为2~4周。生长期到退行期的转变最明显的早期特征为色素产生停止以及球部基底细胞有丝分裂、内毛根鞘分化停止。毛囊的下部发生凋亡退化并变成杵状，上移到立毛肌插入处，毛囊的球状区发生塌陷，这种杵状发中只能观察到微量的上皮细胞仍处于分化中。随之而来的是玻璃膜逐渐变厚及真皮乳头与杵状发分离。真皮乳头最后随着毛囊鞘下部毛囊向上移动。在退行期末巨噬细胞会清除毛囊的残余物，而毛囊长度减少1/3~1/2，仅留有毛乳头及基质残余物。

3）休止期：头发的休止期大约为3个月。随着毛囊的上皮索逐渐向上收缩，毛乳头紧跟在其下方往上移行，毛根部的角化逐渐向下。当上皮索缩至毛囊隆突水平面时，棒状毛发逐渐上移至立毛肌附着点水平的角化上皮囊处。这时毛乳头很小，细胞紧密。新的毛乳头逐渐形成，另一个生长期的毛球出现，重新开始新的毛囊周期。毛隆突以上毛发部分称为永久段（permanent segment），而毛隆突以下部分称为周期段（cycling segment）。

毛发处于生长周期中的比例随部位而不同，在头皮部15%~20%的头发处于休止期，仅有1%处于移行期。老的毛发随着毛囊底部向上推移而自然脱落或很容易被拔除，且无疼痛感。毛发的生长速度是不一致的，并且受部位、年龄、性别和季节的影响。其中头发的生长速度最快，每日生长0.27~0.4mm，其他部位的毛发每日生长约0.2mm。女性头发生长速度大于男性。头发于15~30岁生长最快，老年人头发生长缓慢，两性差异消失。头发夏季生长较快，白天较夜晚快。

（2）**毛发生长的调控**：很多因素可以影响及调节毛发的生长。

1）**激素**：雄激素在毛发生长中起着极为重要的调节作用。不同部位的皮肤对雄激素的反应不一，从青春期开始，雄激素促使身体及胡须部位的毳毛转变为终毛，但在头皮区雄激素却使终毛转变为毳毛，提示雄激素作用的特异性是由局部皮肤决定的。单个毛囊的微移植表明雄激素的应答是发生在毛囊自身水平上的，而且雄激素的最初作用靶点为真皮乳头，现普遍认为5α-还原酶将睾酮代谢成二氢睾酮（DHT），后者进一步与细胞核雄激素受体结合从而调节靶基因转录。

妊娠期间，在雌、孕激素的作用下生长期毛囊比例增加且毛发增粗。分娩后体内雌、孕激素水平下降，休止期毛囊比例显著增加，2~3个月后出现产后脱发。

人的毛囊生长随季节发生轻微的变化，这种变化可能与体内褪黑素和泌乳素的年周期性变化相关。

人的毛囊中还存在甲状腺素受体。甲状腺素缺乏将导致休止期毛发比例增加，临床上表现出毛发脱落稀疏，应用甲状腺素替代治疗8周后，休止期毛囊比例恢复到了正常。

2）**生长因子和细胞因子**：根据受体分布的不同通过自分泌或旁分泌对毛囊的生长发育及周期产生影响。对毛囊有直接作用的因子很多，包括表皮生长因子（EGF）家族、纤维母细胞生长因子（FGF）家族、转化生长因子-β（TGF-β）家族及肝细胞生长因子（HGF）、神经生长因子（NGF）、血管内皮细胞生长因子（VEGF）、胰岛素样生长因子-1（IGF-1）、甲状旁腺素相关蛋白（PTHrP）、白介素-1（IL-1）、IL-6、IL-8等。

4. 毛发的理化性质

（1）**吸水径向膨胀性能(radical water swelling)**：头发能够吸收约相当于其本身重量30%的水分，从形态学上可以观察到毛干直径和长度的增加，其径向膨胀的比例可达10%左右，而纵向膨胀的比例通常仅有约1%，因此直径是反映头发吸水性能的主要参数。

利用重水（氘化水，D_2O）进行的吸水膨胀实验及小角X射线衍射实验结果均显示，角蛋白的基质成分是主要的吸水部位，中间丝显示出疏水性，其内部结构高度规则的α螺旋与水不发生作用。

学者们由此提出了α-角蛋白的双相模型（C-M phases model），C相约占纤维整体的30%，主要成分是疏水的中间丝，中间丝内部为α螺旋结晶区；亲水的M相由球状的基质蛋白质、水分子网络和其他肽链组成，其中的部分肽链连接着相邻的中间丝，对于维持和稳定角蛋白中间丝之间的间距十分重要。C相嵌在亲水的M相中，后者对应了角蛋白内其他结构，包括无定形基质和中间丝非结晶区。由于角蛋白中间丝的间距是固定的，因此M相中容纳水分子的空间将随着基质高硫蛋白组分的增加而减小。吸收的水分子通过氢键与角蛋白结合，而角蛋白大分子的多交联结构阻碍和限制水分子的通过。基于此机制，许多染发剂或烫发剂中加入了适量的极性溶剂及碱性盐类以增强产品对毛发纤维的渗透性，极性溶剂（如乙酰胺、溴化锂）可提供大量的氢键，而碱性盐类（如碳酸氢钠、硫酸钾）利于破坏角蛋白中原有氢键及二硫键等结构，两者协同作用增强了有效成分的功效。

头发的吸水径向膨胀曲线显示吸水过程非常迅速，大约75%水分在4分钟内被吸收。随着头发湿度的增加，头发的吸水能力减小（图2-17）。斜率变化在宏观上反映了水进入头发纤维内部的两个阶段：最初吸收的水优先结合在基质球状蛋白质分子和中间丝表面的亲水部位，这一阶段的反应迅速，因此吸水径向膨胀曲线的斜率较大；随着与亲水部位的反应趋于饱和，后续进入的水分子仅能与先前已结合的水分子之间形成氢键，并在基质中逐渐构成一个连续

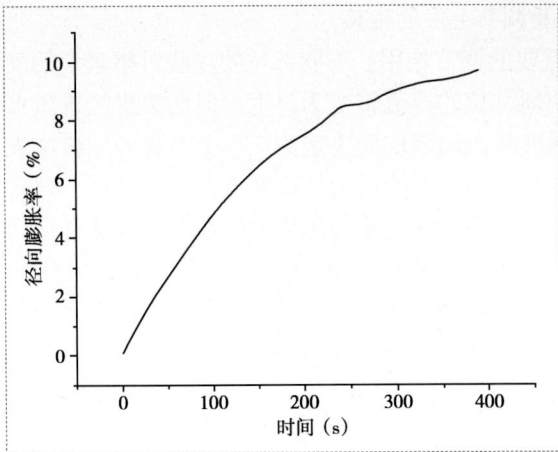

图2-17 20℃，45%相对湿度条件下汉族人头发纤维吸水径向膨胀曲线

的水分子网络，此阶段在吸水径向膨胀曲线上即表现为斜率的逐渐减小。

（2）拉伸特性/伸展性（tensile property）：由于毛发的几何形状，其伸展性是最容易评估的。在评估毛发的拉伸特性时通常采用纺织业中的材料试验机（tensile tester）以描绘出载荷-伸长率曲线（load-strain curve）（图2-18）。

头发纤维的载荷-伸长率曲线显示出三个不同区域，即前屈服区（pre-yield region）、屈服区（yield region）以及后屈服区（post-yield region）。在前屈服区，α-角蛋白中的多交联结构有很强的抗拉性，因此，此段曲线的斜率最大；屈服区代表了α-角蛋白转变为β-角蛋白的过程，此阶段头发纤维的抗拉性最差，曲线斜率最小；后屈服区显示了β-角蛋白、共价键及二硫键的力学性能。单根角蛋白纤维的拉伸应变在较小的应力范围内，即曲线前屈服区中是可逆的，并可在恢复至初始状态后重复表现出相同的力学性能。如果拉伸作用进入了后屈服区范围，角蛋白纤维的强度将无法挽回地降低。

在头发的拉伸过程中，皮质层巨纤维是纤维内部受力形变的基本单位。单根巨纤维中所有的微纤维在外力作用下是协同伸展的，这是由α-角蛋白中特征性的高密度胱氨酸二硫键交联结构决定的，二硫键与肽链上的巯基会发生可逆的互换反应，其本质是α-角蛋白原有二硫键的破坏，以及在应力状态下二硫键交联的重构。反应中肽链逐渐伸展，最终形成片状松弛排列的β-角蛋白。

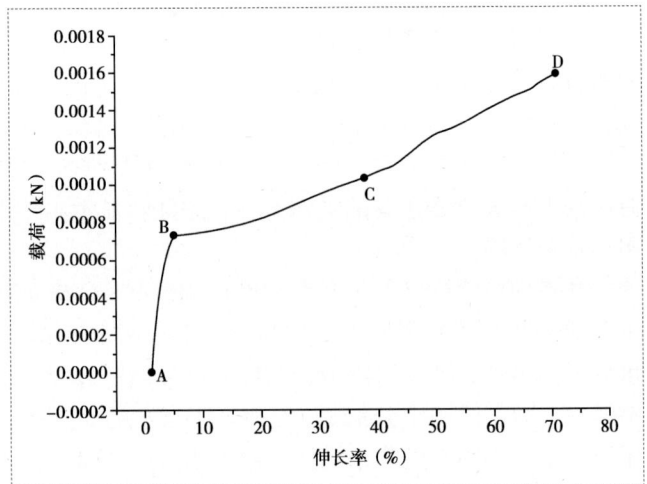

图2-18 载荷-伸长率曲线（load-strain curve）

在头发的拉伸过程中，原始的二硫键受到较大的拉伸应力作用，而重新组成的二硫键处于较小或者无拉伸应力状态下，这种力学状态的差异将促使反应朝正方向发展。虽然α-角蛋白肽链上原始的巯基数量非常少，但互换反应产生的新巯基又迅速参加反应，如此延续下去形成一系列连锁反应。

（3）电特性（electric property）：角蛋白纤维的导电性通常与其吸水性及环境温、湿度有关。理论上，环境相对湿度增加时，毛发纤维的电阻会降低。干燥的毛发导电性很差，在适当的环境中梳理干燥的头发可能产生静电，带静电的头发容易黏附漂浮在空气中的污染颗粒，如灰尘和微生物，头发易脏，同时会加剧发间的摩擦，导致毛小皮上翘，损伤发质。护发素的作用之一就是保持头发中的水分，防止或减少静电产生。

5. 毛发的黑素生成 毛皮质中不同类型的黑素含量和组合不同，决定毛发颜色的多样性。黑素是在神经嵴分化而来的黑素细胞胞质中的特殊细胞器黑素小体（melanosome）中合成的，合成毛发色素的黑素细胞位于毛囊球部，这些黑素细胞位于真皮乳头（DP）顶端周围的基底膜上，其树突延伸至前皮质角质形成细胞，以便黑素转移至即将生成的毛干皮质中。这三部分组成毛发黑素单位。在毛球中，一个黑素细胞与5个角质形成细胞相互作用，并为其输送黑素小体。然而，在表皮黑素单位中，一个黑素细胞可以与35个角质形成细胞相互作用。

黑素生成途径至少包含三种酶：酪氨酸酶、5,6-二羟吲哚羧酸（DHICA）氧化酶（TRP-1：酪氨酸酶相关蛋白1）、多巴胺（DOPA）-铬异构酶（TRP-2：酪氨酸酶相关蛋白2）。这些黑素生成酶是黑素细胞中的酪氨酸酶基因家族特异性表达的产物。酪氨酸酶被认为是真黑素（eumelanin）（黑色或褐色色素）和褐黑素（pheomelanin）（黄色或红色色素）合成途径中的限速酶，其催化黑素生物合成途径中的三个不同反应，以酪氨酸羟基化生成DOPA为反应第一步。相反，TRP-1和TRP-2似乎特异性地参与真黑素生物合成。而且，TRP-1和（或）TRP-2活性下降，可以有效地上调褐黑素的表达。这些黑素产生相关酶的表达在转录水平上受到调控。

（四）甲

甲（nail）（图2-19）是覆盖在指（趾）末端伸面的坚硬角质，由多层紧密的角化细胞构成。甲的外露部分称为甲板（nail plate），呈外凸的长方形，厚度为0.5~0.75mm，近甲根处的新月状淡色区称为甲半月（nail lunula），甲板周围的皮肤称为甲廓（nail wall），伸入近端皮肤中的部分称为甲根（nail root），甲板下的皮肤称为甲床（nail bed），其中位于甲根下者称为甲母质（nail matrix），是甲的生长区，甲下真皮富含血管。指甲生长速度为0.1mm/d，每3个月长1cm，而趾甲的生长速度为指甲的1/4~1/3，所以指甲完全重生需要6个月，而趾甲则需要12~18个月。许多因素可以影响到甲的生长速度：例如甲生长夏季比冬季快，不同年龄甲生长的速度也不一，10~30岁生长最快，50岁以后生长速度则明显减慢。甲生长变慢还与发热、甲癣、甲营养不良、黄甲综合征等有关，妊娠、甲亢、银屑病和毛发红糠疹等情况则可能加快甲生长的速度。

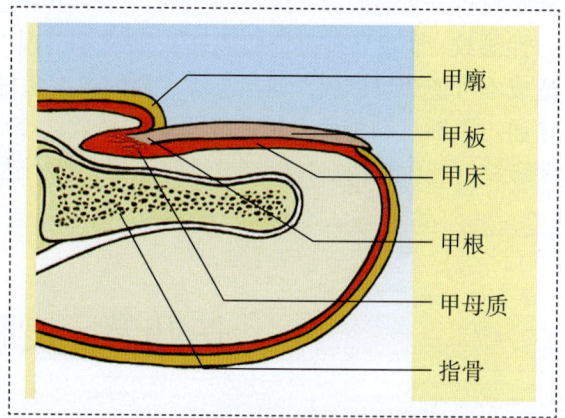

图2-19　甲

（甲廓、甲板、甲床、甲根、甲母质、指骨）

（五）皮肤的神经、血管、淋巴管和肌肉

1. 神经（nerves） 皮肤中的神经纤维分布在真皮和皮下组织中，有感觉神经和运动神经。皮肤的神经支配呈节段性，但相邻节段间有部分重叠。感觉神经末梢有两种：神经小体和游离神经末梢。游离神经末梢呈细小树枝状分支，主要分布在表皮下和毛囊周围，与痛觉、触觉、压觉和温度觉有关。神经小体分别感受压、触、热和冷觉。因此，皮肤的感觉神经极为复杂。运动神经来自交感神经的节后纤维。交感神经的肾上腺素能神经纤维支配立毛肌血管、血管球、顶泌汗腺和小汗腺的肌上皮细胞，交感神经的胆碱能神经纤维支配小汗腺的分泌细胞。

2. 血管（blood vessels） 表皮内无血管，真皮及皮下组织中有大量血管网。真皮中有由微动脉和微静脉构成的浅丛和深丛。动脉和静脉的深丛位于真皮网织层深部；浅丛也称乳头下丛，位于乳头层下方的网织层的浅层，由乳头下丛发出祥状毛细血管到每个真皮乳头。皮肤的血管具有营养皮肤组织和调节体温的作用。皮肤的微循环是一个复杂的动力系统，对皮肤颜色、温度调节、皮肤代谢和透皮转运起着非常重要的作用。它将血红蛋白运输到皮肤，单位时间内通过皮肤的数量增多，血红蛋白量也增多，从而使皮肤的红色成分增多，皮肤颜色红润。微循环障碍，可加速皮肤老化，因此，改善皮肤微循环是预防和延缓皮肤老化及美白的一个手段。此外，真皮血管及血红蛋白含量是皮肤颜色的重要影响因素之一，氧化血红蛋白含量增加皮肤呈红色，而还原血红蛋白含量增加则呈紫蓝色。黄褐斑皮损区血管数量及管径较正常皮肤增加，还原血红蛋白含量增加，提示血管因素及血红蛋白是导致皮损区肤色改变的重要因素之一。

3. 淋巴管（lymph vessels） 皮肤淋巴管的盲端起始于真皮乳头层的毛细淋巴管。毛细淋巴管管壁很薄，只由一层内皮细胞及稀疏的网状纤维构成。毛细淋巴管渐汇合为管壁较厚的具有瓣膜的淋巴管，形成乳头下浅淋巴网和真皮淋巴网，经皮下组织通向淋巴结。毛细淋巴管内的压力低于毛细血管及周围组织间隙的渗透压，故皮肤中的组织液、游走细胞、细菌、病理产物、肿瘤细胞等均易进入淋巴管而到达淋巴结，最后被吞噬处理或引起免疫反应。肿瘤细胞可通过淋巴管转移到皮肤。

4. 肌肉（muscles） 皮肤内最常见到的肌肉是立毛肌，由纤细的平滑肌纤维束所构成，精神紧张及寒冷可引起立毛肌的收缩，即所谓起"鸡皮疙瘩"。此外尚有阴囊的肌膜、乳晕的平滑肌、血管壁平滑肌和腺体周围肌上皮，面部的表情肌和颈部颈阔肌属横纹肌。面部表情肌与皮肤相附着，表情肌收缩，皮肤在与表情肌垂直的方向上就会形成皱纹，如额肌在前额是纵行分布的而抬头纹是横行的，口轮匝肌是环形的，其形成的皱纹是竖行的，这就是动力性皱纹；早期只有表情肌收缩，皱纹才出现，长时间重复性动作使肌肉形成长久性收缩，造成不可逆皱纹形成，如抬头纹、眉间纹、鱼尾纹等。目前，注射肉毒素除皱的作用机制就是通过阻断运动神经末梢乙酰胆碱的释放，使肌张力下降，选择性使过度收缩的肌肉松弛，使皱纹舒展而达到临时消除皱纹的作用，从而达到治疗面部皱纹的效果。

（何 黎 李承新 项蕾红 袁 伟）

第四节　皮肤生理功能

皮肤覆盖体表，为机体内、外环境的分界，除具有屏障、吸收、感觉、分泌和排泄、体温调节、物质代谢等功能外，还是一个重要的免疫器官。同时，皮肤的功能还包括：皮肤颜色可区分人种、指纹可进行个体识别、皮肤及其附属器是实施美容的重要对象等。

一　皮肤屏障功能

皮肤的屏障功能具有双向性，一方面具有对外界机械性、物理性、化学性、微生物损伤的防护作用，保护着体内各个重要脏器。另一方面可防止体内营养物质、水分等的丢失，维持皮肤的含水量，使皮肤滋润。如果皮肤屏障功能不健全，轻者影响美容、美观，同时，还容易引起皮肤敏感、炎症反应，严重的会危及生命。

皮肤的屏障功能是皮肤科最基本的问题之一。广义上讲，皮肤的屏障功能不仅仅指其物理性屏障作用，还应包括皮肤的色素屏障作用、神经屏障作用、免疫屏障作用以及其他与皮肤功能相关的诸多方面。狭义的皮肤屏障功能通常指表皮尤其是角质层的物理性屏障结构。从细胞分化和组织形成的角度来看，皮肤的物理性屏障功能不仅依赖于表皮角质层，而且依赖于表皮全层结构。从生化组成和功能作用方面来看，表皮的物理性屏障结构不仅和表皮的脂质有关，也和表皮的蛋白质、水、无机盐以其他代谢产物密切相关。这些成分的任何异常都会影响皮肤的屏障功能，不同程度地参与或触发临床皮肤疾病的病因及病理过程。

（一）角质层的屏障作用

角质层由于特殊的"砖墙结构"特点，使其具有如下屏障功能，一旦结构成分或比例发生改变，角质层屏障功能必将受损。

1. **机械屏障**　表皮角质层致密而柔韧，对一定程度的摩擦、挤压等有防护能力，并能迅速恢复正常状态。经常摩擦和压迫的部位，如手掌、足趾等处，角质层增厚，甚至形成胼胝，以增强对机械性刺激的耐受性。此外，完整的角质层维持表皮张力，若将角质层全部去除，则表皮张力明显降低。

2. **电屏障**　皮肤是电的不良导体，它对低电压电流有一定的阻抗能力。角质层因含水量少，电阻大，是皮肤电屏障的主要所在。电阻值受皮肤部位、汗腺分泌和排泄活动、精神状态及气候等因素的影响，特别和皮肤角质层的含水量及其表面湿度有关，电阻值的高低和水分的多少成反比，即干燥时皮肤电阻值比潮湿时大，导电性低。

3. **紫外线屏障**　皮肤组织吸收光有明显的选择性，如角质层内的角质细胞能吸收大量的短波紫外线（波长为180~280nm），棘层的棘细胞和基底层的黑素细胞则吸收长波紫外线（波长为320~400nm）。

4. **化学屏障**　皮肤角质层是防止外来化学物质进入机体的第一道防线，也是防护化学性刺激的最主要结构。角质层细胞具有完整的脂质膜、丰富的胞质角蛋白及细胞间酸性糖胺聚糖，都对化学物质有屏障作用。正常皮肤偏酸性，pH为5.5~7.0，最低可到4.0，对碱性物质可起缓冲作用，被称为碱中和作用。而头部、前额及腹股沟处偏碱性，对pH值在4.2~6.0范围内的酸性也有相当的缓冲能力，被称为酸中和作用。但是这些缓冲作用是有限的，所以在使用皮肤外用制剂和护肤品时尽量选择中性或偏酸性产品。

5. **抗微生物屏障**　在人体皮肤上寄生着许多微生物，它们主要寄生在角质层的表浅处、毛囊皮脂腺口的漏斗部、汗管口及表皮脂质膜内。它们在一定的条件下，可以成为致病菌，对人体造成危害。但是，皮肤有多方面的防御能力。致密的角质层和角质形成细胞间通过桥粒结构相互镶嵌排列，能机械地防止直径200nm的细菌及直径100nm的病毒等一些微生物的侵入；其次，皮肤表面偏酸性不利于寄生菌生长；此外，皮表某些游离脂肪酸对寄生菌的生长有抑制作用。皮肤干燥和脱屑对寄生菌的生长也有影响。

另一方面，角质层还是皮肤固有免疫系统的重要组成部分之一，角质形成细胞上的Toll样受体（toll-like receptor）特异性结合环境中的病原体，激活信号传导通路诱导多种抗菌肽及化学趋化剂的产生，其中主要包括β防御素（β-defensin）和抗菌肽（cathelicidin），从而起到抵抗多种革兰阳性和阴性细菌、真菌和病毒的作用。

6. **保湿屏障**　人体皮肤中的天然保湿系统主要由水、脂类、天然保湿因子（NMF）组成。成人通过皮肤而丢失的水分每天为240~480ml（不显性发汗），但如将角质层去掉，水分的丧失比不显性出汗时增加10倍或以上。脂类呈层状填充于角质层细胞之间，主要作用是形成水屏障，防止水分丢失。与皮肤屏障功能相关的脂质包括神经鞘脂、游离胆固醇和游离脂肪酸。当各种原因所致脂类缺乏时，其水屏障作用减弱，经表皮水分丢失（transepidermal water loss，TEWL）就会增多，出现皮肤干燥脱屑。

7. 渗透屏障 正常皮肤的角质层具有半透膜性质，除了汗腺、皮脂腺分泌和排泄，角质层水分蒸发及脱屑外，一般营养物质及电解质等都不能透过皮肤角质层。角质层的这种半通透膜特性起着很好的屏障作用，可以防止体内营养物质的丧失。

（二）透明层和颗粒层的屏障作用

颗粒层细胞间连接主要为紧密连接，紧密蛋白颗粒重复形成的一排排的索将两相邻细胞连接起来，封闭了细胞间的空隙，形成大小和离子特异性的半透膜屏障，限制顶部和底外侧膜组分的扩散。透明层和颗粒层中的酸性磷酸酶、疏水性磷脂和溶酶体等构成一个防水屏障，使水分既不从体外渗入，也阻止了角质层下水分向角质层渗透。

（三）棘层的屏障作用

棘细胞有分裂功能，可参与表皮损伤的修复，还可抵御紫外线，具有一定吸收长波紫外线（波长320~400nm）的作用。

棘层上部和颗粒层细胞内有板层小体、相应脂酶及抗菌肽等，参与角质细胞脂质膜的组成，不仅能防止体内水分和电解质的流失，又能阻止有害物质的入侵，有助于机体内稳态的维持。此外，天然保湿因子参与角质层水合作用，保持皮肤的柔顺。游离脂肪酸不仅参与角质层正常的弱酸化 pH 5.0~5.5，还与葡萄糖基神经酰胺、鞘氨醇等抗微生物脂质以及人类 β 防御素 2、cathelicidin LL-37 等抗菌肽协同作用下参与皮肤的固有免疫，防御病原体的入侵。

（四）基底层的屏障作用

位于表皮的最底层，仅为一层柱状或立方状的基底细胞，与基底膜垂直排列成栅栏状，其间镶嵌着黑素细胞，黑素细胞能够合成与分泌黑素颗粒，后者可吸收长波紫外线（UVA），是抵御紫外线的重要物质基础。黑素细胞在紫外线照射后可产生更多的黑素颗粒并输送到角质形成细胞中，使皮肤对紫外线的屏障作用显著增强。

（五）皮脂膜的屏障作用

在皮肤的表面存在一层水脂膜（hydro-lipid film），又称皮脂膜、脂化膜、水化膜等。水脂膜中的水分来自汗腺分泌和透表皮的水分蒸发，脂类来自皮脂腺的分泌产物，除此以外还有许多表皮代谢产物、无机盐等。其中的脂类属于游离性脂类，由皮脂腺细胞以全浆分泌并分布于皮肤表面。

水脂膜是皮肤屏障结构的最外层防线。其主要作用为：①抑制微生物繁殖：水脂膜参与皮肤表面的pH形成使皮肤表面偏酸性以及皮脂膜中本身含有的游离脂肪酸可抑制皮肤表面微生物的繁殖。②水屏障：水脂膜中的脂质能锁住水分，阻止真皮营养物质、保湿因子、水分散失。③抵御紫外线：水脂膜内的角鲨烯具有防晒作用。

过度洗涤可除去皮肤的皮脂，破坏皮肤的水化膜屏障，造成皮肤干燥和透皮水分丢失增加，这是老年性皮肤瘙痒症的发病基础。通过添加类似皮脂成分的保湿剂不但可以恢复润滑皮肤的作用，也有利于修复受损的皮肤表面屏障结构。

（六）真皮和皮下组织

真皮内的胶原纤维、弹力纤维和网状纤维交织成网状，对外界牵拉、冲撞等起到缓冲、抗机械损伤的作用。胶原纤维的主要作用是维持皮肤的张力，其韧性大，抗拉力强，但缺乏弹性。弹力纤维对皮肤的弹性和顺应性起着重要的作用。基质为填充于纤维、纤维束间隙和细胞间的无定形物质，是皮肤的"营养剂"，不仅有支持和连接细胞的作用，而且还有保湿作用。

皮下组织由疏松结缔组织及脂肪小叶组成，具有海绵垫的作用，使皮肤具有一定的抗挤压、牵拉及冲撞的能力。

（七）评价皮肤屏障功能指标

1. **经表皮水分丢失**（transepidermal water loss，TEWL） 为无损伤性的常用皮肤屏障功能测试指标，具有重现性，有利于评价各种化学物对皮肤屏障的影响。皮肤屏障的一个主要功能就是防止机体水分经皮肤散发到周围环境中，但水分仍可经汗管或经被动转动到达皮肤表面。蒸发测定仪（evaporimeter）具有湿度和温度传感器，可对皮肤表面水分蒸发的浓度梯度进行测量，其结果以经皮水分丢失量表示。朱学骏教授对 TEWL 与健康人性别、年龄、解剖部位的关系进行了相关研究，研究表明：TEWL 与性别无关，而与年龄相关，以新生儿最高，老年人最低；在身体各部位的测量中，四肢末端和暴露部位经皮水分丢失较高，经统计得到 TEWL 值顺序为：手掌＞额部＞颊部＞手背＞小腿＞背部＞前臂＞胸部。

2. **皮肤含水量**（skin water content） 由于水分是皮肤上介电常数最大的物质，故当皮肤水分含量发生变化时可通过测定皮肤电容值，对皮肤所含水分进行分析，以评价皮肤屏障的状况。Corneometer 为一种常用测定皮肤电容值的仪器，其工作原理是电容器作为仪器探头，可受探头所接触物质的介电常数影响。

3. **皮肤微循环** 刺激性化学物可引起皮肤炎性反应，致使皮肤血流量增加，影响皮肤屏障，故皮肤微循环状况亦可反映皮肤屏障状况的改变。早期常使用激光多普勒对皮肤微循环血含量进行测定。Agner 使用该法分析皮肤屏障的状况，以对刺激物所引起的皮肤炎性反应进行评估，结果表明该法对于区分阳性或阴性皮肤炎性反应有利，但对于强阳性皮肤炎性反应则检测效果不佳。该法亦为一种无损害性的皮肤屏障评估方法，重复性较好，但参数有较宽的正常值范围。此外，皮肤炎性反应可使皮下血流量发生变化，以致皮肤表面出现红斑，为此有学者提出一种对皮肤表面红斑大小进行分析，以评价皮肤屏障功能的方法。Clarys 使用色度检测仪对皮肤表面红斑大小进行测定，同时将结果与皮肤 TEWL 值和皮肤电容值进行比较，结果表明该法可行。

4. **透皮吸收** 化学物质可经皮肤渗透进入体内，当皮肤屏障受到破坏时，化学物质的经皮渗透量或渗透率增加。使用 Valia-Chien 双层渗透小室进行经皮渗透的性能测试，所渗透化学物质经高效液相色谱法测定，结果以化学物质经皮渗透量或渗透率表示。实验结果表明，测定化学物质的经皮渗透性能够反映皮肤屏障的状况。此法灵敏可靠，但费时。此外，也有采用放射性核素标记所渗透物质，然后通过液体闪烁计数仪测定放射性核素的活度变化，对皮肤屏障进行分析评价。该法准确灵敏，但需防止放射性对人体的危害。

（八）皮肤屏障功能受损对皮肤美容的影响

皮肤屏障功能的形成既有赖于皮肤结构的完整，还有赖于其他功能的正常。皮肤的屏障功能既可以防止外界化学、物理、机械、生物诸多因素的侵入，又能防止水分、营养物质经表皮而丢失。虽然皮肤屏障功能的正常形成有多方面的因素，但稳定的角质层屏障功能是保持肌肤健康的关键。健康的皮肤应该是光洁、滋润、富有弹性的，而这些外观标志与皮肤本身保湿系统的功能有关。皮肤角质层含水量为20%~35%，如果低于10%皮肤就会干燥、粗糙、脱屑。正常情况下保持良好的皮肤屏障功能，防止丢失水分，对皮肤美容及健康是非常重要的。

如果皮肤屏障功能发生障碍，水分丢失轻则引起皮肤外观不佳，重则会发生皮肤病。引起皮肤屏障功能障碍的因素包括遗传因素和非遗传因素，后者又可分为内因和外因两种。遗传性因素如异位性皮炎，非遗传性因素如年迈老人。过度使用清洁剂，以及气候、风吹、日晒（主要是紫外线）使皮肤干燥、粗糙，造成脱屑。当皮肤屏障功能障碍时会发生干皮症、皮脂缺乏性湿疹、老年性皮肤瘙痒症、家庭主妇手（housewife hands）、职业性手部皮炎等。此种情况下细菌、真菌、病毒等更容易侵入使病情复杂，迁延不愈，严重影响皮肤的美容。

保持皮肤屏障功能的核心问题就是维持角质层屏障功能。当角质层屏障功能稳定时，皮肤就会显示良好的健康状态。皮肤角质层由于缺乏水分其柔韧性和可塑性均下降，严重时皮肤表面可出现小的裂纹。干燥的皮肤表面发紧是角质细胞回缩和硬度增加的缘故。另外，皮肤干燥时其物理性状也会发生改变，这种变化如果被角质层下部的神经末梢感受器所感受就会产生瘙痒症状。皮肤湿化就是使角质层保持适量的水分从而缓解其不良功能状态的过程，但皮肤湿化并不是简单的皮肤补水过程。单纯补水只能使角质层浅层暂时含水，这样补充的水分很容易蒸发，皮肤很快又会恢复干燥状态或变得比以前更干燥。使用保湿产品可很好地改变皮肤的干燥状态。好的保湿剂除了能补充水分之外，更为重要的是能补充角质细胞间脂质层的脂质成分，如：神经酰胺脂和胆固醇脂等，达到恢复和维持正常角质层屏障功能的作用。为提高保湿效果，保湿剂中还需要加入适量的湿润剂和润滑剂等成分。另外，外用矿物脂（橄榄油、甘油等）可在皮肤表面形成封闭性的保护膜，使角质层水合程度增加，从而有利于角质层屏障功能的恢复。

二 皮肤的吸收功能

人体皮肤有吸收外界物质的能力，称为经皮吸收、渗透或透入。它们对维护身体健康是不可缺少的，是皮肤美容及现代皮肤科外用药物治疗皮肤病的理论基础，各类外用药物利用皮肤的吸收能力来达到治疗皮肤病的作用。

（一）皮肤的吸收途径

皮肤主要通过三个途径吸收外界物质，即角质层、毛囊皮脂腺及汗管口。角质层是皮肤吸收的最重要的途径，主要吸收脂溶性物质，在一定的条件下水分可以自由通过，经过细胞膜进入细胞内。附属器主要吸收水溶性物质，极少量的物质如：钾、钠、汞等可通过角质层细胞间隙吸收（图2-20）。

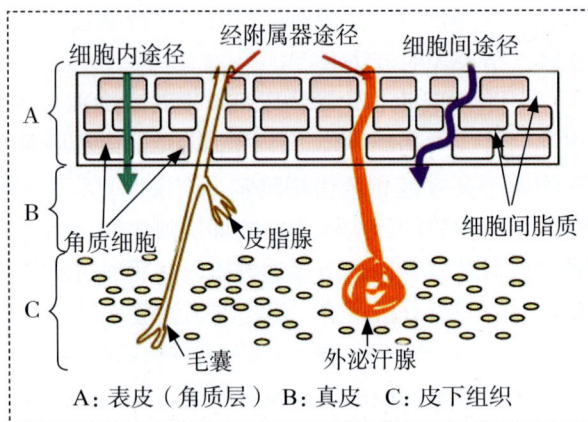

图2-20 皮肤吸收途径

（二）皮肤对几种主要物质的吸收

1. 水分 皮肤角质层含水量为10%~20%。放在37%水中的离体角质层，吸收的水分可高达60%，但完整的皮肤只吸收很少量的水分。水分主要是透过角质细胞的胞膜进入体内的。

2. 电解质 放射性离子实验表明，Na^+、K^+、Br^+、PO_4^{3-}可很快透过皮肤，[131]碘、[89]锶和放射性钙在鼠皮肤上均可吸收。

3. 脂溶性物质 皮肤对脂溶性物质可大量吸收，如维生素A、D及K容易经毛囊皮脂腺透入。凡在脂及水中都能溶解的物质吸收最好，其吸收速度与消化道黏膜的吸收和注射后的吸收相似。而单纯水溶性物质，如维生素B、维生素C、蔗糖、乳糖及葡萄糖等都不被吸收。

脂溶性化妆品易被皮肤吸收。

4. **激素** 脂溶性激素，如雌激素、睾酮、黄体酮、脱氧皮质类固醇等容易迅速地被皮肤吸收。可的松不吸收，氢化可的松可吸收。倍他米松外用效果比氢化可的松强10倍。氟轻松外用效果最好，皮肤吸收也最好。水溶性激素的经皮吸收尚无一定结论。

5. **有机盐基类** 皮肤对这类物质吸收情况决定于其盐基性质，如果它们的盐基是脂溶性的游离盐基，则皮肤吸收良好。如果是水溶性的，则吸收不好。如尼古丁是脂溶性有机盐类物质，皮肤吸收良好。

6. **重金属及其盐类** 重金属的脂溶性盐类可经皮吸收，如氯化汞可通过正常皮肤，但浓度超过0.5%可凝固蛋白质，妨害其通过。金属汞、甘汞、黄色氧化汞主要经毛囊和皮脂腺而透入，表皮本身不能透过。氯化氨汞本身不溶于水、脂质及有机溶剂，故极少吸收。临床上之所以能吸收是因为经角质层和汗液的酸化，使汞离子分解游离之故。铅、锡、铜、砷、锑、汞有与皮肤、皮脂中脂肪酸结合成复合物的倾向，使本来的非脂溶性变为脂溶性，从而使皮肤易于吸收。

7. **油脂** 动植物性和矿物性油脂都是经毛囊皮脂腺而透入，经角质层吸收的油脂量极少。

8. **气体** 皮肤吸收气体的数量很小，全身皮肤吸氧量约为肺的1/160。一氧化碳不被吸收，二氧化碳则内外相通，由溶度高的一侧向低的一侧弥散或透入。此外，氨、氮、氨、硝基苯及特殊的芳香族油类蒸气等也可以透入皮肤。

（三）影响皮肤吸收作用的因素

1. **年龄、性别** 婴儿和老年人的皮肤比其他年龄组更易吸收。性别之间无差异。

2. **身体的部位** 不同部位的皮肤的角质层厚薄不同，因此不同部位皮肤的吸收能力有很大差异。面部一般在鼻翼两侧最易吸收，上额和下额次之，两侧面颊最差。其他部位按吸收能力由大到小依次为阴囊、耳后、腋窝、头皮、下肢屈侧、上臂屈侧、前臂。掌跖部角质层和透明层较厚，又缺乏毛-皮脂腺结构，所以吸收能力最弱，除水分外几乎一切分子均不能透过，这也是接触性皮炎在手掌比手背明显减少的主要原因。因此，选择皮肤外用药物时，应该遵循皮肤薄嫩部位选用浓度相对较低，而皮肤较厚部位浓度相对较高、渗透力较强的原则。角质层越薄，营养成分越容易透入而被吸收。美容师在做皮肤护理时，可采用脱屑的方法使角质层变薄。皮肤损伤导致的角质层破坏可使损伤部位皮肤的吸收功能大大增强，因此皮肤损伤面积较大时，局部药物治疗时应注意药物过量吸收所引起的不良反应。

3. **被吸收物质的理化性质** 物质分子量的大小与皮肤的吸收率之间无明显关系，如分子量小的氨气极易透皮吸收，而某些分子量大的物质（如汞、葡聚糖分子等）也可透过皮肤吸收，这可能和分子的结构、形状、溶解度等有关系。物质浓度与皮肤吸收率成正比，但某些物质（如苯酚）高浓度时可引起角蛋白凝固，反而使皮肤通透性降低，导致吸收不良。一般而言，物质浓度与皮肤吸收率成正比。

皮肤对物质的吸收还受其剂型的影响，剂型在很大程度上影响物质的释放性能和靶向性，物质越容易从制剂中释放出，越有利于物质的皮肤吸收。如粉剂、水剂很难被吸收，霜剂可少量吸收，软膏剂和硬膏可促进药物的吸收，加入有机溶媒可显著提高脂溶性和水溶性药物的吸收。因此，化妆品借助乳化、脂质体等手段可使皮肤吸收营养物质。

4. **皮肤的水合作用** 角质层的水合作用是影响皮肤吸收的主要因素。水合作用是指皮肤外层角蛋白或其降解产物具有与水结合的能力，是由于水分子扩散至较低表皮层，以及涂敷封闭性剂或覆盖密封皮肤表面，促使汗液积蓄造成的。水合作用可使角质层含水量从正常的

10%增加至50%以上，大大提高了物质渗透性（增加5~10倍）。水合作用还可引起角质层细胞膨胀，使紧密结构形成多孔性并增加皮肤表面湿度及皮肤有效面积，从而促进物质的透皮吸收，通常对水溶性强的物质促进作用较脂溶性显著。

皮肤角质层的水合程度越高，皮肤的吸收能力就越强。采用蒸汽喷面可补充角质层的含水量，皮肤被溶软后，可增加渗透和吸收能力。局部用药后用塑料薄膜封包后，吸收系数会增高100倍，就是由于封包阻止了局部汗液和水分的蒸发，角质层水合程度提高的结果，临床上常用此法提高局部用药的疗效，但也应注意药物过量吸收。

5. 外界环境因素　环境温度升高可使皮肤血管扩张、血流速度增加，加快已透入组织内的物质弥散，从而使皮肤吸收能力提高。局部皮肤的温度高，使毛孔张开，营养物质可通过汗孔进入真皮而被吸收，皮肤按摩、蒸汽、蒸面、热模等均可增高局部皮肤温度，促进营养物质的吸收。环境湿度也可影响皮肤对水分的吸收，当环境湿度增大时，角质层水合程度增加，皮肤的吸收能力增强，反之则减弱。

6. 皮肤屏障的完整性　皮肤的吸收能力与角质层的厚薄、完整性及其通透性有关，完整的皮肤屏障可以很好地调节物质的经皮吸收。如果皮肤受损可致角质层丧失屏障作用，从而使物质吸收的速度和程度增加。若用胶布将角质层全部粘剥去，水分经皮肤外渗可增加30倍，各种外界分子的渗入也同样加速。一般溃疡皮肤对物质的渗透性超过正常的3~5倍，并可引起疼痛、过敏及中毒等。如大面积烧伤涂擦10%盐酸磺胺米隆冷霜后易发生酸中毒。损伤性物质如芥子气、酸、碱等可破坏皮肤屏障，使其通透性增加。若角质层水分含量低于10%，角质层即变脆易裂，屏障功能减弱，物质则易于透入。

影响角质层的皮肤病可影响其屏障作用。急性红斑和荨麻疹对皮肤的屏障和吸收作用无影响。角化不全的皮肤病，如银屑病和湿疹，使屏障功能减弱，吸收功能则增强，皮损处水分弥散总是增速，外用的治疗药物在该处也比在正常皮肤处更易透入。

7. 皮肤的储库作用　亲水性和亲脂性物质在透皮吸收过程中都可能由于与角质层有较强的结合或由于很小的扩散系数而蓄积在角质层，然后再缓慢扩散而形成储库。储库效应可显著影响物质透皮吸收动力学，有利于皮肤疾病治疗。例如，外用二醋酸二氟拉松霜剂，24小时后37.5%的药物进入皮肤，仅有1.1%的药物随尿排泄，22天后角质层仍残存此药物。

我们所使用的各种功效的护肤品均是利用皮肤的吸收能力来达到祛斑、美白、养颜等目的。因此，如何增加化妆品的经皮吸收是化妆品发挥功效的关键。经皮吸收是一个复杂的生物学过程，虽然皮肤有三个途径吸收外界物质，即角质层、毛囊皮脂腺及汗管口，但正常情况下最主要的吸收途径依旧是角质层。

角质层主要吸收脂溶性物质，在一定的条件下水分子可以自由通过。但在某种程度上，几乎所有的物质都能够渗透进入皮肤的角质层，然后弥散进入表皮和真皮，最后被吸收。吸收的程度依赖于化学物质的物理化学特性以及赋形剂的成分。通常，非极性的小分子渗透最快、最大。在化妆品中化学物质与皮肤的相互作用中，经皮吸收启动了一系列的生物学反应。如果一种化妆品成分真正作用于皮肤，它就必须能够渗透皮肤。化妆品皮肤吸收的剂量与化妆品中成分的浓度与性质、配方组成、涂抹面积、使用频次及产品是否有充足的时间保持在皮肤上等密切有关，在选择化妆品时可以根据这些指标来挑选以满足不同的美容需要。

角质层是亲脂性的，当一种可以电离的化合物作用于皮肤屏障时，它的非电离部分（亲脂部分）更容易被吸收。如对于α-羟酸而言，其药效作用与其皮肤的刺激作用是相互独立的现象，因此，选择合适的赋形剂调整和优化配方的pH值与α-羟酸的浓度以使二者达到合理的平衡才能够最大限度发挥治疗作用而副作用最小。古老的油性配方化妆品由于性状差、不够优雅而逐渐被亲水的凝胶及乳剂所代替。这些配方就是在基本的水、油及乳化剂中加入活性化学物质成分。当在皮肤表面使用这些配方的化妆品时，水及挥发性物质迅速蒸发，结果原始配方的组成改变了，只有一些主要是非挥发性物质的剩余物留在皮肤表面。所以，可以缓慢蒸发的溶剂，例如乙二醇，可以提高配方渗透到角质层的能力，从而增加活性成分的吸收。

三 皮肤的感觉功能

皮肤内含有很多的神经末梢和特殊感受器，分布于表皮、真皮和皮下组织内，可感知体内外各种刺激并通过神经通路引起相应的神经反射。这些感觉就好像身体的预警机制，及时提醒我们采取措施，防范各种侵害。借助于皮肤的感觉作用，并与其他感觉器官配合，人类才能进行正常的生活。

正常皮肤内感觉神经末梢分为三种，即游离神经末梢、毛囊周围末梢神经网及特殊形状的囊状感受器。它们能分别传导六种基本感觉：即触觉、压觉、冷觉、温觉、痛觉、痒觉。皮肤的感觉可分为两类：一类是单一感觉，皮肤内感觉神经末梢和特殊感受器感受体内外单一性刺激，并转换成一定的动作电位并沿相应的神经纤维传入中枢，产生不同性质的感觉，如触觉、痛觉、压觉、冷觉和温觉；另一类是复合感觉，即皮肤中不同类型的感觉神经末梢或感受器共同感受的刺激传入中枢后，由大脑综合分析形成的感觉，如干、湿、糙、硬、软、光滑等；此外皮肤还有形体觉、两点辨别觉和定位觉等。这些感觉有的经过大脑皮质分析判断，做出有益于机体的反应，保护机体免受进一步的伤害。如对烫的回缩反射等。

作用于皮肤的能量达到一定的程度，使皮肤感受器起作用，产生皮肤感觉，这一最低程度的能量称为感觉阈值。它主要取决于感受器的阈值，但也受许多其他因素的影响。皮肤温度是能改变各种感觉阈值的主要因素。对某一温度的物体的感觉是冷还是热与接触该物体时的皮肤温度冷热有关。许多其他局部因素，例如该处以前受刺激的多少、刺激是否作用于心理敏感区、皮肤的厚度及局部出汗量等，都可影响结果。恐惧、焦虑、暗示和以往经验可改变痛觉阈值。性别、年龄对此也有影响，温度阈值在女子较低，而振动阈值则在男子较低。

痒觉又称瘙痒（pruritus），是一种引起搔抓欲望的不愉快的感觉，属于皮肤黏膜的一种特有感觉，其产生的机制尚不完全清楚，从组织学上尚未发现有特殊的痒觉感受器。一般认为它和痛觉关系密切，可能是通过游离神经末梢或毛囊周围末梢神经网传导的。痒觉发生机制是很复杂的，与许多因素有关，如机械性、化学性、物理性的刺激，植物的细刺、动物的纤毛与毒刺、皮肤的细微裂隙、炎症反应及变态反应、某些化学介质（如组胺、蛋白酶及激肽等）等均可刺激神经末梢引起瘙痒。中枢神经系统的功能状态对痒感也有一定的影响，焦虑、烦躁或对痒感的过度注意等，可使痒感加重。反之，精神安定或注意力转移可使痒感减轻。

四 皮肤的分泌和排泄功能

皮肤具有分泌和排泄功能，主要是通过汗腺和皮脂腺进行的。汗是分泌而皮脂是排泄。

（一）外分泌腺的分泌

外分泌腺几乎遍布全身，分布与部位有关，掌跖最多而背部最少。外分泌腺腺体的透明细胞在乙酰胆碱作用下分泌类似血浆的超滤液，后者经过导管的重吸收形成低渗性汗液并排出体外。小汗腺的分泌可受到体内外温度、精神因素和饮食的影响。正常情况下小汗腺分泌的汗液无色透明，呈酸性（pH 4.5~5.5），大量出汗时汗液碱性增强（pH 7.0左右）。汗液中水分占99%~99.5%，固体成分仅占0.5%~1.0%，后者包括无机离子、乳酸、尿素等。小汗腺的分泌在维持体内电解质平衡、使人体适应高温环境中可起到相当重要的作用。汗液分泌的作用有：

1. 散热降温 体内外温度升高时，排汗可以散热降温。24小时不显性出汗量为500~700g，由于水分的不断蒸发，带走大量热量，特别是在高温环境中，显性出汗散热降温的作用更明显，以此维持正常体温。

2. 角质软化作用 在很多气候条件下，环境的湿度、汗液和透过表皮的不显汗可维持水分的供给与挥发的生理平衡，而防止角质层干燥。汗液可补充角质层的水分散失，以保持角质层的正常含水量，使皮肤柔软、光滑、湿润。

3. 皮面酸化作用 表皮呈酸性，在日常生活中可防御微生物，这种作用主要通过汗液的酸性来维持。至于汗液中哪些成分在酸化中起作用，尚未完全肯定。

4. 脂类乳化作用 汗液与皮脂的相互乳化力很强，形成乳化剂，在皮面上及其沟纹皱襞处，毛囊漏斗内形成脂类薄膜。

5. 排泄药物 汗腺分泌细胞对与蛋白质相结合的药物有很高的通透性，有不少的药物，如磺胺类、氨基比林、巴比妥类、灰黄霉素、奎宁、酒精及铅等，都可以从汗腺中分泌出去。

6. 代替肾脏的部分功能 由于皮肤有大量的汗腺，并且有类似肾脏的排泄功能，因此体内新陈代谢的部分产物也可以通过它分泌出去。发汗疗法就是通过汗腺排泄水分及部分代谢产物，以减轻肾脏功能障碍时引起的水肿及其他症状。

7. 分泌免疫球蛋白 如分泌性IgA。

（二）顶泌汗腺的分泌

顶泌汗腺的分泌在青春期后增强，并受情绪的影响，感情冲动时顶泌汗腺分泌增加。局部或系统应用肾上腺素能类药物也可使顶泌汗腺的分泌和排泄增加，其机制目前尚不清楚。顶泌汗腺晨间分泌稍高，夜间较低。新分泌的顶泌汗腺液是一种黏稠的奶样无味液体，除水外，还有铁、荧光物质、脂肪酸、中性脂肪、胆固醇等。细菌酵解可使之产生臭味。顶泌汗腺分泌物黏稠无色，原本不具气味，但因含有臭物质在与皮肤上的细菌接触后，便带着细菌的特殊气味，形成个人特有的体味。气味的产生和皮肤表面寄生菌的种类无明显关系，因为有臭处和无臭处的寄生菌基本上是相同的，有臭物质本身分解时就发出臭味。有些人的顶泌汗腺可分泌一些有色物质，呈黄、绿、红或黑色，使局部皮肤或衣服染色，称为色汗症。

（三）皮脂腺的排泄

皮脂腺是全浆分泌，即整个皮脂腺细胞破裂，胞内物全部排入管腔，然后分布于皮肤表面，形成皮面脂质，润滑皮肤；另一方面脂膜中的游离脂肪酸对某些病原微生物生长起抑制作用。皮脂腺分泌直接受内分泌系统的调控：雄激素及长期大量应用糖皮质激素可使皮脂腺增生肥大，分泌活动增加；雌激素可抑制皮脂腺的分泌活动。此外，药物13-顺维A酸等亦可抑制皮脂分泌，用于痤疮等治疗。皮脂腺排泄脂质成人全身一天约分泌2g。皮脂大部分从皮脂腺来，小部分是由表皮细胞角化过程中形成而来。当皮面的脂质被洗除后，皮脂很快就排泄出来，当皮面的脂质达到一定厚度时，排泄速度减慢，甚至停止排泄。因皮脂腺是睾酮的靶器官，雄激素可促进皮脂腺增生、肥大、排泄活动增加，所以青春期性腺活动活跃，皮脂分泌增加，易导致皮脂腺导管堵塞，形成粉刺。

汗腺分泌的水分和皮脂腺的分泌产物共同在皮肤的表面形成一层水脂膜，是皮肤屏障结构的最外层防线。分泌的汗液可补充角质层的水分散失，以保持角质层的正常含水量，使皮肤柔软、光滑、湿润。同时，汗液与皮脂的相互乳化力很强，能够与多种脂类混合物，如甘油酯、蜡酯、角鲨烯、胆固醇酯、胆固醇和游离脂肪酸等形成乳化剂，使皮肤柔软、润泽、防止干裂，使毛发润滑，防止毛发枯槁、断裂，给皮肤与头发以养护并赋予特有的美感。

汗液及皮脂分泌减少，或者过度洗涤除去皮肤表面的皮脂，均可破坏皮肤的水化膜屏障，造成皮肤干燥和透皮水分丢失增加，轻则皮肤失去光泽，变得粗糙，严重可发生干裂、脱屑。这是老年性皮肤瘙痒症的发病基础。通过添加类似皮脂成分的保湿剂不但可以恢复润滑皮肤的作用，也有利于修复受损的皮肤表面屏障结构。

五 皮肤的体温调节功能

机体内营养物质代谢释放出来的化学能，其中50%以上以热能的形式用于维持体温，其余不足50%的化学能则载荷于ATP，经过能量转化与利用，最终也变成热能，并与维持体温的热量一起，由循环血液传导到机体表层并散发于体外，因此，机体在体温调节机制的调控下，使产热过程和散热过程处于动态平衡，即体热平衡，维持正常的体温。

皮肤对体温保持恒定具有重要的调节作用，一方面它作为外周感受器，向体温调节中枢提供外界环境温度的信息，另一方面又可作为效应器，通过物理性体温调节的方式保持体温恒定。皮肤中的温度感受器分为热感受器和冷感受器，呈点状分布于全身。当外界温度或因病体温发生变化时，皮肤和内脏的温度感觉器产生的神经冲动和血液温度的变化作用于下视丘的温度调节中枢，然后通过交感神经调控皮肤血管的收缩和扩张，通过改变皮肤中的血流量及热量的散发或出汗等反应以调节体温，使正常人的体温经常维持在一个稳定的水平。

人体的主要散热部位是皮肤。正常成人皮肤体表面积可达$1.5m^2$，为吸收环境热量及散热创造了有利条件。皮肤动脉和静脉之间吻合支丰富，其活动受交感神经支配，这种血管结构有利于机体对热量的支配，冷应激时交感神经兴奋，血管收缩，动静脉吻合关闭，皮肤血流量减少，皮肤散热减少；热应激时动静脉吻合开启，皮肤血流量增加，皮肤散热增加。四肢大动脉也可通过调节浅静脉和深静脉的回流量进行体温调节，体温升高时，血液主要通过浅静脉回流使散热量增加；体温降低时，主要通过深静脉回流以减少散热。

热的扩散主要通过体表的热辐射、汗液的蒸发（主要是小汗腺的显性和不显性出汗）、皮肤周围空气对流和热传导进行的。当环境温度为21℃时，大部分的体热（70%）靠辐射、传导和对流的方式散热，少部分的体热（29%）则由蒸发散热；当环境温度升高时，皮肤和环境之间的温度差变小，辐射、传导和对流的散热量减小，而蒸发的散热作用增强；当环境温度等于或高于皮肤温度时，辐射、传导和对流的散热方式就不起作用，此时，蒸发就成为机体唯一的散热方式。人体蒸发散热有两种形式：即不感蒸发和可感蒸发。

其中汗液蒸发是环境温度过高时主要的散热方式，每毫升汗液蒸发约需要2.445kJ即0.585kcal的热量，热应激情况下汗液分泌速度可达3~4L/h，散热率为基础条件下的10倍。夏季出汗多，可防止体温升高；冬季出汗少，可防止体温降低。有些疾病，如先天性汗腺缺乏或烧伤患者，患者排汗减少，调节体温作用失常，就可出现体温升高，感觉疲乏、不适。皮下脂肪组织有隔热的作用，可减少体热的散失。

六 皮肤的代谢功能

（一）糖代谢

皮肤中的糖类物质主要为糖原、葡萄糖和黏多糖等。皮肤葡萄糖含量为600~800mg/L，约为血糖的2/3，表皮中的含量高于真皮和皮下组织，有氧条件下，表皮中50%~75%的葡萄糖通过糖酵解途径分解提供能量，而缺氧时则有70%~80%通过无氧酵解途径分解提供能量。人体皮肤糖原含量在胎儿期最高，至成人期时含量明显降低。在某些疾病状态下，皮肤葡萄糖含量增高，容易发生真菌和细菌感染。

人体表皮细胞具有合成糖原的能力，创伤后4小时，表皮基底细胞可检出糖原，8~16小时达到高峰。糖原的合成主要由表皮细胞的滑面内质网完成，糖原的降解是一个复杂的过程，主要受环磷腺苷系统的控制，凡能使细胞内cAMP水平增加的因素均能促使糖原分解。真皮中的黏多糖含量丰富，主要包括透明质酸、硫酸软骨素等，多与蛋白质形成蛋白多糖（或称黏蛋白），后者与胶原纤维结合形成网状结构，对真皮及皮下组织起支持、固定作用。黏多糖的合成及降解主要通过酶促反应完成，但某些非酶类物质（如氢醌、核黄素、抗坏血酸等）也可降解透明质酸。此外内分泌因素亦可影响黏多糖的代谢，如甲状腺功能亢进可使局部皮肤的透明质酸和硫酸软骨素含量增加，形成胫前黏液性水肿。

（二）蛋白质代谢

皮肤蛋白质包括纤维性蛋白和非纤维性蛋白两类。前者包括角蛋白（keratin）、胶原蛋白（collagen）和弹性蛋白（elastin）等，后者包括细胞内的核蛋白以及调节细胞代谢的各种酶类。角蛋白是中间丝家族成员，是角质形成细胞和毛发上皮细胞的代谢产物及主要成分，至少有30种（包括20种上皮角蛋白和10种毛发角蛋白）；胶原蛋白有Ⅰ、Ⅲ、Ⅳ、Ⅶ型，胶原纤维主要成分为Ⅰ型和Ⅲ型，网状纤维主要为Ⅲ型，基底膜带主要为Ⅳ和Ⅶ型；弹性蛋白是真皮内弹力纤维的主要成分。皮肤中蛋白质由多种氨基酸组成，表皮内酪氨酸、胱氨酸、色氨酸、组氨酸含量较真皮高，而真皮内羟脯氨酸、脯氨酸、丙氨酸及苯丙氨酸含量较高。膳食蛋白质的模式越接近人体蛋白质的组成，营养价值越高。皮肤中色氨酸和苯丙氨酸不能从食物中获得，需在体内合成。

（三）脂类代谢

皮脂代谢与皮肤美容有着相当密切的关系，在维护人体皮肤美，修复人体皮肤美，塑造人体皮肤美的过程中起了极其重要的作用。

皮肤中的脂类包括脂肪和类脂，人体皮肤的脂类总量（包括皮脂腺、皮脂及表皮脂质）占皮肤总重量的3.5%~6%，最低为0.3%，最高可达10%。皮脂主要由以下成分组成：①皮面脂质：构成皮肤表面的脂质，由皮脂腺和表皮内源性及细菌、真菌、化妆品等外源性脂质提供，包括游离脂肪酸、蜡酯、类固醇酯、角鲨烯、甘油三酯等。②皮表脂质：作为能源和生物膜成分，包括甘油三酯、脂肪酸、类固醇、磷脂和维生素D的前体7-去氢固醇等。③皮脂腺的脂质：甘油三酯、蜡酯、角鲨烯及少量胆固醇。④真皮脂质：主要是脂肪酸。⑤皮下组织的脂质：基本上是甘油三酯，有少量不饱和脂肪酸及类固醇如胆固醇、7-去氢胆固醇、脂色素等。

表皮细胞在分化的各阶段，其类脂质的组成有显著差异，如由基底层到角质层，胆固醇、脂肪酸、神经酰胺含量逐渐增多，而磷脂则逐渐减少。表皮中最丰富的必需脂肪酸为亚油酸和花生四烯酸，它们的主要功能有二：一是参与形成正常皮肤的屏障功能，二是作为一些重要活性物质的前体。如后者在日光作用下可合成维生素D，有利于预防佝偻病。血液脂类代谢异常也可影响皮肤脂类代谢，如高脂血症可使脂质在真皮局限性沉积，形成皮肤黄瘤。真皮和皮下组织中含有丰富的脂肪，可通过β-氧化途径提供能量。脂肪合成主要在表皮细胞中进行。其中皮脂腺在皮肤的脂类代谢中起重要作用。

皮脂腺功能：①合成与分泌皮脂：皮脂腺合成分泌的皮脂可以润滑皮肤、抑制某些病原微生物的生长，除了脂肪酸、防御素具有抑制作用外，皮脂内的半乳糖、乙酰氨基葡萄糖等糖基成分也有一定的抗菌作用。②抗氧化损伤：由皮脂腺运输与分泌的维生素E是皮肤抗氧化系统的主要成分，颜面部皮脂内维生素E的含量明显高于躯干和下肢皮肤，可能与颜面部接受紫外线等各种损伤较多有关。皮脂是多种脂类的混合物，主要含有甘油三酯、蜡酯、角鲨烯等脂质，还有半乳糖、维生素E、抗菌肽等物质，分泌至皮肤表面与表皮脂质一起共同构成一道机体与外界隔离的终末屏障，保持水分，保护机体免受外界有害物质的损伤。③延缓皮肤衰老：保持适度的皮下脂肪，可使皮肤富有弹性和光泽，从而增添容貌的光彩和身体的曲线美，延缓皮肤衰老。脂肪摄入不足，皮肤就会变得粗糙，失去弹性。膳食中的脂肪包括动物脂肪和植物脂肪。动物脂肪因含饱和脂肪酸较多，如食入过多可能加重皮脂溢出，促进皮肤老化。而植物脂肪中含较多不饱和脂肪酸，其中尤以亚油酸为佳，不但有强身健体作用，而且有很好的美容作用，是皮肤滋润、充盈不可缺少的营养物质。此外，植物油脂中还有丰富的维生素E等营养皮肤抗衰老成分，进一步展示人体的生命美感。

（四）水和电解质代谢

皮肤是人体重要的贮水库，皮肤中的水分主要分布于真皮内。一个体重65kg的人，皮肤含水量可达7.5kg。儿童皮肤含水量高于成人，成人中女性略高于男性。皮肤内的水不仅为皮肤的各种生理功能提供了重要的内环境，并且对整个机体的水分调节起到一定的作用，当机体脱水时，皮肤可提供其水分的5%~7%以维持循环血容量的稳定。

皮肤也是人体电解质的主要贮存库之一，主要贮存于皮下组织中，其中Na^+、Cl^-在细胞间液中含量较高，K^+、Ca^{2+}、Mg^{2+}主要分布于细胞内，它们对维持细胞间的晶体渗透压和细胞内外的酸碱平衡起着重要的作用。K^+还可激活某些酶，Ca^{2+}可维持细胞膜的通透性和细胞间的黏着，Zn^{2+}缺乏可引起肠病性肢端皮炎等疾病。

皮肤受损或是在各种炎症性皮肤病时，水及钠增加，随之氯化物也增加，如急性湿疹、接触性皮炎、脂溢性皮炎、银屑病等。在限制饮水及低盐饮食时，这种变化可以明显好转，有利于皮肤炎症的消退。

（五）色素代谢

人类的肤色千差万别。正常情况下皮肤的颜色主要由两方面因素决定，一是皮肤内色素的含量，二是皮肤解剖学上的差异。皮肤内有四种生物色素，即褐色的黑素、红色的氧化血红蛋白、蓝色的还原血红蛋白和黄色的胡萝卜素。胡萝卜素不能由人体自身合成，需要从饮食中摄取，称为外源性色素，其余三种均由机体自身合成，称为内源性色素。其中黑素是皮肤颜色最主要的决定因素。黑素多的皮肤显黑色，中等的显黄色，很少的显浅色。黑素有吸收太阳光中的紫外线能力，生活在横跨赤道的非洲的黑种人和西太平洋赤道附近的棕种人具有深色的皮肤，可使皮肤不致因过多的紫外线照射而受损害。相反，白种人原先生活在北欧，那里阳光不像赤道附近那么强烈，因而北欧白人皮肤里的色素极少。

黑素细胞是合成与分泌黑素颗粒的树枝状细胞。它镶嵌于表皮基底细胞之间，平均每10个基底细胞中有1个黑素细胞，它是一种高度分化的细胞，细胞质内有特殊的细胞器，名为黑素小体。

黑素细胞中的黑素都是在黑素小体中合成与储存的（图2-21），目前认为黑素小体是一种分泌型溶酶体。形态学的观察提示，黑素小体最初来源于内质网产生的一种相对无定形的球状小囊泡——前黑素小体，前黑素小体缺乏酪氨酸酶和黑素小体的基本结构。前黑素小体与周围多巴阳性的高尔基体接触，转变成纤丝状的含酪氨酸酶的细胞器。随着黑素小体的不断成熟，色素的合成与储存也不断地增加，直到腔内聚集满黑素为止。蛋白质组学的研究表明，黑素小体是一种单独存在的杂合细胞器，其蛋白构成分别产生于黑素细胞中的其他各种细胞器。

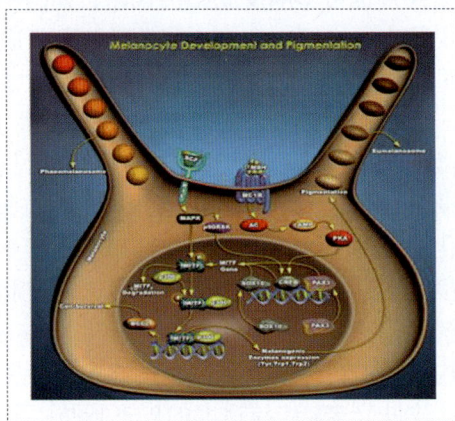

图2-21　黑素小体合成黑素

1. 黑素合成　是一个多步骤的酶促生化反应，并受到复杂而精细的调控。一些特殊的酶和结构蛋白参与其中，大体可以分为三类：

（1）酪氨酸酶基因家族蛋白:酪氨酸酶（tyrosinase，TYR）、酪氨酸酶相关蛋白1（tyrosinase-related protein-1，TYRP1）和多巴色素互变异构酶（dopachrome tautomerase，DCT）。

（2）功能和结构蛋白：如Pmel17/gp100。

（3）目前功能尚不清楚的分子，如MART1和OA1。TYR是黑素合成的关键酶，该酶催化黑素合成早期限速反应，首先通过羟基化作用将酪氨酸转变为多巴，然后多巴被氧化为多巴醌，最后在半胱氨酸的参与下，多巴醌被化学修饰为3-半胱酰多巴和5-半胱酰多巴，正是这两种物质氧化并聚合成褐黑素。随着反应的进行，半胱氨酸逐步被消耗，多巴醌在酪氨酸酶作用下形成多巴色素，接着多巴色素失去羧基并通过一系列的氧化和聚合反应形成另一种暗褐色的色素二羟吲哚（dihydroxyindole，DHI）。与此同时，由于DCT的存在使得部分多巴色素的羧基通过一系列的氧化与聚合反应形成第三种黑素形式——二羟吲哚羧酸（DHICA-melanin），这种黑素颜色较浅，呈棕褐色。至此，黑素合成完全结束。在这一过程中TYRP1是将酪氨酸运输给黑素小体的关键酶，TYRP1的合成速率与黑素合成成正相关。而DCT在黑素聚合的过程中扮演了非常重要的角色（图2-22）。

黑素的生成与酪氨酸酶、酪氨酸和分子氧的浓度有关，其形成的速度和量常受到下列因素控制：①多巴：是酪氨酸-酪氨酸酶的催化剂，能加速其反应。②巯基：表皮中的巯基（—SH）能与酪氨酸酶中的铜离子结合而产生抑制作用。任何使表皮—SH减少的因素，都可以使黑素形成增多，如紫外线或皮肤炎症等能使表皮内—SH氧化或减少，而使皮肤色素增加。③微量元素：在黑素体代谢中主要是起辅酶的作用，其中与铜离子较为重要，铜离子参与黑素合成过程，铜离子的缺乏在动物中可致毛色变白（铝离子过多也可使铜离子排出过

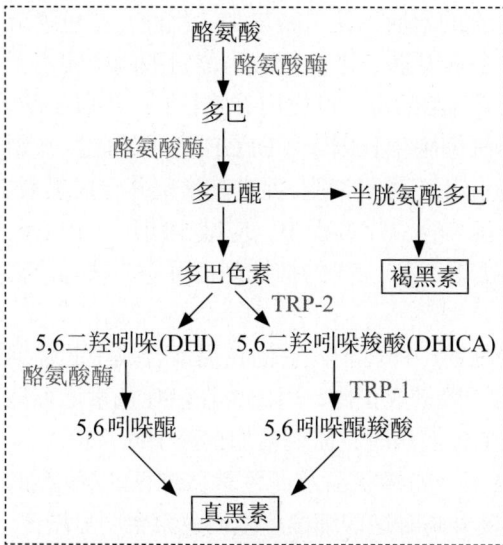

酪氨酸
↓ 酪氨酸酶
多巴
↓ 酪氨酸酶
多巴醌 ——→ 半胱氨酰多巴
↓   ↓
多巴色素   褐黑素
↓ ↘ TRP-2
5,6二羟吲哚(DHI)   5,6二羟吲哚羧酸(DHICA)
↓ 酪氨酸酶   ↓ TRP-1
5,6吲哚醌   5,6吲哚醌羧酸
↓   ↓
真黑素

图2-22 黑素生物合成的主要途径及酶调位点

多，而使毛色变白），补充铜离子后可使动物毛色变黑。某些重金属离子（如铁、银、汞、金、铋、砷等）可使皮肤色素加深。

2.影响黑素代谢的因素

（1）日晒：紫外线是对黑素代谢影响最大的外部因素。紫外线照射可以使黑素细胞内与黑素合成相关的蛋白激酶活性增加，使黑素细胞对黑素细胞刺激激素（MSH）反应性增加，使维生素D_3增加，从而酪氨酸酶活性增加，引起黑素合成增加。强烈的紫外线照射可使皮肤产生炎症反应，花生四烯酸（AA）、前列腺素（PG）、白三烯（LT）、神经细胞生长因子（NGF）、碱性成纤维细胞生长因子（BFGF）、白细胞介素-1（IL-1）和内皮素（ET）、一氧化氮（NO）等炎症因子增加，导致黑素合成增加。紫外线照射还可以诱导皮肤的活性氧族，使体内氧自由基增多，表皮内巯基（—SH）氧化，—SH消耗增加，使黑素生成增加。同时，紫外线还可使表皮内的黑素小体迅速重新分布，将黑素集中到日晒部位，引起色素沉着。因此，在治疗色素增加性疾病时，应将防晒贯穿于整个治疗过程中。

（2）内分泌和神经因素：内分泌、神经因素对黑素代谢的调节较为复杂，有许多环节尚未完全清楚，比较肯定的因素有：

1）促黑素细胞激素（MSH）：垂体MSH与黑素细胞膜上的受体结合可激活腺苷环化酶，使cAMP水平上升，从而增强酪氨酸酶的活性，使黑素生成增加。MSH常受肾上腺皮质激素及交感神经的影响。

2）肾上腺皮质激素：在一般情况下，可抑制垂体MSH的分泌，但肾上腺皮质激素含量增多，反过来又可以刺激垂体MSH的分泌。因此，在祛斑美容治疗中，早期可在医师处方中适当使用软性糖皮质激素，但使用时间不宜过长，以免造成MSH增强，使黑素生成增多。

3）性激素：雌激素可以增强酪氨酸酶的氧化作用，使黑素增加。适当增加雄激素可能有利于黑素生成的减少。

4）甲状腺激素：可促进酪氨酸即黑素的氧化过程，在经过常规治疗的色素增加性疾病效果不佳时，要注意检查甲状腺的功能，治疗甲状腺疾病。

5）神经因素：副交感神经兴奋可通过激活垂体MSH分泌，使黑素生成增多，交感神经兴奋可使黑素生成减少。因此，在祛斑美容治疗中，应保证患者有充足的睡眠和休息，才能避免副交感神经兴奋。

（3）**维生素及氨基酸**：某些维生素增多能使黑素生成增加，如复合维生素B、泛酸、叶酸参与了黑素形成，其含量增多，可引起色素增加。因此，在祛斑美容治疗中，应该避免口服B族维生素，而在色素减少性疾病，如白癜风的治疗中可以使用B族维生素。还有一些维生素的增加则能使黑素生成减少，如维生素C为还原剂、维生素E具有抗氧化作用，两者均可抑制黑素生成。因此，在祛斑美容治疗中，可以使用维生素C及维生素E，而在色素减少性疾病，如：白癜风的治疗中应该避免使用维生素C及维生素E。

氨基酸中的酪氨酸、色氨酸、赖氨酸参与了黑素的形成，使黑素增加。因此，在色素减少性疾病，如白癜风治疗中可以使用该类氨基酸。谷胱甘肽、半胱氨酸为酪氨酸酶中铜离子的络合剂，其含量增多，可减少黑素生成。在祛斑美容治疗中，可使用谷胱甘肽、半胱氨酸。

（4）**细胞因子**：角质形成细胞表达的碱性成纤维细胞生长因子（BFGF）、干细胞生长因子（SCF）、内皮素（ET）及白三烯（LT）等均能直接作用于黑素细胞,促进其增殖并合成黑素。IL-6、TNF能抑制黑素细胞产生黑素。因此，在祛斑美容治疗过程中，应减少使用含BFGF、SCF、ET的美容产品，可考虑使用含IL-6、TNF的美容产品，ET的拮抗剂也可作为祛斑药物之一。

（5）**微量元素**：影响黑素代谢的主要微量元素是铜、锌离子，它们在黑素合成中起辅助作用，酪氨酸酶催化酪氨酸形成黑素的能力与铜离子数量成正比，因此，在治疗色素增加性疾病时，尽量减少铜离子的活性。而在治疗色素减退性疾病时，需要增加铜离子的含量。

（6）**微生态失衡**：褐斑患者的皮肤表面的暂住菌，如棒状菌及产色素微球菌明显增加，尤其是产生褐色、橘黄色的微球菌显著增加。且温度升高时这些细菌产生的色素会明显增多，这可能是黄褐斑在春夏季颜色明显加深，而冬季明显减轻，甚至消失的原因。

（7）**疾病和创伤**：炎症反应及皮肤受创可使表皮内硫羟基减少，黑素生成增加。炎症过程中细胞产生的内皮素、前列腺素、花生四烯酸、白三烯等炎症因子促进黑素细胞合成。因此，痤疮等炎症性皮肤病治疗后、皮肤磨削术后、激光治疗后都可能产生炎症后的色素沉着，需加强疾病的治疗及术后的色素沉着的治疗。由于内分泌疾病可影响肾上腺皮质功能减退或亢进从而导致色素代谢的异常，卵巢囊肿等生殖道疾病也会使肤色异常，对于色素沉着疾病需考虑是否伴有内分泌疾病及排除生殖系统的疾病。

（8）**光敏性食物或药物**：某些光敏食物可增加皮肤对日光的敏感性，诱发黑素合成增加，如菠菜、木耳、香菇、芹菜、胡萝卜、荠菜、柠檬、无花果等。常见的光敏性药物有：口服避孕药、雌激素、磺胺类及衍生物、口服降糖药、镇静及催眠二甲胺吩噻嗪类药物（氯丙嗪、异丙嗪等）、利尿药、某些组胺类药物（氯苯那敏、苯海拉明）、解热镇痛药、抗生素类（四环素、灰黄霉素等）、安定类（利眠灵）、某些中药（荆芥、防风、沙参、独活、白鲜皮、白芷、补骨脂、芸香等）。因此，在治疗色素增加性皮肤病时应尽量避免这些食物及药物。

七　皮肤的免疫功能

皮肤是人体与外界环境直接相连的组织器官，与体内又有密切联系。由于其结构和功能的特殊性，它具有很强的非特异性免疫防御能力，是人体抵御外界环境有害物质的第一道防线，它能有效地防御物理性、化学性、生物性等有害物质对机体的刺激和侵袭，对人体适应于周围环境、健康的生长发育和生存起了十分重要的作用。长期以来人们认为它们的功能仅仅是组成机体的外表屏障，保持着皮肤生化及物理的完整性。即使与免疫反应有关，也仅仅认为它起到了免疫反应的场所及靶器官的被动地位和真皮部的非特异性免疫成分的作用。1986年Bos提出了"皮肤免疫系统（skin immune system）"的概念，1993年Nickoloff提出了"真皮免疫系统"的概念，进一步补充了Bos的观点。随着生物学和医学免疫学的不断发展，对皮肤与特异性免疫之间的相互作用和影响有了深入的研究，皮肤不仅具有很强的非特异性免疫防御能力，而且具有非常重要的特异性免疫功能。近年来的研究表明皮肤是一独特的免疫器官，具有独特的免疫功能，"皮肤免疫系统"的概念已经确立，包括固有免疫和获得性免疫两个免疫系统，各皮肤免疫系统又分别包括免疫细胞和免疫分子两部分。

（一）皮肤的固有免疫

皮肤固有免疫的细胞主要有NK细胞、NKT细胞、树突状细胞（DCs）、中性粒细胞、黑素细胞和角质形成细胞；主要的免疫分子包括：炎症前细胞因子、抗微生物肽如防御素和cathelicidins、细菌产物受体如Toll样受体（TLRs）和C-型凝集素（甘露聚糖结合凝集素）、补体和补体调节蛋白。

固定在皮肤组织中的单核细胞称为巨噬细胞。激活了的单核细胞和巨噬细胞能生成并释放多种细胞毒素、干扰素和白细胞介素，参与机体防御机制，还产生一些能促进内皮细胞和平滑肌细胞生长的因子。在炎症周围单核细胞能进行细胞分裂，并包围吞噬异物。单核巨噬细胞除了具有吞噬功能外，它们可被激活。激活的单核巨噬细胞可释放各种生物活性物质，有利于吞噬和杀伤病原微生物，但生物活性物质过多也可导致组织损伤和纤维化。

正常皮肤的DCs包括未成熟Langerhans细胞和真皮DCs，DCs连接固有免疫和适应性免疫，是适应性免疫的启动者。

（二）皮肤的适应性免疫

皮肤的适应性免疫亦由免疫细胞和免疫分子两大部分组成。细胞成分包括Langerhans细胞、DCs、T细胞、粒细胞、肥大细胞、内皮细胞等；免疫分子主要包括一些细胞因子。

1. 淋巴细胞及亚群　根据细胞成长发育的过程和功能的不同，淋巴细胞分成T细胞和B细胞两类。在功能上T细胞主要与细胞免疫有关，B细胞则主要与体液免疫有关。人类皮肤免疫系统的主要淋巴细胞是T细胞，正常人皮肤中存在大量T细胞，90%以上局限于真皮血管周围，主要分布在真皮乳头毛细血管周围。约有一半的T细胞为$CD4^+CD45RO^+$标记的记忆T细胞的免疫表型，余为$CD8^+$T细胞。淋巴细胞中只有T细胞能再循环至皮肤器官。T细胞亲表皮性与皮肤归巢受体皮肤淋巴细胞相关抗原（CLA）有关。

2. 朗格汉斯细胞　朗格汉斯细胞为一种来源于骨髓的树突状细胞，分布在表皮基底层上方及附属器上皮。定居在正常人表皮内的朗格汉斯细胞尚未成熟，只有进入真皮或引流淋巴结后才拥有它的全部免疫功能。表皮朗格汉斯细胞是皮肤主要的抗原呈递细胞。朗格汉斯细胞一方面控制角质形成细胞的角化过程，另一方面参与皮肤免疫反应，尤其在表皮中它能摄取、处理和呈递抗原、控制T细胞迁移。朗格汉斯细胞还能分泌T细胞反应过程中所需的重要细胞因子，并参与免疫调节、免疫监视、免疫耐受、皮肤移植物排斥反应等（图2-23）。

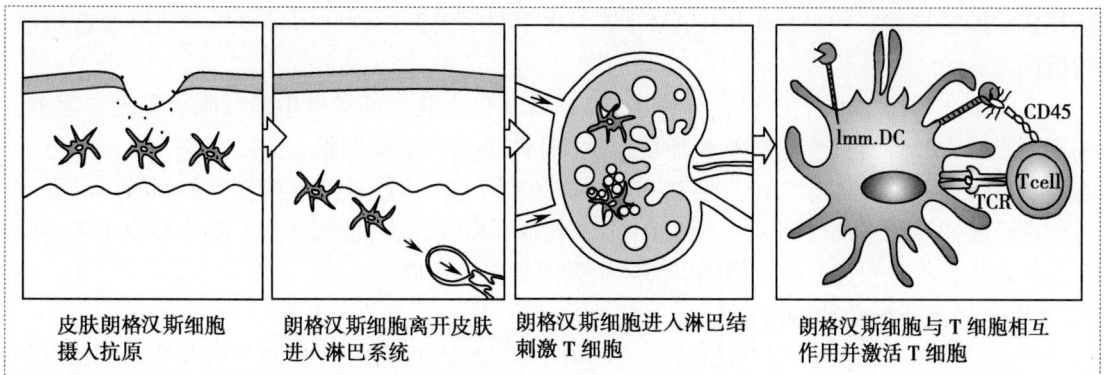

| 皮肤朗格汉斯细胞摄入抗原 | 朗格汉斯细胞离开皮肤进入淋巴系统 | 朗格汉斯细胞进入淋巴结刺激T细胞 | 朗格汉斯细胞与T细胞相互作用并激活T细胞 |

图2-23　朗格汉斯细胞激活T细胞

3. 中性粒细胞 中性粒细胞帮助机体抵御微生物病原体的感染，特别是在化脓性细菌入侵的第一线，当炎症发生时，它们被趋化因子吸引到炎症部位，消灭、防止病原微生物在体内扩散。中性粒细胞的细胞膜能释放出一种不饱和脂肪酸——花生四烯酸，引起炎症反应和疼痛，并影响血液凝固过程，同时还起到预警动员的效果。

4. 嗜碱性粒细胞 嗜碱性粒细胞释放的组胺与某些异物（如花粉）引起过敏反应的症状有关。此外，嗜碱性粒细胞被激活时还释放嗜酸性粒细胞趋化因子A（eosinophile chemotactic factor A）的多肽，这种因子能把嗜酸性粒细胞吸引过来，聚集于局部以限制和调节嗜碱性粒细胞在过敏反应中的作用。

5. 嗜酸性粒细胞 嗜酸性粒细胞参与机体对寄生虫的免疫反应。嗜酸性粒细胞可借助与细胞表面的Fc受体和C3受体黏着于寄生虫上，并且利用细胞溶酶体内所含的过氧化物酶等酶攻击和损伤寄生虫体。

6. 肥大细胞 肥大细胞在结缔组织中广泛分布，肥大细胞表面存在有免疫球蛋白IgE的Fc受体，在对食物、昆虫叮咬、药物过敏反应及在寄生虫性炎症反应中起重要作用。肥大细胞通过脱颗粒或转颗粒作用，可释放大量生物活性物质如组胺、肝素和多种细胞因子，释放后导致一些炎症症如充血、风团等。肥大细胞是速发型超敏反应主要靶细胞，在超敏反应及其他IgE依赖性免疫反应中起关键作用。肥大细胞主要通过两种机制识别病原体，即调理素依赖性和非调理素依赖性。

另外，细胞释放的介质包括组胺和5-羟色胺（5-HT）、花生四烯酸、超氧阴离子、过氧化氢和羟自由基以及一些细胞因子如IL-2、IL-4、IL-10、TGF-β、IL-12、GM-CSF、M-CSF、G-CSF和干细胞生长因子在皮肤免疫反应中亦发挥重要作用。

（三）皮肤免疫系统的分子成分

1. 细胞因子 表皮内多种细胞均可在适宜刺激下（如抗原、紫外线、细菌产物以及物理创伤等）合成和分泌细胞因子，后者不仅在细胞分化、增殖、活化等方面有重要作用，而且还参与免疫自稳机制和病理生理过程。细胞因子不仅可在局部发挥作用，而且可通过激素样方式作用于全身。

2. 黏附分子（adhesion molecules） 是介导细胞与细胞间或细胞与基质间相互接触或结合的一类分子，而这种接触或结合是完成许多生物学过程的先决条件。黏附分子大多为糖蛋白，少数为糖脂，按其结构特点可分为4类：①整合素家族（integrin family）；②免疫球蛋白超家族（immunoglobulin superfamily）；③选择素家族（selectin family）；④钙黏素家族（cadherin family）。在某些病理状态下，黏附分子表达增加，可使血清中可溶性黏附分子（如可溶性E-选择素、P-选择素、VCAM-1和ICAM-1等）水平显著升高，因此后者可作为监测某些疾病的指标。

3. 其他分子 皮肤表面存在分泌型IgA，后者在皮肤局部免疫中通过阻碍黏附、溶解、调理吞噬、中和等方式参与抗感染和抗过敏；补体可通过溶解细胞、免疫吸附、杀菌和过敏毒素及促进介质释放等参与特异性和非特异性免疫反应；皮肤神经末梢受外界刺激后可释放感觉神经肽如降钙素基因相关肽（CGRP）、P物质（SP）、神经激酶A等，对中性粒细胞、巨噬细胞等具有趋化作用，导致损伤局部产生风团和红斑反应。

（四）影响皮肤免疫的因素

1. 紫外线 UV照射可引起LC的形态结构、数量及功能发生一定程度的改变，这是皮肤免疫系统产生抑制的先决条件。UV通过使LC对Th1细胞的抗原呈递功能下调，最终抑制了

Th1介导的迟发型超敏反应及接触性超敏反应等细胞免疫应答的发生。UV照射后，在LC数量降低的同时，一系列炎症细胞开始移入表皮，常见的为巨噬细胞，这可能与UV照射引起角质形成细胞表面ICAM-1和E选择素表达上调，吸引炎症细胞素聚集有关。另外，UV照射可干扰肥大细胞膜对脱颗粒介质的正常反应性，使各种生物活性物质如组胺等释放减少。但较大剂量UV照射可直接损伤肥大细胞的细胞膜，使大量生物活性物质释放，引起局部血管扩张。

大量研究证实，表皮内具有细胞因子释放功能的细胞主要是角质形成细胞和LC。这些细胞因子在皮肤内形成一个复杂的相互作用的网络，共同完成对皮肤免疫系统的影响。尽管UV照射可刺激IL-1家族整体水平上升，但IL-1受体拮抗剂（IL-1ra）上升幅度更大，所以，由IL-1α介导的皮肤免疫反应最终还是受到了抑制。UV照射后，由角质形成细胞、黑素细胞和浸润表皮的巨噬细胞产生的IL-10增多，由树突状细胞（包括LC）、角质形成细胞、单核细胞和巨噬细胞等分泌的IL-12是UV引起免疫抑制的主要调节因子之一，可诱导Th1型特异性免疫反应。UV对接触性变态反应的抑制主要由TNF-α介导，TNF受体缺失使得UV对接触性变态反应的抑制作用下调。

2. **皮肤衰老**　随年龄的增大，皮肤逐渐进入衰老期。老年人皮肤中T细胞由CD45RA$^+$T（天然）细胞转变为记忆CD45RO$^+$T细胞增多。老龄时皮肤T细胞分泌的细胞因子种类发生变化，IL-2水平下降，IFN-γ和IL-4水平升高。NK细胞在老化过程中数量和活性均降低。B细胞的绝对值虽然没有变化，但功能发生紊乱，自身抗体增多。同时，角质形成细胞IL-1的产生显著减少。皮肤老化导致老年人对感染的易感性增加，恶性肿瘤发生率增加。

3. **皮肤瘢痕**　皮肤瘢痕的形成主要与真皮中的细胞外基质有关。细胞外基质的代谢是一个连续、复杂的过程，受多种因素的调节。细胞外基质的合成主要受纤维源性细胞的调控，包括血小板源性生长因子PDGF、胰岛素样生长因子-1（IGF-1）、转化生长因子-β（TGF-β）及碱性成纤维细胞生长因子（basic fibroblast growth factor，bFGF），其中最受瞩目的是TGF-β。TGF-β通过增加胶原纤维连接蛋白、糖胺多糖的合成、增加蛋白酶抑制剂以减少蛋白酶的作用，从而加速组织修复。其主要作用是促使胶原成分的大量合成。但当严重创伤、反复感染等使TGF大量分泌、持续存在时，便会引起细胞外基质的过度沉积，导致病理性瘢痕的发生。PDGF通过刺激巨噬细胞及成纤维细胞的大量增殖，诱导其他细胞因子的释放，扩大急性炎症反应，并直接刺激糖胺聚糖的大量生成。

总之，皮肤是人体免疫系统的重要组成部分，皮肤免疫反应的启动阶段（致敏期）及效应阶段（激发期）均需要多种细胞和细胞因子的参与。皮肤的各种免疫分子和免疫细胞共同形成一个复杂的网络系统，并与体内其他免疫系统相互作用，共同维持着皮肤微环境和机体内环境的稳定。

（李承新）

思　考　题

1. 皮纹、皮沟、皮嵴、皮野、指纹、皮肤张力线的定义是什么？
2. 皮肤的组织结构主要由哪些部分组成？
3. 简述表皮角质层在皮肤美容中的意义。

4. 简述皮脂腺的主要功能及其在皮肤美容中的意义。

5. 简述皮肤屏障的结构基础及功能。

6. 简述汗液的主要功能。

7. 简述毛发的生长周期及理化性质。

8. 皮肤具有哪些生理功能?

9. 皮肤的吸收途径有哪些? 影响皮肤吸收的因素是什么?

| 第三章 | 皮肤光生物学 |

第一节 光物理学特性及生物学效应

一 光物理学特性

1666年，Isaac Newton 利用三棱镜发现了可见光可分为不同颜色的光，从而开启了光学科学研究的新纪元。1800年，William Herschel 先生证明了在可见光谱后还有一种光线，这个部分就是现在我们知道的红外线。1801年 Johann Ritter 发现太阳光谱的紫光之前的黑色部分有某种能量可以引起化学反应，由此发现了紫外线。至此我们发现太阳光中主要有三个组分，依照波长由短到长分别为紫外线（波长200~400nm）、可见光（波长400~760nm）和红外线（波长760~1800nm）。

（一）紫外线分类

虽然紫外线只占日光的5%，但由于其作用的重要性，在皮肤科学尤其是美容皮肤科领域备受关注。

紫外线波长的划分方法有多种，如：国际光照明委员会作出的官方定义为（图3-1）长波紫外线UVA（315~400nm）；中波紫外线UVB（280~315nm）；短波紫外线UVC（波长短于280nm）。而目前在皮肤科临床及生物学领域，应用最广泛的分类为：长波紫外线UVA（320~400nm）；中波紫外线UVB（280~320nm）；短波紫外线UVC（200~280nm），其中UVA又被分为了UVA1（340~400nm）和UVA2（320~340nm）。

（二）可见光的分类

可见光波长范围为400~770nm，经过三棱镜可以被进一步分为6种颜色的光，见表3-1。

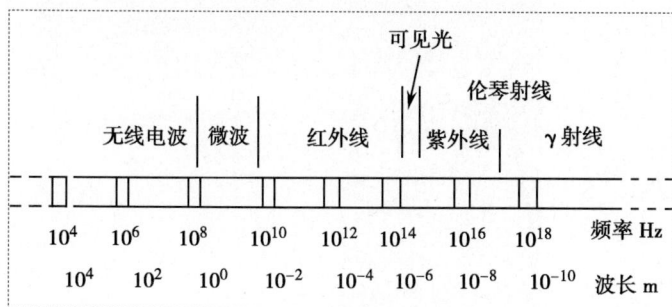

图3-1 光的分类及波长

表3-1 可见光颜色与波长范围关系

颜色	波长（nm）
红	770~610
橙	610~590
黄	590~570
绿	570~500
蓝	500~440
紫	440~400

（三）红外线

红外线波长范围在770nm~1mm。在光谱上位于红光外侧，故而得名。具有很强的热效应，并易被物体吸收，通常作为热源。对云层的穿透能力强于可见光。

二　光生物学效应

（一）光波长与生物学效应的关系

光属于一种射线，因此每个光子的能量取决于波长，波长越长能量越小。光的穿透能力和波长成正比，即波长越长对皮肤的穿透能力越强，如：UVA可穿透表皮，深至真皮；UVB主要作用于表皮及真皮浅层；UVC被臭氧层及大气层中的氧所滤除，有研究认为臭氧层每减少1%，可导致黑素瘤患者的死亡率增加1%。

一个分子在受激发前，处于所谓的"基态"，这时电子在原子核框架周围有一个确定的分布，构成了分子特定的结构，当分子吸收了UV或者可见光的能量后，就转化成"激活态"即分子的高能量状态，电子分布发生了变化。激活态的持续时间很短暂，很快通过释放光、热或者发生化学反应，又转化为"基态"。

根据量子理论的原则，每种分子只吸收特定能量的光子，这是光疗和激光治疗的重要理论基础。

（二）光对皮肤的影响

1. **紫外线对皮肤的影响**　由于紫外线中的UVC多被臭氧层吸收，到达地球表面的很少，因此对皮肤造成损伤的紫外线主要是UVB和UVA（图3-2）。

（1）UVA：UVA能穿透玻璃，对皮肤的穿透能力也比较强，可以深达真皮。UVA的生物学作用主要通过产生活性氧基团（ROS），间接损伤细胞的DNA，刺激基质金属蛋白酶（MMP）活性，导致皮肤晒黑、出现光老化等，在诱导即刻黑化和持续性黑化方面作用强于UVB。UVA还参与光过敏反应等。

（2）UVB：UVB可被玻璃等阻挡，穿透能力较弱，主要作用在表皮。UVB对皮肤的影响主要通过直接损伤皮肤中的细胞，尤其是角质形成细胞的DNA；也可以产生自由基，对组织产生氧化损伤。

UVB损伤主要表现为表皮内出现日晒伤细胞，这是由于DNA损伤后诱导的细胞凋亡反应，临床上可表现为日晒伤反应。此外，UVB还可以激活原癌基因，

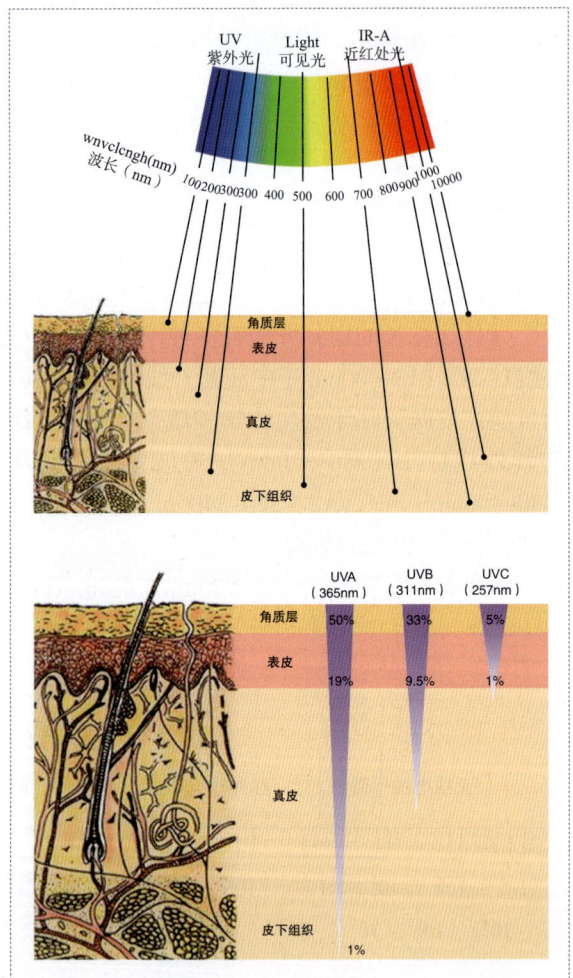

图3-2　紫外线对皮肤的作用

抑制抑癌基因的活性，与皮肤癌有关。UVB尽管多被表皮吸收，但可以通过诱导皮肤的炎症反应，促进MMP表达，使真皮胶原及弹力纤维变性，导致光老化。此外，UVB诱导的炎症反应也可以刺激黑素细胞合成黑素颗粒，参与迟发性黑化（PPD）。

尽管地球表面UVA的量是UVB量的1000倍，但在对皮肤生物学作用的很多方面UVB都比UVA的作用强度要强，比如导致红斑效应、迟发性黑化、DNA损伤、尿苷酸光异构化和非黑素皮肤癌等。一般来说，每单位物理剂量（J/cm^2）UVB产生的效应是UVA的3~4倍，只有即刻黑化例外，UVA比UVB作用更强。

2. 可见光对皮肤的影响　目前很多可见光被应用于皮肤美容的治疗中，如：蓝光可以被痤疮丙酸杆菌产生的卟啉所吸收，从而产生活性氧，起到杀灭痤疮丙酸杆菌的作用，因此，当痤疮皮损以炎性丘疹为主时，具有很好的治疗效果。

3. 红外线对皮肤的影响　红外线对皮肤及皮下组织有很强的穿透能力，可以加热皮肤以及皮下组织，促进血液循环及新陈代谢，红外线理疗被用于消炎、促进组织新生。但红外线照射后可以导致毛细血管扩张，色素沉着，临床上的火激红斑就是典型的例子。此外，近年来研究发现红外线的热效应还可以加速真皮弹力纤维变性，加速光老化进程。

（吴　艳）

第二节　皮肤光生物类型

皮肤的光生物类型又被称为皮肤光型、皮肤类型或日光反应性皮肤分型。是根据人类皮肤经日光照射后产生红斑和（或）黑化的不同反应划分确定。Fitzpatrick-Pathak根据皮肤对日光照射后的灼伤或晒黑的反应特点，将皮肤分为Ⅰ~Ⅵ型，共六种类型，见表3-2。

Ⅰ~Ⅳ型皮肤的未曝光部位肤色为白色，Ⅴ型为棕色，Ⅵ型为黑色。由于该研究是在白种人和黑人中进行的，当时推测亚洲黄种人的皮肤光生物类型可能为Ⅳ和Ⅴ型的皮肤。此外，如果患者的雀斑过多要提高一级皮肤分型。

从皮肤的光生物类型的基本概念来看，决定因素是未曝光区皮肤对日晒后的反应性，即日晒后是产生红斑还是色素，而不是依据受试者的肤色，更不能笼统地将白种皮肤划分为Ⅰ~Ⅲ型、棕色皮肤为Ⅳ~Ⅴ型、黑色皮肤为Ⅵ型。大量的研究表明，不管是白人、黑人还是其他有色人种的皮肤，都存在从Ⅰ型到Ⅵ型等各种不同的日光反应性皮肤类型，这也说明皮肤的光生物类型不等于肤色。刘玮教授等在中国女性中的一项调查发现Ⅲ型皮肤占70%以上，其次是Ⅱ型皮肤和Ⅳ型皮肤。

表3-2　Fitzpatrick-Pathak 日光反应性皮肤类型

皮肤类型	日晒红斑	日晒黑化	未曝光区肤色
Ⅰ	极易发生	从不发生	白色
Ⅱ	容易发生	很少发生，轻度	白色
Ⅲ	有时发生	有时发生，中度	白色
Ⅳ	很少发生	容易发生，中度	白色
Ⅴ	罕见发生	容易发生，重度	棕色
Ⅵ	从不发生	极易发生，黑色	黑色

（吴　艳）

第三节　光致皮肤急性损伤及防治

皮肤短期暴露于紫外线后，会发生一系列反应，其中有些是有益的，如：维生素D合成、免疫抑制等，但大多是有害的，最广为人知的是：日晒伤、晒黑反应、表皮增厚以及光过敏。

一　光致皮肤急性损伤

（一）日晒伤

见第十四章第一节。

（二）晒黑反应

紫外线照射后皮肤颜色变黑，这种反应被称为晒黑反应。晒黑反应从发生的时相上被分为三个不同的阶段：即刻晒黑反应、持久性晒黑反应以及迟发性晒黑反应。

1. **即刻晒黑反应**　即刻晒黑反应（immediate pigment darkening, IPD）是对低剂量（1~5J/cm^2）UVA照射后的一种反应，表现为在照射后很短的时间内皮肤变黑，常常可以在10~20分钟内消退。

（1）**临床表现**：日晒后皮肤立即出现灰褐色色素沉着。

（2）**机制**：由于已经存在的黑素被UVA产生的活性氧基团（reactive oxygen, ROS）等氧化，变为颜色更深的氧化型黑素，或是发生了重新分布造成的，在IPD过程中黑素细胞并没有合成新的黑素。

2. **持久性晒黑反应**　持久性晒黑反应（persistent pigment darkening, PPD）是对较大剂量UVA（＞10J/cm^2）照射后的一种反应，表现为在照射后皮肤变黑，但不同于IPD，这种晒黑反应可以持续2~24小时。

（1）**临床表现**：与IPD相似，表现为日晒后皮肤立即出现灰褐色，持续2小时以后色素沉变为棕黑色。

（2）**机制**：也是由于已存在黑素的氧化和重新分布造成的。

由于PPD相比IPD容易监测，因此世界范围内最常用的评价防晒霜UVA保护性的指标是采用涂抹防晒霜后发生PPD的情况来判定的。

3. **迟发性晒黑反应**　皮肤的迟发性晒黑又叫做迟发黑化（delayed tanning, DT），是紫外线照射后的一种迟发性反应。

（1）**临床表现**：紫外线照射后3~4天出现皮肤变黑，其峰值时间为10天到4周不等，然后逐渐消失。

（2）**机制**：与IPD和PPD不同，迟发性晒黑与新生黑素的合成有关。主要是由UVB照射引起，UVA和可见光的影响较小。一项关于诱导黑素生成作用光谱的人体皮肤体内研究表明，诱导黑素生成的光峰值在290nm，与诱导红斑出现的峰值一致。UVB容易诱导红斑生成，同时也诱导出现迟发性晒黑反应，DT往往发生于红斑之后。而UVA可以诱导晒黑但不伴明显的红斑。

皮肤的DT是由于紫外线照射后，角质形成细胞释放可以刺激黑素细胞生成黑素的黑皮质素、α-黑素细胞刺激激素（α-MSH），同时上调黑素细胞上的α-MSH受体。使黑素细胞的数量以及活性增加，后者表现为酪氨酸酶活性增加，细胞树突的延长以及黑素小体向角质形成细胞的转运增加。新合成的黑素迅速在角质形成细胞上方形成"核帽"，保护其免受进一步紫外线损伤。当然这种保护的程度因个体差异而有不同，在Ⅰ型和Ⅱ型皮肤中，由于缺乏对α-MSH的反应性以及黑皮质素1受体存在变异，因此黑素细胞很少产生具有光防护作用的优黑素，临床表现为很轻的晒黑反应。

迟发性晒黑反应对于皮肤来说有一定防御紫外线照射的作用，可以限制由于持续的紫外线暴露造成的持续性损伤。一项对肉眼可见晒黑的观察显示，UVB诱导的晒黑对UVB诱导的红斑的保护系数相当于SPF=3，而UVA诱导的晒黑产生的保护系数仅为1.4。而且皮肤被晒黑的能力存在差异，皮肤光生物类型为Ⅲ型、Ⅳ型或者更高的人较容易被晒黑，而日光反应皮肤类型Ⅰ型、Ⅱ型很难被晒黑。一个模拟日光照射诱导晒黑的研究证实了这一理论。在Ⅲ型和Ⅳ型皮肤，晒黑与针对DNA损伤的某些保护有关，然而在Ⅰ型和Ⅱ型皮肤中缺乏这样的保护机制。

（三）表皮增生

紫外线中的UVB照射后，表皮细胞很快出现增生并且导致表皮增厚，这种变化在暴露后几天内就可以出现，并持续几周，在组织学上，皮肤的厚度尤其是角质层会有数倍的增加，表皮增生和黑素生成一样可以保护皮肤，防止皮肤进一步被紫外线损伤。但表皮增生尤其是过度角化，不仅引起皮肤光老化，而且也是某些皮肤病的病理生理基础，如：加重毛囊皮脂腺导管口的堵塞，加重痤疮等。

二 光致皮肤急性损伤的防治

（一）预防

由于紫外线对皮肤的急性损伤往往与接受紫外线照射的剂量有关，因此首先需要避免在紫外线最强的时段如上午10点到下午3点之间外出，而且在户外的时间不能太长。

外出前要在暴露部位涂抹一定防晒系数的防晒霜（防晒系数及防晒霜的选择详见第三章第四节），涂抹的量要足够，这样才可以达到相应的防晒效果。

如长时间暴露在紫外线下，衣帽、遮阳伞等也是防晒护肤的重要手段之一（织物的光防护系数及选择详见第三章第四节）。

（二）治疗

1. 日晒伤　见第十四章第一节。

2. 晒黑反应　由于即刻晒黑反应和持久性晒黑反应都是由已存在皮肤中的黑素氧化和重新分布造成的，所以外用含抗氧化剂的晒后修复霜对于这类的晒黑反应有一定的帮助。另外，外用含促进表皮细胞更替的成分，如：果酸、烟酰胺等的保湿霜也有加速黑斑消退的作用。

迟发性晒黑反应是由于黑素细胞被激活，合成了大量新的黑素，因此治疗相对困难。机体有一定的修复功能，且这部分新合成的黑素会被转运至角质形成细胞中，可随角质形成细胞的更替被代谢掉，这个过程至少需要28天，所以短期内不能恢复肤色。但可以外用美白、祛斑产品抑制黑素细胞活化，减少黑素的合成和转运，同时促进含有黑素的角质形成细胞脱落。

（吴　艳）

第四节　光致皮肤老化及防治

一　概述

光致皮肤慢性损伤主要表现为皮肤光老化，皮肤光老化与自然老化存在差异，现就相关内容简述如下：

皮肤老化可分为：

（一）皮肤自然老化

即单纯由于年龄增长所致皮肤老化，是客观自然规律不可抗拒的过程，特征性的表现为皮肤出现细纹、松弛、干燥、粗糙，以及各种良性赘生物。

（二）皮肤光老化

由日光尤其是紫外线导致的一种皮肤慢性损伤。是在自然老化的基础上，由于长期紫外线照射所致的老化改变，常发生于暴露部位，如：面部、手背、前臂、上胸部等。光老化的发生率和程度取决于皮肤晒黑能力和DNA损伤修复能力，这些主要是由遗传决定的，总的来说，浅肤色的个体光老化程度更重，而肤色较黑的个体光老化程度较轻。由于紫外线照射可导致DNA、蛋白、脂质等损伤，并对皮肤结构和功能造成不利影响，因此，光老化在一定程度上与皮肤癌的发生有关。

二　皮肤光老化的临床表现

皮肤光老化特征性的表现为：皮肤干燥、发黄；除了细纹以外有大量的深皱纹，如：颈部菱形皮肤就是一种特征性的光老化表现，皮肤表面呈现皮革样改变；不规则的色素沉着，如：雀斑样痣；各种癌前病变，如：日光性角化症；同时伴有胶样粟丘疹、巨大黑头粉刺病（Favre-Racouchot 病）以及毛细血管扩张、血管脆性增加等。光老化皮肤的弹性降低、脆性增加、伤口愈合能力降低，容易出现星形瘢痕。

几乎所有我们能想到的皮肤问题，都与光老化有关，如：色斑、皱纹、松弛及红血丝等；而且，紫外线对皮肤的伤害是累积的，也就是说，每接受一次没有防护的日光照射，就向衰老迈进了一步。

和急性光损伤一样，慢性光损伤在不同的个体中存在很大的差异：①不同遗传背景受日光损伤的易感性及修复能力不同。②不同文化背景导致人们户外行为习惯不同，也易产生较大的个体差异。③即使在白种人中，Ⅰ、Ⅱ型皮肤的光老化表现与Ⅲ、Ⅳ型皮肤也有所不同，前者主要表现为皮肤萎缩性改变，而皱纹较少，有时有局灶性的色素减退和癌前病变如日光性角化症和基底细胞癌；而在Ⅲ、Ⅳ型皮肤中皮肤主要表现为增生性改变，如：深皱纹、粗糙的皮革样外观以及雀斑样痣等，提示慢性光损伤的不同反应受多种因素影响。

亚洲人光老化的临床表现中色素沉着尤为突出，包括日光性雀斑样痣、扁平的脂溢性角化症以及色素斑等，这些日光诱发的色素沉着是亚洲人最为常见的光老化临床特征之一。而中到重度的皱纹相对较少，多出现于那些每日日晒超过5小时的人群，而且多发生在50岁之后。

三 皮肤光老化的组织学改变

表皮表现为：表皮变薄或者是轻度的棘层肥厚，表皮突消失或延长；角质形成细胞极性消失、排列不整齐，伴有一定程度的细胞异型；表皮黑素细胞大小、分布和酪氨酸酶活性均有明显变化；朗格汉斯细胞数目减少、功能减退。

真皮表现为：成纤维细胞数目增加，并呈不规则的星形，超微结构研究发现这些细胞包含功能活跃的内质网结构，生物合成活性增强；成熟的胶原减少并可见大量的胶原嗜碱性变；弹力纤维变性为皮肤光老化特征性的组织学改变，表现为降解的弹力纤维纠结成团，进一步变质形成由无组织的弹力纤维原和纤维素组成的无定形物质团块；真皮中基质量增多，主要为氨基葡聚糖（glycosaminoglycans，GAG）和黏蛋白；真皮乳头及下方的血管扩张充血，血管内皮细胞肿胀，血管周围有不同程度的炎性细胞浸润，包括淋巴细胞、肥大细胞和组织细胞等。

四 皮肤光老化与自然老化的区别

皮肤光老化与自然老化组织病理上最大的不同是：后者主要表现为皮肤各层萎缩；而皮肤光老化在萎缩的基础上有明显的增生。这种反应是在紫外线及由紫外线继发的慢性炎症介导下，出现的异常的、无效的增生反应，表现为表皮增生、真皮内弹力纤维变性、黏蛋白沉积及胶原被破坏等。皮肤光老化与自然老化的区别详见表3-3。

表3-3　皮肤光老化与皮肤自然老化的区别

	皮肤自然老化	皮肤光老化
与年龄关系	可以不平行	平行
与紫外线照射关系	−	+++
皮肤干燥	+	++
皮肤变薄	++	可以没有甚至变厚
皮肤失去弹性	+	++
皮肤颜色	变化不明显	颜色不均匀，常伴有色素沉着
毛细血管扩张	−	++
皱纹	以细小皱纹为主	以粗大的皱纹为主，皮肤似皮革样外观
并发肿瘤	+	+++
发生机制	皮肤各个层次的萎缩	慢性炎症的介导下的异常的、往往是无效的增生反应
组织学特点	表皮萎缩变薄，血管网减少，真皮萎缩，附属器减少	表皮不规则增厚，血管网迂曲扩张，真皮弹力纤维变性，Ⅰ型胶原减少，皮脂腺增生
是否可以预防	否	是

五 皮肤光老化的发生机制

日光中的UVA和UVB是引起光老化最重要的因素，目前的研究表明皮肤光老化机制主要包括以下几方面。

（一）诱导细胞DNA损伤及细胞凋亡

紫外线中的UVB辐射主要影响表皮，可以直接被细胞DNA吸收，导致DNA结构损伤，产生光产物环丁烷二聚体和嘧啶（6-4）嘧啶酮，虽然有广泛的核DNA损伤修复系统，DNA损伤仍然极少能完全被修复。当细胞DNA损伤到一定程度时，便发生凋亡，该过程主要由肿瘤抑制因子p53蛋白所介导，p53还参与DNA损伤修复和DNA损伤后暂时的细胞周期终止。但是那些损伤未完全修复又没有凋亡的细胞会发生DNA突变，最后发展成皮肤癌。最近的流行病学调查表明，90%以上的表皮鳞状细胞癌和50%以上的基底细胞癌与紫外线诱导的致p53失活突变相关。此外，在恶变前的光化性角化病中也可见p53突变，提示p53的突变增加了紫外线照射细胞恶变的风险。

（二）胶原合成减少，降解增加

长时间的紫外线照射，可导致真皮胶原合成受到明显抑制。基质金属蛋白酶（MMPs）介导的胶原破坏起了重要作用，而MMPs的产生和胶原的降解涉及多条信号通路（图3-3），紫外线照射在皮肤中生成大量活性氧自由基（ROS），后者激活大量细胞因子，如TNF-α、IL-1、EGF的膜受体，这些膜受体的激活进一步导致有丝分裂原激活蛋白激酶P38（P38MAPK）及C-JUN氨基末端激酶（JNK），进而介导核转录复合体（AP-1）的转录，AP-1可通过阻断一种促进胶原基因转录的细胞因子TGF-β的作用，从而影响胶原的生成。另一方面，CYR61通过AP-1增强MMPs的量和活性，尤其是MMP-1、MMP-3和MMP-9，从而使胶原降解增加。胶原的降解产物还可抑制新胶原的合成。

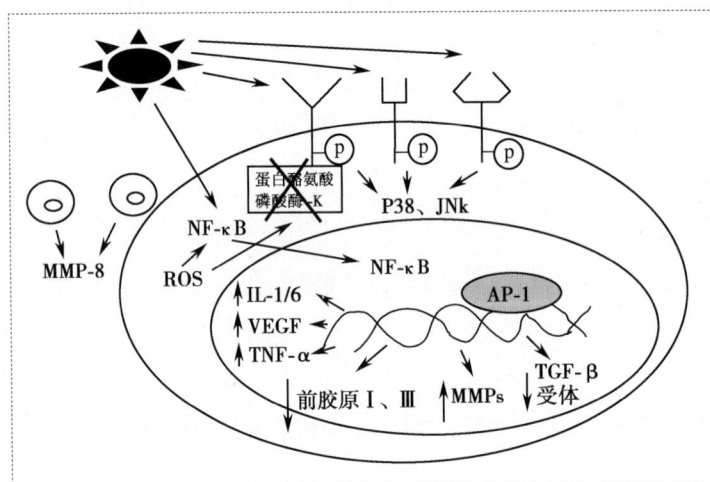

图3-3　光老化发生中的信号传导机制

（三）线粒体的损伤

在许多退行性疾病和老年人的体内有一种DNA的"共同缺失"现象，即有一段约4977bp，编码部分呼吸链蛋白的线粒体DNA始终缺失。研究发现紫外线造成的线粒体DNA损伤使其功能减退，而这又反过来使其DNA易受后续产生的活性氧基团氧化损伤，从而造成细胞生物学功能下降，促使细胞进入衰老状态。

（四）蛋白质氧化

紫外线照射后，由于活性氧基团（ROS）增加而对皮肤真皮蛋白造成氧化性损伤，导致蛋白质活性丧失或增强、失去了结构蛋白的功能，从而易于或难于降解；同时，紫外线还可以使真皮胶原和弹力纤维发生交联。有研究表明UVA是蛋白氧化的主要因素。

（五）端粒的损伤

端粒主要控制与老化有关的基因表达和细胞损伤。当端粒缩短到一定程度时，细胞就进入增殖衰老期，研究表明紫外线的照射可加速端粒的缩短。

（六）水通道蛋白3表达下调

皮肤水转运是通过水通道蛋白实现的，其中最主要的是水通道蛋白3（aquaporin3，AQP3）。研究发现当皮肤暴露于紫外线时，通过激活ERK信号传导通路诱导角质形成细胞中AQP3表达下调，是导致皮肤干燥和光老化的原因之一。

除了紫外线，日光中还有一定的可见光和红外线（IR）（760nm~1mm）。虽然其作用强度低于紫外线，但目前也有研究表明可见光参与了皮肤晒黑反应，尤其是在长期暴露的情况下；而红外线及热损伤可以加重以弹力纤维变性为代表的皮肤光老化。

六 皮肤光老化的预防

皮肤自然老化是无法防御的，但光老化是可以在一定程度预防以减少它对美容的损害。主要的方法是避免暴露于日光尤其是紫外线下，从而减少日光对皮肤的损伤。这个过程被称为光防护。光防护不仅对于预防皮肤光老化非常有用，还可以减少紫外线导致的急性损伤以及用于防止一些日光相关的皮肤病。

（一）人体自身的光防护体系

皮肤对紫外线有自我防护功能，包括皮肤各层结构对紫外线的反射、折射和吸收，同时还有抗氧化体系防护紫外线损伤。

光线投射到物体表面时，波长越短，反射系数越小，人体皮肤可反射5%~8%的UVB及20%的UVA。

光线进入不均匀的介质后会发生散射，波长越长，散射越弱，皮肤由多层细胞及组织构成，又含有黑素颗粒、角质透明颗粒、张力丝、脱氧核糖核酸等，可以使紫外线发生散射，降低紫外线进入的深度，减弱了对皮肤组织的伤害。

皮肤表面的脂质和汗液，不同结构中的角蛋白、尿苷酸、RNA、DNA、核蛋白、黑素颗粒、芳香族氨基酸、弹力纤维、胶原纤维、血红素、胆红素、β-胡萝卜素等均可吸收紫外线，UVB绝大部分被角质层和棘层吸收，UVA则可到达真皮层，光线只有被吸收才能引起各种效应，所以皮肤各层在吸收紫外线保护深层组织的同时，表皮和真皮浅层也成为紫外线损伤的主要部位。

机体的抗氧化防御体系包括抗氧化酶、抗氧化剂和巯基化合物等，能有效清除或减少氧自由基，从而阻断或减缓组织损伤。

虽然人体的自身具有一定防护紫外线的能力，但仅仅靠这些是不够的，如果在此基础上，施加积极的人工防护，将能起到更有效、更全面的保护作用。

（二）人工光防护

人工光防护的方法可以概括为两大方面：外用防晒剂和物理遮蔽；系统使用抗氧化剂等。

1. 防晒剂

（1）**防晒系数**：要了解防晒剂并且选择合适的防晒产品，需要有一套评价不同防晒产品性能的标准及指标，因此首先需要了解防晒系数的概念，目前最常用的两个概念是光保护系数（sun protection factor，SPF）和UVA防护系数（PFA）。

1）SPF：其概念是1962年由Franz Greiter提出的，于1978年被美国食品药品监督管理局（U. S Food and Drug Administration，FDA）所采用，也是目前被大家所广泛认可的评价防晒剂光保护作用的参数。

SPF是一个比值，用日光模拟器模仿太阳光，以一定剂量照射于皮肤，检测涂与未涂防晒剂的情况下，皮肤出现最小红斑量（minimal erythema dose，MED）所需时间，其比值即为SPF：

$$SPF= \frac{涂防晒剂情况下的MED值}{未涂防晒剂情况下的MED值}$$

举例说明：如果在不涂防晒剂的情况下，出现MED为2分钟，而涂防晒剂的情况下，MED为30分钟，则计算出该防晒剂的SPF值为15。

该研究是在人体上进行的，要求在受试皮肤表面以$2mg/cm^2$的量涂抹防晒剂。这种评价方法是以皮肤红斑作为终点，因此SPF主要反映了防晒剂对于UVB的防护能力，而不能用来衡量对UVA的防护作用。

2）PFA：目前，关于UVA防护系数的测定，还没有被所有国家普遍接受，成为世界性标准，如澳大利亚、德国使用体外测量方法；而在日本及几个亚洲国家却使用体内实验方法。

2005年2月，管理德国工业标准的法规机构（Deutsche Industrie Norm，DIN）提出了一个新的DIN方法67502，命名为"通过测量透光度计算体外光防护系数来反映皮肤光护理产品的UVA防护特点（characterization of UVA protection of dermal sun care products by measuring the transmittance with regards to the sun protection factor）"，也就是大家熟悉的UVA平衡方法。它通过体外实验测量UVA的透过率来评价防晒剂防护UVA的能力，同时计算体外SPF值，并平衡防晒剂所提供的UVA及UVB防护水平。

在我国，采用的是人体体内试验的方法来评价防晒剂UVA防护能力PFA。具体算法类似于SPF的计算公式：

$$PFA= \frac{涂防晒剂情况下的MPPD值}{未涂防晒剂情况下的MPPD值}$$

MPPD是指产生持久性晒黑反应的最小UVA剂量，采用日光模拟器进行照射时，由于UVA的能量强度是固定的，因此MPPD值为出现持久性晒黑反应的最短时间。

举例说明，如果在不涂防晒剂的情况下，MPPD为30分钟，而涂防晒剂的情况下，MPPD为120分钟，则计算出该防晒剂的PFA值为4。

我们在临床使用时，为了方便消费者的选择，将PFA数值转化为PA强度系数，PA后加号越多，说明该防晒剂防护UVA的能力越强。具体计算公式如下：

当PFA值为2~4时，对UVA的防护级别为PA+，表示有防护作用。

当PFA值为4~8时，对UVA的防护级别为PA++，表示有良好防护作用。

当PFA值为8以上时，对UVA的防护级别为PA+++，表示有最大防护作用。

该研究是在人体上进行的研究，要求在受试皮肤表面以$2mg/cm^2$的量涂抹防晒剂。这种评价方法是以皮肤持久性黑化作为终点，因此主要反映了防晒剂对于UVA的防护能力。

（2）**防晒剂的种类**：根据防晒剂的理化特性以及它们与紫外线作用的方式可以将其分为三大类：物理防晒剂、化学防晒剂和生物防晒剂。

1）**物理防晒剂**：物理防晒剂也称无机防晒剂，为不透光物质，不能选择性吸收紫外线，但能反射、散射照射到皮肤表面的紫外线，可广谱地防护UVA和UVB，达到物理性屏蔽的作用。包括广泛使用的二氧化钛和氧化锌，以及滑石、氧化镁、碳酸钙和白陶土等。

无机防晒剂颗粒的大小直接影响其对紫外线的屏蔽效果，纳米级的颗粒直径应在数十纳米以下，对UVB有良好的屏蔽功能，对UVA2也有一定的阻隔作用，超细氧化锌可滤除波长370nm以下的紫外线。细小的颗粒可以令使用后外观自然，还可以使单位面积内的散射面积增大，增强防晒能力。

与化学性紫外线吸收剂相比，物理性屏蔽剂具有安全性高、稳定性好等优点，不易产生光毒反应和光变态反应。可以用于儿童和敏感性皮肤。缺点是比较厚重，涂在面部容易发白，比较不自然。采用微粒化或纳米材料的技术不仅可以大大提高物理性防晒剂的紫外线屏蔽作用，而且可以改善产品的理化性状和使用者的舒适感。

2）化学防晒剂：化学防晒剂又称为有机防晒剂。可选择性吸收不同波长的紫外线达到防晒作用。有机防晒剂通常为透光物质，能够吸收紫外线并将其能量转化成热能发散出来。

常用的包括：①对氨基苯甲酸及其衍生物：UVB吸收剂。②肉桂酸酯类：UVB吸收剂。吸收性能良好，使用广泛。③水杨酸酯类：UVB吸收剂。吸收率较低但价格低廉。可提高二苯酮类防晒剂的溶解度，故可复配使用。④苯酮类：UVA吸收剂。⑤Mexoryl SX：UVA吸收剂。⑥Tinosorb：UVA吸收剂。

到目前为止，国际上已经研究开发的化学防晒剂有60多种，但出于安全性考虑，各国对紫外线吸收剂的使用有严格限制。化学性防晒剂的优点是质地轻薄，透明感好，易于涂抹，但有一定的刺激性，少数人可能会对某些成分过敏。PABA就是一种常见的光致敏原，很多产品已选择不再添加这个成分。

3）生物防晒剂：生物防晒剂不能直接与紫外线发生作用，而是通过抑制紫外线照射后的反应来起到防晒的作用。最常用的是抗氧化剂，因为紫外线尤其是UVA往往是通过产生ROS间接损伤皮肤各层，如果及时补充抗氧化剂来抑制这种氧化损伤，可以在很大程度上抑制紫外线对皮肤的损伤。

常用的生物防晒剂包括：

维生素C：抗氧化作用最强，外用可减少UV所致的炎症损伤和免疫抑制作用、抑制DNA损伤和酪氨酸酶的活性、刺激胶原合成，从而达到预防UV相关皮肤疾患的目的。

维生素E：是抗氧化防御系统的主要成分之一，也是皮脂的重要组成部分，通过皮脂分泌到达皮肤表面，在双颊和额部等富含皮脂腺的部位，维生素E的含量最高。皮肤局部外用维生素E可拮抗UV诱导的免疫抑制、慢性皮肤损伤、红斑、表皮朗格汉斯细胞（LC）的耗竭、DNA氧化损伤及皮肤肿瘤等。目前维生素E是广泛研究和使用的光防护用品之一。

硒：具有抗炎特性及抗致癌性，是细胞内抗氧化防御系统的重要成分。可改善DNA修复，抑制基因突变，有抗老化和抗癌作用。

辅酶Q10：可以拮抗UVA产生的细胞内氧化压力，抑制真皮胶原细胞中胶原酶的表达，从而具有抗光老化的作用。

其他：芦荟提取物、绿茶、三七、葡萄籽提取物等，通过抑制炎症反应，也可以减少紫外线照射继发的皮肤损伤，这类物质现在也被广泛地应用于防晒产品中，如一些植物的提取物洋甘菊、甘草等。

防晒产品配方中加入上述生物活性物质已经成为一种时尚。这种做法有多重效果：一是可以加强产品的防晒效果而提高体系的SPF值；二是可通过抗氧化作用保护产品中其他活性成分；三是可防止产品接触空气后的氧化变色；四是可以发挥其他生物学功效如延缓衰老、美白祛斑等。

各种类型的防晒剂成分在实际应用中各有利弊，为了提高产品整体的防晒效果，且兼顾安全和使用方便等特点，必须将上述各种防晒剂复合配比应用。这包括UVB吸收剂和UVA吸收剂的复配，物理性防晒剂和化学性防晒剂的复配，以及各种生物性防晒活性成分的复配使用等。

选用防晒剂时，要根据个人的生活、工作环境、季节以及疾病的不同，选用合适的防晒剂，如：生活在高原地区，主要在室内工作的健康人群，在春夏季时，需要使用SPF > 30、PA++的防晒剂，而在秋冬季可选用SPF > 20、PA+的防晒剂；如在室外工作，则春夏季时，选用SPF > 30、PA+++的防晒剂，秋冬季选用SPF > 20、PA++的防晒剂。生活在平原地区人群，室内工作者，春夏季选用SPF > 25、PA++的防晒剂，秋冬季选用SPF > 20、PA+的防晒剂；室外工作者，春夏季则选用SPF > 30、PA++的防晒剂；秋冬季选用SPF > 20、PA+的防晒剂。皮肤光老化明显的人群以及患有光线性皮肤病的患者，一年四季都应选用SPF > 30、PA+++的防晒剂。

此外在选择及应用防晒时我们还需要注意以下几方面，以取得最佳的防护效果：①注意广谱防护UVA和UVB，防晒剂应具有光稳定性；②出汗或游泳会影响防晒剂的作用，故要选择具防水性的防晒剂，每日应反复涂抹防晒剂，以达到防晒的作用；③应为复方制剂，具有防晒剂和抗氧化剂，可加强防晒效果；④皮肤的紫外线损伤是一种累积效应，因此，防晒剂应自幼使用，常年外用；⑤外出前20分钟涂抹，使其被吸收至皮肤形成有效的滤过膜；⑥阴天紫外线强度减弱，但UVA的强度不变，仍会增加累积损伤量，因此，阴天也要涂抹防晒霜；⑦UV辐射能被沙土、混凝土和雪地反射，反射的UV辐射增加了总暴露量，此时更需要高强度防晒，躲在阴影中也会被晒伤，因此也需防晒；⑧具有皮肤癌高危险性的人（Ⅰ和Ⅱ型皮肤、室外工作者和有皮肤肿瘤史或光敏感患者）应每日使用防晒霜，不要做日光浴。

2. 物理遮蔽 衣帽、遮阳伞等也是防晒护肤的重要手段之一。织物的光防护效应可用紫外线防护系数（ultraviolet protection factor，UPF）描述。该标准于1996年首次在澳大利亚提出。目前被澳大利亚、欧盟及美国广为使用。指的是能穿透织物的紫外线相对量，主要防护UVB。采用体外实验的方法，测量织物可以透过的UVB量，两种织物即使透过的辐射量相同，但是能透过大部分UVB的织物所测得的UPF值将会低于只能透过少量UVB的织物。

影响UPF的因素主要有织物的致密度、纤维的种类、厚度、质量、颜色及纤维上添加的吸收紫外线的成分等，如常常用于肩部的双层织物可以比单层织物提供更佳的保护作用。织物的厚度与其光保护性也是相关的。织物所使用的纤维类型决定了织物的UPF，聚酯是UV的最佳吸收剂，其次是羊毛、丝绸以及尼龙，而棉布以及人造丝属于纤维素类，吸收UV的性能最差，但棉布、人造丝或亚麻布制成的衣物在洗烫后，因为缩水使织物孔隙变小，可以使其UPF增加。衣物潮湿后可以透过较多的UV，所以潮湿衣物的UPF值变小。在美国及欧洲，很多衣物清洁产品中都添加了光学增亮剂。这些制剂可以吸收波长为360nm的UV射线，并将其转变成波长为430nm的可见光，可以减少透过织物的UV量。另外，在制作衣物过程中，可以加UV吸收剂从而使衣物的UPF值增高。一些衣物清洁产品、柔顺剂中也含有UV吸收剂，这些UV吸收剂也可以作为专用的洗衣添加剂。拉伸衣物使其间隙增加因而UPF值降低。

总之，为了真正有效地做到减少日光暴露、预防光老化，还需做到以下三点：在UVB高峰时段（上午10点到下午4点）避免外出；在曝光部位使用防晒剂；戴帽子、穿有保护作用的衣物并戴太阳镜，这三点在光防护中都不可或缺，而且无法相互取代。

3. 口服抗氧化剂 如前所述，目前很多防晒产品中添加抗氧化剂来起到生物防晒的作用。

因为紫外线尤其是UVA其作用往往是通过产生ROS间接损伤皮肤各层，如果及时补充抗氧化剂来抑制这种氧化损伤，可以在很大程度上抑制紫外线对皮肤的损伤。同样道理，口服抗氧化剂从内源角度增加机体对抗ROS等生物作用，可以减少紫外线对皮肤的损伤，延缓光老化的发生。常用的成分包括：维生素C、维生素E、硒、胡萝卜素及番茄红素、辅酶Q10、绿茶、葡萄籽提取物等。

七　皮肤光老化的治疗

光老化治疗原则是在减少光暴露的同时，促进皮肤的修复功能，让新生的、健康的皮肤取代原来的光老化皮肤。

光老化的治疗主要包括以下几个方面：功能性化妆品辅助治疗；口服/外用药物；口服营养品或保健食品；医学美容的治疗手段。

（一）功能性化妆品辅助治疗

随着人们生活水平的提高，市场上抗衰老的功能性化妆品层出不穷，所含有的成分主要有：

1. 抗氧化剂　如前所述，抗氧化剂在光防护中有很重要的作用，此外，很多抗氧化剂本身还有刺激胶原再生的作用，如：维生素C外用后，与安慰剂对照组，在皱纹、粗糙、松弛和皮肤暗沉等方面都有明显改善，其他常用的抗氧化剂还有：维生素E、硒、胡萝卜素、番茄红素及辅酶Q10等，另外，很多植物提取物也都具有很强的抗氧化活性如绿茶、葡萄籽、柠檬油、迷迭香提取物等。

2. 维生素A　维生素A在维持表皮正常分化和生长中发挥作用。研究发现外涂1%维生素A可以对抗光老化，抑制基质金属蛋白酶的量和活性，刺激胶原合成；组织病理切片显示外用维生素A可增加人皮肤的厚度；体外实验表明：维生素A可以刺激成纤维细胞生长和胶原合成。

3. 辅酶Q10　辅酶Q10即泛醌，是一种细胞内线粒体电子转化蛋白，存在几乎所有组织中的内源性细胞抗氧化剂。泛醌对外源性和慢性老化进程都发挥一定功效。泛醌的组织水平随年龄增大而减少。外用泛醌可能有助于稳定和增加这种抗氧化剂的水平。在培养的人角质形成细胞研究中发现，预先用泛醌处理的细胞UVA照射后DNA损伤比对照组减少60%~70%，同时发现用泛醌处理过的细胞内胶原酶的mRNA表达受到抑制。一项20名老年志愿者泛醌外用一侧眼周，用基质外用另一眼周做对照，发现前者皱纹深度减少27%。外用泛醌还有比较强的抗氧化作用，也可以对抗UV损伤。

4. 氨基酸肽　氨基酸肽因其组成的氨基酸及长度不同具有不同的功能，其中有些氨基酸肽如KTTKS，是由三种氨基酸按照下面的排列顺序组成的：赖氨酸-苏氨酸-苏氨酸-赖氨酸-丝氨酸，它可以作为一种信号促进真皮胶原的合成。在体外培养中，KTTKS可以刺激培养的成纤维细胞合成Ⅰ、Ⅲ型胶原；在人体试验发现：外用KTTKS棕榈酸盐可以在一定程度上改善皱纹等光老化表现，作用与0.05%维A酸类似。

（二）口服/外用药物治疗

1. 外用维A酸类药物　研究证实外用维A酸类药物可刺激表皮增厚，消除表皮中异形性细胞，增加真皮乳头胶原沉积，并在超微结构水平改善表皮和真皮浅层结构。长时间外用维A酸类药物（至少10~12个月），可使粗糙、细小皱纹、色斑和总体外观有明显改善，但该药可能发生局部刺激现象，如皮肤干燥、脱屑、发红、瘙痒及刺痛等，所以应当在医生指导下应用。

2. 外用氟尿嘧啶　外用氟尿嘧啶治疗光老化的作用机制类似于激光治疗，可以导致表皮损伤，从而刺激伤口愈合机制及真皮重塑。在外用氟尿嘧啶后，角蛋白16、IL-1β和MMP1、MMP3的基因表达均增加，Ⅰ型和Ⅲ型胶原的合成也明显增加，可以明显地改善光老化及日光角化，但往往有轻到重度的刺痛、烧灼感，使皮肤对紫外线的敏感性增加，更容易被晒伤，外用氟尿嘧啶对于有色人种来说，还有可能导致长期的炎症后色素减退。因此，该药物还没有被用于治疗亚洲人群光老化方面的报道。

3. 女性激素替代治疗　在绝经期后系统使用雌激素或联合使用雌激素、孕激素，雌激素、糖皮质激素可显著增加皮肤和真皮厚度、真皮胶原容量，刺激角质形成细胞分裂，大样本研究发现可减少皮肤干燥和皱纹，并可增加皮脂腺分泌，减少粗糙，增加皮肤水合度。但外用雌激素的效果尚不肯定。

4. 口服营养品或保健食品

（1）抗氧化剂：如维生素C、维生素E、硒、胡萝卜素及番茄红素、辅酶Q10、绿茶、葡萄籽提取物等。

（2）水龙骨提取物：除有类似维生素C的抗氧化活性外，还有很强的抗炎症作用，并可抑制MMP活性及表达，刺激TGF-β表达，使成纤维细胞合成Ⅰ和Ⅳ型胶原增加。

（3）不饱和脂肪酸ω-3：有很强的抗氧化、抗炎的作用，同时还可以促进表皮脂质合成，增加皮肤滋润度。

（4）L-肌肽：是一种天然二肽，由β-丙氨酸和L-组氨酸组成。是超强抗氧化剂，同时还可以有效地抑制蛋白质羰基化，减少胶原的交联。

此外，还有许多植物成分及中药被证实有光防护及防治光老化作用，但还缺少进一步临床验证。如：玉米素是一种细胞分裂素；植物生长素能够抑制UVB诱导的MMP-1表达和c-Jun活化；大豆异黄酮有清除自由基、抑制UV照射引起的细胞死亡和p38、JNK以及ERK1/2的磷酸化，抑制UV诱导的表皮增生；绿茶不仅有抗氧化作用，还可以抑制MMP表达；人参提取物也有抗氧化、免疫调节作用，同时可以抑制MMP-1表达并增加Ⅰ型前胶原合成；威灵仙可以通过抑制NF-κB活化来抑制UVB诱导的MMP表达增加；益母草和枸杞通过降低TNF-α表达抑制UVB导致的细胞凋亡。

5. 皮肤医学美容治疗

（1）化学换肤（chemical peeling）：采用α-羟酸（AHA），如乳酸、果酸、羟乙酸、水杨酸、三氯醋酸等化学试剂外用在面部，使皮肤可控性地被破坏，启动皮肤的创伤修复机制，达到皮肤更新的效果。目前常用的是浅层换肤术，可以促进表皮增生、逆转基底细胞非典型性改变、表皮突延长、真皮乳头厚度增加、弹力纤维变性减少、新生的正常弹力纤维和胶原纤维增加、真皮黏多糖等含量也增加，真皮炎症消失。可以有效地改善光老化，浅层化学换肤仅损伤了表皮，较安全。深层换肤术发生色素异常的风险较高，在我国应用不多。

（2）皮肤磨削（skin abrasion）：最早用牙科钻或砂纸进行磨削，通过物理方法去除一定层次的皮肤，刺激伤口愈合的修复机制，让新生的皮肤替代原有的光老化皮肤。由于该法损伤大，术中疼痛、出血多，需要在麻醉下进行，恢复期非常长（2~4周），术后护理也非常麻烦，有一定感染、出血、导致瘢痕及色素改变的几率，因此在亚洲很少应用。

目前在亚洲经常使用的磨削方法是微晶磨削，它采用氧化铝晶体或其他物质的微粒，将这些颗粒高速地喷到治疗区域，然后再用真空吸走，虽然组织学上该法只能破坏非常表浅的表皮，但治疗后可以看到真皮也发生了变化，如胶原的再生增加等。由于该治疗相对安全、简单而且患者的满意度高，因此目前仍然是非常流行的治疗光老化的方法之一。

（3）**激光治疗**（laser therapy）：激光磨削最早于1980年被用于治疗皮肤光老化，最早的是连续波的CO_2激光，由于容易导致瘢痕，新一代产品脉冲CO_2激光即铒激光诞生了。后者能够更精确地气化部分皮肤组织，从而启动皮肤的创伤修复机制，但它们的恢复期还是比较长，需要2周，术后护理相对也比较麻烦，而且有一定导致瘢痕及色素改变的几率。目前最新的趋势是采用点阵激光，它只破坏治疗区域中部分的皮肤，保留足够的皮肤来减少出现副作用的几率，同时缩短恢复期，提高患者尤其是亚洲人的接受度。

（4）**强脉冲光**（intense pulsed light，IPL）：类似于非磨削性激光治疗，主要作用是：在不损伤表皮的情况下导致真皮的热损伤，真皮被加热后可以刺激成纤维细胞合成新的胶原，同时，胶原纤维细胞间的氢键被打断，胶原收缩，可以产生即刻皮肤组织变紧致的效果。IPL的主要优点是不需要恢复期，而且患者的不适感非常轻，出现不良反应的几率也远远低于磨削性激光，因此，尽管其治疗光老化的效果不如磨削性激光等，但仍然是目前非常常用的方法之一。

（5）**射频**（Radiofrequency，RF）：射频治疗也属于一种非磨削性治疗方法，优点是能量可以不被表皮中的黑素及组织所吸收，因此可以在不损伤表皮的情况下将真皮全层加热到更高，从而起到即刻胶原收缩及胶原再生的作用，但其副作用是治疗过程疼痛比较明显，而且由于脂肪也非常容易被加热，因此可能会导致治疗部位的脂肪萎缩。

（6）**光动力治疗**（photodynamic therapy，PDT）：PDT治疗是在外用光敏剂（5-ALA or MAL）的基础上配合不同的光源，通过原卟啉Ⅸ（PpⅨ）在角质细胞中积累产生作用。可以加快表皮更替，杀灭癌前病变/癌变细胞，并且上调Ⅰ型和Ⅲ型胶原纤维的合成，从而起到治疗光老化的作用。临床研究发现PDT对光老化皮肤的日光角化等癌前病变有很好的去除效果，对于细纹及肤色暗沉有改善，但对于深皱纹效果不明显。

（7）**注射及填充治疗**（injection and tamponade）：如果患者出现相对顽固的皱纹可以考虑注射及填充治疗，A型肉毒杆菌毒素注射适用于由于表情肌收缩产生的皱纹，尤其是面部上部分的表情纹，如额横纹、眉间纹、鱼尾纹及嘴角的细纹等。填充治疗是利用真皮的组分如：透明质酸，来补充真皮成分缺陷导致的静态皱纹，如法令纹（鼻唇沟）等。

（8）**手术治疗**（operative treatment）：对于非常严重的光老化，上述方法都效果不好时，可考虑手术治疗。

总之，对皮肤光老化的治疗，要遵循早期、预防为主、全面、有针对性和持之以恒的原则，这样才能收到良好效果。

（吴　艳　李远宏）

思 考 题

1. 简述UVA、UVB对皮肤的损伤及机制。
2. 简述SPF及PA的定义及意义。
3. 如何选择防晒剂？
4. 简述皮肤光老化与皮肤自然老化的区别。
5. 如何防治皮肤光老化？

| 第四章 | 皮 肤 保 健 |

第一节 皮 肤 美 学

一 皮肤健美的标志

　　健美的皮肤标志着人的健康、美丽、自信和成功。虽然健美的标准在不同国家、不同民族，甚至于不同的地区、历史时间、文化背景、审美修养和不同阶层的人们之间都存在着差异，但有一些标准是共同的。光滑、细腻而有弹性的皮肤是人们共同追逐的目标。皮肤的衰老是一种自然规律，是在遗传背景基础上受外界因素共同影响而累积作用的结果。虽然我们不能阻止皮肤的自然老化，但可以通过科学而有效的皮肤美容保健，延缓皮肤衰老。

　　皮肤健美的标准：皮肤颜色均匀红润，皮肤水分含量充足，水油分泌平衡，肤质细腻有光泽，皮肤光滑有弹性，无皮肤病，面部皱纹程度与年龄相当，对外界刺激不敏感，对日光反应正常。皮肤健美的基本特征包括皮肤颜色、光泽、细腻、滋润、弹性和皮肤的反应性。

二 皮肤健美的基本特征

（一）皮肤的颜色

　　皮肤的颜色和深浅取决于皮肤内黑素和胡萝卜素含量的多少、真皮血管血液供应的情况以及表皮的厚薄。

　　1. **黑素**　黑素（melanin）由基底层黑素细胞分泌，黑素细胞起源于外胚层的神经嵴，其数量与部位、年龄有关，与肤色、人种、性别等无关。黑素细胞位于基底层，数量约占基底层细胞总数的10%，细胞胞质透明，胞核较小，银染色及多巴染色显示细胞有较多树枝状突起。电镜下可见黑素细胞胞质内含有特征性黑素小体（melanosome），后者为含酪氨酸酶的细胞器，是合成黑素的场所。一个黑素细胞可通过其树枝状突起向周围10~36个角质形成细胞提供黑素，形成一个表皮黑素单元（epidermal melanin unit）。黑素能遮挡和反射紫外线，保护真皮及深部组织免受辐射损伤。黑素分为优黑素和褐黑素两种。黄种人的皮肤中既存在优黑素，又存在褐黑素。尽管皮肤的颜色主要是由遗传因素决定的，但是紫外线照射、内脏疾病、精神因素、睡眠不好、体内维生素、氨基酸代谢紊乱、炎症反应、内分泌的改变（如怀孕期间，患有艾迪生病等）都会导致色素增多，使皮肤显得晦暗、出现色素沉着。反之，如果黑素细胞数目减少，酪氨酸酶异常，亦可出现色素减退或脱失。因此，皮肤颜色实际上是遗传背景、紫外线的照射、激素等因素共同作用的结果。皮肤美容的目的在于通过正确的护肤和治疗来保持正常肤色，驱除病态肤色。

2. **胡萝卜素** 胡萝卜素主要存在于表皮角质层和皮下组织中，是皮肤呈黄色的因素。β-胡萝卜素是胡萝卜家族中最重要的一员，主要来源于颜色鲜艳（红、黄、橙）的蔬菜和水果中，如杏、胡萝卜、青椒、菠菜、地瓜等。在体内，胡萝卜素可以转化为活性维生素A，所以胡萝卜素往往被看做是一种维生素前体。由于机体将胡萝卜素转化为维生素A醇的能力有限，所以，如果补充过多的胡萝卜素，就会引起掌跖部位的皮肤变黄，结膜也会同时出现黄色改变。限制胡萝卜素的摄入即可缓解。

3. **脂褐素** 脂褐素（lipofuscin）是一种不溶性的脂类色素，是不饱和脂肪酸过氧化作用而衍生的脂肪色素复合物。通常认为属于一种细胞内贮存病，由于细胞缺氧，脂褐素不能被正常的溶酶体酯酶所分解，而大多数细胞又没有排除能力，因而在细胞内蓄积。电镜下，脂褐素为致密颗粒、空泡和脂肪小滴的凝聚物。医学上称"脂褐质色素"，形成脂溢性角化症，俗称老年斑，由此认为，"寿斑"并不表示高寿，而是皮肤衰老的象征。

4. **血红蛋白** 真皮内所含的氧合血红蛋白（oxygenated hemoglobin），赋予皮肤以红色，而缺氧血红蛋白（deoxygenated hemoglobin）则使皮肤呈现暗紫红色。在眼睑下方，由于皮肤较薄，血管的颜色显露，故而皮肤呈现出紫红色或者蓝黑色的"黑眼圈"。当皮肤处于寒冷的环境中时，血管收缩或者痉挛，皮肤呈现出青紫色，尤以血运丰富的口唇表现最为明显。老年人的皮肤较年轻人缺乏"血色"，也与老年人真皮中血管变细，数量变少有关。而在某些疾病状态下，由于皮肤局部静脉迂曲，血液回流受阻，毛细血管内压增高，红细胞漏出，含铁血黄素沉积，从而使皮肤呈黄褐色。

（二）皮肤光泽

皮肤含水量及弹性正常，皮肤有光泽。正常皮肤的角质层外覆盖着一层皮脂膜，由皮脂腺分泌的脂类和汗腺分泌的水分乳化而成。正常皮肤含水量应在10%~20%，水油平衡，皮肤才能有光泽。缺水的皮肤则晦暗干燥。皮脂膜含有的脂类能够滋润皮肤，使皮肤有光泽。受损伤的皮肤其屏障功能下降，经表皮水分流失增加，导致皮肤含水量下降。如果皮肤营养状态差，皮脂生成减少，皮肤也会显得晦暗无光泽。长期的素食使得脂肪，尤其是胆固醇的摄入减低，因此皮脂分泌减少，皮肤干燥无光泽。

真皮中致密的胶原蛋白、弹力蛋白以及糖胺聚糖会像镜子一样将入射光反射回去，使皮肤显得光泽。老化的皮肤由于真皮萎缩变薄，从皮肤上反射的光线减少，就会显得晦暗。经过维A酸治疗或者进行激光换肤、强脉冲激光治疗后真皮的胶原蛋白合成增加就会改善皮肤晦暗的状态。老化的皮肤角质层脱落速度变慢，而角质层中滞留的色素粉尘也会使皮肤显得缺少光泽。所以老化的皮肤需要定期清理角质，才显得有光泽。

（三）皮肤细腻

皮肤细腻主要由皮肤纹理和毛孔大小决定。健美的皮肤质地细腻，毛孔细小。皮肤细腻是指皮肤具有皮沟浅而细，皮丘小而平整的纹理。这种皮肤能给人以质地细腻的美感。日光或其他因素都会使真皮胶原纤维和弹力纤维发生变性、断裂，引起皮肤纹理加深，如光老化引起的颈项部菱形皮肤，长期搔抓导致的皮肤苔藓样变等。

影响皮肤细腻外观的另一个重要因素是毛孔的大小。毛孔的直径大概为0.02~0.05mm，面部皮肤大约有两万多个毛孔。毛孔粗大常见的原因：①青春期油脂分泌过度，代谢产物以及细菌分解产物堆积至排泄不畅堵塞毛孔。此外，季节、女性生理周期、怀孕、精神压力、脂溢性皮炎等因素都会造成油脂分泌过盛，从而导致毛孔粗大。②老年人由于真皮中胶原蛋白和基质成分的减少，造成萎缩性毛孔粗大。同样，橘皮样皮肤也会造成皮纹的改变，影响美观。因此，皮肤美容治疗和护理有助于改善皮肤纹理，缩小毛孔，使皮肤细腻光滑。

（四）皮肤滋润

健美的皮肤应该是湿润的。当皮肤中水分含量过低时，就会出现皲裂和裂缝。因为水是皮肤中主要的增塑剂。如果皮肤屏障功能受到破坏，导致经表皮水分流失增加，皮肤就会变得干燥。一般来说，去污剂、丙酮、热水、频繁的空中旅行、衣物的摩擦、污染、空调等都能破坏皮肤的天然屏障，导致经表皮水分流失增加，皮肤干燥。当皮肤严重缺水时，角质层变硬形成皲裂，进而形成裂缝，皮肤变得易受刺激、发炎并瘙痒。

如果皮肤的砖墙结构受到破坏，皮肤的屏障功能受损，皮肤抵御外界病原、刺激物和致敏物的能力大大下降，容易形成感染性疾病和过敏性疾病。在皮脂腺分布相对稀少的部位，如四肢和躯干，皮肤容易干燥缺水。如果角质层的水分不足，分解桥粒的酶的活性受到抑制，角质层的正常脱落受阻，形成肉眼可见的大片鳞屑，皮肤变得粗糙、干燥。

角质层的含水量主要受天然保湿因子调控。天然保湿因子是角质层中存在的天然亲水性吸湿物质，是丝聚蛋白（filaggrin）的代谢产物，为水溶性低分子物质，在皮肤的保湿中起着重要的作用。天然保湿因子的主要成分是氨基酸、吡咯烷酮羧酸和乳酸盐。

水分除靠简单的弥散方式进出皮肤外，还通过细胞膜上的水通道蛋白（aquaporins，AQPs）进行转运。在哺乳动物中已发现13种水通道蛋白。动物试验证实，如果老鼠AQP3缺陷，那么就会出现表皮水分和甘油减少，角质层脱水，皮肤弹性和屏障功能下降。提高皮肤含水量的方法有很多，主要是外用各种保湿剂或封包剂，如神经酰胺、甘油等。

（五）皮肤弹性

皮肤的弹性体现为皮肤的湿度、张力、韧性、丰满。健美的皮肤应该是湿润、有弹性、丰满且充实的。如果皮肤的角质层水分充足，皮肤就会显得润泽有弹性。反之，皮肤干燥就容易出现细小皱纹、弹力下降。

在真皮中，由胶原蛋白、弹力蛋白和透明质酸共价结合，构成三维立体结构。胶原蛋白是人体也是皮肤中含量最高的蛋白质。胶原蛋白维持皮肤的张力，其韧性大但弹力差。真皮中共有11种胶原蛋白。胶原蛋白在成纤维细胞中合成，被细胞外基质金属蛋白酶分解。随着年龄的增长，合成的速度逐渐降低，而分解代谢的速度逐渐加快，所以真皮中胶原蛋白的含量以大约1%的速度递减。外界的刺激，如紫外线、污染以及机体的状态（疾病、压力）等都会影响胶原蛋白的代谢，使皮肤失去张力、松弛、无光泽。赋予皮肤弹性的是弹力蛋白，真皮中的弹力蛋白也在成纤维细胞中合成，最终被弹力蛋白酶水解。随着年龄的增长，弹力蛋白的含量也逐年下降，80岁时仅为20岁的一半。但暴晒会使得弹力蛋白变性，失去原有的网状结构，代之以局灶性的弹力蛋白样物质的沉积（弹力蛋白变性）。

真皮中的主要基质成分是糖胺聚糖，主要功能为结合水分，维持水盐平衡。透明质酸在糖胺多糖中的含量最高，能结合水分，使真皮充盈饱满。果酸和左旋维生素C能够刺激胶原蛋白的合成，外用维A酸能减少光老化导致的胶原蛋白的破坏，激光或者化学换肤技术剥脱掉老化的胶原蛋白，取而代之以新生的排列更加规律的胶原蛋白，局部注射透明质酸、胶原蛋白或其他化学合成的物质，从而促进胶原蛋白的新生和沉积，这些方法都能够通过调节胶原蛋白的合成和排列从而提高皮肤的弹性，补充因老化而丢失的体积，使皮肤年轻化。

皮下脂肪主要由脂肪细胞、纤维组织和血管构成。在体重正常的男性，皮下脂肪占体重的9%~18%；而在体重正常的女性，皮下脂肪的含量为14%~20%。随着年龄的增长，脂肪含量逐渐减少，并导致其上层的真皮松弛、下垂、弹性下降。所以皮肤的弹性也间接受到皮下脂肪的影响。自体脂肪移植能够暂时性缓解由于脂肪缺失或减少而造成的皮肤松弛下垂。

（六）皮肤的反应性

这里所指的反应性是指皮肤对日光的反应性，又称为皮肤光型，即根据皮肤经一定剂量的日光照射后，产生红斑还是色素及其程度将人皮肤分为六型（详见第三章第二节）。

（李远宏）

第二节　皮肤健美的影响因素

一　内源性因素

（一）遗传

皮肤的许多性状都是由遗传因素和环境因素共同作用的结果。皮肤的颜色，屏障功能，真皮中胶原蛋白、弹力蛋白及糖胺多糖的含量，皮下脂肪的分布都和遗传因素相关。某些皮肤问题，如雀斑、黄褐斑、色素痣等就是在基因的基础上，由紫外线所诱发或加重的。着色性干皮病和鱼鳞病都是由于遗传因素所造成的皮肤干燥、粗糙及角化异常。

（二）营养

均衡的营养是健康的身体和健美的皮肤的基石。某些食物和皮肤的状态息息相关。痤疮是毛囊和皮脂腺的炎症，如果饮食过甜（碳酸饮料摄入过多），就会引起胰岛素分泌增多，胰岛素样生长因子-1（insulin-like growth factor-1，IGF-1）表达上调，刺激雄性激素的合成，引起皮脂腺的肥大和过度分泌。摄入过多的牛奶（包括奶制品）也会加重痤疮。牛奶中的生物活性物质、激素成分会干扰机体自身的激素分泌，从而有可能加重痤疮。不同类型的皮肤适宜于补充不同的营养。能够改善皮肤干燥的食品有：鳄梨、玻璃苣籽油、油菜子油、夜来香油、鱼、亚麻籽油、大麻籽油、坚果、橄榄油、橄榄、花生、红花油、大豆、葵花籽油和核桃。能够控制皮肤油脂分泌过剩的食品有：富含维生素A的食品（哈密瓜、胡萝卜、杏干、蛋黄、肝脏、芒果、菠菜和地瓜）；富含类胡萝卜素的食品（番茄红素、叶黄素）；其他抗氧化剂（如青橄榄油）；鱼或鱼油（富含Ω-3脂肪酸）。能够改善色斑、提亮肤色的食品有：维生素C、维生素E、石榴提取物（富含鞣花酸）、葡萄籽提取物（原花青素）、碧萝芷（多种类黄酮多酚，包括月桂酸、富马酸、没食子酸、咖啡酸、阿魏酸等）。能够延缓皱纹产生的食品有：蔬菜（绿叶蔬菜、芦笋、芹菜、茄子、葱、蒜和洋葱等）；橄榄油；单不饱和脂肪酸、豆类，应少摄入奶及奶制品、黄油和糖。

（三）内分泌

皮肤及附属器中都存在性激素的受体。女性在怀孕期间，由于雌、孕激素水平上升，黑素的合成增多，所以肤色加重，尤其是性激素受体较多的位置，如乳晕、腋窝等处。此外，雌激素会增强紫外线的作用，导致孕妇容易出现黄褐斑。随着年龄的增长，激素水平也逐渐下降。男性的下降较为缓慢，但女性在绝经期性激素骤减。

（四）吸烟

一项长达20年的流行病学调查表明，吸烟者比不吸烟者皱纹明显增多，出现早衰征兆。在一项双胞胎的研究中，发现吸烟能显著增加皱纹和老化程度。典型的吸烟者表现为"吸烟者面容"或者"吸烟者皮肤"，包括：面部皱纹，轻度红或黄的肤色，整体外观灰白，水肿，面色憔悴。烟草中的主要成分尼古丁有利尿作用，所以吸烟可以导致表皮含水量下降，屏障功能受到破坏。吸烟可增加真皮中基质金属蛋白酶的表达，导致胶原蛋白和弹力蛋白被分解，断裂，皮肤松弛下垂，皱纹增多。吸烟会减少皮肤中维生素A的水平，后者对中和氧自由基有着重要的作用，所以吸烟可导致早衰。吸烟还会减少毛细血管及动脉的血供，抑制创伤修复机制。

（五）心理因素

情绪低落者，皮肤新陈代谢变慢，肤色晦暗，色素斑出现或加重。精神愉悦时，皮肤的新陈代谢增快，容光焕发，充满青春活力。研究表明，不少人在情绪紧张的时候，皮肤会产生瘙痒的现象，发生湿疹或感染性皮肤病的几率大大增加。

（六）睡眠

睡眠不足引起氧合血红蛋白含量降低，使皮肤细胞得不到充足的营养，影响皮肤的新陈代谢，加速皮肤老化，使皮肤显得晦暗而苍白；同时，睡眠不足导致副交感神经兴奋，引起促黑素细胞生成素增加，色素生成增加；因此，充足的睡眠是保证良好皮肤状态的重要因素之一。

二 外源性因素

（一）温度

当温度升高时，汗腺分泌旺盛，汗液会带走部分皮脂，使皮肤干燥。因此干性皮肤的人在高温环境下应注意及时补充水分。当环境温度降低时，皮肤毛细血管收缩，血液循环不畅，皮脂分泌减少，皮肤干燥无光泽。

（二）湿度

适宜的湿度有益于皮肤健美。在正常状态下，体外的相对湿度与表皮层水分含量可达到动态平衡，湿度较低时，表皮层水分散失增多，皮肤干燥无光泽，皱纹增多，加速皮肤老化，因此，在干燥地区，如：北方及各地区的冬季，更应使用保湿剂。当相对湿度较高时，皮肤可从外界吸收水分，以保持表皮层水分含量的稳定。外界相对湿度对保湿剂功效影响较大，有研究表明，外界相对湿度在50%时，对保湿剂，特别是含吸湿剂的保湿剂功效评价及鉴别产品有较大影响。因此，在外界相对湿度较低时，不应使用含吸湿剂较多的保湿剂，而应使用含封闭剂较多的保湿剂，以阻止表皮层水分过多丧失。

（三）紫外线

同自然老化比起来，光老化对皮肤的影响更大。在曝光部位，由于紫外线的破坏，皮肤过度干燥，出现鳞屑。紫外线还可引起皮肤光老化、光线性皮肤病、光加剧性皮肤病及光线致癌。由于紫外线造成胶原蛋白合成减少、分解加速，使得真皮变得萎缩，提早出现细纹甚至是粗大的皱纹。紫外线造成的弹力变性使得真皮失去应有的弹性，变得松弛无张力，出现皮肤光老化。在某些曝光部位，如颈项部会出现菱形皮肤。由于紫外线破坏了皮肤的免疫屏障，干扰了抗原递呈细胞的活性，从而导致抵抗能力下降，皮肤容易出现敏感及光线性皮肤病，如多形性日光疹、雀斑样痣、脂溢性角化病、皮赘等。长时间的暴晒还会导致一些癌前性疾病或皮肤肿瘤，如日光性角化病和皮肤癌的发生。

（四）污染

环境中的各种污染物，包括化学物质、声电污染、尘埃等都会造成氧自由基的增多，从而诱导皮肤炎症反应，最终导致皮肤的衰老。

（五）皮肤护理

合理的皮肤护理是维持皮肤健美的重要因素之一。皮肤随着人的健康状况、年龄增长及季节更替而表现出不同的状态。因此，不同类型皮肤应根据皮肤状态选择适当的护肤品进行清洁、保湿、防晒及不同的美容护理。护肤品及美容方式选择不当，不仅造成皮肤化妆品不良反应及破坏皮肤屏障功能，而且是损容性皮肤病，如痤疮、黄褐斑等疾病的诱发或加剧因素。

（李远宏）

第三节 皮 肤 分 类

面部皮肤是皮肤美容的重点。传统皮肤分类已不能满足飞速发展的皮肤美容工作需要。由于分类方法不统一，难以在一个公认分类基础上建立科学的护肤指南。因此，在参考传统皮肤分型、Fitzpatrick日光反应皮肤分类（sun-reactive skin typing）及Baumann皮肤分类的基础上，根据中国人面部皮肤特点，以皮肤油-水平衡作为主要参数，皮肤色素沉着、敏感性、皱纹和皮肤光反应性作为次分类参数，由中国医师协会皮肤科医师分会皮肤美容亚专业委员会初步拟定中国人面部皮肤分类标准及护肤指南。

指南不是一成不变的，随着新的循证医学证据出现再更新。

一 主分类及判定标准

根据皮肤角质层含水量和油脂分泌把皮肤分为三类，判定标准如下：

（一）中性皮肤（normal skin，N）

角质层含水量正常（10%~20%），皮脂分泌适中，皮肤紧致、有弹性，表面光滑润泽，细腻，是标准的健康皮肤。

（二）干性皮肤（dry skin，D）

角质层水分含量低于10%，皮脂分泌少，皮肤干燥、脱屑，细腻，无光泽，肤色晦暗，易出现细小皱纹，色素沉着。

（三）油性皮肤（oily skin，O）

角质层含水量正常或降低，皮脂分泌旺盛，皮肤表面油腻，有光泽，毛孔粗大，易发生痤疮、毛囊炎。

（注：混合性皮肤：一般是指面部T区为油性皮肤，两颊为干性或中性皮肤，判定T区按油性皮肤，两颊按干性或中性皮肤标准分别进行判断。）

二 次分类及判定标准

除主分类外，皮肤随年龄的增长还会出现其他问题。需要进一步对面部皮肤色素

（pigmentation，P）、敏感（sensitivity，S）、皱纹（wrinkles，W）及光反应（sun-reaction，SR）作次分类（图4-1）。

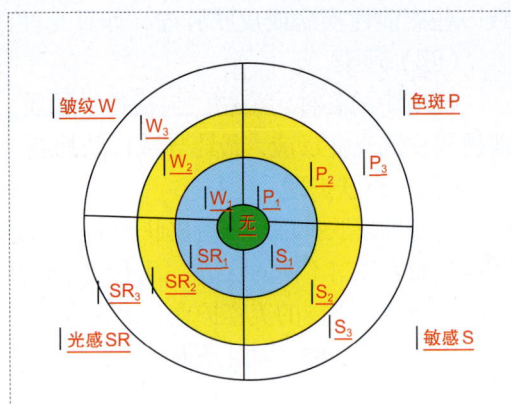

图4-1　皮肤主分类、次分类模式图

（一）皮肤色素

中国人大多为黄种人，容易出现深浅不一的色素沉着。根据色素斑点占面部皮肤的比例分为四级：

1. **无色素沉着（P_0）** 面部肤色均匀，无明显色素沉着斑。

2. **轻度色素沉着（P_1）** 色素沉着少于面部1/4，呈浅褐色。炎症及外伤后不易留色素沉着。

3. **中度色素沉着（P_2）** 色素沉着大于面部1/4小于1/3，呈浅褐色到深褐色。炎症及外伤后可留色素沉着，消失较慢。

4. **重度色素沉着（P_3）** 色素沉着大于面部1/3，呈深褐色，炎症及外伤后易留色素沉着，且不易消失。

（二）皮肤敏感

皮肤遇外界刺激（冷、热、化妆品、酒精及药物等），容易出现红斑、丘疹、毛细血管扩张伴瘙痒、刺痛、灼热、紧绷等，对普通化妆品耐受差。根据皮肤对外界刺激及乳酸试验反应分为四级：

1. **不敏感（S_0）** 皮肤对外界刺激无反应。乳酸刺激试验0分。

2. **轻度敏感（S_1）** 皮肤对外界刺激敏感，可耐受，短期自愈。乳酸刺激试验1分。

3. **中度敏感（S_2）** 皮肤对外界刺激敏感，不易耐受，短期不自愈，但很少发生湿疹等变态反应性疾病。乳酸刺激试验2分。

4. **高度敏感（S_3）** 皮肤对外界刺激反应明显，容易发生接触性皮炎、湿疹等变态反应性疾病。乳酸刺激试验3分。

注：**乳酸刺激试验方法**：10%乳酸水溶液在室温下用棉签抹在鼻唇沟和面颊部，用4分法分别在2.5分钟和5.0分钟时评判刺痛程度。无红斑0分，轻度红斑1分，中度红斑2分，重度红斑3分。

（三）皮肤皱纹

面部皮肤皱纹按产生的原理分为动力性和静止性皱纹两类。动力性皱纹指面部表情肌附着部位由表情肌收缩引起，如额纹、鱼尾纹、下睑皱纹、眉间垂直纹、鼻根横纹、口周垂直纹等，静止性皱纹又称重力性皱纹，为皮下组织与肌肉萎缩，并加上重力作用所致，主要分布于眶周、颧弓、下颌区和颈部。

1. **无皱纹（W_0）** 没有皱纹，皮肤弹性和紧致度正常。

2. **轻度皱纹（W_1）** 静止无皱纹，面部运动时有少许线条皱纹。皮肤弹性和紧致度略有减低。

3. **中度皱纹（W_2）** 静止有浅细皱纹，面部运动有明显线条皱纹。皮肤松弛，弹性下降。

4. **明显皱纹（W_3）** 静止可见深在明显粗大皱纹。皮肤明显松弛，缺乏弹性。

（四）皮肤日光反应

根据初夏上午11点日晒1小时后，皮肤出现晒红或晒黑反应分类。

1. **日光反应弱（SR$_0$）** 皮肤日晒后既不易晒红也不易晒黑。

2. **易晒红（SR$_1$）** 皮肤日晒后容易出现红斑，不易晒黑，基础肤色偏浅。

3. **易晒红和晒黑（SR$_2$）** 皮肤日晒后既容易出现红斑又会晒黑，基础肤色偏浅褐色。

4. **易晒黑（SR$_3$）** 皮肤日晒后容易晒黑，不易出现红斑，基础肤色偏深。

按主次分类标准举例如下：OP$_0$S$_1$W$_0$SR$_3$表示油性皮肤，无色素沉着、轻度敏感、无皱纹、易晒黑。

（李　利　何　黎）

第四节　皮　肤　护　理

一　日常皮肤护理

每日恰当的皮肤护理是维持皮肤健美的重要方法。日常皮肤的基础护理主要包括三大步骤：①清洁（图4-2、4-3）：采用清洁类产品去除皮肤上多余的油脂、灰尘、化妆品残留物和老化的角质层细胞；②保湿（图4-4）：采用保湿剂延缓皮肤水分丢失、增加真皮与表皮间的水分渗透，维持皮肤天然的屏障功能，使皮肤光滑、细腻、有弹性，可抵御外界一些不良因素的侵袭；③防晒（图4-5）：采用防晒制剂防护日光中中波紫外线（UVB，280~320nm）和长波紫外线（UVA，320~400nm）对皮肤的各种急性和慢性损伤作用。

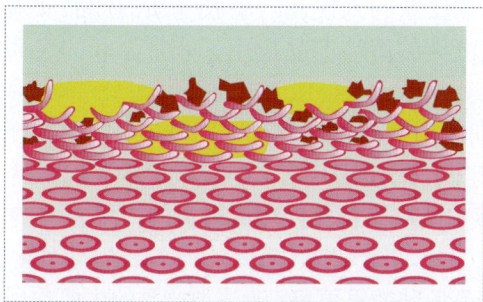

图4-2　未清洁的皮肤

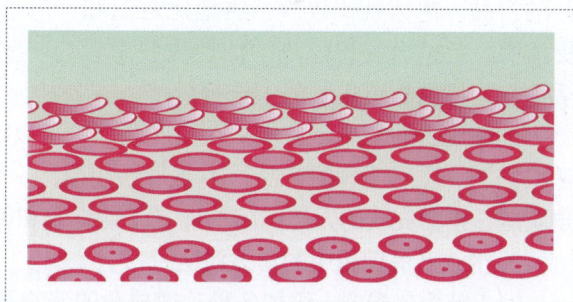

图4-3　清洁：去除皮肤表面上的污垢

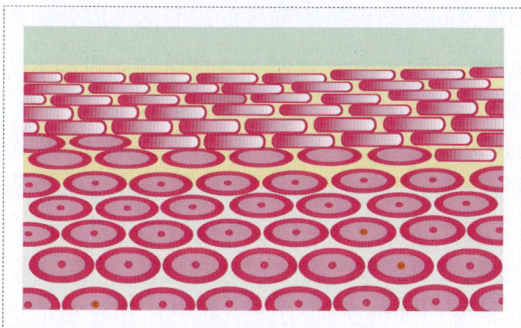

图4-4　保湿：恢复皮肤屏障

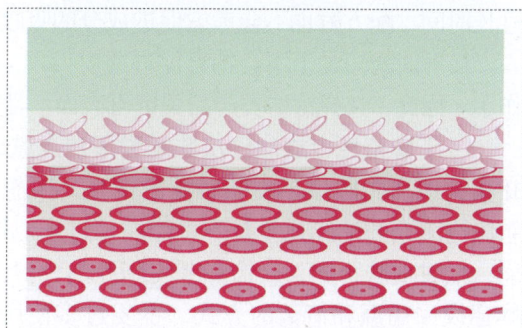

图4-5　防晒：维护皮肤屏障

（一）皮肤清洁

1. 清洁类产品的组成和清洁原理　清洁类产品包括各种洗面奶、洁面泡沫、清洁凝胶、洁面皂、磨砂膏以及用于卸妆的特殊清洁类产品。清洁类产品的主要成分是表面活性剂。表面活性剂能降低水和油之间的表面张力，使水和油之间变得易于连接，从而使"油水相溶"，皮肤表面的油脂和污垢等经过表面活性剂的处理就容易随水一起冲洗掉。表面活性剂有很多种类，一般洁净力越强的成分，对皮肤的伤害相对越大。不同剂型的产品可以根据产品特性的需要选择不同的表面活性剂。

磨砂膏主要在产品里加了细小的不溶性颗粒，通过摩擦的物理作用除去皮肤表面衰老的角质层细胞。卸妆油的主要成分是油和乳化剂。油一般包括植物油、矿物油和合成油脂三种。大多数的产品中同时含有这几种成分，以期望达到最佳配比，使其质感和相容性更好。持久的彩妆和防水型的防晒霜对水有顽强的抵抗力，仅用水和一般的清洁剂根本无法清洗，需要使用卸妆油。油的作用是将牢牢贴在皮肤上的彩妆溶解下来，乳化剂的作用是将其溶于水，便于清洗。此外，某些清洁类产品还会添加保湿剂和其他一些功效成分，以满足不同类型皮肤的需要。

无论什么样的清洁类产品，都应该恰到好处地起到清洁作用，但不破坏皮肤的天然屏障功能，使皮肤保持最好的pH值和最佳的状态，以利于护肤产品的充分吸收。

2. 清洁产品的选择和使用　目前更提倡温和的清洁方式。正常皮肤屏障表面的pH在5.5~6.0，因此使用弱酸性的清洁类产品更容易保护皮肤的酸化屏障。一般清洗的水温宜在32~35℃，过冷的水洁净力不够而且比较刺激，过热的水会破坏皮肤的屏障功能，使皮肤干燥脱皮，抵抗力下降，出现细纹，并刺激毛细血管扩张充血，产生"红血丝"。温和清洁的主要衡量尺度为，使用好清洁产品后，皮肤摸起来滑滑的，没有绷紧的感觉。如果每次皮肤都觉得紧绷绷，涩涩的，那么可能清洁过度了。

泡沫越多的产品，清洁能力越强，比较适合油性皮肤的人使用；而添加了较多润肤成分的产品，泡沫就比较少，质地比较温和，适合干性皮肤的人使用。凝胶基质的产品质地更清爽，更适合易患痤疮的油性皮肤患者。一些免洗类的清洁产品选用了非常温和的表面活性剂，可供敏感皮肤的人选择。

油性皮肤的角质容易堆积在皮肤表面，可以定期使用磨砂膏进行按摩，但是一定要选择颗粒细腻、质感温和的产品，不要每天使用，一般建议2周使用一次。过度的摩擦将会破坏角质层，损伤皮肤的天然屏障功能。干性皮肤和敏感皮肤应该避免使用磨砂类的产品。

3. 清洁产品使用中的常见误区

（1）认为昂贵的、添加各种功效成分的清洁类产品护肤效果更好：清洁类产品的主要作用是清洁。考虑到表面活性剂对皮肤的刺激作用，清洁类产品设计时常不希望产品在皮肤上停留过长时间，配方时也不会考虑促进成分的吸收，因为这同样会促进刺激性的表面活性成分的渗入。接触时间短加上不会特意促进透皮吸收，使添加的功效成分往往只是一种概念，而无实际作用。因此，选择清洁类产品关键看表面活性剂是否足够安全，清洁是否温和有效。

（2）痤疮患者或油性皮肤频繁清洁皮肤或选用过强的清洁剂：皮肤油是由于皮脂腺分泌旺盛，但皮脂腺位于皮肤较深的部位，要想通过普通清洗使皮脂腺的开口通畅或者洗掉皮脂腺内多余的油脂几乎是不可能的。过多地使用洁面产品洗脸，只会破坏皮肤的天然屏障功能，加重皮肤干燥，反馈刺激皮脂腺的分泌，使皮肤出油更多。因此，对这型皮肤的患者仍然建议采用温和清洁的方式，不要过多使用磨砂和碱性强的洗面奶或洁面皂，并注意清洗后的保湿护理。

（3）**使用卸妆油代替洗面奶，希望达到彻底清洁**：卸妆油的主要作用在于以油溶油的方式清洁抗水的彩妆或防水型的防晒霜。如果以卸妆油代替洗面奶，不但清洁效果不好，还容易使卸妆油的油类物质在皮肤残留，导致粉刺的产生。因此使用卸妆油后，应该以洁面乳再次清洁，以除去残留的乳化物和油脂。

（二）皮肤保湿

1. 保湿剂的组成和作用原理 保湿剂是模拟人体皮肤中油、水、天然保湿因子的组成及比例而人工合成的复合物。保湿剂的主要活性成分包括封闭剂、吸湿剂、亲水基质和润肤剂。不同的保湿剂就是这几类物质的不同配比。

2. 保湿剂的选择和使用 判断一种保湿产品好坏的方法很简单。你只要在面部或身体上试用这种产品，皮肤的感受就是最好的答案。好的保湿产品可以提供长时间湿润的感觉，用后皮肤湿润光滑有弹性。应根据年龄、性别、皮肤类型、季节变化以及身体部位的不同来选择保湿产品，天天使用。

当每日使用保湿护肤品仍觉得皮肤偏干燥，可进行加强保湿护理，如使用保湿面膜进行敷贴等，每周可用1~2次。

此外，多饮水、维持均衡而充足的膳食营养、保持充足的睡眠、良好的精神状态、注意防晒等，都有助于皮肤的湿润和美丽。

3. 保湿护理的常见误区

（1）**油性皮肤不需要保湿**：控油与补水是丝毫不矛盾的。油是由皮脂腺分泌的，而水是皮肤角质层中保护屏障功能的重要组成部分。很多油性皮肤的人，由于过度清洁加上控油祛痘类药物治疗刺激，使皮肤屏障功能下降，经表皮丢失的水分增多，皮肤出现干燥脱屑，甚至会变得敏感。因此在温和清洁后，选择一款质地清爽的保湿产品坚持使用，特别对于正在使用祛痘类药物的人，更需要保护皮肤屏障功能，增强对药物的耐受性和疗效。

（2）**患有过敏性皮肤疾病就不能使用任何护肤品**：皮肤发生过敏反应就应该停用任何护肤品已是陈旧的观念。许多皮肤疾病，如异位性皮炎会伴有皮肤屏障功能的下降，而保湿产品最重要的作用是帮助维护皮肤正常的屏障功能。当今皮肤病治疗中，已把皮肤屏障修复治疗作为重要的药物辅助治疗手段，患者应在皮肤科医生的指导下，根据各自皮肤类型及疾病的特点，选择不同配方的医学护肤品，恢复皮肤屏障，缓解因皮肤疾病引起的干燥、瘙痒等不适，达到辅助治疗皮肤病的目的。

（三）皮肤防晒

防晒类产品中的核心成分是防晒剂，按照防晒剂作用原理的不同，可分为物理性防晒剂、化学性防晒剂和生物性防晒剂。要根据个人的生活、工作环境及季节不同选择合适的防晒剂，具体选用防晒剂的方法见第三章第四节。防晒产品在使用中常有以下误区：

1. 防晒霜可以替代其他光防护措施 一方面，防晒霜由于实际涂抹量低，出汗摩擦后未能及时补涂，常使其在实际使用中的SPF值不能达到产品标注的SPF值；另一方面，大多数的化学性防晒剂在紫外线照射后都会降解，使其实际保护作用减弱，因此绝不能将防晒霜作为唯一的光防护手段。完整的光防护措施包括限制日光照射，在UVB峰值时间上午10点到下午4点尽量减少外出；外出时戴宽沿帽子或撑伞；穿有光防护作用的衣服；戴遮阳镜和涂防晒产品。

2. SPF值越高的防晒产品防护作用越强 任何防晒产品都需要有足够的涂抹量和正确的涂抹方法才能达到标注的保护效果。SPF值再高的防晒剂，如果涂抹量仅为$0.5mg/cm^2$，其实际的SPF值不可能超过3。实验表明，防晒系数30的产品使用正确都可以对皮肤提供足够的保护，数值再高只是实验室的一些测试数据，并不说明可以无限制地延长防晒时间，所以我国在2005年开始限制对防晒产品SPF数值的表示，SPF超过30的一律以SPF30+来表示，避免对消费者的误导。此外，需注意防晒产品在提高SPF值的同时也必须提高对UVA的防护作用。我们应该尽量选择SPF值和PA值都高的产品。

二 不同类型皮肤特点及护理

皮肤基本护理三部曲：清洁、保湿、防晒。根据皮肤主分类、次分类的判定标准，针对不同类型的皮肤，需要进行不同的护理及美容。

（一）干性皮肤

干性皮肤缺乏油脂，易干燥，产生紧绷感、皱纹和色素，需要保湿、滋润，防止皮肤老化及色素生成。

1. **清洁**　洗浴不宜过勤，一般情况下，2~3天洗1次；如果皮肤特别干燥，则5~7天1次。洗浴时间10分钟左右，水温不宜过高。宜用含亲水性及亲油性物质、不含碱性物质的洁肤品，既达到清洁的目的，又可以保持皮肤的自然湿度。忌用碱性浴液、肥皂等，避免应用磨砂产品。

2. **补水**　夏季可用收敛性化妆水收紧皮肤，其余季节可用保湿性化妆水滋润皮肤。

3. **保湿**　保湿非常重要。沐浴后，应立即擦干皮肤，在3分钟内擦上保湿霜。一般选用油包水型的膏霜类护肤品，最好含有良好保湿剂如神经酰胺、透明质酸、胶原蛋白或天然油脂（如橄榄油等）等，可深度滋润皮肤。严重干燥的肌肤需要用较滋润的浓稠的乳霜类保湿润肤产品。面部护肤，应选用保湿效果好的保湿柔肤水，后等上几分钟，再搽保湿霜。化妆前要使用保湿剂，选用滋润性粉底。使用护唇膏和滋润营养的眼霜，每星期最少做一次补水、保湿面膜以滋养肌肤。

4. **防晒**　室内工作者可使用SPF=15，PAF+~+++的防晒霜，每4小时使用一次；室外工作者应选择SPF＞15，PAF++~+++的防晒霜，每2~3小时使用一次。

5. **面膜**　选用保湿效果较好的面膜，如可选用商家直接做好的成品贴膜，也可自制牛奶蜂蜜面膜或是蛋黄面膜等；若在美容院护理，可倒热膜促进血液循环，加速皮脂腺的分泌，日常护理每周1次，若皮肤较干燥可每周2次。因干性皮肤非常容易出现色斑问题，皮肤保湿状态好的时候可选择美白面膜，敷膜时间一般为每次15~20分钟。

6. **饮食**　要注意选择一些脂肪、维生素含量高的食物，如牛奶、鸡蛋、猪肝、鱼肝油、胡萝卜及新鲜水果等，不要饮用含咖啡因饮料。

7. **其他**　温度过高会加重皮肤干燥，可用加湿器缓解干燥。内衣要宽松、柔软，不宜穿得太多、太暖，宜穿棉织品，忌穿尼龙、化纤品。

在干性皮肤护理的基础上，如伴有色素沉着，可局部增加使用含美白成分的护肤品，淡化色斑。如伴皮肤老化，可局部增加使用含抗皱成分的护肤品，皱纹过深时，还可行皮肤年轻化相关治疗，如果酸换肤、IPL、肉毒素注射、透明质酸填充等。

（二）中性皮肤

中性皮肤是最理想的皮肤，可选择使用化妆品的范围比较大，以保湿为基础，可适当去油收敛或美白。中性皮肤护理时应注意随气候变化选用不同的化妆品。

1. **清洁**　应根据气候的变化选择洁肤品，如夏季皮肤偏油时可选择泡沫型、弱碱性的洁面乳或香皂，其余季节可选择对皮肤有保湿、滋润作用的清洁剂。深部清洁可选用磨砂膏或去角质膏，3~4周一次即可。

2. **保湿**　春夏季可用水包油型的乳、露类较清爽的润肤品，秋冬季则可用油包水型保湿和滋润度较好的霜类润肤品。化妆前使用温和的油性保湿剂以保持皮肤的湿润。

3. **防晒**　避免阳光引起的皮肤干燥、衰老。室内工作者可使用SPF=15，PA+~++的防晒霜，每4小时使用一次；室外工作者应选择SPF＞15，PA++~+++的防晒霜，每2~3小时使用一次。

4. **面膜**　气候干燥时要注意保湿，若气候炎热可适当使用去油收敛的面膜，也可在美容院偶尔使用一下石膏冷膜，但以上两类膜均不能频繁使用，以免诱发皮肤干燥。可根据皮肤需要适当选择美白面膜，敷膜时间一般为每次15~20分钟，每周1次。

（三）油性皮肤

油性皮肤皮脂分泌多，毛孔粗大，易出现痤疮，所以保持皮肤清洁，抑制皮脂过多分泌尤为重要。油性皮肤的油分虽多，但多数缺水，因此去油的同时要注意保湿。

1. **清洁**　可选择中性、缓和的弱碱性且具有保湿作用的清洁剂，洗脸次数不可过多，过度清洁会刺激皮脂腺分泌更加旺盛，造成恶性循环。温水洗脸，35℃左右的水温可让皮脂溶解。每次洗脸时间不宜过长，一般2~3分钟，如果觉得油分还多，可以适当再增加洗脸次数，但不要超过3次。深部清洁可选用磨砂膏或去角质膏，2~3周一次，注意避开正在红肿发炎的痤疮。

2. **爽肤**　选用收敛性化妆水或去油抗痘爽肤水，这类化妆水能进一步清洁皮肤，使在清洁过程中扩张了的毛囊口收缩，避免污垢乘虚而入。使用此类化妆水时最好用化妆棉，这样可以将皮肤上残余的油脂和污垢带走。

3. **控油保湿**　选择具有控油保湿功能的水包油型乳液剂、凝胶、啫喱状护肤品，注意不宜过多使用化妆品，以免加重油腻和毛孔的阻塞。化妆前先使用控油产品，选用"无油"粉底。

4. **防晒**　室内工作者可使用SPF=15，PA+~++的防晒露或液，每4小时使用一次；室外工作者应选择SPF＞15，PA++~+++的防晒露或液，每2~3小时使用一次。

5. **面膜**　选择既能控油又能补水的面膜，在美容院护理可用石膏冷膜，每周1~2次。洗脸后使用含有收敛成分的化妆水，然后用油脂含量较少的水剂或霜剂，勿用油性化妆品。

其他：尽量少食用辛辣、油炸食品，也要少吃甜食，饮食以清淡为主。

（四）混合性皮肤

混合性皮肤兼具干性与油性皮肤的特点，其干性区与油性区化妆品的选择使用可分别参照上述相关内容。

（五）敏感性皮肤

敏感性皮肤由于对外界多种因素特别是含有香料、色素的化妆品极易产生过敏反应，更需要特别保养，最好选择医学护肤品。敏感性皮肤角质层较薄，常常不能保持住足够的水分，会比一般人更易感觉缺水、干燥，因而日常护理中更应注意保湿。

1. **清洁**　选用温和的、弱酸性、不含皂基洁肤产品清洁，或直接用清水洁面，水温不可过热过冷，一般在30℃左右，忌用磨砂膏、去死皮膏等去角质产品。

2. **补水**　可选用含有防敏、保湿成分的化妆水增加皮肤的水分，皮肤的水合作用增强可降低皮肤敏感性。

3. 抗敏保湿　选择具有抗敏保湿功效的医学护肤品。

4. 防晒　敏感性皮肤角质层较薄，缺乏对紫外线的防御能力，应选用防晒剂SPF > 30，PA++，一般每2~4小时使用一次。由于敏感性皮肤对某些化妆品不易耐受，因此应尽量选用物理防晒霜以避免对敏感性皮肤的刺激。

5. 面膜　皮肤不太敏感时，可用保湿面膜。若皮肤处于敏感期，出现红斑、丘疹、水肿和瘙痒症状时，可将几层纱布或毛巾放在冷矿泉水或生理盐水里浸湿后进行湿敷，每次20~30分钟，每天3次，直至上述症状消失。

（项蕾红　何　黎）

第五节　特殊部位皮肤护理

一　眼部皮肤护理

（一）眼部皮肤特点

眼部皮肤是人体皮肤中最薄的部分，仅有0.3~0.5mm的厚度，和其他部位相比更易受到伤害；眼部皮下疏松结缔组织丰富，分布着极为丰富的毛细血管和神经末梢，这些毛细血管的管壁非常薄，并有一定的渗透性，疏松的结缔组织容易充血，形成血肿或水肿；眼部皮肤拥有少量的胶原蛋白和弹性蛋白，缺少肌肉的支撑，自我保护能力相对较差；眼部四周几乎不含皮脂腺和汗腺，故眼睛周围皮肤相对干燥，缺少水分。

眼部皮肤是整个面部皮肤中最容易出现问题和衰老的部位。皱纹是面部皮肤老化最显著的方面，眼部皮肤产生的皱纹称为"鱼尾纹"。随着年龄的增长，皮肤生理结构出现老化，眼部皮肤的表皮变薄，角质层的屏障修复功能下降和皮肤的弹性降低，蛋白质合成率下降，真皮层的纤维细胞活性减退或丧失，胶原纤维减少、断裂，此外日晒、干燥、寒冷、吸烟等原因导致皮肤弹性减退也是眼部出现皱纹的重要因素。

（二）眼部皮肤容易出现的问题及原因

常见的"黑眼圈"，多是由于睡眠不足，疲劳过度，使眼睑得不到休息，血管处于紧张收缩状态，该部位的血流量长时间增加，静脉血管血流速度过于缓慢，眼部皮肤红细胞供氧不足，静脉血管中二氧化碳及代谢废物积累过多，形成慢性缺氧，血液较暗并形成滞流以及造成眼部色素沉着。

此外，眼部皮肤常出现"眼袋"，即下眼睑增厚，在眶下缘上方形成袋状膨大，并有颊睑沟加深，是面部衰老的标志之一。形成眼袋的原因很多，遗传因素如单纯眼轮匝肌肥厚型眼袋；和年龄因素有关的下眼睑皮肤松弛；长期的睡眠不足造成的局部血液循环不良，妊娠期等内分泌的变化都会造成眼睑部体液堆积，形成眼袋。

其他如炎性丘疹、结节、瘢痕、脓肿等也会影响眼部皮肤弹性，这些病变可以使眼部皮肤发生炎性浸润、结缔组织增生、弹力纤维变性、胶原纤维的增生和硬化、表皮过度角化、皮纹消失或皱纹加深，严重影响美观。眼部常见的皮肤病有汗管瘤、睑黄瘤、粟丘疹等。汗管瘤是一种眼睑部良性肿瘤，好发于女性，特点为淡黄色或褐黄色半球形或扁平丘疹，数目较多，分布密集但不融合；粟丘疹是一种良性囊肿，皮损表现为质地较硬的粟粒大小白色或黄白色丘疹，表面光滑，用消毒针挑破可挤出坚实的角质小球，这些疾病常无自觉症状，但严重影响眼部美观。

（三）眼部皮肤护理

1. 局部护理　眼部护理要注意清洁眼部周围皮肤，对眼部皮肤进行正确的按摩，以协助局部血液循环；适当地选用一些眼部护理产品，如眼霜、防晒剂等可能起到局部保护作用，但不可滥用，应恰当选择。

2. 饮食　经常食用胶质性物质，如猪蹄、鸡爪等，以保持皮肤的滋润，多吃富含维生素A和B的食品，如胡萝卜、马铃薯、豆制品和动物的肝脏等，避免睡前大量饮水。

3. 睡眠　睡眠充足，避免眼睛过于疲劳，使血液、淋巴循环运作正常。

4. 防晒　避免阳光直接照射，在阳光紫外线照射强度大的季节，出门时要戴上太阳镜；勿养成眯、眨、挤眼睛的习惯。

二　颈部皮肤护理

（一）颈部皮肤特点

颈部在解剖学上是一个多三角区的部位，组织结构薄弱，颈前外侧的皮肤和皮下组织尤甚，但颈后部的皮肤及皮下脂肪却较厚。因此，身体略显瘦弱者，颈前外侧常是颈骨显露，凹坑四起，肥胖以及长期不锻炼者，后颈又显得肌肤松弛，脂肪臃赘，给人以未老先衰的感觉。颈部的皮脂和汗腺数量只有面部的三分之一，由于颈部油脂分泌量较少，加上长期暴露在外，水分难以保持，随着年龄增长，颈部皮肤弹性丧失、皱纹显露、脂肪堆积，逐渐失去细腻和光滑。

（二）颈部皮肤容易发生的问题

由于日常生活和工作的不良姿势、爱枕过高的枕头睡觉、不注意颈部的防晒等，都容易加速颈部肌肤的老化和松弛，产生颈部皱纹及色素沉着。颈部常见皮肤病包括丝状疣、神经性皮炎等，前者是由病毒感染引起，在颈部分布较多的丝状突起；后者多与神经精神因素有关，由于反复搔抓引起的局部的苔藓样变，瘙痒明显。在夏季由于暴露于强烈日光下可引起颈部日光性皮炎。

（三）颈部皮肤的护理

颈部的护理需注意防止紫外线影响，应防晒，外界环境影响如秋冬季节、气候干燥、风沙较大时，也容易使颈部干燥起皱，需防止颈部皮肤长时间暴露在外。避免频繁低头抬头，减少皱纹的产生；选用合适的颈部护肤品，保护颈部皮肤。

三　躯干部皮肤护理

（一）躯干部皮肤特点

躯干部皮肤尤其是胸背部皮脂腺分布较多，称为脂溢区。在青春期，由于雄激素分泌旺盛，易出现皮脂分泌较多，皮肤油性较大。而在老年人，皮脂腺萎缩，皮肤出现干燥、脱屑。躯干部皮肤比较平展和厚实，对损伤有一定的抵抗力，相对不易受伤。

躯干部尤其前胸和后背正中部为脂溢区，胸背部皮肤因皮脂腺管和毛孔的堵塞，致使皮脂外流不畅，而发生慢性的毛囊、皮脂腺及皮肤炎症，如痤疮、脂溢性皮炎。夏季由于出汗较多，易出现真菌感染发生马拉色菌毛囊炎、花斑癣、体癣；此外，躯干部也易发生玫瑰糠疹。

（二）躯干部皮肤的护理

针对不同的年龄、性别特点在不同的季节给予不同的护理。在夏季，因出汗较多，应勤洗澡，保持皮肤清洁，避免真菌和细菌感染。在冬季，过多的洗澡使得皮肤干燥、粗糙，易引起瘙痒症，应适当控制洗澡的次数，并外涂保湿护肤品。洗澡时易采用温和的洗涤剂，避免碱性酸性洗涤剂对皮肤的伤害。对于躯干部出现的皮肤病，应早期积极治疗。

四 手部皮肤护理

（一）手部皮肤特点

手部皮肤掌面皮肤与手背皮肤不同，手的掌面皮肤有较厚的角化层，皮下有较厚的脂肪垫，手的背部皮肤较薄，皮下脂肪少，所以手部皮肤水分很容易流失，容易变得粗糙，角质层粗厚。手部皮肤由于经常受到外界诸多因素如寒冷、干燥等的影响，化学物质如酸、碱、洗涤剂的刺激及其他机械性摩擦，使皮肤尤其是掌部角质层增厚，该处皮肤缺乏皮脂的润泽，易出现干燥、变硬、变脆。

（二）手部皮肤容易出现的问题

手部是人体容易衰老的部位，很多因素可以导致皮肤的老化，包括：①生理因素：手部皮肤薄而细腻，皮下脂肪少，随着年龄的增加，脂肪还会转移到身体其他部位（如腰部和臀部），从而使手部瘦骨嶙峋，血管显现。②外界因素：如紫外线，是造成皮肤老化最重要的原因之一，双手因长期暴露于阳光下而形成黑斑、皱纹甚至皮肤癌。

经常接触化学品、洗涤剂及从事体力劳动者，手部摩擦较多，容易出现皲裂，皮损常对称发生于指尖、指屈面、掌部等处，表现为深浅不一的裂隙，裂隙较深时，有出血，伴疼痛，一般冬季加重，常引起出血和疼痛。手部皮肤多汗容易得汗疱疹，好发于春秋季节，夏季加重，冬天自愈。手部容易受真菌感染出现手癣。手部的防晒很容易被忽略，由于双手接受到紫外线的机会和时间都较多，容易有皱纹、黑斑、晒斑等问题。

（三）手部皮肤的护理

手部护理应首先注意皮肤表面的清洁，及时清除各种有害物质，提倡多洗手，但若每天洗手次数过于频繁，洗手后表面水分在蒸发的同时，也带走了双手皮肤内的水分，尤其是在严寒的冬季，皮肤油脂分泌较少，保温能力下降，因此洗手后需要涂护手霜加以滋润，否则双手会变得干燥粗糙，甚至造成皲裂。在接触有毒有害物质或做家务时应戴手套加强手部皮肤的防护。夏季应注意防晒。适当增加手部各关节的运动及保持手部温暖，可以加速手部的新陈代谢，从而促进皮肤对营养成分的吸收。

五 足部皮肤护理

（一）足部皮肤特点

足部皮肤最大的特点就是角质层厚。角质层是身体的保护系统，经常摩擦就会增厚，足底与鞋子摩擦的部位容易导致角质层增厚而使皮肤变硬，足部皮肤的皮脂腺不发达，特别是足弓部分没有皮脂腺分布，所以较干燥。脚背部皮肤较薄，常因平时忽视保养显得比身体其他部位的肌肤更粗糙。足部是全身负重的部位，因此走路摩擦易出现问题。

足部皮肤因负重摩擦较多，在成人的足跖、小趾外侧、拇指内侧因物理性刺激好发"鸡眼",皮损为表面光滑、皮纹清楚的粟粒至黄豆大角质物,呈黄色或灰黄色,因压迫末梢神经,行走或站立会引起疼痛。足部皮肤及趾甲易受皮肤癣菌感染而引起足癣或甲真菌病,多见于成年人,足癣常伴有瘙痒,一般冬重夏轻。足部因病毒感染出现跖疣,走路时疼痛明显而影响行走。

（二）足部皮肤护理

足部护理以清洁为主,将双脚浸泡在温水中,可促进足部的血液循环消除疲劳,减轻腿足部的肌肉酸痛、帮助足部与全身恢复活力,每天按摩足部也可改善局部血液循环。足部因皮脂腺不太发达较干燥,因此清洗后需注意局部滋润,坚持每天外擦保湿剂。此外,合理正确地修剪趾甲对足部皮肤健康也很重要,可防止处理不当造成的局部感染。再者,挑选一双合适的鞋,避免足部皮肤受到过度的挤压,并需每日换洗袜子,鞋子也应经常更换穿,以保持鞋内干燥,避免潮湿滋生细菌及足部异味产生。足癣或甲真菌病患者除积极治疗原发病外,还应经常对鞋袜等消毒处理,袜子可煮沸消毒,可在太阳下暴晒,以促进原发病治愈及预防复发。

（杨　森）

第六节　不同年龄皮肤护理

一　年龄与皮肤的关系

从出生到老年,我们的皮肤有着巨大的变化,由于皮肤的厚薄、角质层的功能、皮脂腺及汗腺的分泌情况都随着年龄的变化而不同,皮肤表现出不同的生理特性。因此,对于不同年龄段的皮肤需要根据其不同的生理特点,采取不同的护理方式,以达到皮肤健美、预防疾病发生的作用。

二　婴幼儿皮肤护理

婴幼儿皮肤与成人皮肤相比,在组织结构和功能上有一定差异。

（一）婴幼儿皮肤特点

1. **外观**　从外观上看,婴儿出生时皮肤一般较光滑,饱满,颜色为粉红至红色,出生后2~3天,渐转为粉红色,干燥而脱屑。在婴儿的额头、脸颊、肩膀以及背部被覆细软、浅色的毛发（胎毛）。在面颊、下颌以及鼻背处常可见黄色的丘疹,为增大的皮脂腺形成的粟丘疹,一般于出生后数周内消退。由于体温调节能力较差,婴儿在遇冷时唇部、手足会出现发绀。啼哭时皮肤迅速变红。受母体性激素的影响,某些婴儿会在出生后数周内形成轻微的新生儿痤疮。

2. **结构**　婴幼儿皮肤与成人皮肤相比,在显微结构上存在着显著的差异。婴幼儿角质层形成的皮肤网格状结构密度较成人高。婴儿角质层厚度比成人薄30%,表皮层比成人薄20%~30%,真皮的总厚度也比成人低。在表皮层中,颗粒层及棘细胞层的相对比例较成人低,说明婴儿的细胞更新速度更快。这可能是婴儿皮肤较成人皮肤伤口愈合能力更强的原因。尽管黑素细胞的密度与成人相仿,但婴幼儿黑素的合成较少。在真皮层中,胶原蛋白以Ⅲ

型为主，而成人真皮中的胶原蛋白主要为Ⅰ型。婴幼儿的网状真皮层较成人薄。绝大多数弹力纤维是在出生后形成的，直到三岁左右才达到完全的成人结构。所以婴幼儿皮肤弹性差。刚出生时婴儿的汗腺密度（手臂977/cm²）比成人高（手臂114~241/cm²）。大汗腺较小且无功能。刚出生时皮脂腺大且活动旺盛，但几周内大小和活力都迅速减弱。脉管系统直到三个月大结构才完整。皮肤血管、神经网直到青春期才发育完全。大部分神经为狭窄的无髓鞘的感觉神经和自主神经。

3. 功能

（1）婴儿皮肤的体温调节功能较成人差。体温调节主要通过汗腺和皮肤血管系统来完成。汗腺通过交感神经系统的胆碱能纤维而激活。在出生后的头两年半内，汗腺分泌相对不活跃，可能是因为婴幼儿皮肤的神经网发育完全。成年人开始出汗的温度（女性32℃，男性29℃），而新生儿高达42℃。因此新生儿抗高热能力差，且易出现汗液潴留形成痱子。因此，冬天要注意保暖，夏天要保持皮肤干爽。

（2）经表皮水分流失（transepidermal water loss，TEWL）是皮肤屏障功能的一个敏感指标，同时关系到角质层的渗透性和皮肤的水合作用，新生儿由于胎脂的作用，其TEWL较成人低，而婴儿皮肤屏障功能不完善，TEWL较成人高。因此，婴幼儿皮肤更需要保湿。

（3）婴幼儿的皮肤在防止局部外用药物或有毒物质渗透方面较成人皮肤差。婴幼儿的皮肤屏障功能不健全，容易受到外部刺激的伤害。婴幼儿皮肤脂肪含量高，因此脂溶性物质更易通过皮肤，导致婴幼儿对脂类物质的渗透性较成人高，而且婴幼儿体表面积与体重比例高，所以对外用药物和毒性物质的吸收增高。

（4）婴幼儿免疫系统不完善，对过敏原的免疫应答能力低，而且对一个儿童来说，需要3~5年的时间才能对一个特殊的过敏原致敏。小儿通常生活在一个相对受保护的环境中，因此较少有机会反复暴露于某个潜在的过敏原下。婴幼儿期常见的皮疹（尿布皮炎和面部皮炎）通常为原发性刺激性接触皮炎，而非变态反应性接触性皮炎。婴幼儿期体液免疫力和细胞免疫力皆低下，所以婴幼儿易受到微生物的侵犯。

（5）出生时黑素的生成很少，儿童的色素生成仍然较少，婴幼儿暴露于阳光下很容易晒伤，因此，婴幼儿皮肤更需要防晒。

（6）婴儿期特殊的皮疹——尿布疹，是由于局部潮湿封闭的环境、排泄物中细菌的刺激、尿液中的氨及pH的改变造成的。因此，婴儿皮肤应该保持清洁。

（二）婴幼儿皮肤护理

婴幼儿皮肤从结构来说，皮肤屏障功能尚不健全。因此，婴幼儿皮肤护理的主要目的是维持表皮屏障的完整性，去除、预防、减低婴儿周围环境可能产生的致病因素。

1. 避免接触刺激性或敏感性物质，比如刺激性强的洗涤剂和肥皂。

2. 减少与环境中过敏物质的接触。

3. 减少有毒化学物品的渗透。

4. 坚持使用增强皮肤屏障功能、安全性好的保湿产品，尤其是出生后2~4周内的、孕龄少于33周的早产儿，以维持适宜的水分。

5. 使用油剂保护和清洁皮肤（特别是尿布区域），使用粉剂以减少摩擦（特别是皮肤皱褶部位）。

6. 避免太阳暴晒，规律性地使用物理性防晒剂（半岁以上）。

三　青少年皮肤护理

（一）青少年皮肤特点

进入青春期后，性激素分泌明显增多，人体第二性征开始发育，皮脂腺分泌旺盛，角质形成细胞增生活跃，真皮胶原纤维也开始增多，并由细弱变为致密。因此，这个时期的皮肤状况最好，皮肤显得坚固、柔韧、光滑和红润。但是，由于青春期性激素分泌增加，皮脂腺分泌旺盛，开始出现痤疮、粉刺、毛囊炎等皮肤病。因此，这个年龄段的皮肤护理主要是加强皮肤的清洁、控油及保湿和防晒。

1. 性激素受体与皮肤　所有的类固醇/糖皮质激素，都是通过与细胞核上的受体结合，才能发挥对基因转录和蛋白表达的调控作用。雌激素的主要受体（estrogen receptor，ER-β）在表皮、血管、真皮的成纤维细胞和外毛根鞘都有较高的表达，而雌激素的经典受体（estrogen receptor，ER-α）及雄激素受体则定位于毛乳头处。这三种受体在皮脂腺中均有表达。在汗腺中，ER-β高表达，而雄激素受体和孕激素受体表达稍弱。在脂肪组织中，激素受体的表达与部位有关，已知在皮下脂肪组织中，ER-β高表达。这些均表明，类固醇激素在细胞的增殖和分化、皮肤发挥其功能、附属器的发育、脂肪的分布等方面均发挥着重要的作用。

在青春期，男性和女性的性腺均可分泌睾酮。女性体内的大部分睾酮在卵巢内被转化为雌二醇。无论男女，肾上腺素均可将胆固醇的代谢产物——脱氢表雄酮转化为雄烯二酮，后两者均具有弱于雄性激素的活性。一旦进入血液循环，就在芳香酶的作用下被外周的靶器官转化为雄激素或者雌激素。除性腺外，表达芳香酶的组织还有骨、大脑、血管、胎儿肝脏、胎盘、脂肪组织和皮肤。女性体内的雄激素，20%由卵泡内膜细胞产生，25%由肾上腺皮质生成，50%是在肝内由卵巢与肾上腺皮质激素的前身物质——雄烯二酮以及脱氢表雄酮等转变而来。

2. 性激素与痤疮　在青少年时期，痤疮（青春痘）的发生率高达75%。皮脂腺上既表达雌激素受体又表达雄激素受体。这两种激素对皮脂腺的功能都有一定的影响。在青春期，雄激素水平迅速升高，刺激皮脂腺的生长及皮脂的过度分泌。皮脂过多导致毛囊漏斗部脱落的上皮细胞团更加黏着，不易排除从而形成粉刺。皮脂是痤疮丙酸杆菌的营养来源。在皮脂丰富的环境里，这些细菌得以大量繁殖。痤疮丙酸杆菌产生的脂酶，能够将甘油三酯转化为自由脂肪酸，从而刺激形成炎症。局部的免疫系统能够识别细菌，释放炎性介质进而增强炎症反应。

（二）青少年皮肤的护理

油性皮肤要用强效的控油产品。建议使用油性皮肤专用的洗面产品，如含有水杨酸成分的泡沫洗面奶。含有磨砂颗粒的洗面产品有助于清除粉刺，可以定期使用。爽肤水非常适于油性皮肤使用。如需使用保湿产品，建议使用乳液、凝胶等剂型，而不是较油腻的霜膏类护肤品。防晒霜常常为油溶剂型，会加重皮肤的油腻程度，可以在涂完防晒霜后外涂一层粉剂，能减轻油腻感。如果在粉刺的基础上出现炎性丘疹、脓头、囊肿或脓肿，则需外涂含有过氧化苯甲酰、维A酸、水杨酸或其他消炎成分的药物，严重时还需系统治疗。

饮食上，尽量避免油脂含量高、热量高、糖分高的食品，限制奶制品的摄入，含维生素A较高的食物具有控制油脂分泌的功效，如胡萝卜、杏干、蛋黄、动物肝脏、芒果、菠菜等。

四 中年人皮肤护理

随着年龄的增长，由肾上腺素分泌的脱氢表雄酮和硫酸脱氢表雄酮脂的分泌不断下降，新陈代谢减慢，由此而引发一系列年龄相关的皮肤改变。表皮中角质形成细胞更替时间延长，天然保湿因子、神经酰胺等含量下降。真皮中胶原纤维的新生不明显，透明质酸含量下降。因此，皮肤含水量降低，皮肤变得干燥。在面部某些特定部位，如眼角、前额等处开始出现皱纹。由于累积的光损伤，在曝光部位（如面、四肢伸侧）出现光老化迹象，包括角质层增厚，表皮局灶性增厚，皮肤干燥，不规则色素斑点。真皮胶原蛋白减少，弹力蛋白变性，透明质酸减少。在这个阶段，女性怀孕期及更年期由于激素水平迅速地增高或下降，导致皮肤上出现显著的变化。

（一）中年人皮肤特点

皮肤开始变薄、萎缩、干燥、伤口愈合缓慢但不易形成瘢痕。胶原蛋白、弹力蛋白及透明质酸的合成下降、皮肤充盈度及弹性下降、皱纹开始形成并逐渐增多。在更年期后的头五年，胶原蛋白的含量下降30%。经皮水分丢失增加，提示皮肤屏障功能下降。

1. **怀孕期**　由于雌、孕激素的分泌一直处于较高的水平，色素细胞的功能活跃，易受到紫外线的刺激而形成色素沉着。原有的雀斑等会加重，在额头、两颊甚至鼻背、上唇等处会形成大片的黄褐色斑片，即妊娠斑或者黄褐斑。受雌激素的影响头发会变得浓密，一般于产后6个月左右恢复。指甲脆性增加，皮脂腺分泌增加，导致皮肤偏油腻，甚至形成痤疮。由于体重增加迅速，真皮胶原蛋白及弹性蛋白承受不了张力而出现妊娠纹。怀孕期间容易发生湿疹、过敏和妊娠瘙痒。

2. **更年期**　女性更年期是指妇女从卵巢滤泡功能开始衰退至完全丧失为止的一个转变时期，通常为42~58岁。从更年期开始，血中雌二醇含量迅速下降，导致一系列症状突然出现，如潮热、自主神经功能紊乱、皮肤干燥等。男性随年龄的增长睾丸功能衰退的过程被称作"男性更年期"。事实上，从19岁开始，睾酮的分泌便以每年1%的速度递减。因此，男性更年期症状的出现不同于女性，是缓慢而渐进的，包括：性功能减退、性腺功能减退和心理的改变。

（二）中年人皮肤护理

使用保湿护肤品，定期进行皮肤护理，能加强皮肤含水量，延缓皮肤衰老，改善皮肤屏障功能。增加皮肤的营养，使用功能性化妆品，如含有抗氧化剂的精华素等。抗氧化剂包括：大豆异黄酮、绿茶提取物、石榴提取物等，能增加皮肤抵抗活性氧基团的能力，促进真皮胶原的合成，延缓皮肤的衰老。坚持使用防晒霜，避免皮肤出现过早的老化。外用维A酸、维生素C、果酸等护肤品能够促进皮肤的新陈代谢，刺激真皮成纤维细胞的活性，从而能有效地预防且治疗皮肤的光老化。怀孕期间，要做好防晒，避免妊娠斑的形成。适当控制体重和水肿，减缓妊娠纹的产生。有证据表明，绝经期妇女进行激素替代疗法（hormone replacement therapy，HRT），口服雌激素六个月后，胶原蛋白的含量能增加6.5%。而外用雌激素也能增加胶原蛋白含量和皮肤的厚度。除常规清洁皮肤外，最好使用保湿医学护肤品。

五 老年人皮肤护理

皮肤的老化包括内源性老化和外源性老化。内源性老化又称时间老化，是随着时间的推移，受遗传信息支配的老化过程，为不可逆过程。外源性老化是机体在外界环境，如紫外线、污染、吸烟、饮酒、低营养、压力等因素的长期而累积的影响下发生的老化过程，是可以避免的老化。面部皮肤的老化80%来自于光老化的损伤。

（一）皮肤老化的特点

表皮细胞的更替速度变慢，导致角质层堆积，皮肤显得粗糙晦暗。创伤后修复时间显著延长。黑素细胞的数目每十年减少8%~20%。因此老年人色素痣的数目显著减少。由于黑素细胞减少，黑素产生减少，所以皮肤对于紫外线的保护作用下降，易患皮肤癌。真表皮交界处变平，使得真表皮之间的连接面积变小，导致表皮的营养供应减少，皮肤变脆。真皮厚度减少20%，真皮中细胞数量减少，血管数量减少。胶原蛋白每年减少1%，细胞外基质的主要构成成分为糖胺聚糖，其保水能力在老年人皮肤中显著下降。皮肤松弛下坠，干燥缺水。面部以及手背、胫部的皮下脂肪减少，而腰部（女性）和腹部（男性）的脂肪堆积。

1. **内源性老化特点**　在非曝光部位如腹部和四肢的屈侧，皮肤的老化主要为内源性老化。皮肤光滑无色斑，表情纹加深但皮纹的几何形状不变。光镜下可见表皮变薄，皮嵴变平，真表皮结合处变平，角质形成细胞增大，表皮黑素细胞密度降低。真皮萎缩，胶原纤维变细，排列疏松，但数量增加，Ⅲ型胶原蛋白和Ⅰ型胶原蛋白的比例升高。弹性纤维变细、断裂，数量减少，皮下脂肪变薄。

2. **外源性老化特点**　在曝光部位如面颈、前胸和四肢的伸侧，皮肤出现深而粗的皱纹，局部色素过度沉着，如雀斑、日光性雀斑样痣、脂褐素堆积形成的皮肤黄褐色外观、点滴状色素减退斑等。皮肤失去光泽和弹性，脆性增加，易出现紫癜，毛细血管扩张，皮肤上可出现各种良性的、癌前性或恶性肿瘤，如：皮赘、脂溢性角化病、鳞状细胞癌等。在光镜下可见表皮萎缩但有局灶性增生，局部黑素细胞增多。真皮炎性细胞浸润，胶原蛋白断裂、增厚，水溶性增加，嗜碱性变。弹力蛋白变性（弹力蛋白增粗、相互交联、聚集成块）。毛细血管扩张、扭曲，管壁增厚并发生弹性纤维变性。

（二）老年人皮肤护理

老年人皮肤屏障功能较差，因此应温和清洁皮肤，避免使用刺激性大的洁肤产品。老年人由于皮脂腺、汗腺萎缩导致皮脂分泌减少引起的皮肤瘙痒，应加强皮肤的补水及脂质成分，每天使用强效的保湿霜。如定期进行果酸、水杨酸治疗或者外用维A酸类产品，能有效增强表皮及真皮的新陈代谢，促进角质层的正常脱落，避免其堆积，刺激真皮胶原蛋白的合成。使用抗氧化剂或者其他营养霜，为皮肤补充脂质，增强细胞抗击氧自由基的能力。一些换肤治疗，如强脉冲光、激光、光动力治疗，能有效地去除色斑，改善皮肤颜色和质地，促进真皮胶原蛋白的合成和重排，从而改善皱纹。定期进行皮肤按摩，促进皮肤的血液循环，改善皮肤的营养供应。根据日常活动和季节的变换，选择不同防晒指数的防晒霜，有效预防皮肤癌和癌前病变的发生。

（李远宏）

第七节　不同性别皮肤护理

一　性别与皮肤的关系

直接影响肌肤的是雄性激素和雌性激素。由于两性生理特点的不同，决定了两性皮肤具有不同的特点：

男性的皮肤较粗厚，女性的皮肤较细柔。粗厚的皮肤结实，细柔的皮肤娇嫩，因此，女性皮肤比男性皮肤更易受损伤。

男性的皮肤油脂分泌多，女性的皮肤油脂少。油脂多的皮肤易沾污物，尤其是脂溶性有机物质和许多种微生物积蓄，而诱发炎症和感染。

男性毛多，毛孔较粗大，细菌、真菌、病毒等可以长驱直入，引发感染。女性毛少，毛孔较细小，感染机会相应少一些。

男性皮肤的黑素含量，特别是面部等暴露部位一般高于女性，由于黑素有光保护功能，因而男性的日光皮炎、日光疹发病率低于女性。女性皮肤更需要防晒。

男性的皮肤血管收缩与舒张调节机制比女性的效率高，这就是为什么男性的冻疮发病率低于女性的原因。

内脏器官的病态经常向皮肤输送信息，激发反应，这在男女都一样，但女性比男性更敏感。情绪激动、兴奋时，女性比男性更易脸红。月经、怀孕等都可带来各式各样的皮疹，其中如月经疹、妊娠瘙痒、妊娠疱疹等不少问题都涉及皮肤保护。

男性反应敏感度虽弱于女性，但对雄性激素的反应却很强烈。这就足以解释为什么尽管男女血液中都有雄激素，而青年男性的痤疮发病率高于女性。

由于两性皮肤在结构和生理方面有明显的不同，所以，在确定皮肤保护措施时就不能千篇一律，而需分别对待。

二　女性皮肤护理

（一）女性皮肤特点

女性激素分泌状况对皮肤的影响很大。女孩从发育开始，雌激素分泌逐渐旺盛，皮下脂肪趋于发达，皮肤变得润滑、光泽，富有弹性，身体也逐渐显示出女性特有的曲线美。女性皮肤最美的时期为15~25岁，20岁为最佳期，这是激素分泌所致。这种状况一般可保持至40岁左右，之后由于年龄的增长，皮肤状况随着女性激素分泌的周期性变化而变化，在月经期皮肤特别敏感，显得粗糙，而在排卵期皮肤特别光滑细柔。同时，怀孕期的女性容易出现黄褐斑，皮肤也较粗糙，而进入哺乳期后黄褐斑会慢慢消退，皮肤又会变得亮丽了。总之，女性皮肤细柔、娇嫩；皮脂的分泌量较少，毛囊皮脂腺开口较小；毛发少；黑素含量较少，显得比较白净；皮肤血管收缩调节能力较弱。因此，女性皮肤容易遭受紫外线等外界因素的伤害，易患冻疮、下肢静脉曲张等。

（二）女性的皮肤护理

1. **清洁**　清洁脸时最好选用矿物质含量较少的软水，采用冷水和热水或温水交替冲洗的方法。千万不要用皂性的、碱性的洗面剂来洗脸，要用弱酸性、中性的，这样它本身能起到保护皮肤的作用。

2. **保湿**　用油脂含量比较多的滋润水。任何一种皮肤都需要补充水分，油性皮肤也不例外。

3. **防晒**　紫外线对皮肤的伤害不只是夏天才有，冬天也有，冬天可以用防晒指数低一点的。

4. **面部按摩保健**　按摩皮肤可以使真皮血管丛扩张充血，血流加快，从而能给皮肤输送足够的营养，促进皮肤的新陈代谢，防止真皮乳头层萎缩，增进弹性纤维的活力。

5. 饮食合理，睡眠充足。

6. 调和精神，保持乐观。

三　男性皮肤护理

（一）男性皮肤特点

男性的雄性激素分泌量一直到老年变化都不大，这也是男性皮肤不易衰老的原因。由于男性激素活动过频刺激皮脂分泌，所以油脂及汗水分泌比较多，平均油脂分泌量是女性的两倍。因此，男性皮肤一般偏向油性，pH值为4.5~6.0。当旺盛的分泌物未被及时清洗、疏导而堵塞毛孔，皮肤会容易患痤疮。男性皮肤角质层平均比女性厚16%。皮肤老化痕迹出现得比女性晚但特征更明显，在30~50岁之间皮肤的紧致度减少约25%；35岁以后，男人迅速进入衰老队伍，新陈代谢和身体各项功能严重下降。男性的肌肤更易干燥、脱水。血液循环速度比女性快50%，并且耗氧量较大。眼周肌肤更易产生细纹，易显疲劳。男性的肌肤拥有更多的毛发，频繁地剃须也使毛发生长得更快，不适当的剃须会滋生细菌，使肌肤受损，容易提前老化。

（二）男性的皮肤护理

1. 应适当做面部按摩，以促进血液循环、增加肌肉的弹性，使面部更加润泽、光滑和富有弹性。

2. 减少皮脂和污垢，使皮肤保持清爽。男性护肤品常采用物理吸油或化学调节等方式控制皮脂的分泌，减少痤疮、脂溢性皮炎等疾病的发生。

3. 野外露天作业时，最好也应外搽防晒霜，以保护皮肤免受紫外线的伤害。

4. 应选用安全方便的剃须用品，确保剃须时不损伤皮肤，剃须后使用滋润爽肤的护肤品，以减少皮肤刺痛和紧绷感。

5. 入睡前同样应该彻底清洁皮肤。通常可选用洗面奶等刺激性较小的清洁用品，洗净后，外涂少许润肤露，以保持皮肤的滋润。

6. 男性虽然不像女性那样惧怕皱纹，但早衰或衰老依然是健康的大敌。抗衰护肤品一般具抗氧化和抗紫外线功能，但男性应以清爽为主，不似女性护肤品那样"白、腻"。

总之，皮肤的保养对男性和女性有着同等重要的意义。

（李承新）

第八节　不同季节皮肤护理

一　气候、环境与皮肤的关系

气候、环境因素对皮肤性状的影响很大，人类不同的肤色就是受自然环境的长期影响形成的。白种人的祖先生活在寒带、温带高纬度地区，由于他们所生活的地区气候较寒冷，阳光稀少，紫外线弱，因此人们的肤色浅淡，这种白皙的肤色易于吸收微弱的紫外线，有利于身体的发育。黑种人的祖先生活在赤道附近热带地区，由于光照强烈，紫外线强，气温高，因而皮肤中的色素颗粒大而多，黑素小体转移到皮肤表面使皮肤呈黑色，可以抵挡强烈阳光的损伤。黄种人介于上述两者之间，大多居住在气候温和的温带地区，皮肤内黑素的量和形态居于黑、白种人之间，肤色呈黄色，以适应温和的气候。

皮肤会随着季节变化而发生不同的改变。春秋季皮肤容易干燥、敏感；夏季由于温度升高，皮脂腺分泌旺盛，皮肤偏油性；而到了冬季，由于气温下降，天气干燥，皮肤又会偏干性，甚至发生皲裂。日晒也会对皮肤产生影响，最明显的是引起日晒伤、皮肤光老化及其他一些皮肤病，因此使用化妆品不但要根据自己的皮肤性质合理选用，还要根据季节和气候的改变而适时调整。

二 不同季节护理

（一）春季皮肤护理

春季气候逐渐温暖，皮肤新陈代谢逐渐旺盛，皮脂腺、汗腺分泌逐渐增强，可根据皮肤性状，选用保湿效果好的滋润化妆水，油脂适当的护肤霜。春天自然界的各种花粉、柳絮漫天飞扬，易引起皮肤过敏反应，发生颜面皮炎，清洁皮肤的同时应注重防敏；此外，紫外线强度加强，需做好防晒。使用防晒系数（sun protection factor，SPF）为15左右的防晒霜。

（二）夏季皮肤护理

夏季气候炎热，皮脂腺分泌旺盛，较多的皮脂与代谢产物堆积在皮肤表面，与外界的灰尘、细菌黏合附着，易导致粉刺或脓疱形成。夏季阳光中强烈的紫外线使皮肤被灼伤或引起日光性皮炎，加速皮肤的老化，使皮肤增厚、粗糙、失去弹性，严重的还会诱发皮肤癌。因此，夏季护肤品选择的重点在于控油、防晒和修复皮肤。不宜使用霜、膏型化妆品，选择适当的收敛性或控油化妆品以减少皮脂。夏季洗浴次数增加，应注意不要频繁使用洗涤剂，并要选择无刺激性的中性洗面奶、浴液。外出前应在皮肤裸露部位涂上防晒霜或防晒油，防晒系数为15~30，眼睛周围也应使用防晒眼霜，外出应带上草帽、太阳伞、太阳镜，遮挡紫外线，并注意避开辐射高峰期（上午10点至下午3点）。若有晒伤现象，应及时用冷牛奶或矿泉水冰敷，控制晒后的炎症反应，并使用晒后修复霜，特别注意在晒伤后的两周内不要按摩或使用面膜，以防诱发皮肤敏感。此外，夏季皮肤容易晒黑，晚上应使用美白护肤品促进皮肤修复。

（三）秋季皮肤护理

秋季温度、湿度降低，皮肤代谢逐渐减弱。应适当参加户外运动，让皮肤适应冬天的到来。此时的化妆品的选择应该以增加皮肤水分、油脂为目的，如奶液、霜类。也应注意全身应用润肤露。白天外出可使用防晒系数为8~15的防晒日霜。

（四）冬季皮肤护理

冬季寒冷干燥、多风、少雨。皮肤血管收缩，代谢低下，皮肤含水、含脂量明显减少。此时易出现粗糙、脱屑甚至皲裂，也易发生外伤和冻疮。此时化妆品的选择应以营养皮肤、增加皮肤含脂、含水量、柔润皮肤为目的，如含脂较多的冷霜、乳剂、油膏等。勿洗浴过度频繁，洗浴后使用保湿剂。如果皮肤较干燥，晚上可配合使用保湿面膜。冬天同样也要注意防晒，可使用防晒系数为8~15的防晒日霜。

（袁　伟）

第九节　不同种族皮肤护理

一　种族与皮肤的关系

人类由于遗传基因及地理环境等因素的影响，出现不同肤色的人种。根据人的肤色、毛发的颜色和形态、眼睛的颜色及面部特征，大致分为黑种人、白种人和黄种人。不同种族的皮肤特点性状受以下因素影响。

（一）基因

不同种族的固有肤色是由遗传基因决定的，研究发现，SLC24A5基因编码一种位于黑素小体膜上的钾离子依赖性阳离子交换蛋白，对维持黑素小体内外钙离子和氢离子浓度梯度具有重要作用，这种离子梯度的形成参与黑素在黑素小体内的合成过程，且该基因第三外显子上的单核苷酸多态性可引起丙氨酸/苏氨酸的多态性，带A等位基因的个体在白种人中分布频率最高，带G等位基因的个体在黑种人中分布频率最高，黄种人A或G分布频率居中，因此对肤色具有决定性影响。

（二）环境

在环境因素中，紫外线的辐照强弱是人类形成不同肤色的重要影响因素。生活在横跨赤道的非洲热带地区和西太平洋赤道附近的人呈黑色或棕色皮肤，这些地区太阳直射，紫外线辐照强；高纬度的北欧寒冷地区，太阳斜射，紫外线辐照较弱，最初生活在这些地区的人则进化成了肤色浅的白种人；黄种人则起源于太阳及紫外线辐射适中的温带地区。

（三）色素

肤色是人种的重要标志。人类皮肤的颜色由四种生物色素构成，即黑素细胞合成的黑素、红色的氧合血红素、蓝色的还原血红素和黄色的胡萝卜素，其中黑素是决定肤色的主要色素。肤色还与皮肤的血管分布及血红蛋白的含量有关，氧合血红蛋白使皮肤呈红色，而还原血红蛋白则使肤色呈紫蓝色。肤色最浅的北欧居民，微血管透过皮肤，使肤色略呈粉色；黑种人红细胞及血红蛋白含量比其他人种每立方毫米高出15%~20%，这也是黑人较其他人种肤色深的原因之一。不同肤色的各种族间，相对应的皮肤内所存在的表皮—黑素单位是相同的，即各种族间不同肤色的差异，不是由黑素细胞数目多少决定的，而是与黑素细胞合成的黑素的质与量及黑素在表皮内的分布有关。白种人皮肤内黑素小体仅少量地存在于基底细胞内，只有Ⅰ期、Ⅱ期、Ⅲ期黑素小体，没有Ⅳ期黑素小体；黄种人表皮内为Ⅱ期、Ⅲ期、Ⅳ期黑素小体；黑种人为Ⅳ期黑素小体，且这些黑素小体可见于表皮各层细胞内。黑种人的黑素小体较大，降解速度慢。白种人和黄种人黑素小体少且以复合体的形式存在，这些表现都是由遗传基因决定的，且为适应自然环境长期进化而成，从而决定了不同种族的皮肤颜色。

（四）皮肤质地

不同种族的皮肤除了肤色有明显的差别外，在皮肤质地、汗腺及皮脂腺的分泌代谢也存在一定差异。黑种人汗腺数量较白种人多，汗腺分泌旺盛，有利于散热。皮脂分泌也较白种人多。由于长期紫外线的作用，黑种人的角质层较厚，对外界刺激的耐受力较强；白种人皮脂分泌相对较少，皮肤略显干燥，皮肤色素较少，易导致紫外线的损伤，诱发光敏性皮肤病，皮肤恶性肿瘤的发生率较高；黄种人皮肤介于白种人和黑种人之间，皮肤较为细腻，面部毳毛少，但较易致敏。不同种族和肤色可能对皮肤的敏感性有一定的影响，有学者研究显示，白种人和亚洲人比黑人皮肤敏感，但也有的研究结果与之相反，可能影响不同种族皮肤敏感性的还有其他因素。

二 不同人种皮肤护理原则

（一）黄种人皮肤护理

黄种人大多生活于温带地理环境，四季分明，气候相对温和，不同的性别、季节、环境的皮肤护理参照前述（第六、七节）进行护理，紫外线辐射不及热带地区强烈，应根据地域的海拔高度、不同纬度、风沙的强弱，注意针对性地进行有效遮盖和防护，外出时使用SPF值为15左右的防晒霜，预防皮肤发生光老化。黄种人皮肤较为细腻，在选用护肤品时，应根据不同的年龄及皮肤特点以深层保湿、抗皱、美白为主。对于油性皮肤的东方人，不要盲目地使用西方国家进口的化妆品，因西方人皮肤保湿因子较为缺乏，护肤品中大多油脂含量较高，用后可能会有不适感，尤其要注意是否会产生过敏反应。

（二）白种人皮肤护理

白种人皮肤色素含量少，屏蔽遮挡紫外线的能力差，易发生日晒伤、光敏性皮肤病、日光性角化病、光老化及皮肤癌等。因此对于白种人的皮肤护理，防晒是重点，外出时根据情况应使用SPF20~30的防晒霜。白种人皮脂分泌较少、相对缺乏天然保湿因子，皮肤较为干燥，护理时应注意使用保湿润肤剂和抗衰老剂。

（三）黑种人皮肤护理

黑种人皮肤色素颗粒大、含量多，分布于表皮全层，对紫外线的照射有较强的适应性，不易发生日晒伤和光敏性皮肤病。长期的日光照射，黑种人皮肤角质层相对较厚，也增强了对日晒及外界刺激的抵抗力。但根据情况，应适度地进行防晒，预防皮肤的光老化及面部的毛细血管扩张。黑种人由于居住的地域气温高，汗腺较发达，汗液分泌量大，皮脂分泌也较多，皮肤护理应以清洁、控油、去角质为主，以预防皮炎、湿疹、痤疮等皮肤病的发生。

（鲍海平）

思 考 题

1. 皮肤健美的主要标志是什么？
2. 影响皮肤健美的内因和外因有哪些？
3. 皮肤分类的主分类及次分类标准是什么？
4. 简述日常皮肤基础护理的步骤。
5. 简述中性、干性、油性及敏感性皮肤的护理要点。
6. 简述婴幼儿皮肤特点及护理要点。
7. 简述老年人皮肤特点及护理要点。

| 第五章 | 毛发及甲的保健 |

第一节 毛发保健

一 毛发健美的标志

健康头发特征包括：清洁，没有头皮屑；滋润，有弹性；不油腻，柔软蓬松；形态正常，易梳理和造型；有光泽，色泽均一；疏密适中，生长分布均匀。自然健康的头发给人的感觉是既强韧又柔软的，无论干燥或潮湿都不容易打结。头发可通过清洁、护发等使其恢复健康。

二 毛发分类

这里的毛发特指头发，可根据干燥及油腻程度，分为：中性、油性、干性头发。

（一）中性头发

此型头发柔滑光亮，不油腻，也不干枯，没有烫发、染发或漂白，头发易定型及吹梳整理。

（二）油性头发

此型头发油腻发光，毛囊皮脂腺分泌旺盛，皮脂供过于求，发干直径细小，柔软无力，容易粘在一起，造型困难，洗发后头发很快变得油腻，容易变脏。

（三）干性头发

头发皮脂分泌少，没有油腻感，头发表现为粗糙、僵硬、无弹性、暗淡无光，发干往往卷曲，发梢分裂或容易缠结成团，梳理困难，易断裂、分叉和折断，一经化学处理，如烫发、漂白和染发，日光暴晒、狂风久吹、空气干燥、强碱肥皂等，均可吸收、破坏头发上的油脂并使水分丧失。含氯过多的游泳池水以及海水均可漂白头发，导致头发干燥受损。

三 毛发的损伤

头发具有保护头皮的作用，防御和抵挡日常生活中外界各种物理和化学因素等刺激。但是头发本身易受多种因素的损伤，导致其形态和理化性质的改变。

（一）物理损伤

是指外力对头发造成的损伤。梳理头发时梳子的牵拉和摩擦是日常生活中常见的物理损伤因素，如梳齿的密度较大或逆向梳理则损伤更显著，可造成毛小皮排列紊乱甚至剥落，头发失去光泽，严重时导致发干分叉断裂。此外，使用钝剪刀修剪头发时，容易形成长长的锯齿状边缘，使毛小皮易损伤。

（二）化学损伤

是指由化学反应引起的头发角蛋白结构变化所致的损伤。烫发、拉直、染发和漂浅等美发过程中使用的化学剂在一定程度上损伤头发，这些化学物质首先破坏毛小皮表面的疏水性保护层，使毛小皮变得粗糙容易剥蚀（图5-1）、表面出现许多小空洞，继而穿透毛小皮进入皮质。在毛皮质中化学剂（包括烫发剂、拉直剂、染发剂和漂浅剂等）与角蛋白或黑素发生氧化还原反应，改变头发纤维的内部结构，导致头发的含水量降低、断裂强度下降、弹性及韧性减弱。此外，环境中的各类化学物如雨水、汗液、游泳池消毒液及空气污染物等均可能对头发造成化学损伤。

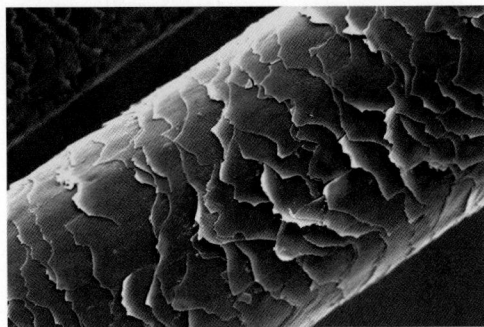

图5-1　染发后毛小皮上翘（扫描电镜，×800）

（三）热损伤

烫发过程中高温可造成毛小皮变形、发干水分丢失，头发干燥弹性下降易断裂，还可使头发的角蛋白变软，头发膨胀，容易断裂。有时温度迅速升高可在头发中形成水蒸气，以致发干膨胀，部分区域甚至形成泡沫状发（bubble hair）。

（四）光损伤

日光中的紫外线可使头发角蛋白中的酪氨酸、色氨酸和胱氨酸等基团发生光降解（photodegradation），导致头发干枯、脆弱易断。此外，黑素在紫外线作用下受到氧化而产生褪色现象，称为日光的漂浅作用（photobleaching）。

四　头皮及毛发的特点

（一）头皮的特点

头皮是孕育和滋养头发的土壤，头皮不健康将直接或间接地影响头发的状态。与身体其他区域的皮肤相比，头皮有其独特而明显的特征：

1. 头皮表皮角化及更新速度比较快，约是身体其他部位的两倍。大部分头皮的角质层都比颈部皮肤的厚。

2. 皮屑（角质细胞脱落聚集）是头皮的正常特征，但在头皮屑或脂溢性皮炎中头皮脱屑异常增多。

3. 头皮兼有各种高度活性的皮肤附属器（皮脂腺、汗腺、终毛毛囊）。这些附属器每日分泌较多的水、电解质、氨基酸及脂类，为共栖菌群源源不断地提供能量。

4. 头皮暴露于自然环境中，更多地受到各种负面因素的影响，包括阳光照射、大气、雨水污染、电吹风加热、梳子的摩擦等。

5. 健康成人的头皮面积为650~700cm^2，头发总数为10万~15万根，头发表面覆盖相互重叠的4~5层毛小皮及纤维表面具有多孔性使得污物容易残留。这些污物主要是来源于头皮的角质碎屑。

（二）毛发的特点

头部皮肤最大的特点是头皮覆盖着大量的毛发。头部的毛发俗称头发，是一种长而粗硬的终毛。头发的外形有直形、卷曲形、波浪形和螺旋形。头发的直径：欧洲人为50~90μm，亚洲人约为120μm。直径小于60μm为细发，60~80μm为中等发，超过80μm则称为粗发。黑素颗粒的种类和数量决定头发的颜色，头发可有黄色、白色、黑色等，但头发的颜色在人类无生物学功能，它不能保护头发不受日光和其他因素的损伤，黄种人的头发多为直形，形态呈直的圆柱形，黑色，较粗。头发密度在所有毛发中最高，约为10万根，头顶部毛发密度约为300根/cm²，后顶部为200根/cm²。头发与皮肤表面约呈40°的倾斜度。许多毛发的倾斜方向是一致的，称为毛流，可以表现为许多不同的形态。

五 毛发的护理

毛发一旦受损，很难完全恢复。头发护理的目的在于预防头发损伤。减少头发损伤的方法，应避免损伤头发的有害因素，同时使用优质、合适的洗发、护发产品进行护理，减少头发表面的摩擦力，降低头发上的静电作用，从而保持毛小皮及毛皮质的完整性。

1. 避免头发受物理、化学、热及日光损伤

（1）头发的牵拉和摩擦是头发损伤的常见物理因素。因此，应选用梳齿密度大的梳子梳头，以减少摩擦力及对头发的拉伸力；不逆向梳理头发；不应频繁、过度、暴力地梳理头发。

（2）劣质的洗发护发产品、烫发剂、染发剂、漂白剂等化学用品中化学成分常导致头发的含水量降低，弹性、韧性减弱，容易断裂。因此，应避免使用劣质的护发产品，避免经常使用烫发剂、染发剂、漂白剂等。

（3）高温常使头发干燥脆弱，易断裂。因此，日常生活中应少用电吹风，尽量让头发自然吹干；不要过度烫发、拉直头发等。

（4）紫外线不仅引起头发脆弱变干，还会引起头发褪色。因此，应尽量避免日光长时间照射头发，同时加强头发的防护如户外活动时戴帽子、使用护发的防晒产品、加强日晒后头发的修复。

2. 选择合适的护发产品 包括洗发、护发、定型。

（1）洗发：英语中"香波（shampoo）"泛指用于清洁头发和头皮的产品，该词来源于印第语中的"champoo"，后者的原意是指搓揉、按摩。洗发与洗手和刷牙一样，已经成为现代生活中人们的常规卫生措施，香波的使用频率随着卫生及生活水平的提高而增加。

香波是由10~20种化学成分组成的复杂混合物，这些成分主要分为三类：清洁基质、"活性"成分及赋形剂，其中：表面活性剂是香波清洁基质的主要成分，也是香波中具有清洁作用的主要成分，根据亲水基的不同可分为阴离子型表面活性剂、阳离子型表面活性剂、两性表面活性剂及非离子型表面活性剂。

表面活性剂含亲水性基团及亲油性基团的物质，在洗发过程中，亲油性基团的尾部与皮脂或其他油污结合，而亲水性基团的头部则留在水中，削弱污物与头发及头皮之间的物理化学连接，进而将其分离转移至水性介质中清除。使用较多的表面活性剂有烷基硫酸盐（alkyl sulfates）和烷基醚硫酸盐（alkyl ether sulfates），它们起泡和清洁能力较强，且对皮肤和眼睛的刺激较小，价格也较合理。它们可与其他敏感性皮肤耐受性更高，但起泡较少的阴离子表面活性剂相结合，比如烷基醚羧酸盐（alkyl ether carboxylates）或烷基磺基丁二酸盐（alkyl sulfosuccinates）。

适于中性头发使用的香波：主要功能在于清洁，并具有一定的温和护发功效。

适于油性头发使用的香波：具有特别温和洗发成分，能对头皮起保护作用，但不含护发成分，否则会使头发难以处理。其主要成分为抗微生物和使头发表面产生轻微毛糙的植物浸膏，这种浸膏能令头发油脂分泌正常，有阻止头发洗涤后又很快黏结的作用。

适于干性和开叉头发使用的香波：主要含焗油成分，如含水羊毛脂、卵磷脂以及能使头发柔软光滑的合成黏合物，可以黏合鳞片中的裂痕，令头发顺滑易梳并具有修补功能。

去屑洗发香波：含某些洗涤成分，可将头皮上将要脱落的皮肤碎屑分离出来，阻止新的头屑产生，并有杀菌止痒功效。

（2）护发：护发素（conditioner）是最有效的头发护理用品，其基本功能是使头发表面光滑、滋润、易梳理，保持头发柔软且有弹性，以及防止或减少头发的静电现象发生。

护发素的主要成分包括水、有机酸、脂肪化合物及其衍生物、硅酮类化合物、阳离子表面活性剂等。①有机酸是护发产品的经典试剂，使头皮及头发的pH恢复正常水平；溶解皂类沉积物并中和碱离子，使头发恢复柔顺光泽，此外酸性漂洗可使蛋白质沉淀，防止纤维降解产生的氨基酸清除，恢复头发的弹性和韧性。②脂肪化合物及其衍生物：脂质是毛发重要的化学组成成分，其中皮脂占主要比例。头发内部的油脂具有抗溶剂萃取特性，包括游离脂肪酸、蜡酯、神经酰胺、碳氢化合物、游离胆固醇及甘油三酯。主要的脂肪酸是18-MEA，被认为以共价键和毛小皮的蛋白相连。烫发及日光照射可使头发内部脂质降解。给头皮提供恰当的脂肪物质来补偿脂肪成分的缺失能使头发显得柔软和有光泽而受到赞誉。合成或植物衍生的神经酰胺（ceramide）能恢复受损毛小皮的完整性，重建其保护功能。神经酰胺存在于毛小皮的重叠鳞片中，使其连接更加黏附紧密，免于遭受物理和化学损害。③硅酮类化合物：护发素中的硅酮类表面张力极低（16~20mN/m），可以均匀覆盖在头发表面，使头发表面变得平整光滑、富有光泽。④阳离子表面活性剂：角蛋白中酸性基团的微弱优势使头发拥有阴离子聚合物的性质。头发受损时，如：漂浅或强烈暴露于阳光下，由于胱氨酸连接被氧化破坏，头发变得富含游离的酸性磺酸基基团，是一种使头发表面具有强阴离子化合价的强酸。阳离子表面活性剂对于带有阴离子位点的受损头发纤维有高亲和力，通过电化学连接把脂链薄膜固定在头发上起到润滑作用，使头发即刻恢复柔顺及舒适感，在潮湿的头发上效果更为显著。

使用护发素时，先用香波洗发并冲洗干净后，将适量护发素挤在手中，均匀搓开，涂抹于发尖而不是头皮，最多放置1~2分钟，然后用清水冲洗15~30秒即可。使用量根据头发的长短程度和发质而定，一般短发每次使用4~5ml，中长发每次使用6~8ml，长发每次使用12~15ml甚至更多。头发有严重受损、分叉现象可适当增加使用量，并对发梢进行加强护理。

（3）定型：在洗发、护发的基础上，创造优美的发型，也是美发过程中的一个重要环节。头发定型剂是依靠有效的固形物附着在头发上，形成一层坚硬的薄膜，以保持要求的发型，达到美发目的。一般的主要原料有：聚乙烯吡咯烷酮（PVP）、乙烯吡咯烷酮/马来酐共聚物（PVP-VA）、聚乙烯甲醚顺丁烯二酸共聚体（PVM-MA）、虫胶或紫胶和醋酸乙烯酯丁烯酸的共聚物。通常，这些薄膜形成物溶于乙醇。除了薄膜形成物和喷射剂外产品中往往还含有护发的成分，如羊毛脂及其衍生物、硅酮、烷烃醇胺、蛋白质、紫外线吸收剂、香料等。头发定型剂主要有两大类：摩丝、发胶。

摩丝：如果头发易起静电，需要初步定型，或者需要简单保持头发卷曲度，可以选择这种产品。使用时最好先将头发轻微打湿，分成细缕，把摩丝挤在扁梳上，然后按照头发的走势均匀涂抹，使用后会使头发蓬松、有弹性。

发胶：是造型的关键产品，通常呈凝胶状。可以细致地"雕塑"发型，做出拉、推、卷、伏等局部形状，头发可塑性增强。发胶适合任何长度、任何卷曲度的头发，由于它格外擅长维持较伏贴的发型，因此适合在线条明快、棱角分明的造型中使用。使用时最好先将发胶挤在手掌上，然后均匀涂抹在半干的头发上，造型后再自然风干。

六 常见头皮问题

（一）皮脂溢出

正常情况下，头皮高度活跃的皮脂腺持续不断地制造大量皮脂并铺展至头皮表面。皮脂与头发接触使其变得油腻。皮脂溢出（seborrhea）引起的一系列改变包括：头发迅速地变油腻，并黏结成簇；过量的皮脂压塌头发，导致发型不能持久；灰尘及污染物在油腻的头发上积聚，使头发很快变脏；皮脂发生过氧化反应，产生难闻的气味。

常用的成分包括硫、含硫氨基酸、焦油及植物提取物，由于效果不肯定、缺乏足够的证据支持或安全问题，在很多国家已逐步减少应用。至今还没有有效的外用制剂能从根源上控制或降低皮脂的产生。

（二）头皮屑与脂溢性皮炎

头皮屑（dandruff）是一种头皮的良性鳞屑性疾病。虽然从医学上很难被视为一种疾病，但头皮屑的存在对于人们的社交、工作和生活有着显著的影响。头皮屑的患病率高达50%，其发病与性别或种族无关。脂溢性皮炎（seborrheic dermatitis）是一种常见的慢性浅表性炎症性皮肤病，特征为红斑基础上的黄色油腻性鳞屑，可见于头皮、面中部及前胸等，好发于3个月内婴儿及30~60岁中老年，人群中的发病率约5%，对患者外观形象造成较大的影响。二者均以头皮为主要发病部位。

马拉色菌（malassezia）在头皮屑和脂溢性皮炎病因学中的核心作用已被公认，其数量在头皮屑和脂溢性皮炎患者中明显增多，与皮脂的关系密切，皮脂为定植于头皮的菌群提供营养，马拉色菌在体内外均显示出高度的脂质代谢能力，消化皮脂中的甘油三酯，释放能渗透角质层的油酸，从而导致过度增殖、角化不全及皮脂分泌。

根除或控制头皮中的马拉色菌可有效地减轻瘙痒并减少鳞屑生成，是治疗头皮屑及脂溢性皮炎最重要且最简单的方法。可采用抗真菌治疗，大多数有效的抗真菌成分主要加入香波中，某些抗真菌成分亦是细胞生长抑制剂，如吡罗克酮乙醇胺盐（piroctone olamine）可以降低角质层细胞更替速度。一些药物香波中还含有角质剥脱剂，通常为水杨酸，以去除鳞屑。过去也使用煤焦油，但现在许多国家包括欧洲和日本已经不再允许使用。

（三）头发脱落与脱发

"脱发（alopecia）"一词来源于希腊语中的"alopex"，指身体任何部位的毛发密度降低。

临床上，经常有患者向皮肤科医生主诉"头发脱落（hair loss）"，但并非所有的"头发脱落"必定发展为"脱发"。健康成人10%~15%的毛囊处于休止期，这意味着平均每天有60~100根头发脱落。但同时，又有等量的头发新生，因此整个头皮的头发数量保持恒定（成人头发总数为10万~16万根）。头发脱落有季节性差异，在北半球（欧洲、亚洲、北美洲)，每年的春末（5

月）和夏末秋初（8~9月）是两个高峰时段，明显的头发脱落是指每天掉发超过100根，持续超过3个月。

根据病因、病理、病程或临床表现，脱发可分为多种类型：休止期脱发（telogen effluvium）（如产后脱发）、生长期脱发（anagen effluvium）（如抗有丝分裂化疗药引起的脱发）和生长期-休止期混合脱发；累及整个头皮的弥漫性脱发（diffuse alopecia）和累及部分头皮的局限性脱发（localized alopecia）；弥漫性脱发（diffuse alopecia）根据其病程又分为急性和慢性；局限性脱发（localized alopecia）根据损害类型分为瘢痕性脱发（cicatricial alopecia）和非瘢痕性脱发（noncicatricial alopecia）。

雄激素性脱发（androgenetic alopecia，AGA）和斑秃（alopecia areata，AA）是临床上最常见的脱发疾病（详见第十三章第二节）。

（项蕾红　杨　森　何　黎）

第二节　甲　保　健

一　美甲的标志

健康甲应平滑光洁，色红润，半透明，质地坚硬而略具柔韧，甲面无纵横沟纹，甲上无干扰斑，指甲对称，不偏斜，无凹陷或末端向上翘起现象。

甲的美观取决于如下三个方面：甲的形状、甲的修饰以及甲的质地。甲的形状取决于甲的比例和外形。指（趾）甲长和宽的比例对于甲的审美学至关重要，两者的尺寸最好差不多，至少大拇指应当如此。一旦"梦幻"比率不理想，甲的美感就会削弱。例如球拍状甲（甲的宽度大于甲的长度），即使使用化妆品增加光亮度也很难提升宽而短的甲的美感。恰当长度的指甲能使手指显得修长优雅，但太长也不雅观。过长的指甲会影响手的工作效率。此外，指甲过长可能会由于使用不当而容易使得甲板和甲床分离，称为甲剥离。指（趾）甲的修饰对于长度和外形轮廓都差不多的指甲，人们总是对描画过的指甲比较青睐。指甲的装饰美化起于唐代。唐代妇女就开始用凤仙花染指甲，这一习俗一直持续至今。欧洲则流行的一种指甲绘画，就是在指甲上画上人像或风景画或建筑物图像等，然后涂上一层透明漆，一般可保持2~3个月。最新潮流是将各种颜色直接融入甲贴片中。特殊色彩的"艺术"粉末被植入甲贴片的上表面之下，从而形成永久的、精致的、美丽的图案。指（趾）甲的质地也有审美的功能。指（趾）甲可能会软化或变脆。脆性高的指（趾）甲易发生纵裂或甲板分裂甚至横断。

二　甲损伤与甲病

（一）甲损伤

创伤可引起多种甲损伤，它可为单次的偶然性伤害或可为经常性多次轻微创伤引起。前者称为急性创伤，后者为慢性创伤。急性或偶然性创伤可引起甲下血肿、甲分离，甚至甲完全丧失。慢性创伤例如咬甲癖等可引起甲变形；穿不合适的鞋可引起嵌甲、甲过度弯曲、钩甲和厚甲等。化妆品也可引起甲损伤，例如应用含有甲醛的甲硬化剂可引起甲剥离，可累及几个指甲的指尖。

（二）甲病

是甲床、甲板和甲周病变的总称。先天性疾病、皮肤或系统性疾病、感染、衰老、物理与环境因素等，在影响到甲单位（包括甲板、甲母质、甲床、甲皱褶、甲下皮和甲下末端骨组织）时都有可能引起甲外观的改变，造成甲营养不良。近端甲母质生成甲板的表面，远端甲母质生成甲板的下层，因此通过仔细检查指（趾）甲可以确定病理来源：甲下皮和甲床损害时可出现甲分离或甲床角化过度；甲板、甲母质和甲下末端指、趾骨组织受累可有新生甲板的异常；而甲皱褶的损害表现为甲沟炎。常见甲病有：

1. **甲变色**（nail discoloration） 包括白甲、黑甲、绿甲、黄甲等，多由系统疾病、药物、染料等引起。

2. **脆甲**（onychorrhexis） 甲板松脆，稍透明，严重时可导致残毁甲，由甲母质长期病变引起，常见于慢性炎症和角化紊乱性皮肤病。

3. **反甲**（koilonychia） 甲板具有凹面，呈匙形弯曲，也称匙形甲（spoon nail）；反甲有遗传性、特发性和症状性等不同类型，但主要见于缺铁性贫血。某些皮肤病如湿疹、冻疮、扁平苔藓、斑秃、梅毒也可发生反甲。

4. **薄甲**（thinning of the nail plate） 由甲母质萎缩引起，表现为甲变薄、长度缩短；主要与甲营养不良有关，扁平苔藓、大疱性表皮松解症和大疱性药疹等皮肤病也可发生薄甲。

5. **厚甲**（onychauxis, pachyonychia） 指、趾甲明显增厚变硬，失去光泽；有先天性和后天性两种，后天性常因外伤所致，某些皮肤病也可引起厚甲。

6. **甲分离**（onycholysis） 甲板从甲床分离，病因较复杂，可继发于某些皮肤病、内科疾病、外伤、遗传和药物等。

7. **甲横沟**（transverse grooves of nail）**和甲纵嵴**（longitudinal crista of nail） 两者都属于甲纹，前者表现为横形凹陷的沟线，跨过整个甲的宽度，发生在全身或局部因素影响甲母质活动的疾病；后者是甲表面的纵向细纹，属生理性变化。

8. **甲凹点**（nail pitting） 最常见于银屑病，是该病的特征性表现之一，也可见于皮炎、斑秃和真菌感染；少数无皮肤病的人也可有轻微凹陷。

9. **甲萎缩**（onychoatrophy） 先天性或后天性因素引起甲的部分或全部萎缩；后天性因素包括外伤、某些皮肤病、影响末梢血液循环的某些心血管疾病，维A酸类药物也可引起甲萎缩。

10. **甲胬肉**（pteryium unguis） 甲上皮不正常地向前生长，覆盖萎缩或缺如的甲板；本病可见于末梢血液循环障碍或重症扁平苔藓，部分病因不明。

目前认为，甲在美容方面的作用比其生理功能更显重要，甲的异常能导致手足功能受限，还可能影响到求职就业、自尊和社交活动。认识甲病，不仅具有局部的意义，且对了解整体状况也有一定帮助。

三 甲修饰

（一）指甲的基本护理

1. **修甲术** 为防止甲外伤或嵌甲，应定期修甲，其正确操作如下：先用温肥皂水浸泡手足、软化甲板和甲缘及外侧皮肤的角质层，可避免剪甲时出现远端甲分裂。目前流行将甲游离缘修剪成指尖高出指面的弓形，然后用甲锉沿一个方向将中间和两端角锉平，从而显得手指细长美观，但实际上这样易诱发甲板外伤、甲缘逆剥和嵌甲等。理想的甲形应当是呈不超出指面的曲线，这在修趾甲时尤为重要，因为趾甲在受到鞋尖压迫或运动外伤时容易发生嵌甲。修甲术最后一步是修理甲板表面，用含细浮石粉、滑石粉、高岭土或碳酸钙磨粉的乳膏磨光再上蜡增亮，有时还可以用白甲笔涂于甲游离缘内侧亮化指甲。

2. **指甲油**　修甲术后可涂上指甲油。专业涂抹指甲油要求有三层：基膜层、有色甲油层和表膜层。三者均为多种成分的混合物，但含量有所不同（表5-1）。基膜层，即护甲底油，无色，含有较多热塑性树脂而成膜剂较少，能较好黏附于甲板，用来填充不规则的甲板面，使其表现出均匀的无色。第二层是有色甲油，即大众理解的指甲油。指甲油颜色的选择应与服饰、肤色、职业等相配合，才能起到相得益彰的作用。最后一层表膜层，也称表油，不含色素，成膜剂、增塑剂成分高，热塑性树脂含量少，用于提供光泽、防止甲油破裂。涂指甲油不但能够使指甲美观，作为防护剂还能防止甲板接触水和去污剂，它能使甲板的水分挥发从每小时 $1.6mg/cm^2$ 减慢到 $0.4mg/cm^2$，因此增加了甲的水分和韧性。值得注意的是指甲油也可导致多种不良反应，常见的是甲板变色和指甲油皮炎（变态性接触性皮炎）。连续7天以上涂抹有色指甲油，特别是深红色的，可能会因为角蛋白染色而使甲板远端变红或变黄，但仅累及表层甲板，可用刀片刮除，据此可与其他甲异色性疾病鉴别。变应性指甲油皮炎可以发生在指甲可接触的任何身体部位，眼睑、下半脸颊、颈侧、上胸部是最好发的部位。热塑树脂是最主要的致敏源，干的指甲油只是弱的致敏源，大部分患者是在指甲油还未干时就发生反应。指甲油去除剂是用于剥离甲板上指甲油的液体。它含有的强效溶剂，如丙酮、乙醇、乙酸乙酯或乙酸丁酯能溶解指甲油，使甲板脱水。使用时用棉球将指甲油去除剂涂于指甲表面，数分钟后抹去，如果指甲表面有数层甲油，常需要反复操作数次。指甲油去除剂可能对甲板和甲周皮肤造成刺激，反复使用能造成甲板干燥变脆。故指甲油去除剂的使用每周不宜超过一次。

表5-1　指甲油成分及其作用

成分（含量）	常用材料	作　　用
溶剂/稀释剂（70%）	乙酸盐、甲苯、异丙醇	使甲油其他成分呈液态
热塑性树脂（7%）	甲苯磺酰胺/甲醛树脂（TSFR）	黏附、改善光泽、硬度和流动性
成膜剂（7%）	硝酸纤维素	不致敏、防水、形成光泽薄膜
增塑剂（7%）	钛酸丁酯、樟脑	改善弹性和防止皱缩
悬浮剂（1%）	司拉氯铵水辉石	非必须添加
着色剂（0~1%）	有机色素、无机色素	调色

（二）异常甲及病甲的美容修饰

指甲疾病治疗上较难，甲板已完全角化，属于"已死亡的结构"，出现损伤时不能自我修复，只有当正常新甲长出、损害部分长出指端并被剪掉时才算治愈。甲板生长缓慢，在看到病甲治疗效果前需要等待数月。甲美容作为病因外的辅助治疗，能帮助患者在等待疗效期间仍保持良好的甲外观。而当指甲出现不可逆损害时，掩盖甲营养不良外观的甲美容术可能是唯一的选择。

甲套、人工甲和塑形甲能覆盖于天然甲板的表面，改变甲的外观，使其延长，起到保护和整形作用。甲套是将浸满透明甲油或甲胶的板层状纤维物质（脱脂棉、纸、蚕丝、亚麻、塑料薄膜或玻璃纤维）粘于甲板游离缘，使甲板延长，随后再涂上指甲油，塑造修长光泽的指甲。甲套需每两周重复一次，每次操作前要先用指甲油去除剂洗去原先的甲油。人工甲的使用有3种主要的方法：大约有60%用模板塑形，30%用ABS塑形条成形，还有10%在原甲上薄层覆盖。每种方法都有其不同的流行的原因：①所有的这三种方法都能掩盖甲板或甲床的颜色；②每种方法都可以模拟扁平的天然指甲的外观；③所有的方法都能够增加甲板的硬度并可以通过颜色、设计、装饰和宝石来修饰；④每种都能完美地替代变坏的甲板，如由于咬甲癖引起的甲板减少（例如甲破裂）；⑤模板和塑形条能在甲游离缘外增加指甲的长度并且能使甲床看起来更长；⑥塑形条很容易就能创造出外观自然的指甲；⑦在原甲上覆盖不增加长度并且在提供保护的同时需要的维护很少。需要注意的是，指甲的内科或外科疾病有时可以通过甲修饰技术来掩盖。但这样也会掩盖疾病的进展，因此正确的诊断和治疗对纠正甲的状况非常有必要。

目前市场上有很多甲美容产品，提供甲护理的场所也日渐增多。美容皮肤科医生有必要熟悉这些产品和技术，一方面指导甲疾病患者在病因治疗的同时采用相应的对症治疗，以保持患甲的美观，维持手足正常社会功能；另一方面，认识到美甲产品本身及不规范的操作过程也可能引发或加重甲病，能为患者提供及时的治疗和科学的甲美容知识。

（袁　伟）

思　考　题

1. 哪些因素容易引起毛发损伤？
2. 如何根据不同类型的毛发进行护理？
3. 引起甲损伤的因素有哪些？

第六章 ┃ 损容性皮肤病的诊断

第一节 损容性皮肤病的症状

皮肤病的症状是认识和诊断皮肤病的重要依据。分自觉症状（subjective symptom）和他觉症状（objective symptom）两类。

一 自觉症状

自觉症状是指患者主观感觉到的症状，主要包括瘙痒、疼痛、烧灼、麻木及蚁行感等。自觉症状的轻重程度与皮肤病的种类、性质、严重程度以及患者个体感觉能力的差异性有关。瘙痒是皮肤病最常见的自觉症状，可轻可重，可阵发性、间断性或持续性发作，可仅发生于局部，亦可泛发全身。接触性皮炎、化妆品皮炎等可有自觉瘙痒，程度随个体差异很大，有些人全无痒感，有些人则因瘙痒彻夜难眠。日晒伤可有烧灼感，或刺痛感，甚至可影响睡眠。有些患者还可出现全身症状，表现为畏寒、发热、头痛、乏力、食欲缺乏及关节痛等。

二 他觉症状

他觉症状即皮肤损害，亦称皮损或皮疹，是指可以被他人用视觉或触觉检查出来的皮肤黏膜上所呈现的病变。皮损的性质和特点是诊断皮肤病的主要依据，分原发性损害和继发性损害两大类。原发性损害是皮肤病病理变化直接产生的最早损害；继发性损害是由原发性损害演变而来或因搔抓、感染、治疗不当而引起的。但两者并非都能决然分开的。例如：色素沉着斑在黄褐斑是原发性损害，而在固定型药疹则是继发性损害。脓疱型银屑病的脓疱是原发的，但湿疹的脓疱则是继发感染引起的，因此，对某些皮损应根据具体情况进行分析，决定其属于原发性损害还是继发性损害。

（一）原发性损害

原发性损害（primary lesion）是由皮肤病组织病理变化直接产生的第一结果。不同的皮肤病有不同的原发性损害，对皮肤病诊断有重要意义。原发性损害包括下列几种。

1. 斑疹（macula） 斑疹是局限性皮肤颜色的改变，既不隆起，也不凹下，不能摸着，与皮肤表面平齐，局限性或边缘鲜明的色泽变化性损害。一般约针头至蚕豆大小，直径大于1cm者称斑片（patch）（图6-1）。斑疹可分为4种。

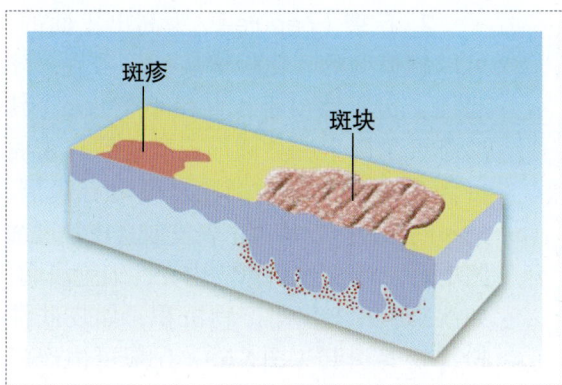

图6-1　斑疹及斑块

（1）**红斑**（erythema）：由于局部真皮毛细血管充血或扩张引起，压之褪色。分为炎症性和非炎症性两种，前者略肿胀，局部温度稍高，如日晒伤等；后者局部皮温不高，也不肿胀，可呈不规则片状，如鲜红斑痣（图6-2）。

（2）**出血斑**（ecchymosis）：由于毛细血管破裂后血液外渗至真皮组织所致，压之褪色。皮疹开始鲜红色，渐变为紫红色及黄褐色，经1~2周可消退。直径小于2mm者称瘀点（petechia），大于2mm者称为瘀斑（ecchymosis）（图6-3）。

（3）**色素沉着斑**（pigmentation）：由于表皮或真皮内色素增多所致，呈现褐色或黑色，如黄褐斑等。人为地皮肤内注入外源性色素称文身（图6-4）。

（4）**色素减退斑及色素脱失斑**（depigmentation）：由于皮肤内黑素减少或脱失所致。前者如白色糠疹，后者如白癜风（图6-5）。

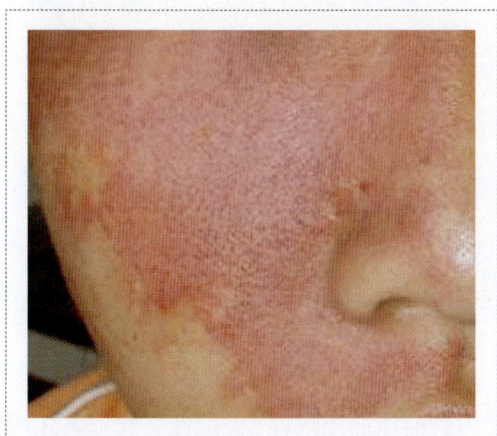

图6-2　红斑

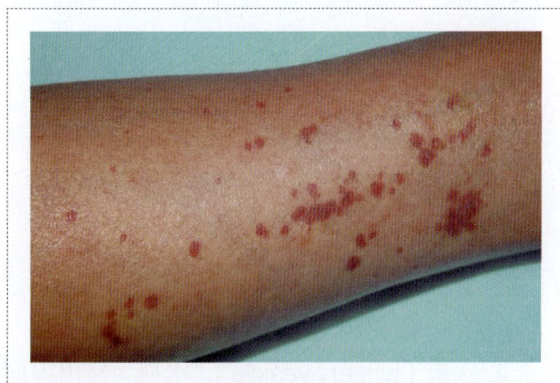

图6-3　出血斑

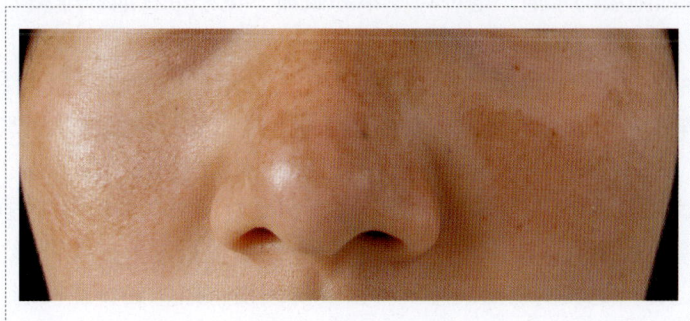

图6-4　色素沉着斑

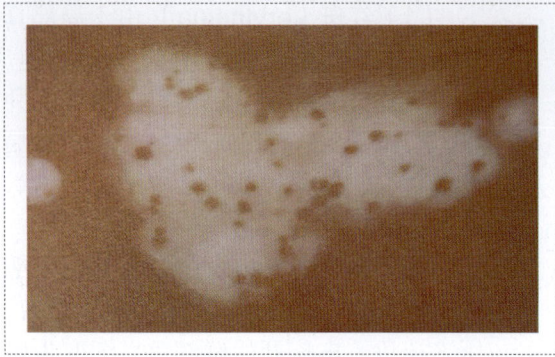

图6-5　色素减退斑

2. 丘疹（papule） 为高出皮面的、可以触摸到的、比较坚实的局限性、隆起性、实质性损害，直径小于1cm。其形态可呈圆形、类圆形或乳头状，表面可为尖顶、平顶或圆顶。可附有鳞屑，呈不同颜色。丘疹可由表皮或真皮浅层细胞增殖，如银屑病；真皮内炎性细胞浸润，如湿疹；真皮代谢产物沉积，如皮肤淀粉样变等引起（图6-6）。丘疹可由斑疹转变而来，扁平而稍隆起，形态介于斑疹和丘疹者称斑丘疹（maculopapule）；丘疹顶端伴有水疱者称丘疱疹（papulovesicle）；伴有脓疱者称丘脓疱疹（pustulopapule），可见于痤疮等。

3. 斑块（plaque） 斑块为较大的或多数丘疹融合而成，显著高出皮面的直径大于1cm的扁平、隆起性损害，中央可有凹陷。见于睑黄瘤等（图6-7）。

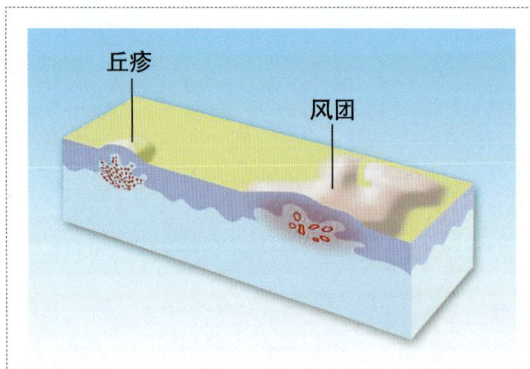

图6-6　丘疹及风团

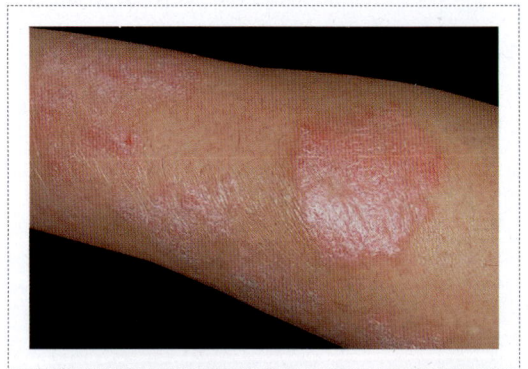

图6-7　斑块

4. 水疱（blister，vesicle） 水疱为高出皮面的、内含液体的局限性、腔隙性突起损害（图6-8），一般小于1cm，大于1cm者称大疱（bulla）。如疱内含浆液，呈淡黄色；疱内含血液，呈红色（血疱）；疱内含淋巴液则澄清透明。位于角质层下的水疱，疱壁薄，易干涸脱屑，见于白痱等；位于棘细胞层的水疱，疱壁略厚不易破溃，见于带状疱疹等；位于表皮下的水疱，疱壁厚，很少破溃，见于大疱性类天疱疮。

5. 脓疱（pustule） 脓疱为局限性、隆起性内含脓液的腔隙性皮损（图6-8）。针头至黄豆大小，疱液可浑浊、稀薄或黏稠，疱周可有红晕。可原发，亦可继发于水疱。大多由化脓性细菌感染所致，如脓疱疮；少数由非感染因素引起，如脓疱型银屑病。

6. 结节（nodule） 结节为可触及的局限性、实质性、深在性损害（图6-9）。大小不一，小至粟粒，大至樱桃或更大，深度可达真皮或皮下组织。呈圆形或类圆形，可隆起于皮面，亦可不隆起，触之有一定硬度或浸润感。可由真皮或皮下组织的炎症浸润、代谢产物沉积、寄生虫感染或肿瘤等引起。结节可自行吸收，亦可破溃而形成溃疡而遗留瘢痕。结节直径大于2~3cm者称肿块（mass或tumor）。可见于痤疮、皮肤肿瘤等疾病。

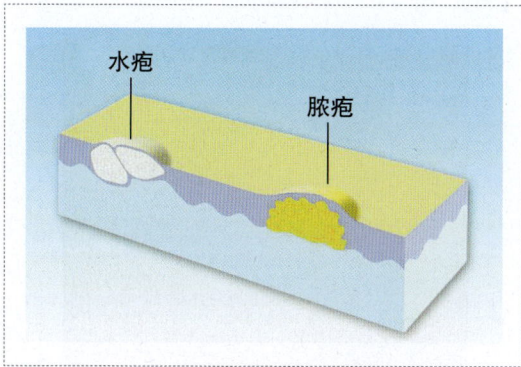

图6-8 水疱及脓疱

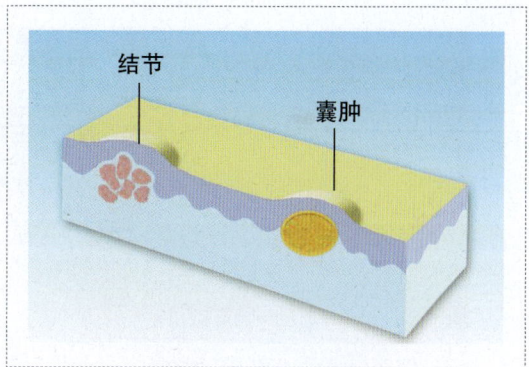

图6-9 结节及囊肿

7. 囊肿（cyst） 囊肿为内含液体、黏稠物质和其他成分的局限性囊性损害（图6-9）。呈圆形或类圆形，触之有弹性感。一般位于真皮或皮下组织，如囊肿性痤疮、皮脂腺囊肿等。

8. 风团（wheal） 风团为真皮浅层水肿引起的高出皮面的暂时性、局限性、隆起性损害（图6-10）。颜色呈淡红或苍白色，大小不等，形态不一，形态不规则，周围有红晕。经常突然发生，一般在数小时内消退，消退后不留痕迹。自觉有不同程度的痒感，如荨麻疹。

（二）继发损害（secondary lesion）

是由原发性损害自然演变而来，或因搔抓、治疗不当等引起。

1. 鳞屑（scale） 为即将脱落或累积增厚的表皮角质层细胞，其大小、厚薄及形态不一。有的小如糠秕（如花斑癣），有的较大而呈片状（如剥脱性皮炎），有的干燥呈灰白色（如单纯糠疹），有的油腻呈黄褐色（如脂溢性皮炎）。生理情况下，鳞屑脱落小而少，不易被察觉；在病理情况下，由于表皮细胞形成加速（如银屑病）或角化过程发生障碍（如寻常型鱼鳞病），鳞屑明显增多（图6-11）。

2. 浸渍（maceration） 为皮肤长期浸水或受潮湿所致的表皮松软变白、起皱现象，容易剥脱（图6-12）。常发生在湿润较久部位及指（趾）缝等皱褶部位。浸渍处如受摩擦，则可发生表皮脱落，形成糜烂面，可有痛感。

3. 抓痕（excoriation） 抓痕为搔抓或摩擦所致的表皮或真皮浅层的缺损。表面常呈线条状或点状，可有血痂，愈后一般不留瘢痕。常见于瘙痒性皮肤病，如特应性皮炎、湿疹（图6-13）。

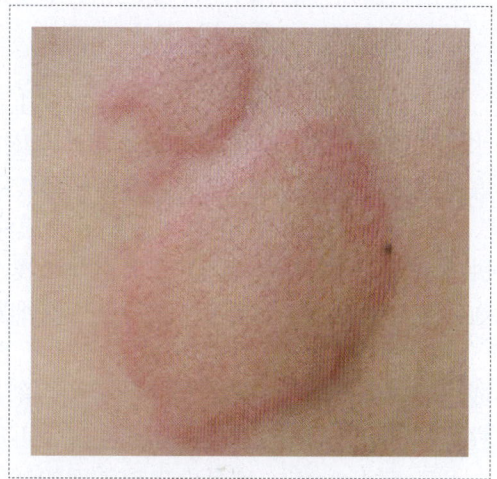

图6-10 风团

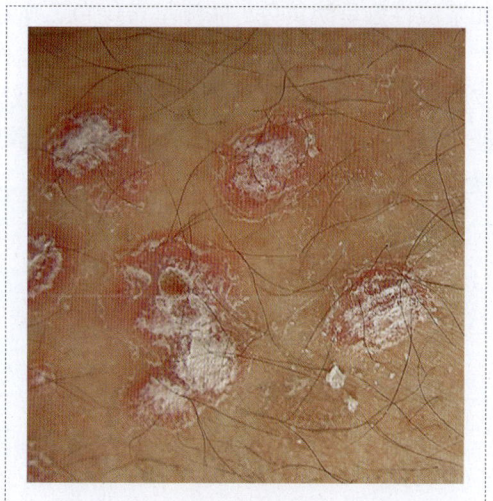

图6-11 鳞屑

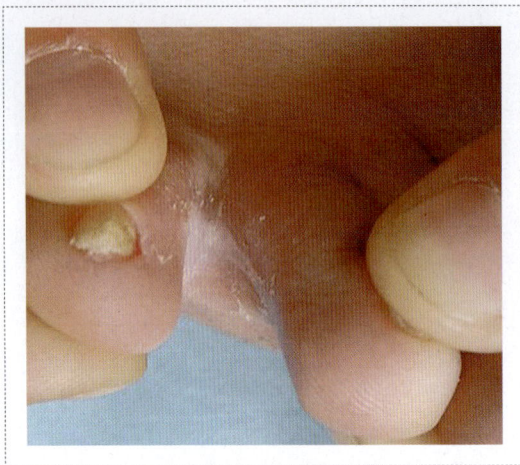

图6-12 浸渍

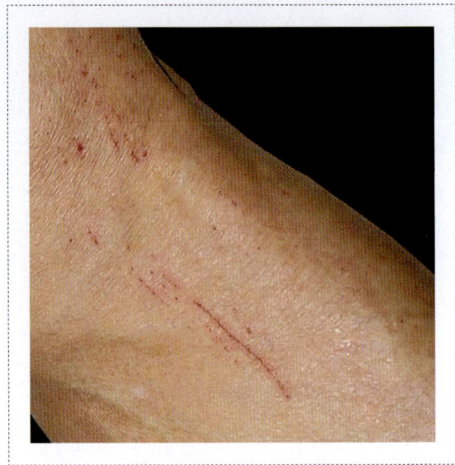

图6-13 抓痕

4. **糜烂（erosion）** 为表皮或黏膜上皮的一部分或全部缺损，露出红色湿润创面。常由水疱或脓疱破溃、浸渍表皮脱落或丘疱疹表皮的破损等损伤所致。因损害表浅，尚有部分基底细胞未受损害，故愈后一般不留瘢痕（图6-14）。

5. **溃疡（ulcer）** 溃疡为皮肤或黏膜深层真皮或皮下组织的局限性缺损，可由感染、损伤、肿瘤、血管炎等引起。其形态、大小及深浅，可因病因和病情轻重而异。溃疡面常有浆液、脓液、血液或坏死组织。因损害常破坏基底层细胞，故愈合较慢且可形成瘢痕（图6-14）。

6. **裂隙（fissure）** 裂隙亦称皲裂。系皮肤的线条状裂口。深度常可达真皮，并有疼痛或出血。多发生于掌跖、指（趾）关节部位以及口角、肛周等处。常由于局部皮肤干燥或慢性炎症等引起的皮肤弹性减弱或消失，再加外力牵拉而成（图6-15）。

7. **痂（crust）** 痂是由皮损表面的浆液、脓液、血液、药物以及脱落组织等混合而凝成的附着物。痂可薄可厚，质地柔软或脆硬，附着于创面。其颜色可因内含成分不同而异。例如浆液性痂呈淡黄色，脓痂呈黄绿色，血痂则呈棕色或黑褐色（图6-16）。

8. **苔藓样变（lichenification）** 亦称苔藓化。表现为皮肤局限性浸润肥厚，皮沟加深，皮嵴突起，呈多个多角形的丘疹，群集或融合成片，表面粗糙，似皮革样，边缘清楚。常因经常搔抓或摩擦使角质层及棘细胞层增厚，真皮产生慢性炎症等所致。常见于神经性皮炎及慢性湿疹（图6-17）。

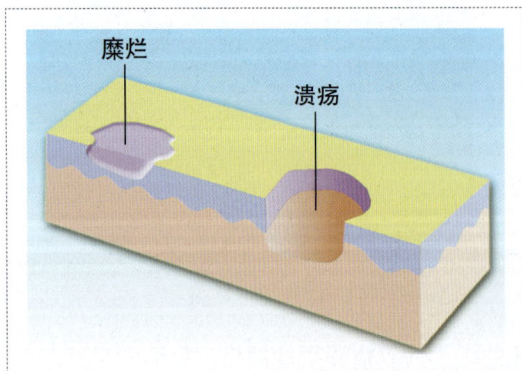

图6-14 糜烂及溃疡

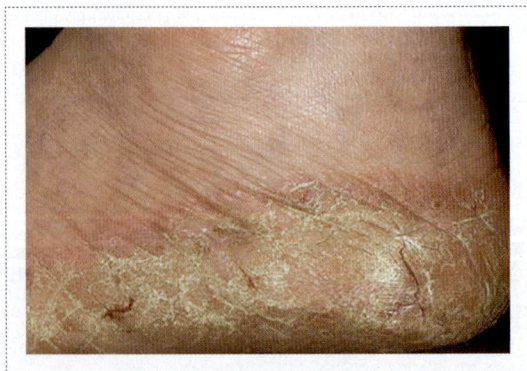

图6-15 裂隙

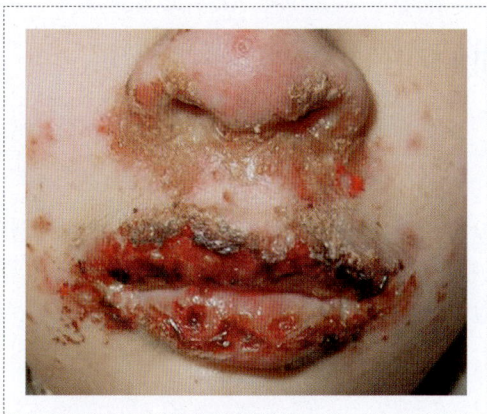

图6-16 痂

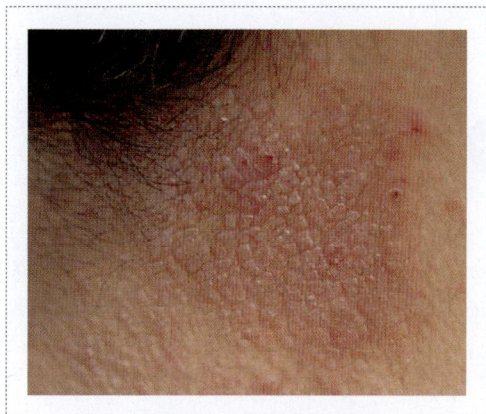

图6-17 苔藓样变

9. **萎缩（atrophy）** 是皮肤组织的一种退行性变所引起的皮肤变薄。可发生于表皮、真皮或皮下组织（图6-18）。

（1）**表皮萎缩**：为局部表皮菲薄，呈半透明羊皮纸样，表面可有细皱纹，正常皮纹多消失。

（2）**真皮萎缩**：为真皮结缔组织减少所致，常伴有皮肤附属器的萎缩。表现为局部皮肤凹陷、变薄，但皮纹正常。

（3）**皮下组织萎缩**：主要由皮下脂肪组织减少所致。表现为局部皮纹正常，但凹陷明显。

10. **瘢痕（scar）** 瘢痕为真皮或真皮以下组织的缺损或破坏，经新生结缔组织修复而成。表面光滑，无皮纹，亦无毛发等皮肤附属器，皮损缺乏弹性。增生明显而隆起者，称增生性瘢痕；局部凹陷，皮肤变薄、柔软而发亮者，称萎缩性瘢痕（图6-19）。

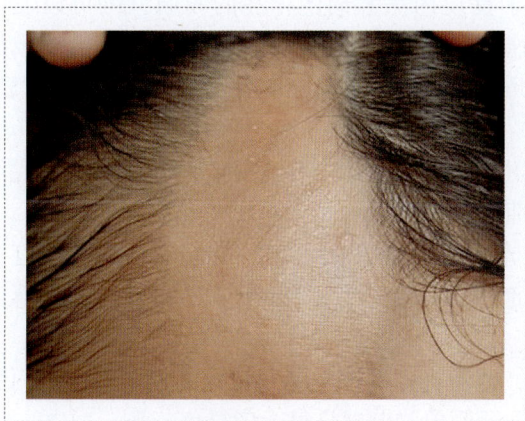

图6-18 萎缩

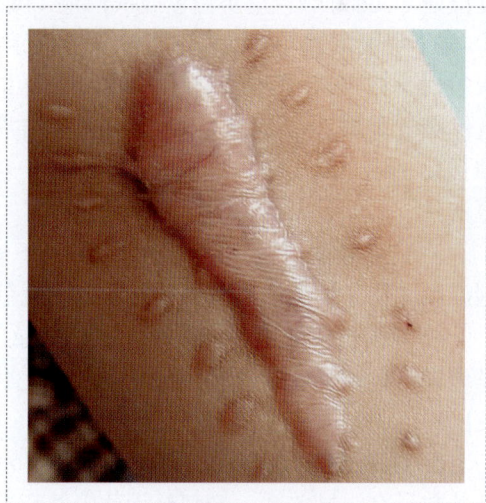

图6-19 瘢痕

（金哲虎）

第二节 损容性皮肤病的物理检查

一 玻片压诊法

将玻片或塑料压舌板在损害上至少压10~20秒钟。一般的炎性红斑、毛细血管扩张或血管瘤在此压力下可消失，而瘀点、瘀斑、色素沉着或刺花则否。如寻常狼疮在此压力下可见苹果酱色肉芽肿结节；色素脱失区在压力下无变化，而贫血痣在压力下消失，可以鉴别。

二 滤过紫外线检查

滤过紫外线灯又称Wood灯，它是通过含氧化镍的石英玻璃过滤后获得320~400nm的长波紫外线，照射皮损是否产生荧光或出现何种颜色的荧光，对色素异常性疾病、皮肤感染和卟啉症等疾病的诊断及治疗评价具有一定的临床意义。

（一）方法
在暗室内将患处置于Wood灯下直接照射，观察荧光类型。

（二）临床意义
根据其是否出现荧光或出现何种颜色的荧光，对某些皮肤病的诊断和鉴别诊断提供依据。

1. **色素减退和色素脱失** 色素减退和色素脱失皮损中几乎没有表皮内黑素，借助Wood灯检查能发现皮损部位发出的可见光突然中断，表现为明亮的蓝白色斑片。不太明显的白癜风，用Wood灯检查皮损处，呈亮白色荧光，颜色反差大。治疗后产生的毛囊性色素在早期即可用Wood灯检查证实。单纯糠疹、结节性硬化、无色素痣、炎症后色素脱失斑，在下皮损处Wood灯颜色呈黄白色或灰白色，颜色反差不明显。

2. **色素沉着** Wood灯能较好地显示表皮的色素沉着，表皮色素在Wood灯下颜色加深。对真皮的色素沉着显示较差，主要是由于真皮内黑素周围存在的胶原纤维可以发生自体荧光而减少了荧光反射。Wood灯主要指导临床诊断及用药，并可作为观察治疗效果和预后的有效方法。黄褐斑、咖啡斑、老年斑、雀斑等在Wood灯下色素会变得更明显，更清楚。

3. **皮肤肿瘤** 某些皮肤肿瘤在灯光下表现出一定的特性，如鳞癌呈亮红色荧光，基底细胞癌则无荧光，黑素瘤呈黑色，甲下淤血呈葡萄酒色。

4. **真菌性皮肤病** 白癣的病发呈亮绿色荧光，黄癣呈暗绿色荧光，黑点癣无荧光，红癣呈珊瑚红色荧光，铁锈色小孢子菌、羊毛状小孢子菌等感染为亮绿色荧光，假单胞菌属感染发出绿色荧光。

5. **细菌感染** 在Wood灯下，痤疮显示橘红色荧光，面部毛囊内荧光的强弱与痤疮丙酸杆菌数量有明显关系。粉刺显示黄白色荧光。铜绿假单胞菌感染显示黄绿色荧光。

6. **卟啉代谢异常性疾病** 迟发性皮肤卟啉症患者，其尿液标本在Wood灯下显示明亮的粉红、橙黄色荧光。在先天性卟啉症牙、尿、骨髓可出现红色荧光。在红细胞生成性原卟啉症中，血红细胞在荧光显微镜下发出短暂荧光。而尿液则无荧光。

三 皮肤CT检查

共聚焦激光扫描显微镜（confocal laser scanning microscope，CLSM）是20世纪80年代发展起来的一种先进的细胞生物学分析仪器，是近代生物医学图像分析仪器最重要的发展之一。CLSM以激光作为点光源，通过物镜聚焦于组织内，组织内焦点处反射或反向散射回来的光由同一物镜接收，然后通过探测光路系统的针孔传输至探测器而成像，从而构成一薄层组织"光学切片"，焦点以外的反射光则被针孔滤除。应用于皮肤科的反射光共聚焦显微镜的探测器连接在专门的计算机上，并在计算机辅助下成像，1995年CLSM首次应用于人活体皮肤成像，从而开辟了新的应用领域。有"皮肤CT"之称。采用皮肤CT对病变部位扫描时无需进行组织活检及其他处理，对组织不造成损伤。

（一）在皮肤科应用

共聚焦激光扫描显微镜一经问世，立即引起皮肤病学专家的关注。其穿透力强。可获得200~350μm深度细胞水平的活体皮肤图像，可分析未经脱水、固定、组织染色的活体样本，能对皮肤的血管进行三维分析，具有独特的优势。

1. 正常皮肤的观察 CLSM对皮肤所成图像为水平切面图，且为类似X线片的灰度图像。由于各组织对激光的反射和折射系数不同，因而所显示的黑白深浅也有所不同。黑素和角蛋白的反射系数较高，成像为较亮的区域，反射系数较小的组织成分，如胞核和胶原则成像较暗，角质形成细胞胞质由于含有角蛋白成分，成像较亮。需要注意的是不同部位的皮肤其镜下结构有所不同，检测病变时应注意不同部位带来的差异。

2. 紫外线照射 使用CLSM观察接受长波紫外线照射后的皮肤改变，主要观察角质层厚度、表皮最小厚度、有活力的表皮最小厚度、颗粒层细胞大小、表皮黑素含量等参数。结果显示，UVA照射处的角质层厚度显著高于非照射处，且使用CLSM不需切片、染色，在活体内进行光生物学研究是有前景的。

3. 对疾病的诊断、鉴别诊断、疗效及预后评价的应用

（1）CLSM非常适合于黑素细胞性皮损：因为大量的黑素具有较强的对比，良、恶性黑素性病损的准确特征对诊断和鉴定黑素病有重要意义。CLSM对良、恶性黑素细胞病损处成像，并以附近正常皮肤作为对照，成像结果与组织病理学进行对比。黑素使得黑素细胞胞质呈现亮色，黑素细胞痣表现为均匀一致的圆形细胞聚集成巢，并可见微血管血流量增加。黑素瘤具有多形性的细胞学结构。包括排列紊乱的不典型多形细胞和不规则的多突起的细胞。所以CLSM对诊断色素性皮损特别是临床可疑的恶性黑素瘤具有较大的价值。由于非损伤性优点，CLSM使得皮肤病患者在治疗前后随访监测过程中意义重大。

（2）鉴别诊断过敏性接触性皮炎和刺激性接触性皮炎：在CLSM下，刺激性接触性皮炎主要表现为表皮的变化，角质层断裂和角化不全，而没有过敏性皮炎的囊性海绵性水肿。通过斑贴实验对照，具有较高的特异性和敏感性。

（3）可应用于临床上常见的皮肤增生性和炎症性疾病：CLSM能够有效地评价病变的类型、进展以及治疗后的反应，其评价参数包括角质层裂解、角化不全、棘层和颗粒层细胞水肿以及细胞脱颗粒作用。

（4）指导皮肤科手术：临床上共聚焦扫描显微镜对皮肤肿瘤或癌前期病变，如基底细胞癌、鳞癌、黑素瘤、日光角化病的诊断、预后、手术前边界判定有重要的指导意义。

CLSM作为非创伤性检查可以观察某些需要Mohs显微外科手术治疗的疾病的损害边界，以确定手术范围，特别对恶性黑素瘤、基底细胞癌及一些很难诊断的疾病，如无黑素的黑素瘤、硬化性浸润性基底细胞癌等。这种技术可以明确定位，彻底切除肿瘤，促进了Mohs显微外科发展。

（二）皮肤CT的优点

1. 无创性 是其最大优点，尤其对于美容部位的检测，检查不会造成肿瘤转移，无损伤、无瘢痕、无痛苦，同时维持了细胞组织的正常形态和生理功能，利于在生理状态下了解机体或组织显微结构及代谢过程。

2. 可实时动态地进行监测 可对同一皮损进行多次成像，以对其发展变化、治疗后的改善状态进行观察，特别是能观察皮肤血流的动态变化。

3. 适用范围广泛 既可观察石蜡或冷冻组织切片也可以观察较厚的切片，后者不需石蜡包埋或冷冻处理，无需切片及固定液等系列处理，最大限度地维持了细胞组织的正常形态和生理功能，使新鲜活组织细胞的观察和动态变化的监测成为可能。最具有价值的是可以在人和动物活体上无损伤性成像。

4. 成像迅速、省时省力、数据易于存储和输出 常规皮肤病理需要经过固定、切片、染色等一系列复杂的过程，费时费力，检测结果根据不同的病理学方法需等待至少两天以上。CLSM是即时进行的无损伤性方法，可以在一次检查中观察许多可疑病灶。无需取材及组织病理学复杂繁琐的处理过程。图像是以电信号的形式记录下来的，所以可以采用各种模拟的和数字的电子技术进行图像处理，数据易于存储。

（三）皮肤CT的不足

这项技术要在临床上常规应用，尚需进一步完善，目前面临的主要问题是：

1. 由于表皮角质层、真皮乳头层的散射，扫描深度仅为400μm，难以达到真皮网状层和皮下组织。

2. 图像质量尚不能与组织切片比较。

3. 缺少相关皮肤病的影像学资料，对疾病的诊断和鉴别诊断带来一定的影响。

四 皮肤无创性测试技术

局部皮肤表面的生物学特性是医学美容的重要参数。但是，由于缺乏相应的检测手段，这些最浅表的可触摸可视觉的皮肤表现在过去大多被忽略不计。随着皮肤无创性测量技术（non-invasive bio-metrological technology of the skin）的发展，使过去难以量化的表浅皮肤生物学如鳞屑生成、皮肤纹理和皱纹、机械力学特点、颜色变化等能够无创伤在活体进行检测，为皮肤美容学的咨询、诊断、疗效评价提供了客观量化的分析手段。随着仪器设备的精确性和重复性不断提高，技术更新、新设备面市，描述皮肤生物学的新参数还在不断地推出。本章选择已经比较成熟又常用的与皮肤美容相关的指标做概要地介绍。

（一）皮肤表面pH

皮肤表面pH（skin surface pH）是机体生物学活动在表皮的表达，是皮肤重要的生理指标之一。角质层中的水溶性物质、皮肤排出的汗液、皮肤表面的水脂乳化物质以及皮肤呼吸作用排出的二氧化碳等多种物质共同作用形成了皮肤表面稳定的pH值，一般维持在4~6。随着年龄的增长，皮肤的缓冲能力逐渐下降，皮肤生理屏障作用不断降低，皮肤表面的pH值逐渐接近中性。

通过一个玻璃电极与潮湿皮肤表面接触，形成皮肤-电极界面，皮肤pH值即可以快捷地测量，且具有高度灵敏性和准确性的优点。皮肤表面pH值变化可直接或间接影响角质形成细胞的代谢，从而引起角质形成细胞增生、分化异常，皮肤屏障功能改变。皮肤表面pH值维持在最佳生理水平对延缓皮肤老化、防止和治疗某些皮肤病具有一定的意义。在化妆品领域，皮肤pH值的变化与皮肤外用品的透皮吸收关系密切。追踪检测洗涤类和护肤类产品引起的皮肤pH值改变是化妆品效果评价的一个重要参数。

（二）角质层含水量

角质层含水量（stratum corneum water content）是保持皮肤湿润外观和促进角质层新陈代谢的先决条件。正常情况下角质层含水量在10%~20%之间，低于10%，皮肤就会干燥、粗糙，甚至皲裂。含水量过高会破坏角质层屏障功能，严重时出现表皮浸渍。角质层水含量在研究皮肤生理性衰老机制，观察某些疾病如特应性皮炎、银屑病、鱼鳞病、多汗症的严重程度，指导疾病的治疗与护理等方面有着非常广泛的应用。在评价保湿或除汗化妆品的功效中，是必不可少的重要指标。联合透皮失水测量技术，可以观察皮肤的屏障功能。

角质层含水量可以通过红外线、核磁共振光谱仪、共聚焦Raman分光镜（confocal Raman spectroscope）或其他的成像技术，直接定量测定。但这些方法价格昂贵，目前还在研究和完善阶段。临床常用的技术是利用水的导电性，通过皮肤-电生理技术，间接测量角质层水分，包括电容测试法和电导测试法。电容仪对干性皮肤更敏感一些，电导仪对含水量比较大的皮肤更敏感一些。

（三）经表皮水分流失

经表皮水分流失（transepidermal water loss，TEWL）又称为透皮水蒸发或透皮水丢失，表示真皮深层的水分通过表皮蒸发散失，是描述皮肤水屏障的重要参数。在正常的生理状态下，当皮肤表面被封包阻塞，皮肤角质层含水量增加。一旦去除阻塞，截获在皮肤的水分蒸发，TEWL增加。在这种情况下，TEWL与角质层的水合作用是成比例的。但当皮肤水屏障功能受到损伤时，即使是角质层水含量不足的情况下，水分仍然经皮蒸发，造成干燥皮肤更加干燥。

TEWL测量可用于研究涉及皮肤屏障功能的皮肤病。如敏感性皮肤、特异性皮炎、银屑病等。皮肤的屏障功能受损，TEWL值增高，经过保湿和抗敏等处理，屏障功能得到修复，TEWL值逐渐恢复正常。同步监测TEWL和角质层含水量，对只使用一种方法不能加以解释的皮肤特性提供有用的信息，还能发现肉眼不可见的病理性改变（如阈下刺激），从而使皮肤的护理措施更精细。

测量技术是利用皮肤水分体表扩散定律。环绕身体边缘的弥散层10~30μm厚度内才能测量到有效的TEWL。常用的测量方法有开放式和封闭式。开放式通过垂直放置于待测皮肤表面的开放式探测器，测量水分从皮肤表面蒸发的梯度曲线。测试结果易受空气对流、温度、湿度、阳光直射的影响，也易受被测试者出汗状况、皮肤表面温度的影响。因此对测试环境要求很高，测试时要关闭门窗，禁止人走动，不能对着探头方向呼吸。封闭式采用一个顶端封闭的圆柱形的舱罩放置于皮肤上，收集皮肤表面丢失的水蒸气，用电子湿度探测器记录舱内的相对湿度。较少受到周围环境的干扰，测量单位表示为：g/hm^2。

（四）皮脂测量

皮脂腺分泌皮脂并排泄到皮肤表面，扩散并与水分乳化形成皮脂膜，保持皮肤表面平滑、光泽,防止体内水分的蒸发,起到润滑皮肤的作用。因此一定量的皮脂是健康皮肤不可缺少的,否则可造成皮肤的干燥、皲裂、皮肤弹性下降, 降低皮肤抵御环境侵袭的能力;但如果皮脂过多,不仅会造成皮肤反光、颜色晦暗,还容易形成粉刺、痤疮,严重影响皮肤的美观。监控皮肤表面油脂分泌有助于临床医生对涉及皮脂分泌的疾病的研究,也广泛用于控油产品的临床功效。

早期曾利用卷烟纸和磨砂玻璃吸收油脂的特性,作为皮肤油脂测量的手段。目前常用基于透光原理设计的仪器来检测。一种特殊消光胶带吸收皮肤上的油脂后,就会变成一种半透明的胶带,它的透光量随之发生变化,吸收的油脂越多,透光量就会越大,这样就可以间接测量出皮肤油脂的含量。测试结果表示为 $\mu g/cm^2$,测试时间30秒。也可以先将待测皮肤脱脂处理,将特殊胶带贴在皮肤上。分泌的皮脂逐渐被胶带吸收,约一小时后,可以观察到胶带上的透光点,这些透光点与毛囊的开口相一致。通过观察撕下的胶带上透明区域的大小,可用于检测皮脂排泄率、皮脂点数目、最大皮脂点和最小皮脂点。

(五) 皮肤弹性

饱满充盈富有弹性的肌肤是青春活力的体现。真皮丰富的胶原纤维、弹力纤维和充填于细胞间的蛋白多糖和结合水,以一定的方式组合排列形成了皮肤的粘弹性,使皮肤能够保持一定张力以支撑体表,使内脏器官有足够的空间,免受环境外力的破坏;但同时又能保持机体有一定的柔软性使体表面能同外界有效接触。皮肤弹性(elasticity)是容貌美的一个重要参数,可以用于皮肤衰老的相关因素研究,抗衰老产品和美容仪器的功效评价。伴随皮肤美容治疗学的发展,皮肤弹性的测量已经成为研究皮肤表面生物学状况的重要内容。

测量原理是对皮肤施加一定的外力,使皮肤变形。记录施加负荷、皮肤变形、抵抗和再回复,进而计算皮肤的粘弹性。根据施加外力的特征和方向以及皮肤对压力的反应,可以分为施加于皮肤表面的力即张力和扭转力;皮肤表面对一般的压力的反应即印凹痕、冲击力和拉伸力。由此延伸出各有特点的测量方法。检测时探头对皮肤表面的接触要保持一致。每次测量对象也要保持相同的位置,以避免体位改变造成前后测量的差异。

(六) 皮肤纹理和皱纹

皮肤纹理和皱纹(micro-relief and wrinkles)代表个体的生物学年龄,既是皮肤美容关注的重点,也是众多保健美容产品和美容仪器作用的对象。皮肤纹理简称皮纹,由皮肤表面微小的、纵横交错的皮沟围绕突起的皮丘构成,自出生时就存在于皮肤表面,在特定部位的皮肤纹理如指/趾纹受遗传因素的影响,具有个体特征。其他皮肤纹理的排列方向和深度因部位而异,随着年龄和环境因素的影响而改变。皮纹使皮肤变得柔韧、富有弹性,并使皮脂腺、汗腺分泌物能沿其纹路扩展到整个皮肤表面。皱纹是另一种类型的皮肤纹理,它们随着年龄而进展,根据不同部位肌肉运动及其对环境的暴露程度而呈现不同的特征。

各种抗皱嫩肤的化妆品、激光、电波等各种除皱仪都是为改善皮肤纹理和皱纹而设计的,主要作用是改变皮肤质地,功效结果很难用肉眼或照片分辨,皮肤轮廓仪就显示出特殊的优势。手术或肉毒素注射治疗皱纹,疗效可以通过评价术前术后的皱纹深浅做出客观评价。皮肤纹理测量也用于研究紫外线对皮肤的损伤,研究皮肤疾病如特异性皮炎、银屑病等,将皮肤粗糙度作为观察病情程度的指标,疗效评价的参数。

较早期测量方法先用特殊的硅胶,将皮肤表面的纹理印制在硅模上,现在多采用直接扫描皮肤表面。无论是通过皮肤硅模还是直接扫描得到的图像,需要再通过特殊的图像分析软件进行计算。测量皮肤纹理最常用的参数是粗糙度参数Ra和皮丘最高点与皮沟最低点之间的平均距离参数Rz。还可以用树枝状图行代表皮纹的方向和大小。测量皱纹常用的参数包括皱纹的长度、深度和皱纹的体积以及皱纹的横截面积等。

（七）皮肤颜色

皮肤颜色（skin colour）受到表皮真皮多种物质的影响。黑素细胞产生的黑素、血管中氧合血红蛋白、还原血红蛋白以及代谢产生的胆色素、胡萝卜素都会影响皮肤的颜色。此外还有一些发色基团如核苷酸、尿酸以及皮肤的粗糙程度、湿润程度和角质层的厚度等均会影响肤色。但起主要作用的仍然是皮肤的黑素。皮肤颜色既受表皮真皮中这些色基的影响，也与全身生理和病理的状况相关。皮肤颜色测量在皮肤美容、化妆品领域以及皮肤色素性和炎症性疾病等方面均有广泛的应用。

采用数字化的皮肤颜色参数，能对皮肤颜色变化规律作更加科学的测量。除数字成像系统外，皮肤颜色测量的基本原理都是测量皮肤对照射光线的反射率。如选择黑素和血红蛋白特定的吸收光谱照射皮肤，通过计算皮肤吸收和反射光的量，再转换成黑素和血红素值。还可以用脉冲氙弧灯光照射皮肤表面，然后逐点测量反射率，获得被测皮肤表面的分光光度曲线，将测得值转换成国际照明委员会设定的L*a*b*三维色度体系。L*值主要受黑素含量影响，黑素含量越高，L*值越小。a*值主要代表真皮中的血红蛋白，皮肤越红润，a*值越高，此外a*值也受黑素的影响。b*值主要反映皮肤的黄色程度，也受皮肤黑素含量的影响。

（八）鳞屑生成率

鳞屑是衰老脱落的表皮角质层细胞。表皮从基底层、棘层、颗粒层、透明层到角质层是角质形成细胞的增殖、分化、移动、死亡和脱落的动态变化过程。测量皮肤鳞屑生成率（desquamation rate）对了解皮肤生理病理状况有重要意义。对脱落的鳞屑进行生化检测和特殊蛋白质分析，可以了解皮肤生理或病理状况，探讨与角质层相关的疾病如特异性皮炎、银屑病、鱼鳞病等，分析可能的发病机制、评价治疗的效果。角质层与皮肤屏障功能明显相关。既可以对脱落鳞屑速度、形状分析检测表皮屏障的完整性；也可以通过多次反复粘贴造成屏障受损模型，从而研究外用制剂的皮肤刺激性、耐受性以及化合物透皮吸收率等。

检测方法可以通过轻柔的摩擦、擦洗皮肤表面，或者使用一类黏性的胶带或载玻片，收集皮肤表面脱落的鳞屑。目前最常用的粘贴材料是D-Squame粘贴盘，由透明聚酯薄膜构成的小圆盘，上面覆盖黏合剂。评价方法包括：对粘胶带上的鳞屑作视觉等级评估；粘贴皮肤前后称量评估；普通照片或专业摄影后用特殊软件评估等。还可通过化学方法溶解鳞屑，对角质细胞的生物化学成分进行测量，获得更多的信息。

（金哲虎　李　利）

第三节　损容性皮肤病实验室检查

一　斑贴试验

斑贴试验（patch test）是测定机体迟发型接触性超敏反应的一种诊断方法。根据受试物的性质配制成适当浓度的浸液、溶液、软膏或用原物作试剂，以适当的方法将其贴于皮肤，一定时间后观察机体是否产生超敏反应。以Ⅳ型皮肤超敏反应原理设定。斑贴试验是检测接触过敏原的经典试验，主要用于确定接触性过敏原以帮助指导预防和治疗。适应证有接触性皮炎、职业性皮炎、手部湿疹、化妆品皮炎等因接触引起的超敏反应性皮肤病。而其中化妆品皮炎是目前最常见的一种类型，常导致过敏反应。香料是最常见的化妆品变应原，普遍应用于化妆品、香水、洗浴乳添加剂、除臭剂及日常生活用品等大量产品中。

（一）操作方法

取4层1cm×1cm大小的纱布用试剂浸湿，或将受试物置于纱布上，然后贴于前臂屈侧或背部，其上用一稍大的玻璃纸覆盖，用橡皮膏固定边缘。24~48小时取下测试物并查看结果。试验后一旦出现痒、痛或炎症反应时，应立即取下受试物并用清水洗净及做适当处理，必要时可观察4~5天评价试验结果，则更为可靠。如同时做多个不同试验物时，每两个之间的距离至少为4cm。试验时必须设阴性对照。

化妆品、外用药物、纺织品、羽毛、皮革、各种金属等可疑致敏物均可来作为检测物。可疑致敏物若是液体，则用梯度浓度稀释进行斑贴，逐渐提高浓度；对化妆品和外用医药品等直接用于皮肤的制品可用原物做试验；纺织品、羽毛、皮革等可剪成0.5~1.0cm，用蒸馏水浸湿后进行斑贴。

（二）结果判定

阴性反应："—"为受试部位无任何反应。

阳性反应："±"为可疑，皮肤出现瘙痒或轻微发红；"+"为弱阳性，皮肤出现单纯红斑，瘙痒；"++"为中等阳性，皮肤出现水肿性红斑、丘疹；"+++"为强阳性，皮肤出现显著红肿伴丘疹或水疱。

阳性反应表示患者对试验物过敏，也可能是由于原发性刺激或其他因素所致的阳性反应，但后者一旦将受试物除去，反应可很快消失，而过敏所致者在受试物除去后24~48小时内，反应一般是增强而不是减弱。阴性反应则表示患者对试验物无敏感性。此外，因斑贴试验与实际接触时的情况不同，或操作技术不当等均可出现假阴性反应。

（三）临床意义

1. 斑贴试验是确诊化妆品接触性皮炎的重要手段，除标准过敏原斑贴试验外，还需做患者自用化妆品的斑贴试验。化妆品原物斑贴试验阴性者，如果标准系列中香料或防腐剂等可能的化妆品成分呈阳性反应，也考虑化妆品皮炎。化妆品皮炎患者选择使用新的化妆品之前，选择斑贴试验阴性的化妆品会更安全。

2. 接触性皮炎临床表现多样化，各地常见的接触变应原依工作性质、习惯、生活水平等不同而略不同，临床医师或患者本身的推测往往不可靠，斑贴试验是用于诊断变应性接触性皮炎最经典、最可靠的方法，简便易行。在寻找出患者过敏原后，指导其选择不含该过敏原的替代物或采取相应保护措施是必要的。

（四）注意事项

1. 应注意区分过敏反应及刺激反应；配制试验物质时应注意与原致病物相一致，但浓度必须由低到高，以免引起强烈反应；禁用原发刺激物做斑贴试验。

2. 急性皮炎未消退前不应做斑贴试验。

3. 试验结果可疑时，应重复试验。

4. 服用激素及其他抗组胺药物期间做该试验可出现假阴性反应。

5. 妊娠期间应尽量避免检查。

三 光斑贴试验

光斑贴试验（photo-patch test）是在皮肤斑贴试验的基础上，再给予一定剂量的紫外线照射。如果斑贴受试物中有光敏物质，经紫外线照射后在敏感机体的皮肤受试部位可出现迟发型超敏反应，这种方法是一种诊断外源性光敏性皮炎和检测光敏物质的重要方法。

（一）操作方法

首先照射UVB（280~320nm）和UVA（320~400nm）测定患者的最小红斑量（MED），然后用可疑光敏物质于背部同时做3处闭合斑贴试验，配制斑贴受试物（≤10%）及具体操作步骤与斑贴试验相同。24小时后去掉2个斑贴，进行照射，斑贴部位的四周用黑布遮盖。第一处用亚红斑量照射，另一处用加普通窗玻璃滤过的紫外线（UVA）照射，剂量为10个最小红斑量（MED）。第三处去掉后，立即用敷料覆盖作对照。照射后24小时、48小时及72小时分别观察结果。

（二）结果判定

1. 若3处均为阴性，说明该可疑物质既无光敏作用，也无接触过敏作用。

2. 第1、2处与无可疑物质单纯光照处（对照）反应一致，证明该物质无光敏作用。

3. 若3处均为阳性反应，且表现相似程度相同，说明被试物仅有接触过敏，无光敏作用。

4. 若3处均为阳性反应，但照光部位大于非照光部位，且大于单纯照光无可疑物部位，则该受试物为光敏物质。

5. 若第1处出现红斑、灼痛等，并于72~96小时迅速消退者，为光毒反应；若第2处出现湿疹样反应改变并伴有瘙痒，且持续1~2周，则为光超敏反应。

6. 连续观察72小时无反应者不能确定该物质不是光敏物质，因个别潜在光敏物质可能迟至96小时后才出现反应。

（三）临床意义

光斑贴试验主要用于慢性光化性皮炎、多形性日光疹等光敏感性皮肤病，是这类疾病较为可靠的诊断方法之一。但怀疑光毒性接触性皮炎或光线性药疹的患者，不宜接受该试验。

1. **多形性日光疹（polymorphous light eruption）** 患者光敏反应比较常见，在光斑贴试验中所占比例较高，常见的变应原是二苯甲酮、丁基甲氧基二苯甲酰基甲烷等。

2. **慢性光化性皮炎（chronic actinic dermatitis）** UVA和（或）UVB的MED值降低。这类患者的光斑贴试验结果对多种变应原均为阳性。

3. **光变应性皮炎（photoallergic dermatitis）** 光斑贴试验能证实其变应原。有报道的如抗结核药异烟肼、降血脂药辛伐他汀（simvastatin）、抗抑郁药阿密曲替林（amitriptyline）、抗麻风药氨苯砜（dapsone），抗凝剂三氟醋柳酸（triflusal）等，在口服这些药物后曝光部位出现红斑、水肿、色素沉着等，通过光斑贴试验证实了其光敏作用，为临床治疗提供了依据。

4. **面部皮炎（facial dermatitis）** 对一些反复发作、无明确致敏物质的面部皮炎患者，可通过斑贴试验和光斑贴试验进一步寻找病因。如含有香料混合物的唇膏、口红等化妆品有可能引起光感性皮炎，可通过光斑贴试验帮助患者寻找过敏原，对临床诊断、治疗和预防复发均有很大的意义。

5. **其他** 如湿疹、光线性痒疹、日光性荨麻疹及原因不明的光敏性疾病等，也可以通过光斑贴试验发现光变应原的存在。

三 皮内试验

皮内试验（intradermal test）是根据 I 型速发超敏反应或 IV 型迟发超敏反应原理，测定机体对某物质的致敏性和免疫力。适用于过敏反应发生在真皮内的皮肤病，如荨麻疹、特应性皮炎、药物性皮炎及对食物过敏等。

（一）操作方法

一般先以低稀释度的试剂开始，用 0.1ml 的稀释液在前臂屈侧皮内注射。通常于 15~20 分钟后观察，如出现风团及红晕为即刻反应阳性；6~48 小时后才出现反应并有浸润性结节，为迟发型反应阳性。如为阴性而仍有可疑时，可增强试物浓度重复试验。

（二）结果判定

阴性反应："—"为受试部位无任何反应。

阳性反应："+"为弱阳性，皮肤出现红斑，伴有风团，直径大于 1cm；"++"为中等阳性，皮肤有明显红斑，伴有风团，直径 1~2cm；"+++"为强阳性，皮肤有明显红斑，伴有风团及伪足，直径大于 2cm。

（三）临床意义

速发型超敏反应阳性，表示患者对试物过敏，临床多用于青霉素皮试实验；迟发型反应，临床主要用于结核菌素试验，可协助临床诊断，还可用于测定某些皮肤病细胞免疫功能。

（四）注意事项

1. 宜在病情稳定期进行；应设生理盐水及组胺液做阴性及阳性对照；对试物高度敏感或曾有过严重反应者，不宜做此试验，因其危险性较划破试验更大。有过敏性休克史患者禁用。

2. 受试前 2 天应停用抗组胺药物；妊娠期应尽量避免检查；试验前应准备好抢救过敏性休克的各种治疗措施，试验后 30 分钟内严密观察全身反应，特别注意过敏性休克的发生。

3. 若出现局部或全身强烈反应，应立即皮下注射 0.1% 肾上腺素 0.5ml 或立即用橡皮带将注射侧上臂绷紧，每隔 3~5 分钟放松一次，局部冷湿敷。

4. 五岁以内儿童和对某种物质有高度敏感的患者，并有过严重反应者，不宜做该试验，可选择用划破试验。

四 划破试验（scratch test）

用注射针头或其他锐器划破表皮，使变应原通过划破处进入真皮，与组织中的肥大细胞及血中嗜碱性粒细胞表面的相应的 IgE 结合，使靶细胞脱颗粒，释放组胺、慢反应物质、激肽、缓激肽、血小板活化因子等多种炎性介质，在 30 分钟内产生明显红斑或风团，该试验主要用于测定产生 I 型超敏反应的变应原，对于高度敏感的患者，有一定危险性。用于荨麻疹、特应性皮炎、药疹等多种与速发型超敏反应相关的过敏性皮肤病。

（一）操作方法

先将受试物按一定浓度溶于生理盐水中，在前臂屈侧皮肤以 75% 乙醇消毒后，用消毒注射针在皮上划 1cm 的长痕，以不出血为度，然后滴试剂一滴于其上，再用针柄轻轻擦压一下；在对侧相应部位做对照试验，经 30 分钟观察结果。

（二）结果判定

阴性反应：与对照试验相同。

阳性反应："±"为可疑，皮肤出现水肿性红斑或风团，直径小于0.5cm；"+"为弱阳性，皮肤出现风团，有红晕，直径为0.5cm；"++"为中等阳性，皮肤出现风团，有明显红晕，直径为0.5~1cm；"+++"为强阳性，皮肤出现风团，有红晕及伪足，直径大于1cm。

（三）临床意义

用于检测 I 型超敏反应的过敏原，如荨麻疹及特应性皮炎等的致病因素。阳性反应表示患者对该试验物过敏，但应注意假阳性反应。

（四）注意事项

1. 抗组胺类药物可减弱试验反应，须在停药48小时后再进行测试。

2. 有过敏性休克病史者禁止施行本试验；试验前应准备0.1%肾上腺素以备抢救可能出现的过敏性休克。

五 最小红斑量的测定

最小红斑量（minimal erythema dose，MED）是指在一定的光源、距离下，特定的个体、部位接受光照后24小时产生肉眼刚可观察到的红斑所需的剂量。临床上通常采用中波紫外线-MED（UVB-MED）或长波紫外线-MED（UVA-MED）来分别表示患者对UVB或UVA的敏感程度。

（一）操作方法

1. 光源 应根据试验的目的选择合适的光源，如作为治疗前的参考，测定光源应与治疗光源有相同的输出光谱；如仅用于判断患者有无光敏，可选用荧光灯、高压汞灯、金属卤素灯、氙灯等。目前常用的光源是氙弧灯，因其输出光谱有连续性，功率可达到500~1000W，并配有单色仪或滤光片装置，可以根据需要分别输出UVA或UVB，被认为是理想的模拟光源，经分光设计MED测定器被分为剂量依次以 $\sqrt{2}$ 倍数递增的8个孔，每个孔1cm²，照射距离10cm，电压220V，电流40A。

2. 方法 测定部位常选择对紫外线比较敏感、又便于测定的区域作为生物剂量测定部位，可选择背部、腹部或前臂内侧。理论上，长期未受日光照射的部位均可测定MED，但不同部位测定的MED值有较大差异。受试者取仰卧或俯卧位，暴露测定部位，放好测定器，光源与皮肤保持一个固定距离（根据所用仪器的不同而调节），依次进行照射。测定时身体的其他部位需要用不透光的物质（如黑毡）遮盖，只留出测定部位，面积为8~10cm²，一侧用一定剂量的UVB照射，另一侧用一定剂量的UVA照射。每次测定前需要用UVA、UVB辐照计测定灯管的输出功率，参考各个地区平均的最小红斑量，按"剂量=功率（W）× 照射时间（s）"计算出各个孔的照射时间。

（二）结果判定

终点指标为照射后24小时照射部位出现刚可察觉的无明显边界的红斑。最好由三位经验丰富的观察者同时判断，至少两位观察者同时认可的剂量为测定结果，以减少主观误差。如MED超过预定范围，则适当延长照射时间后重复进行。

（三）临床意义

1. 判断患者有无光敏及光敏程度 多形性日光疹、日光性荨麻疹、慢性光化性皮炎等很多对光敏感的患者在就诊时不一定有皮损，判断患者是否存在光敏现象，最重要的就是测定患者的MED。因此详细询问病史、测定患者MED对判断患者的光敏性至关重要，并且可以通过MED值的大小判断患者的光敏感程度，MED低于正常值越多，表明对紫外线的敏感性越强。

2. **确定疾病的致病光谱**　红斑狼疮的光敏现象早已被人们所认知，测定患者的UVA-MED 和UVB-MED 有助于确定红斑狼疮患者的致病光谱。着色性干皮病是一种常染色体隐性遗传性皮肤病，由于患者对紫外线和一些化学物质所致的DNA损害修复功能存在缺陷，儿童期在日光暴露部位即可出现雀斑样的色素沉着斑或色素减退斑，继而出现各种新生物（包括皮肤肿瘤），并可累及眼睛、神经系统。日光性荨麻疹是日光诱发的一种速发型皮肤超敏反应，致病光谱包括UVA、UVB，甚至可见光，但以UVA为主。通过测定患者的MED，可以了解患者的致病光谱，为预防本病的发生及PUVA、UVB 硬化光疗提供依据。

3. **光疗前确定照射起始剂量**　在进行紫外线光疗时，确定合适的起始剂量对治疗效果很重要，过大或过小均不利于治疗。若条件许可，可逐一测患者MED以确定起始照射剂量，这样既保证了疗效，又可避免不良反应。

4. **评价防晒化妆品的效能**　防晒指数（sun protection factor，SPF）是判断防晒化妆品对UVB防护效能的一个指标，SPF=涂防晒化妆品部位的最小红斑量/未涂防晒化妆品部位的最小红斑量。理论上SPF值越大，防光效果越好。但是，SPF值越高的防晒品中所含的紫外线吸收剂和散射剂的浓度越高，相应给患者带来的不适感和不安全感也越大。

（四）注意事项

1. 试验结束后当天，局部避免物理因素的刺激（如热水烫、搔抓等），也不宜外用药物或进行其他治疗（包括系统治疗和物理治疗）。

2. 为了观察时间的方便，多嘱患者第2天（24小时后）复诊并观察红斑反应，且将MED的"定义"也多规定在24小时时的最小红斑反应。但是，皮肤红斑反应常在照射后6~8小时出现，12小时达高峰，24小时时阈红斑反应已出现消退趋势，对结果的判断可能造成一定的影响。对于照射后24小时才能前来观察结果的患者，一般建议将观察到的红斑向后退一格作为生物剂量值。如条件许可，为保证试验结果的可靠性和准确性，3岁以下的儿童应在照射后6~12小时判定结果，成人在10~12小时判定结果为宜。

3. 由于灯管随着使用时间的延长会逐渐衰老，最好每次试验前测量灯管的输出功率，以保证测试结果的准确性。

4. 对所测定的平均生物剂量只能作为参考，在临床中应对紫外线红斑反应的影响因素进行综合考虑，选用合适的紫外线照射剂量。

5. 对一些紫外线敏感性增高的疾病，如慢性光化性皮炎、化学物质诱发的光敏性皮肤病、皮肤卟啉病、日光性荨麻疹等，其致病光谱可能包括可见光，应采用可见光源照射（单色仪）测定，但是目前国内尚无此类产品，国际上也仅有极少数机构将其作为科研所用。

六　光激发试验

光激发试验（photoprovocation testing）是通过多次大剂量光线的照射，以期复制出原有皮损来明确诊断。适用于多形性日光疹、全身外源性化学物质引起的光敏性皮炎等疾病。在光斑贴试验等阴性的情况下，为明确诊断，可进行光激发试验。

（一）操作方法

一般选取两处10cm×10cm大小的皮肤，多次反复以大剂量光线照射（UVB为2~3J/cm^{2}或1.5MED，UVA为60~100J/cm^2）连续3天以上，若能复制出皮损则为阳性反应，具有诊断意义。

（二）临床意义

由于光激发试验在操作时存在加重疾病的风险，因此仅在MED及光斑贴试验阴性的情况下，才考虑进行该试验，而且需要向患者交代其注意事项及可能引起的各种反应，征得患者同意后再进行。

1. 多形性日光疹主要表现为曝光部位的多形性皮损，有明显的季节性。其诊断主要依靠病史，皮损的发生与日光有明确的相关性；MED测定或光斑贴试验有助于诊断，另外，光激发试验也是协助该病诊断的方法之一。

2. 日光性荨麻疹是日光诱发的一种速发型皮肤超敏反应，发病机制不清，作用光谱包括UVA、UVB，甚至可见光。在测定患者的MED时，可以确定其致病光谱，并在数分钟内诱发出皮损。因此，日光性荨麻疹与其他光敏性疾病不同，需要在试验后立即读取结果，其最小的诱发荨麻疹的剂量为需要增加MED值的25%~40%。如果单个光源的试验结果阴性，需要更换其他光源；如果紫外线MED值在正常范围，需要用自然光作为光激发试验的光源，以免漏诊。

3. 红斑狼疮的光敏现象在19世纪就引起医师的重视，他们发现这些红斑狼疮患者的皮损大多位于光暴露部位，如面部、颈部V区、上肢伸侧等；而且可以通过光激发试验（局部辐射大剂量的UVA）复制出红斑狼疮的皮损。近年来通过光激发试验发现在穿透玻璃后的UVA可以诱发出皮损，对红斑狼疮患者来说，与UVB比较，UVA是一个更具危险性的因素。

七 最小光毒试验

接触某种化合物后，再经日光或人工光源照射引起的皮肤反应，也可由全身吸收某化合物后再照射引起的非免疫性机制反应称光毒反应（phototoxic-reaction），可表现为红斑、瘙痒等现象。最小光毒量（minimal phototoxic dose，MPD）即紫外线照射引起皮肤产生刚能观察到的光毒反应的剂量。

（一）操作方法

MPD的测定选择无皮损、非暴露、周边无畸形、破溃与色素沉着的皮肤部位，以免影响结果的判断。一般选择前臂屈侧、后背上部、腹部或臀部作为测定部位，对非测试部位进行遮盖防护。服用光敏剂2小时后，或外用光敏剂后30分钟开始照射紫外线（具体操作过程同测定紫外线MED）。采用多孔板同等光照强度、有规律的不同照射剂量的方法进行测试。

（二）结果判定

经48~72小时后，以剂量最小孔到剂量最大孔顺序观察受试者照射部位，首先引起皮肤产生淡红斑的剂量即为最小光毒量。

（三）临床意义

1. 光化学疗法时选择照射剂量 光化学疗法（photochemotherapy）是指应用光敏剂结合紫外线来治疗皮肤病的一种疗法。其对光敏性皮炎、银屑病等疾病具有良好的疗效。光化学疗法时，起始剂量取决于受试者的最小光毒量值的大小，不能采用患者治疗前的MED。应在首次口服光敏剂后2小时，或外用光敏剂后30分钟照射紫外线，分别测定腹部或局部外用药处的MPD，以决定治疗的起始剂量。

2. **光毒性物质的安全性毒理学检测**　光毒性物质包括某些植物、药物及染料等，接触性光毒性物质包括含呋喃豆素的植物、焦油制剂等以及药物、染料等。5-甲氧沙林（5-methoxypsoralen，bergapten）、8-甲氧沙林（8-methoxypsoralen，8-MOP）、当归素等，都是呋喃香豆素类，是重要的光毒性物质。

富含此类物质的植物有荷兰芹、芹菜及柑橘等。5-甲氧沙林还被用于香水等化妆品中，可造成香料皮炎。8-甲氧沙林在医学上广泛用来治疗银屑病及白癜风。光毒试验可评价光毒性物质如植物、药物、化妆品原料及其产品引起皮肤光毒性的可能性。

在有光线性皮肤病的患者中如何正确使用防光剂，避免光变应性接触性皮炎的发生，必须要依靠光生物学试验，而光生物学试验是一个不断发展的试验方法，需要进一步规范、完善，以便更好地服务于临床。

八　真菌检查

真菌检查对皮肤真菌病的诊断具有重要意义。常用的有直接镜检和真菌培养。

（一）直接镜检

直接采取受真菌感染组织（标本），经较简单制片处理后，在显微镜下可找到真菌菌丝或孢子。

1. **标本采集**　浅部真菌病常采取鳞屑、菌痂、毛发和甲屑等标本。取材时应选择未治疗和病灶边缘的新损害。病甲应先刮除甲板表层及游离缘的病变组织，然后取其深层的甲屑。深部真菌病，根据病情采取脓液、痰、尿、粪、口腔、阴道分泌物以及各种穿刺液和病变组织等，应以无菌操作方法采取标本。

2. **制片方法**　①氢氧化钾涂片法：将采取的标本置于载玻片上，通常滴上1~2滴10%~20%氢氧化钾溶液以溶解角质，盖上盖玻片，放置数分钟或在火焰上微加温以加速角质溶解，然后轻轻压紧盖玻片，驱除空气泡，吸去周围溢液，以免沾污盖玻片而妨碍镜检。②墨汁涂片法：用于检查新型隐球菌及其他有荚膜的孢子。方法是取一小滴墨汁与标本（如脑脊液检查隐球菌）混合，盖上盖玻片，不必加热直接镜检。③涂片染色法：可更好地显示真菌形态和结构。如革兰染色适用于白色念珠菌、孢子丝菌病、放线菌等；抗酸染色适用于诺卡菌；瑞氏染色适用于组织胞浆菌。

3. **结果及临床意义**　①发现菌丝或孢子为阳性，反之阴性。直接镜检阳性提示有真菌感染。阴性不能除外真菌感染，必要时重复检查或行真菌培养。②直接镜检法主要用于确定真菌是否存在，除少数菌种外，一般不能确定真菌菌种。③用于评价真菌病治疗的疗效。

（二）真菌培养

利用真菌在培养基上的生长、繁殖，产生不同的菌落形态、颜色等特点确定菌种，也可用作辅助直接镜检的检查结果。

1. **标本的采集**　同直接镜检。

2. **培养基**　最常用的是萨布罗葡萄糖琼脂，其他有硫乙醇酸钠培养基（用于鉴定放线菌）、斯氏合成琼脂（用于鉴定曲菌、青霉菌、污染菌等）、新型隐球菌快速鉴定培养基（用于鉴定隐球菌）。

3. 培养方法 有常规培养、大培养和微量培养3种。常规培养一般用试管培养，在无菌条件下将标本接种于沙堡培养基斜面上。一般每一斜面接种2~3处，每份病材接种2~3管。浅部真菌，在25℃室温下培养，一般1周左右即开始生长，观察2~3周；深部真菌，在37℃下培养，观察3~4周。

4. 结果及临床意义 ①有菌落生长者为阳性，无菌落生长者为阴性。阳性结果需作菌落外观分析和显微镜检查。菌落外观分析要依据以下若干方面：菌落生长速度、颜色、边缘、下沉现象以及菌落变异情况等。显微镜检查是采取不同生长阶段的菌落作涂片，观察菌丝和孢子的形态，以便掌握整个菌落的演变情况。②阳性结果可确诊真菌感染，并可作真菌类型的鉴定。③阴性结果不能完全除外真菌感染。应注重取材质量、重复培养以提高阳性率。

九 螨虫检查

（一）操作方法

1. 挤刮法 选取鼻沟、颊部及颞部等皮损区，用刮刀或手挤压，将挤出物置于玻片上，滴一滴生理盐水，盖上盖玻片并轻轻压平，镜检。

2. 透明胶带法 将透明胶带贴于上述部位，数小时或过夜后，取下胶带贴于载玻片上，镜检。

（二）结果

检查出螨虫者为阳性。

（金哲虎）

第四节　皮肤组织病理

皮肤组织病理不仅可以协助临床明确皮肤病诊断，而且对皮肤病的发生、发展、转归及治疗都具有重要意义。

一 适应证

1. **可以明确诊断的皮肤病** 皮肤肿瘤、癌前期病变、病毒性皮肤病、某些红斑性皮肤病。
2. **有诊断价值的皮肤病** 大疱性皮肤病、肉芽肿性皮肤病、代谢性皮肤病、结缔组织病等。
3. **有一定参考意义但必须结合临床才能诊断的皮肤病** 如玫瑰糠疹等炎症性皮肤病。

二 皮损的选择

1. 原则上选择成熟而未经治疗的典型损害，同时带一部分损害周围的正常皮肤，以便与病变组织作对比。
2. 水疱、脓疱或需寻找病原体的损害，应切取早期损害，水疱或脓疱应完整切取。
3. 如系较大的损害，应取其活动性的边缘。如同时存在几种皮肤病的损害时，应分别取其皮损做检查。

三　取材方法

1. 外科手术法　最常用，常规消毒皮肤和局部麻醉后，按无菌操作法，用手术刀沿皮纹方向做长 1cm，宽 0.3~0.5cm 的梭形切口，刀锋沿皮面垂直，切取标本应深达皮下组织，底部与表面宽度一致。切忌钳夹所取组织，以免造成人为的组织变化，切取的标本应平放在吸水纸上，以防标本卷曲。

2. 钻孔法　用于皮损较小无需刀切或刀切困难者。消毒局麻后，以左手固定并绷紧局部皮肤，右手持皮肤组织钻孔器钻孔，达到一定深度后，用有齿镊小心提起组织，取小弯剪从其根部剪下，即可固定送检。压迫创口止血，加压包扎。颜面部用此法时，应缝合创口。

3. 削切法　很少采用，可用于脂溢性角化病等表浅疾病。

四　标本处理

切下的标本应立即放入 10% 甲醛液或 95% 乙醇中固定。若需做免疫病理，应立即将组织 4C° 保存，尽快送冷冻处理。

五　皮肤病的基本病理变化

皮肤病理变化与其他器官所引起的变化基本相似，可出现充血、水肿、萎缩、肥厚、变性与坏死，还可以增生或发生肿瘤。但是皮肤的结构有自己的特点，因而也有其特殊的病理变化。现按皮肤不同组成部分分别描述其皮肤病理组织学的基本病理变化。

（一）表皮的基本病理变化

表皮各层组织因各种不同的病变过程而出现各种不同的病理变化。这些变化可单独发生于表皮各层，也可受真皮病变的影响而继发于表皮。常见的表皮病变如下。

1. 角化过度（hyperkeratosis）　指角质层比同一部位正常角质层异常增厚的现象。这种变化如果是角质形成过多所造成，其颗粒层、棘层也相应增厚，称为"绝对性"角化过度，常见于扁平苔藓、寻常疣、慢性皮炎等；如系角质贮留堆积所致，则其颗粒层、棘层并不增厚，称为"相对性"角化过度，见于寻常型鱼鳞病等（图 6-20）。

2. 角质栓（horn plug）　指在扩大的毛囊和汗管开口处角质显著增多，形成栓塞。见于盘状红斑狼疮、硬化萎缩性苔藓、毛囊角化病及汗孔角化症等。

3. 角化不全（parakeratosis）　指角质层细胞残留固缩细胞核的现象。由角化过程不完全所引起，其下方的颗粒层往往减少或消失。这种变化通常与表皮棘层水肿及真皮上部的炎症有关，常见于银屑病、脂溢性皮炎及亚急性湿疹等（图 6-21）。

4. 角化不良（dyskeratosis）　指表皮或附属器个别或小群角质形成细胞在未达角质层而已显示过早或异常角化，表现为胞核浓缩深染，胞质呈红色，棘突消失，与邻近细胞失去联系。分良性及恶性两种类型，前者多见于毛囊角化病、疣状角化不良瘤及家族性慢性良性天疱疮等；后者见于某些皮肤肿瘤，如皮肤原位癌、日光性角化病及鳞状细胞癌等（图 6-22）。

5. 颗粒层增厚（hypergranulosis）　特点为颗粒层变厚，胞质内透明角质颗粒粗大色深，常伴有角化过度。见于扁平苔藓、寻常疣及神经性皮炎等（图 6-23）。

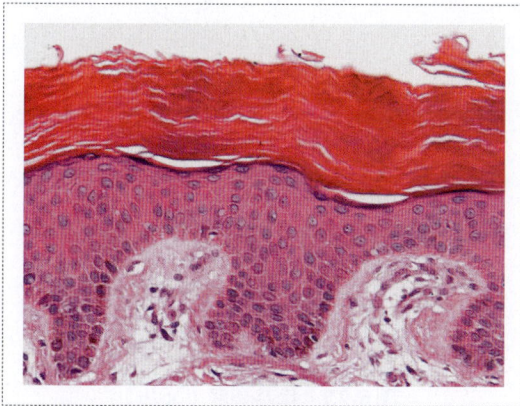

图6-20 角化过度（×40）

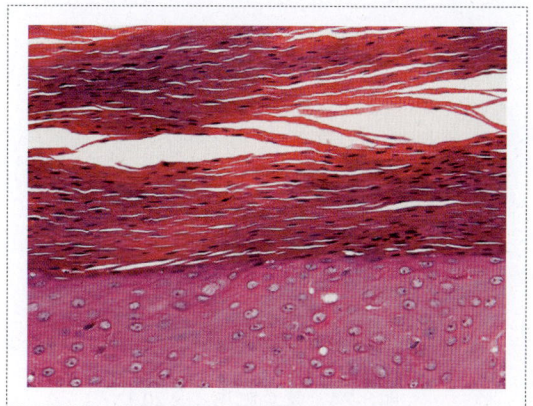

图6-21 角化不全（×40）

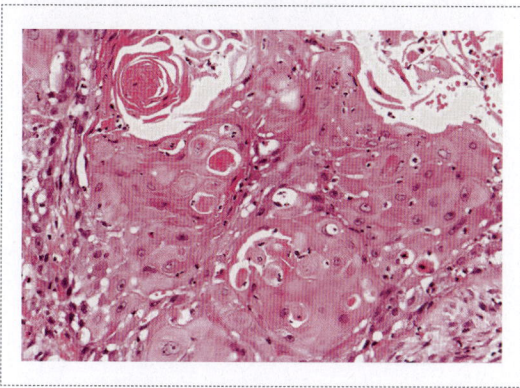

图6-22 角化不良（×40）

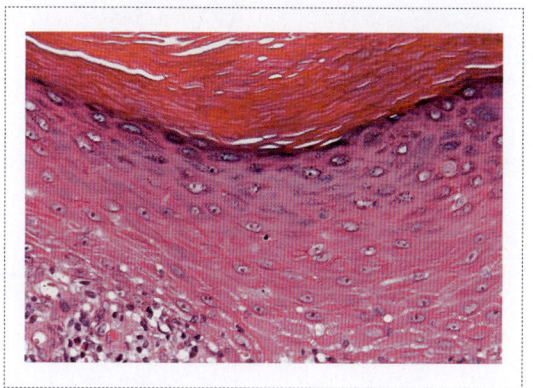

图6-23 颗粒层增厚（×40）

6. **颗粒层减少（hypogranulosis）** 指颗粒层细胞减少，常伴有角化不全。见于寻常型鱼鳞病及银屑病。

7. **棘层肥厚（acanthosis）** 指表皮棘细胞层增厚，通常是由于棘细胞层数目增多和（或）细胞肥大所致，常伴有表皮嵴延长或增宽。见于银屑病、神经性皮炎及慢性湿疹等（图6-24）。

8. **棘层松解（acantholysis）** 由于棘细胞层的桥粒或细胞间黏合物变性或消失，使相邻细胞互相分离，形成表皮内裂隙、水疱或大疱。松解分离后的棘层细胞棘突消失，胞体增大，胞核肿胀，核染色较深，核周呈淡色晕状，称为棘层松解细胞。见于天疱疮、家族性慢性良性天疱疮及毛囊角化病等（图6-25）。

9. **疣状增生（verrucous hyperplasia）** 指表皮角化过度、颗粒层及棘层增厚、真皮乳头呈乳头瘤样增生四种病变同时存在时，表皮呈山峰状突起，似疣状表现。多见于疣状痣、寻常疣及疣状皮肤结核等（图6-26）。

10. **假性上皮瘤样增生或假癌性增生（pseudoepitheliomatous hyperplasia or pseudocarcinomatous hyperplasia）** 指高度棘层肥厚与表皮不规则增生的现象。增生的表皮可深达真皮内汗腺的水平，镜下颇似鳞状细胞癌，但细胞分化良好，无异型性。主要见于慢性肉芽肿性疾病，如着色真菌病、寻常狼疮及慢性溃疡的边缘等（图6-27）。

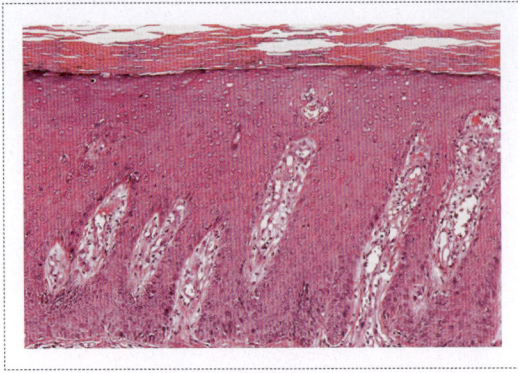
图6-24　棘层肥厚（×20）

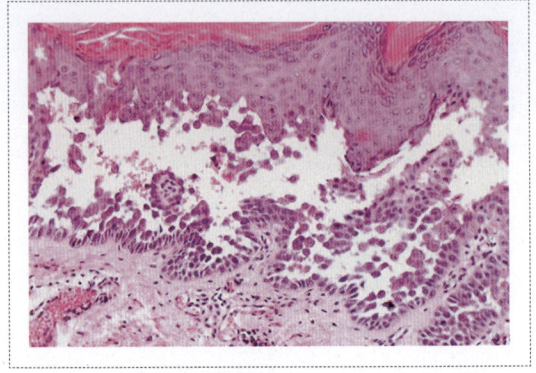
图6-25　棘层松解（×20）

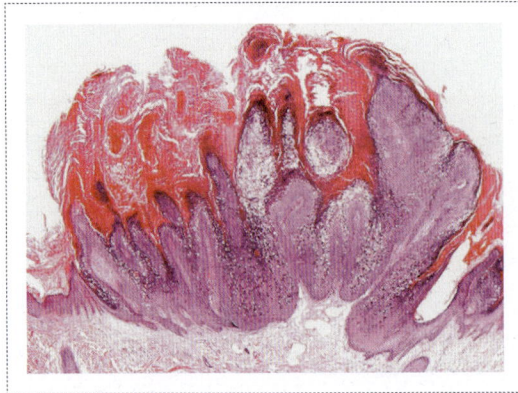
图6-26　疣状增生（×2）

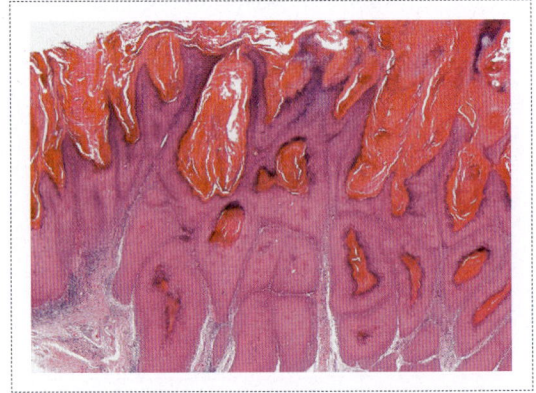
图6-27　假性上皮瘤样增生（×2）

　　11. **乳头瘤样增生（papillomatous hyperplasia）**　主要指真皮乳头不规则向上增生，同时伴表皮角化过度及不规则增生肥厚，使表皮面呈不规则的波浪起伏。见于老年疣、黑棘皮病及疣状痣等（图6-28）。

　　12. **表皮萎缩（epidermal atrophy）**　系指表皮变薄，主要是棘细胞层萎缩所致，表现为表皮嵴短小或消失，表皮呈扁平带状，可伴真皮萎缩。见于正常老年皮肤，也可见于萎缩性扁平苔藓、红斑狼疮及硬化萎缩性苔藓等。

　　13. **表皮水肿（edema of epidermis）**　根据水肿发生的部位及严重程度分为：

　　（1）**细胞内水肿（intracellular edema）**：主要指表皮棘层细胞内发生严重水肿，表现为棘细胞体积增大、胞质变淡或出现空泡，核固缩并偏向一侧，多见于湿疹、皮炎类疾病（图6-29）。

　　（2）**细胞间水肿（intercellular edema）**：由于表皮细胞间液体增多，使细胞间隙增宽，细胞间桥被拉长或断裂，类似海绵，故又名海绵形成（spongiosis）。常见于炎症性皮肤病，如湿疹、皮炎等（图6-30）。

　　（3）**气球状变性（ballooning degeneration）**：是由于表皮细胞内高度水肿，胞体膨大变圆，似气球状，同时变性细胞失去细胞间桥，导致细胞松解而形成表皮内水疱。多见于水痘、单纯疱疹及带状疱疹等。

　　（4）**网状变性（reticular degeneration）**：指严重的细胞内水肿，致使细胞膨胀及破裂，邻近残留的胞膜相互连结成网状，最后形成多房性水疱。常见于病毒性水疱性疾病、急性皮炎及汗疱疹等。

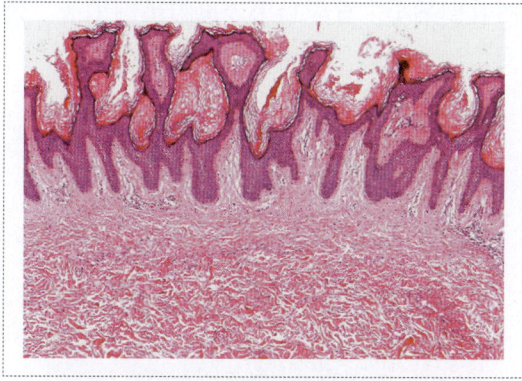

图6-28 乳头瘤样增生（×10）

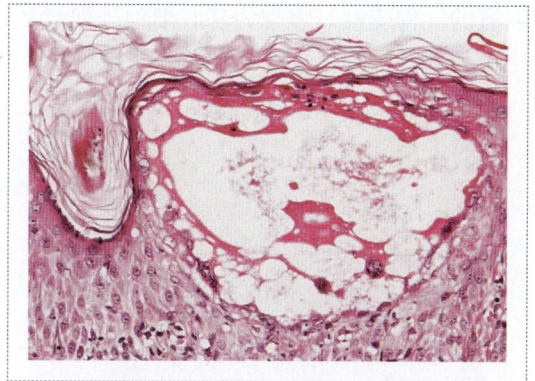

图6-29 细胞内水肿（×40）

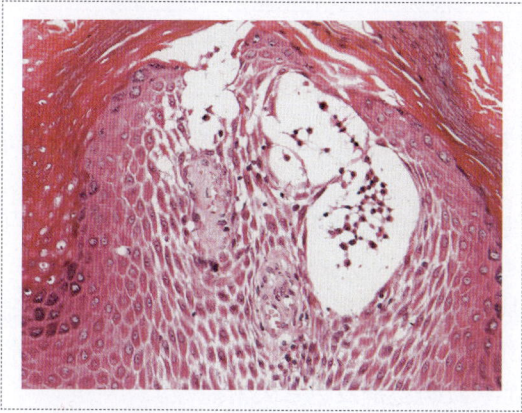

图6-30 细胞间水肿（×40）

14. **表皮微脓肿**（microabscess of epidermis） 指表皮或表皮附属器内白细胞聚集而形成的小团块。常见的有以下几种：

（1）Pautrier 微脓肿：主要发生于棘层，也可见于表皮下部，表皮真皮交界处及外毛根鞘，由单一核细胞或蕈样肉芽肿细胞组成，周围有透亮区。见于蕈样肉芽肿（图6-31）。

（2）Munro 微脓肿：发生于角质层的角化不全处或角质层下，由破碎的中性粒细胞聚集而成。常见于银屑病、脂溢性皮炎等（图6-32）。

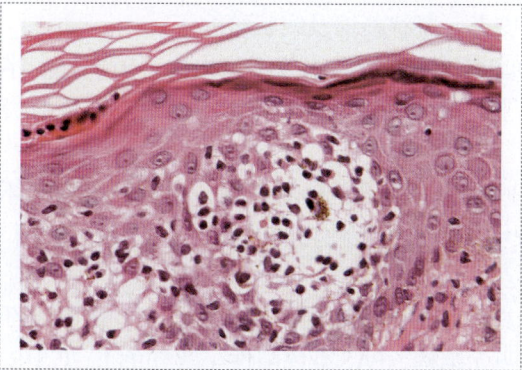

图6-31 Pautrier 微脓肿（×40）

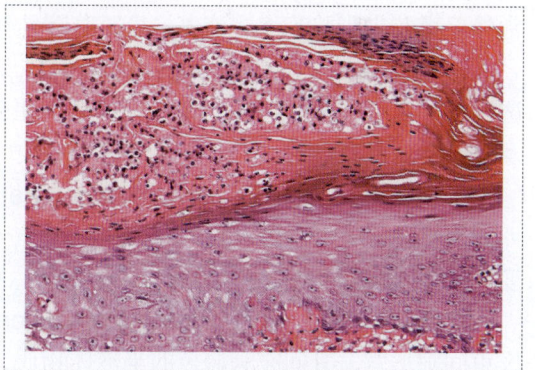

图6-32 Munro 微脓肿（×40）

（3）Kogoj 海绵状脓疱：指在颗粒层和棘层上部变性角质形成细胞引起的海绵形成基础上，由中性粒细胞聚集而成的多房性脓疱。多见于脓疱型银屑病、疱疹样脓疱病及连续性肢端皮炎等（图6-33）。

（4）**嗜酸性微脓肿**：指位于表皮各层或乳头顶端，由嗜酸性粒细胞聚集而成的微脓肿。多见于增殖型天疱疮及新生儿中毒性红斑。

15. **基底细胞液化变性**（liquefaction degeneration of basal cells） 指基底细胞空泡化或

崩解的一种变性。表现为基底细胞排列紊乱，甚至基层消失，真皮与表皮界限模糊不清。常见于扁平苔藓、红斑狼疮及黑变病等（图6-34）。

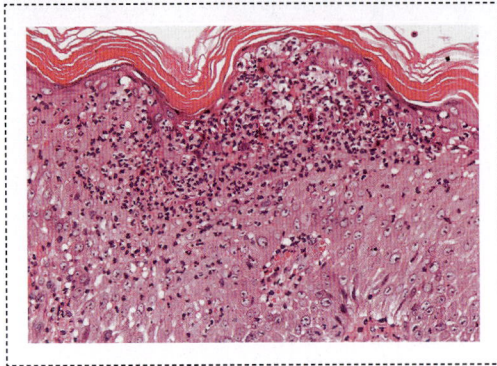

图6-33　Kogoj微脓肿（×40）

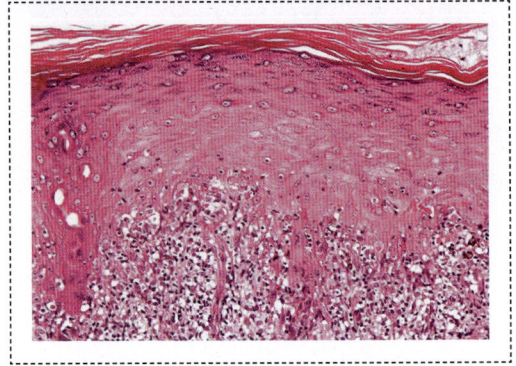

图6-34　基底细胞液化变性（×40）

16. 表皮的色素变化

（1）**色素增多（hyperpigmentation）**：指表皮基底层及真皮上部黑素颗粒增多。多见于固定型药疹、黑变病、黄褐斑及炎症后色素沉着等。

（2）**色素减少（hypopigmentation）**：指表皮基底层内黑素减少或消失。见于白癜风、白化病及炎症后的色素脱失等。

（3）**色素失禁（incontinence of pigment）**：基底细胞及黑素细胞受损后，黑素从这些细胞中脱落到真皮上部，被吞噬细胞吞噬或游离在组织间隙中。这种色素脱落的现象称为色素失禁。多见于扁平苔藓、血管性萎缩性皮肤异色症、红斑狼疮及色素失禁症等。

（二）真皮与皮下组织的基本病理变化

1. 真皮萎缩（atrophy of dermis）　指真皮厚度变薄，系胶原纤维或弹力纤维减少所致，常伴毛囊及皮脂腺萎缩或消失，见于萎缩性慢性皮炎、斑状萎缩及线状萎缩等。

2. 透明变性（hyaline degeneration）　又名玻璃样变，指组织或细胞内出现玻璃样、半透明的均质性嗜酸性物质，即所谓的透明蛋白，主要成分为糖蛋白。见于瘢痕疙瘩、皮肌炎及类脂质蛋白质病等。

3. 纤维蛋白样变性（fibrinoid degeneration）　是组织坏死的一种表现，也称纤维素样坏死。主要是纤维蛋白渗入胶原内，使受累部位呈现明亮强嗜伊红性均质的外观，见于红斑狼疮、变应性血管炎等（图6-35）。

4. 黏液样变性（mucinous degeneration）　真皮胶原纤维基质中黏多糖增多，使胶原纤维束间隙增宽，其间充满蓝色的半液体物质，透明无结构，PAS染色阳性（紫红色），见于皮肤黏液性水肿、纤维瘤及神经纤维瘤等（图6-36）。

5. 嗜碱性变性（basophilic degeneration）　指真皮上部胶原纤维在HE染色时失去其嗜酸性，而出现无定形、颗粒状或卷曲状的嗜碱性变化，甚至可表现为不规则排列的嗜碱性纤维，病变与表皮之间出现一狭窄的境界带。用特殊染色时，其染色反应与弹性纤维相似。见于光线性肉芽肿、日光性弹力纤维病及老年性弹力纤维病（图6-37）。

6. 弹力纤维变性（elastic fiber degeneration）　指弹力纤维断裂、破碎、聚集成团或呈粗细不匀的卷曲状、嗜碱性变化，需做弹力纤维染色才能确定，见于弹力纤维性假黄瘤及皮肤松弛症等（图6-38）。

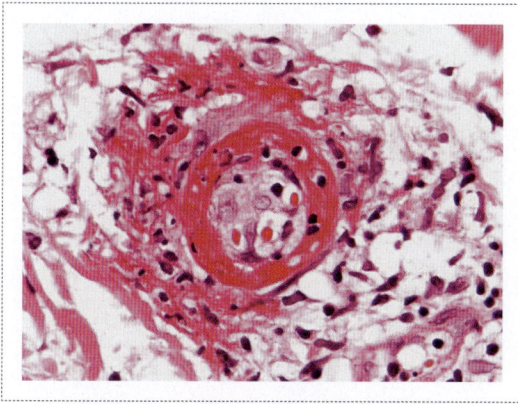

图6-35 纤维蛋白样变性（×40）

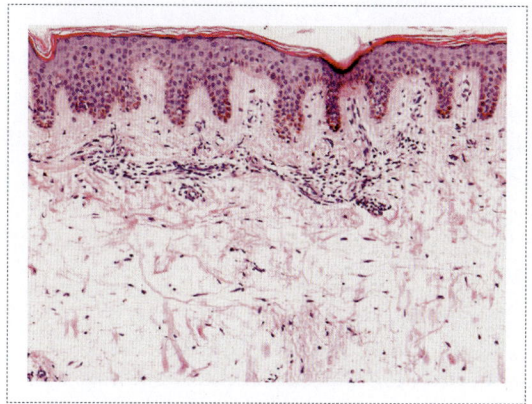

图6-36 黏液样变性（×20）

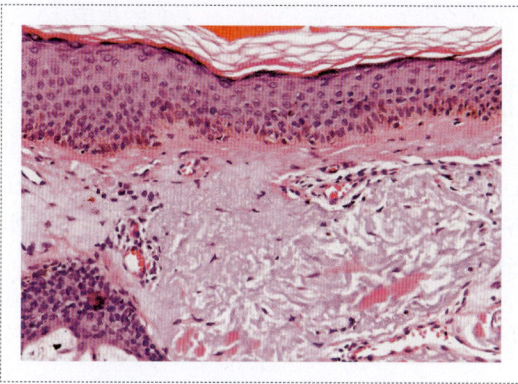

图6-37 嗜碱性变性（×20）

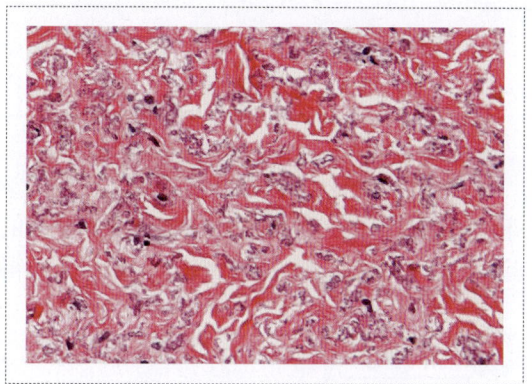

图6-38 弹力纤维变性（×40）

7. 类脂质沉着（lipoidosis deposition） 指类脂质沉积于真皮内，并被巨噬细胞吞噬，制片中类脂质被溶解，使胞质呈泡沫状，形成所谓的泡沫状细胞。有时还可见多顿（Touton）巨细胞，多见于黄色瘤等。

8. 干酪样坏死（caseation） 是一种特殊类型的凝固性坏死，特点是坏死组织分解彻底，正常的组织结构完全被破坏，形成无定形的颗粒状，其内含有大量类脂质，因而呈现灰黄色，类似干酪状团块。在HE染色切片中，干酪样坏死呈嗜伊红色，坏死周围可有上皮样细胞、淋巴细胞及朗格汉斯细胞浸润。多见于皮肤结核、晚期梅毒及结核样型麻风的神经损害。

9. 渐进性坏死（necrobiosis） 指结缔组织的一种不完全坏死，表现为坏死区胶原纤维排列紊乱，呈均质化，淡嗜酸性染色，细胞轮廓可见，坏死中央炎症反应较轻，边缘可见成纤维细胞、组织细胞或上皮样细胞呈栅状排列。多见于环状肉芽肿、类脂质渐进性坏死及类风湿结节等（图6-39）。

10. 脂膜炎（panniculitis） 指皮下脂肪组织不同程度的炎症浸润、水肿、液化或变性坏死。脂肪细胞变性坏死后释放出来的脂质被组织细胞吞噬，形成泡沫细胞。脂质水解成为甘油及脂肪酸，脂肪酸的刺激引起异物性肉芽肿或噬脂肪细胞肉芽肿。见于结节性红斑、狼疮性脂膜炎及结节性发热性非化脓性脂膜炎（图6-40）。

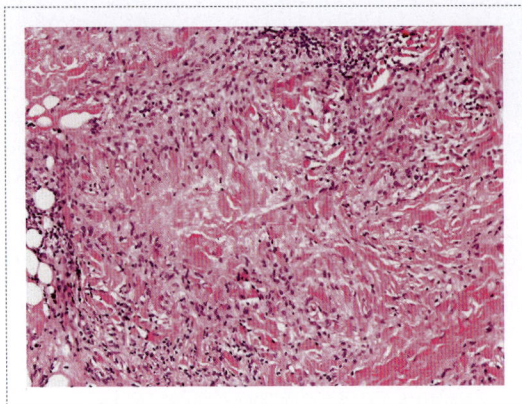

图6-39　渐进性坏死（×40）

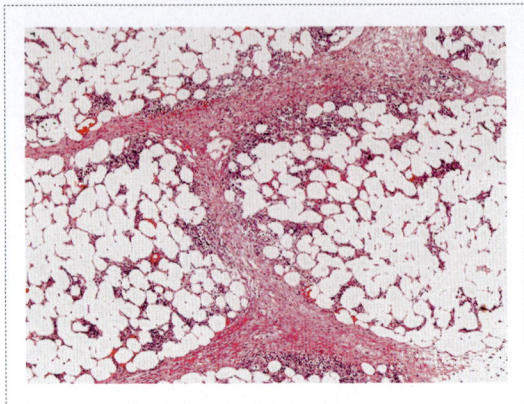

图6-40　间隔性脂膜炎（×4）

（金哲虎）

第五节　损容性皮肤病的诊断路径

损容性皮肤病的诊断非常重要。正确的诊断是防治皮肤病的关键。皮肤病的诊断与其他临床学科一样，也必须根据系统的病史、全面的体格检查、皮肤黏膜检查、必要的物理检查和实验室检查以及皮肤组织病理检查，并对所获得的资料进行综合分析，才能作出正确的诊断。

一　病史

询问病史时应仔细而耐心，态度和蔼。病史包括如下内容：

（一）一般项目

包括患者姓名、性别、年龄、种族、地址及联系方式等状况，这些虽属一般项目，但对疾病的分析、诊断具有不可或缺的价值。

1. 年龄　不同年龄患者的生理特点常与疾病的发生有一定的关系，如婴儿和儿童易发生特应性皮炎；青少年时期，由于第二性征发育和内部性激素水平不平衡，可出现皮脂溢出症、痤疮、毛囊炎、脓疱或结节；中年及老年时期，皮肤附属器官开始衰退，始见由于器官功能的不足或皮肤神经营养的障碍而引发的生理及病理改变，如皮肤色泽改变、色素加深或色素减退斑以及皮肤老化、皱纹、老年斑或其他皮肤病。

2. 性别　性别与疾病的种类也有一定关系，如女性较男性容易发生红斑狼疮与黄褐斑，早秃以男性较多，须疮主要发生于男性。

3. 种族　黄种人皮脂腺及顶泌汗腺分泌功能较白种人低，腋臭的发病率较低，病情亦较轻。

4. 地址及联系方式　准确的地址和联系方式有助于对患者进行跟踪随访。

（二）主诉

即患者就诊的原因，包括皮损部位、性质、自觉症状及持续时间等。

（三）现病史

应详细记录患者发病至就诊的全过程，包括疾病的病因或诱因，如有无光暴露情况、化妆品、药物、化学物质等接触史及感染等。初发皮疹的部位、形态、类型、大小、数目以及发生的次序、进展速度和演变情况等。全身和局部的自觉症状及其程度。病情与季节、气候、饮食、环境、职业及精神状态等有无关系。诊治经过、疗效及不良反应等。

季节的变化可影响人体皮肤和整体的功能，多数多形性日光疹患者连续多年皮疹每于夏季加重。夏季易发生痱子、虫咬皮炎、真菌及细菌的感染，冬季常见冻疮及鱼鳞病的加重。饮食中缺乏维生素可引起维生素缺乏病。神经精神因素如精神创伤可诱发斑秃。

（四）既往史

曾患过何种疾病，尤其是和现有皮肤病有关的疾病。有无各系统疾病，有无光敏物暴露史，化妆品、药物、化学物质、植物等过敏史，及其治疗情况，疗效及不良反应等。与内部器官组织疾病有一定关系，如白癜风患者可伴有甲状腺功能紊乱。肝病、肾病、胆囊疾病的患者可以有全身剧烈瘙痒。内分泌系统对美容的影响更为明显，如甲状腺功能亢进时引起突眼、皮肤潮湿、多汗。甲状腺功能低下时皮肤干燥或失去光泽，且常有头发稀疏、干燥和萎黄。内分泌紊乱如黄褐斑及痤疮。

（五）个人史

出生地与长期居住地，生活及饮食习惯，烟酒嗜好，职业、环境、婚姻情况，月经、妊娠和生育史，不洁性交及涉外婚姻史等。

讲究个人卫生者不易染上疖疮、虱病、浅部真菌病及化脓性皮肤病。大多数接触性皮炎都是由于接触化学物质，如染料、化工原料及家用化学物品（如洗涤剂、染发剂、化妆护肤用品）等引起的。

从事某些工种的职业，如长期接触煤焦油、石蜡、机油时易患职业性痤疮；化学工业工人容易发生化学性接触性皮炎；从事高温、湿度大的工种容易使人手足角质浸渍性剥落；农业劳动者可发生稻田皮炎、手足皲裂等。

（六）家族史

皮肤病中有遗传因素的很多，宜详细询问家庭成员中，以及远亲和近亲中有无类似疾患与超敏反应性疾患，有无光敏感家族史等。皮肤病中受遗传因素影响的比较多见，如遗传过敏性皮炎、鱼鳞病、白化病、雀斑、着色性干皮病等。

❷ 体格检查

（一）全身检查

人是有机的整体，不少皮肤病常伴有内脏或全身性疾患，故应注意有无全身症状。全身检查要求基本同内科。

（二）皮肤黏膜检查

为了准确地反映皮肤、黏膜的损害，应注意如下事项：①应在充足的自然光线下检查，因为人工光线或强烈的日光均可影响皮肤的观察效果。②诊室温度应适宜，过冷可引起毛细血管收缩，使红斑颜色变淡或发生手足发绀，甚至使患者受寒而致病。检查皮损时，除检查患者主诉部位及有关部位外，还需对全身皮肤、黏膜或指（趾）甲、毛发等皮肤附属器进行全面检查。某些皮损需从不同角度和距离进行观察，才能发现其真实形态。检查皮损常需视诊与触诊并用，有些皮损还需采用某些特殊的检查方法，如斑贴试验、光斑贴试验等。

1. 视诊

（1）部位与分布：皮损的部位与分布常是诊断皮肤病的重要依据之一，也是在检查时应先注意的问题。如皮损暴露部位与日光照射关系，是否与接触部位有关；是伸侧、屈侧或间擦部位，还是多汗、多脂或与黏膜交接部位；是全身性、泛发性、播散性还是局限性；是对称性、双侧性还是单侧性；是否沿神经、血管分布等。

（2）**性质**：应明确属何种皮肤类型及皮损，是原发损害还是继发损害；是单一皮损还是多种皮损，如为多种皮损则又以何种为主。并注意新旧损害的发展过程。

（3）**排列**：为散在或融合，孤立或群集，呈线状、带状、弧形或不规则形排列，单侧分布还是对称分布等。

（4）**形状**：为圆形、椭圆形、环形、弧形、地图形、多角形或不规则形等。

（5）**颜色**：是正常皮色或红、蓝、黑、白色等，尤应注意其色调，例如淡红、鲜红、紫红或银白、灰白及灰黑色等。

（6）**大小及数目**：可实际测量或用实物对比描述，如针头、绿豆、黄豆、鸡蛋或手掌大小等。皮损数目少者应以具体数字表示；皮损数目多时，可用较多或甚多等来说明。

（7）**表面与基底**：如表面光滑、粗糙、湿润、干燥、隆起或凹陷；或呈乳头状、半球状、菜花状和脐窝状；还可以观察有无糜烂、溃疡、渗出、出血、脓液、鳞屑或痂等。基部的宽窄，是否有蒂等。

（8）**边缘与界限**：清楚、比较清楚或模糊；整齐或不整齐等。

（9）**其他**：如溃疡的深浅，是否呈潜蚀状；水疱的大小，是张力性还是松弛性，疱壁厚薄以及是否易破；疱液是澄清、混浊还是血性等。

2. 触诊

（1）皮损的大小、形态、深浅、硬度、弹性及波动感；有无浸润增厚、萎缩变薄、松弛、凹陷等。

（2）皮损的界限轮廓是否清楚，与周围及其皮下组织是否粘连、固定或可以推动。

（3）有无触痛、感觉过敏或减弱。

（4）局部皮肤温度有无升高或降低。

（5）表浅淋巴结有无肿大、触痛或粘连。

（6）棘层细胞松解征，又称尼氏征（Nikolsky sign）检查，表现为：①用手指推压水疱，可使疱壁移动；②稍用力在外观正常皮肤上推擦，表皮即剥离。此征在天疱疮及某些大疱性皮肤病如大疱性表皮松解型药疹中呈阳性。

（金哲虎）

思 考 题

1. 简述损容性皮肤病的诊断路径。
2. 原发皮损及继发皮损有哪些？
3. 皮肤组织病理的适应证有哪些？
4. 简述斑贴试验的原理及临床意义。
5. 简述最小红斑量的定义及临床意义。
6. 简述皮肤无创性测试技术的内容。

第七章 | 损容性皮肤病的治疗与预防 |

第一节 内用药物

损容性皮肤病作为皮肤病的一个重要组成部分，医生首先应该遵循皮肤病治疗原则，但是，由于这类患者会有更多的担忧和对医生过高的期望值，所以保证显著的疗效、安全以及最大限度避免毁容是临床治疗的重点。联合其他疗法，尽可能减轻药物治疗的不良反应，增加疗效及安全性，是治疗的目的和根本所在。

损容性皮肤病的常用药物主要包括：糖皮质激素、抗组胺药、抗生素、免疫调节剂等。

一 糖皮质激素

（一）作用机制

1. 抗炎作用 糖皮质激素（glucocorticoid，GCS）有快速、强大而非特异性的抗炎作用，可扩散进入胞质内，并与受体结合，其受体复合物进入细胞核，增加抗炎细胞因子基因转录，抑制致炎因子的基因转录，而产生抗炎作用。GCS对各种炎症均有效，在炎症初期，GCS抑制毛细血管扩张，减轻渗出和水肿，抑制白细胞的浸润和吞噬，减轻炎症症状；在炎症后期，抑制毛细血管和成纤维细胞的增生，延缓肉芽组织的生成，减轻瘢痕和粘连等炎症后遗症。

但是，GCS在抑制炎症、减轻症状的同时，也降低了机体的防御功能，如需大剂量使用GCS时，可同时应用足量、有效的抗感染治疗，以防止炎症扩散和原有病情恶化。

2. 免疫抑制作用 GCS抑制巨噬细胞对抗原的吞噬和处理；促进淋巴细胞的破坏和解体，促其移出血管而减少循环中淋巴细胞数量；小剂量时主要抑制细胞免疫；大剂量时抑制浆细胞和抗体生成而抑制体液免疫功能。

3. 抗休克作用 抑制某些炎症因子的产生，减轻全身炎症反应及组织损伤；稳定溶酶体膜，减少心肌抑制因子（MDF）的生成，加强心肌收缩力；提高机体对细菌内毒素的耐受能力，保护机体度过危险期，但对细菌外毒素无效；直接抑制体温调节中枢，降低其对致热原的敏感性，又能稳定溶酶体膜而减少内热原的释放，对严重感染，如败血症、脑膜炎等具有良好退热和改善症状作用；降低血管对某些缩血管活性物质的敏感性，使微循环血流动力学恢复正常，改善休克。

4. 代谢作用

（1）糖代谢：在维持血糖正常水平和肝脏、肌肉的糖原含量方面有重要作用。能增加肝、肌糖原含量和升高血糖。

（2）**蛋白代谢**：促进蛋白分解代谢，增高血清氨基酸和尿中氮的排泄量，造成负氮平衡，大剂量还能抑制蛋白质合成。

（3）**脂质代谢**：大剂量长期使用可增高血浆胆固醇，激活四肢皮下的酯酶，促使皮下脂肪分解，重新分布形成向心性肥胖。

（4）**水和电解质代谢**：对水的平衡有重要作用，减少肾小管对水的重吸收，有利尿作用，能够保钠排钾，但会引起低血钙，与促进尿钙排泄有关，长期用药将造成骨质脱钙，肾上腺皮质功能不全时，则常伴有高血钙。

5. 其他作用

（1）**造血系统**：GCS刺激骨髓造血功能，使红细胞、血红蛋白、血小板增多，能使中性粒细胞数量增多，但却抑制其功能，使单核、嗜酸性和嗜碱性粒细胞减少。对肾上腺皮质功能亢进者，可使淋巴组织萎缩，减少淋巴细胞数。但对肾上腺皮质功能减退者则促进淋巴组织增生而增加淋巴细胞数。

（2）**中枢系统**：兴奋中枢神经系统出现兴奋、激动、失眠或欣快等症状，可诱发精神病和癫痫。

（3）**消化系统**：促进胃酸和胃蛋白酶的分泌，抑制黏液的分泌，可诱发或加重溃疡病。

（4）**骨骼**：长期大量应用糖皮质激素类药物可引起骨质疏松。

（二）不良反应

1. 物质代谢和水盐代谢紊乱　长期大量应用GCS可引起物质代谢和水盐代谢紊乱，出现类肾上腺皮质功能亢进综合征，如水肿、低血钾、高血压、糖尿病、皮肤变薄、满月脸、水牛背、向心性肥胖、多毛、痤疮、肌无力和肌萎缩等症状，一般不需特殊治疗，停药后可自行消退，但肌无力恢复慢且不完全，低盐、低糖、高蛋白饮食及加用氯化钾等措施可减轻这些症状。

此外，GCS由于抑制蛋白质的合成，可延缓创伤患者的伤口愈合，对儿童可因抑制生长激素的分泌而造成负氮平衡，使生长发育受到影响。

2. 诱发或加重感染　GCS可抑制机体的免疫功能，且无抗菌作用，故长期应用常诱发感染或加重感染，可使体内潜在的感染灶扩散或静止感染灶复发，特别是原有抵抗力下降者，如肾病综合征、肺结核、再生障碍性贫血患者等。

由于用GCS时患者往往自我感觉良好，掩盖感染发展的症状，故在决定采用长程治疗之前应先检查身体，排除潜在的感染，应用过程中也应提高警惕，必要时需与有效抗菌药合用，特别注意对潜在结核病灶的防治。

3. 消化系统并发症　GCS能刺激胃酸、胃蛋白酶的分泌并抑制胃黏液分泌，降低胃黏膜的抵抗力，故可诱发或加剧消化道溃疡，还能掩盖溃疡的初期症状，以致出现突发出血和穿孔等严重并发症，应加以注意，在合用其他有胃刺激作用的药物时更易发生此副作用。对少数患者可诱发胰腺炎或脂肪肝。

4. 骨质疏松及椎骨压迫性骨折　骨质疏松及椎骨压迫性骨折是各种年龄患者应用GCS治疗的严重并发症，肋骨与脊椎骨具有高度的梁柱结构，通常受影响最严重。这可能与糖皮质激素抑制成骨细胞活性，增加钙、磷排泄，抑制肠内钙的吸收以及增加骨细胞对甲状旁腺素的敏感性等因素有关，如发生骨质疏松症则必须停药。为防治骨质疏松宜补充维生素D、钙盐和蛋白同化激素等。

5. 神经精神异常　GCS可引起多种形式的行为异常，如欣快现象，常可掩盖某些疾病的症状而贻误诊治；又如神经过敏、激动、失眠、情感改变，甚至出现明显的精神病症状；某些患者还有自杀倾向，此外，GCS 也可能诱发癫痫发作。

6. 白内障和青光眼 GCS 能诱发白内障，全身或局部给药均可发生。白内障的产生可能与 GCS 抑制晶状体上皮 Na^+-K^+ 泵（Na^+-K^+-ATP 泵）功能，导致晶状体纤维积水和蛋白质凝集有关。GCS 还能使眼内压升高，诱发青光眼或使青光眼恶化，全身或局部给药均可发生，眼内压升高的原因可能是 GCS 使眼前房角小梁网结构的胶原束肿胀，阻碍房水流通所致。

（三）临床应用

根据不同的疾病、病情及患者对药物的反应，选择不同的剂量和疗程。

1. 常用糖皮质激素种类（表7-1）

表7-1　常用糖皮质激素剂量的换算、半衰期及效能

	药　物	等效剂量（mg）	糖皮质激素作用	抗炎效价	钠潴留作用	血浆近似半衰期（min）	生物学半衰期（h）
低效	氢化可的松	20	1	1.0	＞2	90	8~12
	可的松	25	0.8	2	8~12	30	8~36
中效	泼尼松	5	4	3.5	1	60	12~36
	泼尼松龙	5	4	4.0	1	200	12~36
	甲泼尼龙	4	5	5.0	0	180	12~36
	曲安西龙	4	5	5.0	0	300	12~36
高效	倍他米松	0.6	25	30.0	0	100~300	36~54
	地塞米松	0.75	25	30.0	0	100~300	36~54

2. 常用几种给药方法

（1）分次给药法：每日剂量平均分 3~4 次给药，用于治疗各种皮肤病，特别是皮肤科重症、系统性红斑狼疮和天疱疮常采用本法，效果最好，但可能造成的毒副作用也最大。

（2）一次给药法：将每日总药量于早晨 6：00~8：00 一次给予，通常使用半衰期短的泼尼松。早晨机体分泌糖皮质激素水平最高，此时给药对 HPA 轴功能的抑制作用比午后给药小两倍多，也优于平均分 3~4 次给药。

（3）不等量二次给药法：将一日剂量分两次给药，第一次用全量的 3/4，于早晨 8：00 给药，第二次用全量的 1/4，于 15：30 给药。研究表明不等量二次给药法，效果好，副作用也小。

（4）隔日给药法：将两天的药量并为 1 次，于隔日早晨 6：00~8：00 给予，能更有效地减少毒副作用和对 HPA 轴功能的抑制。隔日疗法只适于半衰期短的糖皮质激素，如泼尼松，半衰期长者则难以达到隔日给药的预期效果。另外，开始采用隔日给药法时，停药当天仍应给予一定剂量的激素，逐渐减少，最终过渡到完全隔日给药。由多次给药法改为隔日给药时，应先采用早晨一次给药，再逐渐换成隔日给药法。

3. 全身性应用（系统用药） 可用于多种皮肤过敏性疾病如化妆品皮炎、接触性皮炎、急性荨麻疹等，以及自身免疫性疾病，某些严重感染性皮肤病，如：金黄色葡萄球菌烫伤样综合征、麻风反应等，在有效抗生素应用的前提下也可短期使用。

（1）绝对适应证

过敏性皮肤病：化妆品皮炎、接触性皮炎、急性荨麻疹、过敏性休克和血管性水肿，重型药疹、严重的蜜蜂或黄蜂蜇伤。

结缔组织病：红斑狼疮、皮肌炎、混合性结缔组织病、复发性多软骨炎、嗜酸性筋膜炎。

免疫性大疱性疾病：天疱疮、类天疱疮（大疱性、瘢痕性和妊娠性）、获得性大疱性表皮松解症、线性IgA大疱性皮病。

血管炎：结节性多动脉炎、Wergener肉芽肿痛、超敏性血管炎。

嗜中性皮肤病：Sweet综合征、坏疽性脓皮病、白塞病、妊娠疱疹、淋巴瘤（皮肤T细胞和B细胞淋巴瘤）。

雄性激素过多综合征（女性）：多毛症，痤疮等。

（2）**相对适应证**：泛发性扁平苔藓、结节病、急性重型荨麻疹、血管性水肿、血管瘤、银屑病（脓疱型、红皮病型、关节病型）、重型痤疮（特别是囊肿性或聚合性痤疮）、斑秃（特别是全秃和普秃）、Reiter病、结节性红斑（不常用）。

（3）**其他**：其他皮肤病，如：多形红斑及中毒性表皮坏死松解症。

二 抗组胺药物

（一）作用机制

组胺（histamine）是由细胞内的组氨酸经脱羧酶作用而形成的胺类，平时以预成的方式储存在组织的肥大细胞和血中的嗜碱性粒细胞中，与肝素结合在一起处于不活动状态，也可以肥大细胞外形式存在于表皮、胃肠道和中枢神经系统。当机体受免疫原因或其他理化因素刺激后细胞发生脱颗粒，组胺被释出，同时释放出5-羟色胺、慢反应物质、缓激肽、前列腺素等多种药理活性物质。

组胺具有强烈的血管活性，可引起血管扩张、通透性增加、平滑肌收缩，并刺激神经终末感受器发生瘙痒和疼痛。当组胺大量进入血液，可引起血压下降和休克。组胺与Ⅰ型变态反应密切相关，是变态反应的主要炎症介质。组胺还刺激腺体分泌，使分泌亢进。

组胺的药理作用是通过组胺一型（H_1）和组胺二型（H_2）两种不同的受体介导的，刺激H_1受体可产生血管反应和平滑肌收缩，临床表现为皮肤红斑、风团、水肿、支气管哮喘和腹痛，H_1受体激活使细胞内环磷鸟苷（cGMP）水平升高，组胺释放，引起炎症反应；刺激H_2受体则表现为胃酸分泌增加，心率加快。H_2受体拮抗剂能可逆性抑制皮肤等组织中的H_2受体而发挥抗组胺作用，也能抑制肥大细胞和嗜碱性粒细胞释放炎性介质而起到抗变应性作用。

抗组胺药通常指H_1受体拮抗剂，作用机制有两方面：①阻断组胺与效应细胞的H_1受体结合而拮抗组胺引起的炎症反应，H_1受体拮抗剂对H_1受体具高度选择性（对H_2受体或H_3受体作用甚小），其在低浓度时能竞争性阻滞组胺与H_1受体的结合及其活性，有些第二代H_1受体拮抗剂在高浓度时还显示有非竞争性抑制作用，多数H_1受体拮抗剂与H_1受体的结合是可逆性的，但一些第二代H_1受体拮抗剂与H_1受体结合后则不易与H_1受体分离；②通过稳定肥大细胞的细胞膜，阻滞组胺及其他炎症介质释放，以治疗变态反应性疾病。

H_2受体拮抗剂抑制胃酸分泌，主要用于消化道溃疡，但也用于与H_1拮抗剂联合治疗慢性荨麻疹及其他一些有关的皮肤病。

（二）不良反应

1. 中枢神经系统抑制作用　几乎所有第一代传统抗组胺药均有此类不良反应，以吩噻嗪类（异丙嗪）、哌嗪类（羟嗪）、哌啶类（赛庚啶）、乙醇胺类（苯海拉明）为显著。表现为嗜睡、疲倦、乏力、注意力下降，认知能力降低。中枢神经抑制作用的强弱与个体反应有关，常随用药时间延长而耐受，但疗效亦会相应降低。

2. 中枢神经系统兴奋作用 见于儿童和少数成人患者，可在药物过量或正常剂量时发生。表现为精神兴奋、易激动、失眠，甚至抽搐、诱发癫痫。报道药物有羟嗪类和氯苯那敏。

3. 胃肠道不良反应 是抗组胺药常见的一类不良反应，多数抗组胺药物均有发生，表现为口苦、恶心、呕吐、腹痛、腹泻、便秘，但一般程度轻，多可耐受。

4. 刺激食欲、体重增加 长期服用赛庚啶后可有此反应。

5. 抗胆碱能不良反应 药物有轻重不等的阿托品样反应，常见为口干，其他表现有心悸、视力模糊、排尿困难。以异丙嗪、赛庚啶、苯海拉明为显著。

6. 致敏作用 抗组胺药局部外用可缓解疼痛和瘙痒，但易发生致敏反应。有报道应用抗组胺药引起固定性红斑、荨麻疹、麻疹或猩红热样药疹等过敏反应。

7. 血液系统损害 少数组胺H_1受体拮抗剂有引起血液系统损害的报道。如苯海拉明引起粒细胞减少，赛庚啶诱发葡萄糖-6-磷酸脱氢酶缺乏性溶血性贫血。

（三）临床应用

1. 皮肤黏膜变态反应性疾病 治疗几乎所有Ⅰ型变态反应性皮肤以及与Ⅲ、Ⅳ型变态反应有关的皮肤病，如接触性皮炎、化妆品皮炎、荨麻疹、血管性水肿、湿疹、异位性皮炎、药疹等，对过敏性鼻炎和结膜炎疗效良好，对支气管哮喘疗效较差。

2. 非变态反应性疾病中用于镇静止痒 如神经性皮炎、痒疹、皮肤瘙痒症、虫咬皮炎、多形红斑、扁平苔藓、脂溢性皮炎、银屑病等，对肥大细胞增生症的瘙痒、肝病性皮肤瘙痒，亦有一定疗效。

（四）分类及用法

第一个合成的抗组胺药是苯海拉明（1945），早期合成的一系列抗组胺药其基本结构是$R_2—X—C—C—N（CH_3）_2$。药物的乙胺基结构与组胺的侧链相似，可与组胺争夺效应细胞膜上的组胺H_1受体或某些酶原物质，使组胺失活。但早期合成的多种抗组胺药之间结构上仅有较少变化，药代动力学、药效学上差别不大，且药物选择性不高，中枢镇静作用明显，限制了药物的临床应用（表7-2）。直至20世纪80年代新合成的第二代低镇静抗组胺药（表7-3），在结构上通过改变药物侧链，加大分子量，明显减少药物的亲脂性，不易穿透血脑屏障，药物的中枢神经系统镇静作用明显降低，抗胆碱能及其他不良反应降低，抗炎作用增强，使药物的药效增加，不良反应减少，目前已得到普遍应用。

（五）注意事项

抗组胺药一般毒性低、排泄快、蓄积少，用药比较安全，无严格的禁忌证。但对于以下情况，应予以注意：

1. 禁忌用于昏睡状态，及已服下大量中枢神经系统抑制剂的患者，有癫痫者或有肝肾功能不全者慎用或禁用。

2. 选择抗组胺药时需考虑患者的职业，对驾驶人员、高空作业及需要注意力高度集中者禁用或慎用第一代抗组胺药。

3. 勿与酒精或其他镇静性药物同时应用，以免加强药物镇静作用。

4. 异丙嗪、赛庚啶、苯海拉明有明显抗胆碱作用，一般不与三环类抗抑郁药，如：多塞平等合用，以免加强抗胆碱能不良反应，禁用或慎用于青光眼、前列腺肥大者。

5. 同时使用两种以上抗组胺药以加强疗效时，可选择不同类的抗组胺药合用，以免增加药物的不良反应。

表7-2　第一代H_1受体拮抗剂

药物名称	用法	每片含量（mg）	剂量 成人	剂量 小儿	注意事项
苯海拉明（benadryl）	口服 肌注	25mg（注射剂）20/ml	25mg/次 20mg/次	2~4mg/（kg·d），分3~4次	思睡、口干明显长期应用（6个月）可引起贫血
氯苯那敏（扑尔敏）（chlorpheniramine）	口服 肌注	4mg（注射剂）10/ml	4mg/次，1~3次/天；10mg/（次·天）	0.35mg/（kg·d），分3~4次	副作用小，适用于儿童
酮替芬（ketotifen）	口服	1mg	1mg/次，1~3次/天	0.05mg/（kg·d）	思睡，对色素型荨麻疹效果好
非那根（盐酸异丙嗪）（promethazine）	口服 肌注	25mg 25/ml	25mg/次，1~3次/天；25mg/（次·天）	0.5~1mg/（kg·次）1~3次/天	对光敏感者忌用，肝肾功能减退者慎用，忌与碱类或生物碱类配伍
赛庚啶（cyproheptadine）	口服	2mg	2mg/次，1~3次/天	6岁以上0.15~0.25mg/（kg·d）	婴儿忌用，6岁以下儿童慎用
多虑平（doxepin）	口服	25	25mg/次，1~3次/天		思睡、口干，对老年心脏病患者慎用，用药2周前停用单胺氧化酶抑制剂

表7-3　第二代H_1受体拮抗剂

药物	剂量	起效	禁忌	体重增加	严重副作用
特非那定（terfenadine）	60mg，每日2次	数小时	忌与大环内酯类抗生素、唑类抗真菌药合用	有	室性心律失常、尖端扭转性心动过速
非索非那定（fexofenadine）	16mg，每日2次				婴幼儿、孕妇、哺乳期妇女慎用
阿司咪唑（astemizole）	10mg/d	起效慢数天	忌与唑类抗真菌药合用	明显	同上
西替利嗪（cetirizine）	10mg/d	数小时	—	有	婴幼儿、孕妇、哺乳期妇女慎用
左西替利嗪（L-cetirizine）	5mg/d				同上
氯雷他定（loratadine）	10mg/d	数小时	—	有	2岁以下婴幼儿禁用，孕妇、哺乳期妇女慎用
地氯雷他定（desloratadine）	5mg/d				同上
咪唑斯汀（mizolastine）	10mg/d		忌与大环内酯类抗生素、唑类抗真菌药合用		严重肝病、心脏病患者禁用，轻度困倦，婴幼儿、孕妇、哺乳期妇女禁用
依巴斯汀（ebastine tablets）	10mg/d		同上		同上

6. 哌嗪类抗组胺药可导致动物畸胎，禁用于早期妊娠妇女。

7. 药物可产生耐药性，若需长期使用，可采取交替使用或两种合并使用。

8. 进行特异性皮肤过敏试验前1~2天，应停止使用抗组胺药，以免影响试验结果。

9. 为减少药物致敏，一般不使用抗组胺药外用制剂。

三　抗生素类

（一）大环内酯类

1. 作用机制　大环内酯类（macrolides）抗菌谱类似青霉素且稍广，种类包括第一代大环内酯类药红霉素、交沙霉素、螺旋霉素等，第二代大环内酯类药阿奇霉素、克拉霉素、罗红霉素等。主要用于治疗需氧革兰阳性和革兰阴性细菌感染，对耐青霉素金黄色葡萄球菌、某些厌氧菌、梅毒螺旋体、支原体、衣原体、杜库雷嗜血杆菌和某些立克次体也有效，对革兰阳性菌敏感。不易通过血脑屏障，第一类大环内酯类抗菌药物活性低，生物半衰期短，不良反应较多，药物耐受性差。第二代大环内酯类药口服吸收完全，生物半衰期长，不良反应较第一代轻，抗菌作用强。

2. 不良反应及注意事项　最常见的不良反应是胃肠道反应，包括：恶心、腹痛、腹泻。克拉霉素和阿奇霉素比红霉素较少引起胃肠道反应，少见的有头痛、头晕、肝酶升高。在正常剂量下肝毒性较小，主要表现为胆汁淤积、肝酶升高等，一般停药后可恢复。静脉给药时可发生耳鸣或听力障碍，停药或减量可恢复。过敏反应少见，可表现为药物热、药疹、荨麻疹等。

3. 临床应用　可用于治疗链球菌、金黄色葡萄球菌等各种敏感菌所致的疾病，尤其是对青霉素过敏者，如脓疱疮、毛囊炎等。阿奇霉素、克拉霉素的抗菌活性比红霉素强2~4倍。

临床常用药物剂量：克拉霉素7.5mg/kg，每12小时一次。红霉素500mg，口服，4次/天，连用7天。阿奇霉素单剂量1.0g，一次顿服，在饭前1小时或饭后2小时服用。

（二）四环素类

1. 作用机制　四环素类是由链霉素产生或经半合成制取的一类碱性的广谱抗生素。分为短效的四环素，中效的美他环素等，长效的多西环素和米诺环素。由链霉素直接产生的有四环素、土霉素、金霉素。半合成制取的有米诺环素、多西环素、美他环素等。四环素口服吸收约为77%，米诺环素在空腹时吸收良好，而多西环素在饱腹时吸收更好。

2. 不良反应及注意事项　胃肠道反应，包括食管、胃烧灼感，腹部不适、恶心、呕吐常见。非空腹给药可减轻胃肠道反应。肝肾功能不全者慎用或禁用，此类药还有肝毒性特别是大剂量和给孕妇使用，因此严重肝病者、孕妇禁用。多西环素光毒性强。四环素可使儿童牙齿变棕色、延迟骨生长，故不用于8岁以下儿童。前庭毒性主要见于妇女。过敏反应包括皮疹、肺炎、药物诱发性狼疮和血清病反应。蓝黑色色素沉着于甲、皮肤、瘢痕、巩膜上。还有男子乳房女性化和黑舌的报道。其他少见的还有白细胞减少、血小板减少、紫癜。米诺环素还可见眩晕、耳鸣、共济失调等前庭功能紊乱（呈剂量依赖性，女性比男性多见），常发生于最初几次剂量时，一般停药24~48小时后可恢复。

3. 临床应用　四环素类对革兰阳性菌和革兰阴性菌有效。抗菌作用的强弱依次为米诺环素、多西环素、美他环素、金霉素、四环素、土霉素。此类药可抑制痤疮丙酸杆菌，主要用于治疗痤疮和口周皮炎。临床常用药物剂量：四环素500mg、每天4次或250mg~1.5g/d、每天

2次，米诺环素50~200mg/d、每天2次。

（三）甲硝唑

1. **作用机制** 甲硝唑对厌氧微生物有杀灭作用，它在人体中还原时生成的代谢物也具有抗厌氧菌作用，抑制细菌的脱氧核糖核酸的合成，从而干扰细菌的生长、繁殖，最终致细菌死亡。其优点是毒性小、疗效高、口服方便。可用于治疗厌氧菌导致的各种感染。

2. **不良反应及注意事项** 可有胃肠道反应，偶见头痛、失眠、皮疹、白细胞减少等。少数有膀胱炎、排尿困难、肢体麻木感，停药后可较快恢复。出现运动失调和其他中枢神经症状时应停药。

3. **临床应用** 甲硝唑对革兰阴性、革兰阳性厌氧菌有极强的杀菌活性。抗厌氧菌作用仅次于亚胺培南。厌氧菌对该品不易产生耐药性。主要用于治疗酒渣鼻等。临床治疗酒渣鼻时常用剂量为200mg口服，一日1~2次。疗程为3周。

四 免疫调节剂

（一）雷公藤总苷

1. **作用机制** 雷公藤总苷（tripterygium wilfordii polyglycosidium，TWP）具有抗炎及免疫抑制作用。药理试验表明，TWP（即雷公藤总苷T Ⅱ）对小鼠或大鼠的实验关节肿、肉芽肿有明显的抑制作用，并能抑制组胺致毛细血管通透性增高，对组胺及5-HT有阻断作用；抑制抗原结合细胞和抗体分泌细胞的抗绵羊红细胞特异性抗体产生，抑制豚鼠旧结核菌素皮肤迟发超敏反应、E玫瑰花结形成试验及淋巴细胞转化试验，大剂量使幼鼠胸腺萎缩，小剂量可促使胸腺细胞增生而产生免疫调节作用，实验表明，对佐剂关节炎有预防治疗作用，对蛋清关节炎有一定的预防作用。

2. **不良反应** 恶心、食欲减退，白细胞、血小板减少，月经紊乱，精子减少等，因此，成年男性未生育者尽量谨慎选择该药。

3. **临床应用** 首选适应证为泛发性湿疹、血管炎、无菌性脓疱病，也可用于自身免疫性疾病及其他一些皮肤病。口服，1~1.5mg/（kg·d），分3次饭后服。一般首次足量，症状控制后逐渐减量，或间歇治疗。本品应在医师指导下用药。

4. **注意事项** 孕妇忌用，心血管疾病、小儿慎用。

（二）卡介菌

1. **作用机制** 卡介菌（bacillus calmette-guerin，BCG）通过调节机体内细胞免疫、体液免疫，刺激网状内皮系统，激活单核-巨噬细胞功能，增强自然杀伤细胞功能以增强机体抗病能力；通过稳定肥大细胞，封闭IgE功能，减少脱颗粒细胞释放活性物质；具有抗乙酰胆碱所致的支气管痉挛作用，达到抗过敏及平喘作用。

2. **不良反应** 偶见红肿、结节，热敷后1周内自然消退。

3. **临床应用** 主要用于预防和治疗慢性支气管炎、感冒及哮喘，皮肤科适应证为泛发性湿疹，也可用于自身免疫性疾病及其他一些皮肤病。肌内注射，成人每次2ml，每周2~3次，3个月为一个疗程。

4. **注意事项** 结核患者，患急性传染病（如麻疹、百日咳、肺炎等）、急性眼结膜炎，急性中耳炎及对本品有过敏史者暂不宜使用。

（三）干扰素

1. 作用机制 干扰素（interferon，IFN）能增强免疫功能，其机制在于：①调节机体的免疫监视、防御和稳定功能，使杀伤（NK）细胞、TC细胞的细胞毒杀伤作用增强；②使吞噬细胞的活力增强；③诱导外周血液中单核细胞的2′，5′-寡腺苷酸合成酶的活性；④增加或诱导细胞表面主要组织相容复合物抗原的表达。

2. 不良反应 常见的不良反应有发热、疲乏、食欲下降、头晕、流感症状等。偶有抑郁、呼吸困难、肝功能降低、白细胞减少及过敏反应等。严重心、肝、肾功能不良，骨髓抑制者禁用。孕妇、哺乳期妇女慎用。

3. 临床应用 可用于肿瘤、病毒感染及慢性活动性乙型肝炎。200万~500万 U/m^2，每日皮下注射1次；或隔日皮下注射1次，1000万 U/m^2。

五 特殊治疗药物

（一）羟氯喹

羟氯喹（hydroxychloroquine，HCQ）用药史可追溯到1894年，Payne用奎宁成功治疗红斑狼疮的颜部发疹。第二次世界大战日本切断了奎宁的供应，1943年才开始合成其类似物阿地平（atabrine）。1951年Page用奎宁治疗18例红斑狼疮有效，从此引起皮肤学界的兴趣。1950—1960年抗疟药广泛用于皮肤病领域。

目前国外已将羟氯喹作为二线药的首选药物（一线药指吲哚美辛等镇痛药），对类风湿性关节炎轻症患者，可以单用此药控制其发展。

1. 作用机制

（1）免疫抑制作用：为弱碱性，能通过脂质细胞膜进入酸性的细胞质中，从而使巨噬细胞及其他抗原呈递细胞胞质囊泡内pH值轻微升高，干扰了细胞微酸环境中的各种生理功能，从而影响自身免疫过程，其作用的环节如下：①提高细胞质的pH值，减少细胞表面上自身抗原性肽的数目，降低了巨噬细胞对抗原的呈递，使CD$_4^+$T细胞数下降，抑制了淋巴细胞的转化。②影响自身抗原与Ⅱ类组织相容复合物（MHCⅡ）的结合与加工。③减少各种细胞因子IL-1α、IL-2、IL-6、TNF-α以及IFN-γ的释放，抑制NK细胞的活性。④通过喹啉环与DNA结合，竞争性地抑制抗DNA抗体与DNA的结合部位，从而阻止DNA抗DNA反应。⑤抑制补体活性，干扰补体依赖性抗原抗体反应。⑥自身免疫性疾病的发生，主要是免疫细胞的凋亡异常低和缺乏。几个研究证明抗疟药能诱导和（或）增加凋亡的上调。⑦氯喹（CQ）能分裂抗原抗体复合物，也能去除淋巴细胞和血小板膜上的HLA抗原，减少自身免疫的免疫复合物水平。⑧抑制补体中介的溶血和非特异性机制造成的LE细胞现象。

（2）抗炎作用：①抑制磷脂酶A$_2$，继而抑制花生四烯酸从细胞膜磷脂中释放，从而抑制花生四烯酸的级联所产生的白三烯及前列腺素等炎症介质，同时降低缓激肽活性，缓解疼痛。②抑制IL-1β和TNF-α的诱导作用。③抑制白细胞的趋化性，降低中性粒细胞、巨噬细胞、嗜酸性粒细胞的趋化性以及中性粒细胞的吞噬作用。④抑制肥大细胞释放组胺，通过竞争机制也能特异性地拮抗组胺及乙酰胆碱等作用，但无抗5-HT作用。⑤浓集于细胞的溶酶体内，使其pH升高，稳定溶酶体膜，抑制溶酶体酶的释放并降低其活性，从而起到抗炎作用。

（3）紫外线的吸收作用：CQ的紫外线吸收峰在320~342nm之间（非最大红斑波长），但CQ被照射之后，其吸收光谱移动到290~320nm，此移动是CQ及HCQ结合黑素体，沉积在皮肤中形成复合物，继而阻断UVA及UVB所致的光敏，增强患者对UV的耐受性，实验证明该类药抗紫外线的作用不仅是滤光和防晒，还抑制紫外线诱发的炎症反应。

2. 不良反应及注意事项

（1）**眼反应**：眼部病变是抗疟药最引人关注的毒副作用，包括眼球调节反射障碍、角膜沉积、视网膜病变。最常见的是角膜沉积，可能早在开始治疗3周后即已出现。视网膜病变是最严重的不可逆的不良反应。有人认为其发生与HCQ剂量有关。治疗超过6年的患者应常规进行眼科筛查。目前对接受HCQ治疗的患者推荐至少每6~12个月进行一次眼科视野和眼底等检查。

（2）**皮肤黏膜反应**：主要表现为头发变白、脱发，皮肤及黏膜色素沉着，出现皮疹、瘙痒等症状。抗疟药是引起银屑病的药物之一，可加重银屑病病情或使对该病易感人群患病。

（3）**神经系统反应**：较轻微，可有头晕、头痛、耳鸣及精神紧张，一般不需药物处理，常为可逆性。

（4）**心脏毒性**：一些长期使用抗疟药的患者可出现心肌病，表现为心功能不全和传导阻滞，多见于CQ。但Jessica等报道2例SLE患者长期接受HCQ治疗时，发现了潜在的心脏毒性，因此提出临床医师在应用HCQ时需要警惕。心内膜活检有助于早期诊断和处理。

（5）**消化道症状**：较常见，可出现食欲缺乏、恶心、呕吐、腹泻及腹部痉挛，一般能耐受，无需特殊处理，减量可减轻症状。

（6）**对妊娠的影响**：曾有报道抗疟药可致畸，研究结果表明HCQ不仅不引起胎儿毒性，还可以维持妊娠狼疮患者的病情稳定，由于妊娠可使SLE严重发作，而SLE可引起高流产率，因此对于妇女妊娠期间是否使用抗疟药，至今仍有争议，有待进一步研究。

由于该药可引起胎儿失明、耳毒性以及耳前庭功能障碍，抗疟药在美国被FDA定为C类药，说明动物有致畸与死胎，但人类无资料，因此，应对病情及药物治疗所带来的副作用谨慎评估，以决定患SLE妊娠期妇女是否需要继续服用抗疟药。

3. 临床应用 主要用于光敏性疾病（多形性日光疹、慢性光化性皮炎等）及光线加剧性皮肤病（淋巴细胞浸润症、皮肌炎、红斑狼疮等）的治疗，常用剂量为每天6.5mg/kg。

（二）氨苯砜

1. 作用机制 氨苯砜（dapsone，DDS）为砜类抑菌剂，对麻风杆菌有较强的抑菌作用，大剂量时显示杀菌作用。其作用机制与磺胺类药物相似，作用于细菌的二氢叶酸合成酶，干扰叶酸的合成，两者的抗菌谱相似，均可为氨基苯甲酸所拮抗，本品亦可作为二氢叶酸还原酶抑制剂。此外，本品尚具免疫抑制作用，可能与抑制疱疹样皮炎的作用有关。如长期单用，麻风杆菌易对本品产生耐药。

2. 不良反应及注意事项

（1）**胃肠道反应**：本品治疗初期，部分患者可产生轻度不适，如恶心、上腹不适、食欲缺乏、头痛、头晕、失眠、无力等，但不久均可自行消失。治疗中患者发生食欲减退、恶心或呕吐时应进行肝功能检查，如有肝脏损害，应停用本品。

（2）**贫血**：可由于溶血、缺铁或营养不良所致，一般见于治疗初期，且能自行纠正。亦可有粒细胞缺乏、白细胞减少等血液系统反应。因此，用药前和治疗第1个月中每周1次复查血常规，以后每月1次，连续6个月，以后每半年1次，监测是否有白细胞减少。同时，严重贫血、G-6-PD缺乏、变性血红蛋白还原酶缺乏症，肝、肾功能减退，胃和十二指肠溃疡病及有精神病史者应慎用本品。

（3）**药疹**：严重者表现为剥脱性皮炎，如有发热、淋巴结肿大、肝、肾功能损害和单核细胞增多，称为"氨苯砜综合征"。

（4）**急性中毒**：一次服用大剂量本品可使血红蛋白转为高铁血红蛋白，造成组织缺氧、发绀、中毒性肝炎、肾炎和神经精神等损害，如未及时治疗可致死亡。

（5）**交叉过敏**：砜类药物之间存在交叉过敏现象。此外，对磺胺类、呋塞米类、噻嗪类、磺酰脲类以及碳酸酐酶抑制药过敏的患者亦可能对本品发生过敏。

（6）**其他**：如G-6-PD 缺乏则本品应慎用；有肾功能减退者在治疗中应定期测定肾功能，并据以调整剂量。

3. 临床应用

（1）**细菌性皮肤病及麻风**：最早用于细菌性皮肤病及麻风，DDS 可有效抑制麻风杆菌，自1943年始用于治疗麻风病一直沿用至今。由于该药可抑制痤疮丙酸杆菌，因此，还可用于痤疮治疗。

（2）**大疱性皮肤病**：该类疾病中，疱疹样皮炎是公认的DDS 最佳适应证，对儿童疱疹样皮炎患者长期随访观察认为：DDS有助于皮损的改善，而胃肠道症状的好转则依赖于无谷胶饮食。其他大疱性皮肤病，如成人或儿童线状IgA病、儿童慢性大疱性皮肤病、儿童瘢痕性类天疱疮皆可用DDS 治疗。

（3）**其他**：DDS对组织学上以中性粒细胞浸润为特征的皮肤病有很好的疗效，可作为中性粒细胞浸润性皮肤病首选药物，如：脓疱型银屑病、掌跖脓疱病，以及坏疽性脓皮病和角质层下脓疱病等。皮肤血管炎如持久性隆起性红斑、结节性多动脉炎等也可使用DDS治疗。

主要采用口服给药，常用剂量为：100mg/d，分2次给药，一般连服3个月后可停药两周，儿童用量酌减。

（三）沙利度胺

沙利度胺（thalidomide），又名反应停、酞胺哌啶酮，是一个众所周知、而又令人心惊胆战、后怕无穷的药物。该药20世纪50年代最先在德国上市，作为镇静剂和止痛剂，主要用于治疗妊娠恶心、呕吐，因其疗效显著，不良反应轻且少，而迅速在全球广泛使用。但是在短短的几年里，全球发生了极其罕见的上万例海豹肢畸形儿，调查研究发现，导致这些畸形儿的罪魁祸首就是当时风靡全球的沙利度胺，霎时，沙利度胺由宠儿变成了弃儿，全球几乎禁用沙利度胺。然而，科学家并未全盘否定沙利度胺，继续对它进行深入研究，特别是在免疫、抗炎、抗血管生成的药理和一些疑难病症上的临床治疗研究中取得了令人欣喜和鼓舞的结果，从而使人们对沙利度胺又有了新的认识。

1. 作用机制

（1）**抗炎作用**：通过体内实验，证明该药可稳定大鼠和人的肝脏溶酶体膜，拮抗乙酰胆碱、组胺以及5-羟色胺等炎症介质。感染时，TNF-α在宿主的免疫反应和炎症反应中起核心作用，而沙利度胺在体内外均可选择地抑制人单核细胞表达TNF-α，其具体的作用机制尚不清楚，有人认为可能是通过加速TNF-αmRNA 的降解来降低其表达。有些作者研究发现该药对IL-6和IL-1 mRNA 也有抑制作用，而对IL-10有增强作用。

（2）**免疫调节作用**：是一种强大的人T细胞共刺激剂。在体内血浆浓度1~3μg/ml时，即向T细胞提供活化信号，并与T细胞受体复合物的刺激具有协同作用，可促进IL-2介导的细胞增殖和IFN-γ的表达，其共刺激作用对CD_8^+细胞比对CD_4^+细胞更明显。

此外，另一项研究表明，该药显著增加AIDS并发结核患者血浆IL92R、CD_8、IFN-γ和

IL-12的水平，证明它在体内也有免疫刺激作用，此种免疫调节作用可能是由于对单核细胞因子（包括IFN-α）的抑制及对T细胞活化的共刺激作用的平衡所致。

（3）**可以抗移植的排斥反应**：其抑制排斥反应与CTX相当，优于MTX，同时也抑制IgM抗体的生成。

（4）**对体液免疫及细胞免疫均有抑制作用**：正常男性用此药前后分别测定血液T_H和T_S的百分率和绝对计数，发现T_S的百分率及绝对计数升高，T_H/T_S比明显下降，由此说明此药对体液及细胞免疫均有抑制作用。

（5）**抑制血管生成**：在血管内皮生长因子（VEGF）等刺激下，内皮细胞迁移、增殖、分化以形成新的毛细管腔。体外研究发现，沙利度胺通过直接抑制VEGF的分泌及调节细胞迁移和黏附阻碍血管生成。

（6）**其他**：可降低外周瘙痒刺激感觉，阻断瘙痒-搔抓的恶性循环。在体外可降低乙酰胆碱和组胺引起的豚鼠离体回肠收缩。

2. 不良反应及注意事项

（1）**致畸作用**：1958年发现第1例此药致畸病例，1962年从市场撤除销售，在此5年内至少有13 000例畸胎，主要表现为短肢畸形（海豹肢），也可伴有内脏畸形，一般发生在妊娠前3个月，尤其是第45~55天，但并非在服药期间均发生畸形。

此药不影响服药者的生殖器官，而是通过胎盘直接作用于敏感期的胚胎，小剂量即可致畸。因此，育龄妇女要禁用。

（2）**神经炎**：主要为感觉改变，首先发生于足部，延及手部，常呈袜套状分布，远端较重，不延至膝、肘以上。常表现为感觉异常，包括：感觉减退、感觉过敏及迟钝、肌肉痛和触痛、麻木、针刺感、灼痛、手足发冷、苍白、腿部瘙痒和红掌等。

其发生与总剂量有关，与疗程及每日剂量无关，一般用药达到40~50g时，出现神经炎，仅25%病例可完全恢复，25%好转或部分恢复，还有50%停药4~5年后仍不能恢复。

（3）**其他**：头昏40%，嗜睡14%~80%，便秘10%~30%，视力模糊17%，食量增加8%~30%，口干2%~29%，性欲减退2%~12%，酒醉感17%，恶心9%，皮肤干燥9%，多梦6%，困乏6%，还有幻觉、耳鸣、下肢末端水肿和瘙痒等，这些症状在停药后均可恢复，大部分均轻微并可以耐受。

3. 临床应用　主要用于红斑狼疮、白细胞碎裂性血管炎、皮肤黏膜溃疡、结节病、皮肤T细胞淋巴瘤等。也可治疗一些顽固性皮肤病，如：坏疽性脓皮病患者、扁平苔藓、尿毒症瘙痒、顽固性慢性荨麻疹等。对POEMS病、结节性脂膜炎、Pasini型大疱性表皮松解症、迟发性皮肤卟啉症也有个别成功病例的报道。常规用量为：50~200mg/d。

（四）氨甲环酸

1. 作用机制　氨甲环酸（tranexamic Acid）与酪氨酸部分结构相似，都有一个羧基，可竞争性抑制酪氨酸酶活性，干扰酪氨酸代谢而阻止黑素形成，是临床上治疗黄褐斑的一种新药。

2. 不良反应及注意事项　本品副作用较少，主要有腹泻、恶心及呕吐等胃肠道症状，较少见的有经期不适（经期血液凝固所致），偶有药物过量所致颅内血栓形成和出血，长期应用本品者，应做眼科检查监护（例如视力测验、视觉、视野和眼底）。

对于有血栓形成倾向者（如急性心肌梗死）慎用，如与其他凝血因子如：因子Ⅸ等合用应警惕血栓形成，一般认为在凝血因子使用后8小时再用本品较为妥善。由于本品可导致继发肾盂和输尿管凝血块阻塞，血友病或肾盂实质病变发生大量血尿时要慎用。

3. 临床应用　氨甲环酸片在临床上治疗黄褐斑剂量为0.75g/d。

（五）维A酸

1. 作用机制　维生素A是哺乳动物进化过程中以及维持成人器官功能中重要的营养元素。在大多数组织中，维生素A以其生物活性形式——维A酸（维生素A的代谢中间体）发挥作用。

维A酸（tretinoin）是在局部组织中发挥作用的维生素类的综合，在体内和体外调节许多细胞类型的增殖、分化和凋亡，通过调节表皮细胞的有丝分裂及更新，促进正常角化，影响上皮代谢，对上皮角细胞的生长和角质层的脱落有明显的促进作用，抑制角蛋白合成，因此，具有抗角化、抗增生、促进表皮细胞正常分化的作用；能通过抑制鸟氨酸脱氢酶的活性干扰肿瘤的发生；可直接抑制皮脂合成和皮脂腺细胞的增殖，减少皮脂分泌；具有免疫调节和抗炎活性作用。

维A酸类药物分为三代：第一代维A酸类药物即为天然存在的维A酸类药物，是非芳香类；第二代维A酸类药物由人工合成，为单芳香类，现主要用于治疗角化异常性皮肤病；第三代维A酸类药物为多芳香类，提高了药物的疗效并降低不良反应（表7-4）。

表7-4　常用的维A酸类药物

药物名称		规格	用量范围
第一代	异维A酸	10mg、20mg、40mg	0.5~2mg/（kg·d）
	全反-维A酸	10mg	45mg/（m²·d）
	维胺酯	25mg	25~200mg
第二代	阿维A酯	10mg、25mg	0.25~1mg/（kg·d）
	阿维A	10mg、25mg	25~50mg
第三代	贝扎罗汀	75mg	300mg/（m²·d）

2. 不良反应及注意事项　可引起唇炎、黏膜干燥、结膜炎、甲沟炎、脱发、肝功能受损；高脂血症多发生于治疗后2~3个月；易引起胚胎发育畸形，因此，育龄妇女及其配偶在口服本品期间及服药前三个月及服药后一年内应严格避孕，育龄妇女服药前、停药后应做妊娠实验；可出现头痛、头晕（50岁以下者较老年人多）、骨增厚、口干、脱屑以及对光过敏、皮肤色素变化等，如出现头疼等症状时，应控制剂量或与谷维素、维生素B$_1$、维生素B$_6$等同服，可使症状减轻或消失。

3. 临床应用　对角化性、肿瘤性、炎症性、遗传性、增生性、日光损伤性皮肤病都有治疗作用，适用于痤疮、扁平苔藓、白斑、毛发红糠疹和面部糠疹等皮肤病，也可用于治疗多发性寻常疣以及角化异常类的各种皮肤病，并可辅助治疗银屑病、鱼鳞病。

异维A酸是治疗痤疮有效的药物，可从四个位点阻断痤疮的发病：抑制皮脂腺增殖、分泌功能，抑制痤疮丙酸杆菌的生长以及抗炎作用。对中、重及结节、囊肿性痤疮有肯定的疗效。一般用药剂量为0.5mg/（kg·d），为了达到合适的累积量，可以将药物使用时间延长，当累积量达到120mg/kg时，病情不易反复，最大剂量不超过150mg/kg。异维A酸除会引起上述维A酸类药物的不良反应外，有报道还会引起抑郁症。

（六）胡萝卜素（carotene）

1. 作用机制　本品是维生素A的前体，对日光照射原卟啉所产生的过氧化氢有消除作用。在人体内，β-胡萝卜素通过过氧化酶的作用，游离出二分子维生素A，而发挥维生素A的作用。

口服后，由饮食中的脂肪作为载体，在小肠中存在胆汁的情况下被吸收，大部分以原形贮存在各种组织中，特别是贮存在脂肪中，小部分在肝脏转化成维生素A，主要经肠道代谢随粪便排出。

2. **不良反应及注意事项** 服药期间可能出现不同程度的皮肤黄染、稀便，个别患者有瘀斑和关节痛，停药后均可自行消失。

3. **临床应用** 主要用于多形性日光疹、日光性荨麻疹等由日光引起的皮肤病治疗。

六 维生素类

（一）维生素C

1. **作用机制** 维生素C（vitamin C）参与胶原合成，组织修补，苯丙氨酸及叶酸的代谢，脂肪、蛋白质的合成，维持免疫功能，保持血管的完整，促进非血红素铁吸收等所必需。维生素C还可改善毛细血管的通透性，具有抗氧化作用。通过胃肠道吸收，主要在空肠吸收。蛋白结合率低，以腺体组织、白细胞、肝、眼球晶状体中含量较高。

人体摄入维生素C每日推荐需要量时，体内约贮存1500mg，如每日摄入200mg维生素C时，体内贮量约2500mg。肝内代谢，极少量以原形或代谢产物经肾排泄。当血浆浓度大于14μg/ml时，尿内排出量增多。可经血液透析清除。

2. **不良反应及注意事项** 不要与碱性药物配伍使用，以免影响疗效。

3. **临床应用** 主要用于色素沉着、血管性疾病及变态反应性皮肤病。

（二）维生素E

1. **作用机制** 维生素E（vitamin E）是一种基本营养素，确切功能尚不明，属于抗氧化剂，可结合饮食中的硒，防止膜及其他细胞结构的多价不饱和脂酸，使免受自由基损伤；保护红细胞免于溶血，保护神经与肌肉免受氧自由基损伤，维持神经、肌肉的正常发育与功能。亦可能为某些酶系统的辅助因子。50%~80%在肠道吸收（十二指肠），吸收需要有胆盐与饮食中脂肪存在以及正常的胰腺功能，与血中β-脂蛋白结合，贮存于全身组织，尤其是在脂肪组织中，贮存量可高达供4年所需，肝内代谢，经胆汁和肾排泄。

2. **不良反应及注意事项** 长期大量的使用，部分患者可有恶心、头痛、疲劳、月经不调等。

3. **临床应用** 主要用于老年性皮肤干燥、毛囊角化症、硬皮病等。以上药物口服剂量一般1~3片/天。

（三）维生素B

包含8种不同的维生素，其中以维生素B_2、B_6在皮肤美容中应用较多。

1. **维生素B_1**

（1）作用机制：在体内是糖代谢必需物质，参与丙酮酸和α-酮戊二酸的氧化脱羧反应，若其缺乏，则氧化过程受阻，丙酮酸和乳酸堆积，并影响体内能量的供给，因此，该药可维持心脏、神经及胃肠道的正常功能。

（2）不良反应及注意事项：不良反应少，但注射时偶有过敏反应发生，因此，该药禁用于静脉注射。

（3）临床应用：主要用于神经炎、带状疱疹所致的后遗神经痛、脂溢性皮炎、唇炎和口腔溃疡。

2. **维生素B_2** 维生素B_2又称核黄素，是生物细胞氧化还原反应所必需的黄酶的重要组成部分。人体本身不能合成维生素B_2，必须依靠食物供给。

（1）**作用机制**：维生素B_2能够辅助细胞进行氧化还原的作用，参与糖、蛋白质和脂肪代谢，维护皮肤与黏膜的健康；此外，还有助于头发、骨骼和指甲的生长。其主要生理功能有：

1）**参与组织呼吸过程**：维生素B_2与特定蛋白质结合生成黄素蛋白——黄酶。黄酶在物质代谢中起传递氢的作用，参与组织呼吸过程，对维持健康十分有利。

2）**促进生长发育**：维生素B_2是维持机体生长发育的必需营养素，它可以维持机体神经系统、口舌及皮肤的正常功能，还具有抗癌作用。

3）**美容护肤作用**：维生素B_2对成人有保持精力旺盛、增强体力、耐力、防止早衰和延长寿命的功效。人体若缺乏维生素B_2，可直接影响新陈代谢旺盛的上皮细胞的生长分裂和正常更新，表现为口角炎、唇炎、颜面脂溢性皮炎、糠状鳞屑、皮肤干燥瘙痒、男性阴囊炎、女性会阴炎等。有时还有脱发、头昏目眩、精神迟钝、消化不良、贫血等继发性症状。

（2）**不良反应及注意事项**：一般在进食后服用，不宜与甲氧氯普胺合用，服药后尿液呈黄色。

（3）**临床应用**：主要用于口、眼、外生殖器炎症，如：口角炎、唇炎等。还可用于脂溢性皮炎、痤疮、酒渣鼻等皮肤病中。

3. 维生素B_6

（1）**作用机制**：在体内与ATP经酶作用生成有活性的磷酸吡哆醛和磷酸吡胺，是氨基转移酶、脱羧酶及消旋酶的辅酶，参与多种代谢过程。

（2）**不良反应及注意事项**：与左旋多巴合用可降低其疗效。

（3）**临床应用**：主要用于脂溢性皮炎、痤疮、酒渣鼻等皮肤病。

（四）维生素PP

烟酸与烟酰胺统称为维生素PP，都是吡啶衍生物，烟酸的扩血管作用较强，易致面部潮红，现多用烟酰胺。

1. 作用机制　烟酰胺是辅酶Ⅰ和辅酶Ⅱ的重要组成部分，促进组织代谢过程。

2. 不良反应及注意事项　常见有皮肤潮红、瘙痒。偶有恶心、呕吐、腹泻、心悸等症状，有时可出现肝损伤。妊娠初期过量使用可有致畸发生。异烟肼和烟酰胺两者有拮抗作用。

3. 临床应用　主要用于自身免疫性大疱病、光敏性皮肤病及血管性疾病。还可用于痤疮、色素增加性皮肤病、白癜风、皮肤瘙痒症等皮肤病。

（郑　敏）

第二节　外用药物

外用药物是皮肤病及美容治疗的主要手段之一，在皮肤病及美容治疗中占有很重要的地位，许多皮肤病往往只需外用药物即能达到预期的治疗效果。外用药物由基质和有效药物成分两部分组成，基质即赋形剂，它决定了外用药的剂型，所含的有效药物成分则决定了外用药的性能和作用。使用时应根据外用药物的性能、浓度和疾病的病因及皮损的特点来正确选择外用药物与剂型。根据皮肤病的性质、特点及美容的需求，正确地选择、使用美容及医学护肤品。

外用药种类较多，性能各异，且同一种药物，浓度和剂型不同其作用不同。如水杨酸，1%~2%为角质促成剂，5%~10%为角质松解剂，30%以上则为腐蚀剂。按其作用性能分为以下21种。

（一）清洁剂（clearing agents）

用于清除皮损部位的渗出物、鳞屑、痂和残留药物。常用的清洁剂有生理盐水、2%~4%硼酸溶液、1：8000高锰酸钾溶液、1：5000呋喃西林溶液、植物油和液状石蜡等。较厚的痂可用凡士林软膏封包后使其浸软，再用植物油清除；鳞屑较多或头部附有软膏或糊膏时，可用植物油、温水或肥皂水洗涤除去；硬膏用乙醇或汽油去除。

（二）保护剂（protective agents）

此类药物作用温和，本身无刺激性，具有保护皮肤、减少摩擦和防止外来刺激的作用。常用的有20%~40%氧化锌粉、10%~20%炉甘石、滑石粉、植物油等。对于敏感性皮肤可使用单一或混合保护剂进行保护、隔离。

（三）止痒剂（antipruritic agents）

是通过表面麻醉作用或局部皮肤清凉感觉而消除或减轻痒感的一类药物。常用的有0.5%~2%薄荷脑、2%~5%樟脑、0.5%~2%苯酚（本品勿大量及大面积使用，以免经皮吸收引起中毒）、1%~2%冰片、0.25%~2%达克罗宁等。抗组胺剂、糖皮质激素制剂及各种焦油制剂，如煤焦油、糠馏油等也有止痒作用。

（四）抗病毒剂（antiviral agents）

能抑制或阻止病毒复制，主要用于治疗各种病毒感染性皮肤病。如1%~3%酞丁胺、3%~5%阿昔洛韦、1%喷昔洛韦、0.5%鬼臼毒素、15%~25%足叶草酯、0.5%~1%碘苷等。

（五）抗菌剂（antiseptics）

有杀灭或抑制细菌生长的作用，但有些抗生素易致敏而不宜外用。常用的抗菌剂有2%氯霉素、0.5%~1%新霉素、1%克林霉素、0.5%~3%红霉素、2%莫匹罗星、5%~10%过氧化苯甲酰、0.02%呋喃西林、1：5000~1：8000高锰酸钾、0.1%依沙吖啶、3%硼酸等。

（六）抗真菌剂（antifungal agents）

具有杀灭或抑制真菌的作用，主要用于治疗各种浅部真菌病。如2%~3%克霉唑、2%咪康唑、1%联苯苄唑、1%益康唑、2%酮康唑、1%特比萘芬、5%~10%水杨酸、6%~12%苯甲酸等。

（七）杀虫剂（insecticides）

具有杀灭疥螨、虱、蠕形螨等寄生虫的作用，用于治疗疥疮、虱病、酒渣鼻等。常用的杀虫剂有5%~10%硫黄、1%γ-666、5%~10%克罗米通、1%~2%甲硝唑、30%~50%百部酊等。

（八）角质促成剂（keratoplastic）

具有促进真皮血管收缩，减轻炎症浸润及渗出，使表皮角化恢复正常，主要用于伴角化不全的皮肤病，如：银屑病等。常用的有2%~5%煤焦油或糠馏油、5%~10%黑豆馏油、1%~3%水杨酸、3%~5%硫黄、0.1%~0.5%地蒽酚、钙泊三醇等。

（九）角质松解剂（keratolytics）

又称角质剥脱剂，使过度角化的角质细胞松解脱落，用于角化过度的皮肤病，如：鱼鳞病、掌跖角化症等。常用的有5%~10%水杨酸、0.05%~0.1%维A酸、10%乳酸、20%~40%尿素、10%~30%冰醋酸等。

（十）收敛剂（astringents）

具有凝固组织蛋白、减少渗出、抑制分泌、促进炎症消退的作用。如2%~5%明矾、0.1%~0.3%醋酸铅、2%~5%鞣酸、0.5%硫酸铜、0.2%~0.5%硝酸银等。常用于急性皮炎、湿疹有明显渗出及手足多汗症等。

（十一）腐蚀剂（caustics）

具有破坏和去除局部增生组织的作用，用于治疗病毒性疣、汗管瘤、脂溢性角化等皮肤病。常用的有20%以上水杨酸、30%~50%三氯醋酸、50%α-羟基酸、硝酸银棒、苯酚等。

（十二）外用细胞毒性药物（topical cytotoxic agents）

用于皮肤病毒性疣及脂溢性角化等的治疗。如0.5%~5%氟尿嘧啶、0.05%氮芥、0.5%鬼臼毒素等。

（十三）防晒剂（sunscreen agents）

也称遮光剂，可吸收或阻挡紫外线穿透皮肤而起到防晒的作用。一般分为三类，即物理性防晒剂、化学性防晒剂及生物防晒剂。常用于光老化；光线（敏）性皮肤病，如：多形性日光疹、日光性荨麻疹等；光线加剧性皮肤病，如：黄褐斑、痤疮、红斑狼疮等。

（十四）脱色剂（depigment agents）

有减轻或去除色素沉着的作用。用于治疗黄褐斑、雀斑等色素增加性皮肤病。常用的有3%氢醌、15%~20%壬二酸、1%~2%曲酸等。在美白化妆品中常使用从天然植物中提取的无毒、无刺激性、不易致敏的具有延缓或抑制黑素形成的有效成分，如熊果苷、茶多酚、甘草黄酮等。

（十五）着色剂（toner）

能使皮肤白斑的色素逐渐恢复，主要用于白癜风的治疗。常用的有2% 8-甲氧沙林（8-MOP）、30%补骨脂酊、0.05%氮芥酊等。能使白斑着色或遮盖白斑起到美容作用的药物有10%二羟苯酮、维生素D_3衍生物、3，4二羟苯丙氨酸等。

（十六）遮瑕剂（concealer）

是指运用专业医学手段，利用色彩互补，对比色调和，淡化瑕疵的原理，在不损伤皮肤及不加重原有皮肤病的同时，遮盖皮肤各种瑕疵。

通过三色原理调节遮瑕效果，三色原理中，三种基色是相互独立的，任何一种基色都不能由其他颜色合成，这三种颜色是：红色、绿色、蓝色，它们可与其他颜色互补，呈中立色，如：红色与青、绿色互补、橙黄色与青色互补、黄色与蓝色互补，因此，鲜红斑痣等呈红色的皮损上涂青色，可还原成中立色。

根据配方的不同分为油性配方、水性配方、无水配方或无油配方，分别适合于不同肤质的遮盖。油性配方为油包水型，主要成分为矿物油、羊毛脂、椰子油、合成酯类等，适用于干性皮肤；水性配方为水包油型，含少量油，常用的乳化剂有硬脂酸甘油酯、皂类等，适用于干性至中性皮肤；无油配方主要成分为二甲硅油、环甲硅油等，但不含动物、植物、矿物油，用于油性皮肤；无水配方为矿物油、植物油、羊毛脂醇、合成酯类构成的油相与蜡类构成，可混入高浓度的色料，一般用于舞台化妆。

临床上,遮瑕剂可用于太田痣、毛细血管扩张、痤疮、瘢痕等损容性皮肤病的颜色修饰,如:痤疮的红色丘疹,可选用偏绿色调遮瑕膏进行修饰;鲜红斑痣、毛细血管扩张等红色皮损可选用青色修饰;太田痣、黄褐斑等青色或褐青色皮损可挑选偏橙色的遮瑕膏;凹陷性瘢痕可用遮瑕笔黄色部分填塞修饰。

(十七)保湿润肤剂(emollient agent)

具有保持皮肤水分,延缓、阻止皮肤水分蒸发,增加表皮含水量,恢复皮肤屏障功能,减轻皮肤干燥、脱屑,让粗糙的皮肤变得光滑、柔软,还可以减少外用糖皮质激素或光疗的部分副作用,参与修复受损的皮肤屏障功能。

按作用原理将保湿剂分为能从皮肤深层和外界大气层中吸收水分并保存于角质层中,使角质层由上而下形成水蒸气梯度的吸湿剂(humectants)(如甘油、5%~10%尿素、尿囊素)和阻止或延迟水分蒸发的封闭剂(occlusion)(如凡士林)两类。常用于干性皮肤日常护理、鱼鳞病、银屑病、皮炎湿疹等干燥性皮肤病辅助治疗。

(十八)抗衰老剂(antidotal agent)

具有维持皮肤新陈代谢,促进角质形成细胞的生长和组织修复,增加皮肤弹性,保湿抗皱等功效。如硫酸软骨素、水解胶原蛋白、透明质酸、神经酰胺、超氧化物歧化酶、海藻胶、维A酸及维生素A、C、E等。

(十九)医学护肤品(medical cosmetics)

目前国际上对其定义尚无统一定论。我们将能够用于皮肤科临床的化妆品统称为"医学护肤品",它是一类介于化妆品和药品之间的产品。具有经过实验及临床验证、安全性高、功效性肯定等特点。主要对敏感性皮肤、面部皮炎、痤疮、色素沉着性皮肤病、皮炎湿疹等具有辅助治疗的作用,又能恢复皮肤的屏障功能产生美容效果。正常皮肤也可使用。

(二十)糖皮质激素制剂(glucocorticoid)

具有降低毛细血管通透性、减少渗出、抗炎、抑制免疫反应、止痒等作用。适用于过敏性及免疫性皮肤病。

根据外用GCS的抗炎效果,即血管收缩实验的效果,目前把外用GCS分为7个等级(Ⅰ~Ⅶ)或5个等级(Ⅰ~Ⅴ)。但在临床上,分的过细反而不方便,因此多采用4级分类法,即超强效(ultra-potent)、强效(potent)、中效(medium)及弱效(mild)(表7-5)。

1. 外用GCS的用法 分为冲击治疗及间歇治疗两种方法。一般强效GCS不能应用于颜面部皮肤,全身皮肤应用不超过半个月;中效、弱效GCS外用不超过1个月。

(1)冲击治疗:在开始治疗时,应直接选用超强效、强效外用GCS进行治疗,勿选用弱效GCS进行试验治疗,每天使用1~2次,连用2周后休息1周,再继续治疗。

(2)间歇治疗:在皮疹明显控制以后,每周再维持使用1~2次,以保持治疗效果,防止复发。

2. 外用GCS的剂量 一般强效GCS每周总用量不应超过50g。1g软膏可以应用100cm² 皮肤,30g软膏是一个中等身材

表7-5 常用外用糖皮质激素的疗效强度

级别		药物举例
超强效	Ⅰ级	0.05%丙酸氯倍他索
		0.05%二丙酸倍他米松
强效	Ⅱ级	0.1%哈西奈德
		0.05%肤轻松(氟轻松)
		0.05%卤米松
中效	Ⅲ~Ⅴ级	0.1%~0.5%醋酸曲安西龙
		0.1%糠酸莫米松
		0.1%氢化可的松
弱效	Ⅴ~Ⅶ级	0.005%~0.1%地塞米松
		1.0%氢化可的松

患者全身使用1次的用量。

3.适应证

（1）**皮炎湿疹**：神经性皮炎、特应性皮炎、面部皮炎、湿疹、脂溢性皮炎、眼睑皮炎、尿布皮炎等。

（2）**其他**：银屑病、扁平苔藓、盘状红斑狼疮、足部皲裂、硬化萎缩性苔藓、斑状秃发、白癜风等。

4.外用GCS的不良反应　同系统使用GCS一样，外用GCS也有一定的不良反应。

（1）**全身不良反应**：类似于系统用药。

（2）**局部不良反应**：长期大剂量外用GCS常常导致激素依赖性皮炎、星状假瘢痕、色素减退、色素沉着、多毛、接触性皮炎、皮肤萎缩、毛细血管扩张、紫纹、紫癜及继发感染等，在眼睑、阴囊等部位更易发生。

5.注意事项

（1）皮肤薄嫩部位，如颜面部及阴囊等部位勿用强效GCS。

（2）儿童由于皮肤薄，药物吸收多，易造成内源性可的松产生抑制，导致生长发育迟缓及肾上腺危象，故小儿勿大面积使用。

（3）老年人本身皮肤萎缩，最好间断用药，严密观察；由于动物实验研究表明，外用GCS可以导致胎儿异常，因此妊娠及哺乳妇女禁用。

6.局部封闭治疗　主要用于小面积斑秃、慢性苔藓样变以及瘢痕疙瘩，常用药物为曲安奈德和复方倍他米松注射液。曲安奈德又名去炎舒松，抗炎抗过敏作用强。复方倍他米松注射液是二丙酸倍他米松和倍他米松磷酸钠混合而成的混悬液，注射后倍他米松磷酸钠能被快速吸收而迅速起效，而二丙酸倍他米松则缓慢吸收，维持疗效。局部封闭的不良反应类似于外用GCS的不良反应，但局部萎缩及色素改变较为明显。

（二十一）免疫抑制剂

他克莫司（tacrolimus）已被证实可以抑制T淋巴细胞活化，首先与细胞内蛋白FKBP-12结合，形成由他克莫司-FKBP-12、钙、钙调蛋白和钙调磷酸酶构成的复合物，从而抑制钙调磷酸酶的磷酸酶活性，阻止活化T细胞核转录因子（NF-AT）的去磷酸化和易位，从而阻断活化T细胞核因子（NF-AT）的活化，抑制细胞因子的产生；可抑制编码IL-2、IL-4、IL-5、GM-CSF和TNF-α的基因的转录，这些因子都参与早期阶段的T细胞活化；抑制IgE活化的皮肤肥大细胞的组胺释放，这种作用具有浓度依赖性，同时还破坏前列腺素D_2的从头合成；通过抑制IL-3的活性，降低IL-3对IgE诱导的嗜碱性粒细胞释放组胺的刺激作用，从而减轻由此引起的皮肤瘙痒症状，此外，他克莫司还抑制5-羟色胺及白三烯的生成。

外用他克莫司可能会引起局部症状，如皮肤烧灼感（灼热感、刺痛、疼痛）或瘙痒。局部症状最常见于使用本品的最初几天，通常会随着皮炎受累皮肤好转而消失。应用0.1%浓度的本品治疗时，90%的皮肤烧灼感持续时间介于2分钟至3小时（中位时间为15分钟）之间，90%的瘙痒症状持续时间介于3分钟至10小时（中位时间为20分钟）之间。

有报道可用于激素依赖性皮炎、中重度特应性皮炎、脂溢性皮炎、湿疹等皮肤病，作为短期或间歇性长期治疗。0.03%和0.1%浓度的本品均可用于成人，但只有0.03%浓度的本品可用于2岁及2岁以上的儿童。

二 外用药的剂型

为使有效药物成分能充分发挥其治疗和美容作用，适合于各种皮损的特点，将外用药物配制成不同的形式，即剂型。不同剂型具有不同的物理特性和适用范围，应根据病因及皮损特点，正确地选择外用药剂型，方能达到治疗的目的，若剂型选择不当，不仅达不到理想的治疗效果，甚至可能引起不良反应。常用的剂型有以下几种。

（一）溶液（solution）

即药物的水溶液。主要用于急性皮炎伴渗液者湿敷，亦可浸泡或局部涂擦。具有清洁、止痒、收缩血管、减少渗出等作用，若溶液中含有抗菌药物，则有抗菌消炎的作用，用于糜烂、渗液合并感染的皮肤病；若含有收敛性药物，可用于手足多汗症等。湿敷常采用开放性冷湿敷，方法是用6~8层纱布或小毛巾，浸透溶液后，稍拧至不滴水为度，铺于皮损并使其紧密接触，每2~3分钟后，重复浸湿敷料再湿敷，湿敷时间和次数依病情而定，一般每次20~30分钟，每天湿敷2~3次，重者可持续湿敷。湿敷面积一般不宜超过体表1/3，以免过量吸收药物中毒。婴幼儿湿敷，应适当减低溶液浓度。天气较冷时注意保暖。

常用的有生理盐水、3%硼酸溶液、0.05%~0.1%小檗碱溶液、1∶5000~1∶8000高锰酸钾溶液、0.1%依沙吖啶溶液、0.2%~0.5%醋酸铝溶液、0.1%硫酸铜溶液等。

（二）粉剂（powder）

为干燥粉末状药物，有干燥、散热、保护及减少摩擦的作用，主要用于急性或亚急性皮炎无糜烂渗液者。常用的有氧化锌粉、滑石粉、炉甘石粉等。

（三）洗剂（lotion）

也称振荡剂，是不溶于水的粉状药物与水混合而成，一般粉状药物占30%~50%。有消炎、止痒、散热、干燥、保护作用。常用的炉甘石洗剂，可用于潮红、肿胀、瘙痒而无渗出的急性期皮损；复方硫黄洗剂用于治疗酒糟鼻、痤疮、螨虫皮炎等。洗剂不宜用于有毛发的部位，以免结成团块。

（四）酊剂（tincture）和醑剂（spiritus）

是药物的乙醇溶液或浸液。酊剂是不挥发性药物的乙醇溶液，醑剂是挥发性药物的乙醇溶液。涂于皮肤后，乙醇迅速挥发，所含的药物均匀地分布于皮肤表面，发挥药效。有消炎、杀菌及止痒等作用，常用于无糜烂、溃疡、深度皲裂的慢性皮损及瘙痒性皮肤病，常用2.5%碘酊、复方樟脑醑、30%补骨脂酊、2%氯霉素酊等。

（五）乳剂（emulsion）

是由油和水乳化而成的剂型。依油水比例的不同分为两种类型：一种是油包水（W/O）乳剂，油为连续相，称为脂，适用于冬季及干燥皮肤；另一种为水包油（O/W）乳剂，水是连续相，称为霜，易于清洗，适用于油性或中性皮肤。乳剂渗透性较好，有保护、润泽皮肤的作用，适用于急性、亚急性或慢性皮损。乳剂常被作为糖皮质激素制剂的基质，在乳剂中加入保湿、抗皱、祛斑等功效成分即为美容护肤品。

（六）油剂（oil）

用植物油或矿物油溶解或与药物混合而成的剂型，有清洁、保护、润滑和消炎止痒的作用。主要用于亚急性皮炎和湿疹，如25%~40%氧化锌油、10%樟脑油。

（七）软膏（ointment）

以凡士林、羊毛脂、单软膏（植物油加蜂蜡）或动物脂肪作为基质，加入不同作用的药物配制而成。有软化痂皮、保护创面、防止干裂等作用。软膏能防止水分蒸发，软化角质，渗透性较乳剂更好，常用于慢性湿疹、慢性单纯性苔藓、皲裂等皮肤病。软膏中的油脂阻止水分蒸发，不利于散热，使局部温度升高，不适用于急性皮炎、湿疹。

（八）糊剂（paste）

是含有20%~50%固体粉末成分的软膏，作用与软膏相似，具有一定的吸水和收敛作用。软化、渗透作用较软膏差，常用于有少量渗出的亚急性皮炎、湿疹等，毛发部位不宜使用。常用的如氧化锌糊。

（九）凝胶（gel）

亦称透明软膏。是含有有机高分子化合物和有机溶剂如丙二醇、聚乙二醇为基质的剂型，涂于皮肤上形成一层均匀的透明薄膜，感觉舒适凉爽，具有保护、润泽皮肤的作用。加入不同的有效药物或美容成分，可用于治疗多种皮肤病或具有不同的美容功效。急、慢性皮炎均可使用，如过氧化苯甲酰凝胶。

（十）硬膏（plaster）

是将药物溶于或混合于由脂肪酸盐、橡胶、树脂等组成的黏着性基质中，涂布于纸、布或有孔的塑料薄膜做成的裱褙材料上而成的剂型，可牢固地黏着于皮肤表面，具有保护、消炎、阻止水分蒸发、软化角质和促进药物渗透的作用。常用于如慢性单纯性苔藓、慢性湿疹等浸润肥厚性皮损，不宜用于有毛发部位。常用的有氧化锌硬膏、新霉素曲安奈德硬膏等。

（十一）涂膜剂（film）

将药物和成膜材料（如羧甲基纤维素钠等）溶于挥发性溶剂（如丙酮、乙醇等）制成，涂于皮肤后溶剂迅速挥发，在皮肤上形成一均匀薄膜。适用于慢性皮炎或角质增生性损害，也可用于某些职业人员的皮肤防护。

（十二）气雾剂（aerosol）

又称喷雾剂，是在特制的容器中注入药液并压缩或注入液化气体，按动阀门时药物以雾状形式喷于皮损的剂型。如在气雾剂中加入成膜材料，溶剂挥发后皮损上留下一层药物膜，与涂膜剂相似。使用方便、清洁，有散热、清凉、消炎的作用。通常内含抗生素或糖皮质激素，用于急性与慢性皮炎或感染性皮肤病。

（十三）透皮吸收促进剂（penetration enhancers）

能溶解药物或促进药物的透皮吸收。常用的如40%~60%二甲基亚砜（DMSO）可溶解多种水溶性和脂溶性药物，具有良好的透皮吸收性；1%~5%氮酮也是常用的良好透皮吸收促进剂，且无刺激性。近年来研究的脂质体新技术，是人工形成的类似于生物膜双分子层结构的完全封闭的微囊，具有仿生性、靶向性、稳定性和高效的透皮吸收性，应用前景广阔。

（十四）膜剂（film agent）

常指面膜。面膜是由各种溶性材料、赋形剂、营养物质和药物制作而成，涂敷或贴于面部皮肤，形成一层隔膜，具有补充水分、软化角质、促进局部血液循环、促进营养物质及针对性药物或活性成分的吸收，清除皮肤污垢，舒展皮纹，收缩毛孔，使皮肤光洁清爽，细腻润滑而富有弹性，达到美容的效果。面膜种类很多，常用的一般分为以下几类。

1. 按理化性质分类

（1）倒模：又称硬膜，主要以优质的医用石膏为主要基质，可根据需要加入矿物粉或所需药物、活性成分等，以适量的水调和而成，具有良好的流动性及可塑性。倒模又分热膜和冷膜。热膜倒模时会释放热量，促进血液循环，增强有效成分的吸收，主要用于油性皮肤、黄褐斑及皮肤老化；冷膜主要是在倒模中含有少量的如冰片、薄荷、樟脑等清凉剂物质，使受施者感到皮肤有凉爽的感觉，因石膏散热，局部表皮温度不变，冷膜敷面后产生冷凝结膜，主要用于暗疮皮肤、敏感皮肤、混合性皮肤及干性皮肤。

（2）**软膜**：其主要基质为淀粉，淀粉的含量为50%~60%，内含多种营养性物质，具有消炎、祛斑、增白、防皱、延缓皮肤衰老的功效。其质地柔软细腻、性质温和、无刺激性、使用方便。

2. 按剂型分类

（1）**涂膜面膜**：也称为剥离型面膜或薄膜型面膜，是在能够形成面膜的材料如聚乙烯醇、聚乙烯吡咯烷酮、羧甲基纤维素、聚乙烯醋酸酯、海藻酸钠及其他一些胶质物质中加入某些营养物质、活性成分或治疗药物等制成的胶状或糊状面膜，涂在皮肤上黏着力强，具有收紧皮肤、舒展皮纹、保湿清洁皮肤、改善皮肤弹性等功能。

（2）**湿布状面膜**：利用面膜载体——面膜纸，吸附精选的天然人参、珍珠等美容中药萃取的有效成分，或吸附天然氨基酸、水解蛋白、微量元素、维生素及生物活性物质如天然保湿因子等，达到改善皮肤质地、增强细胞活力、增白润泽皮肤、辅助治疗损容性皮肤病等功效。本品特点无副作用，携带、使用方便。

目前湿布状面膜已逐渐在临床上广泛使用，可在湿布状面膜中添加抗敏活性成分，如：马齿苋、甘菊或天然活泉水；保湿成分，如透明质酸等，用于激光术后皮肤护理、急性皮炎的湿敷治疗。

（3）**膏状面膜**：膏状面膜含有较多的黏土成分如淀粉、高岭土、硅藻土等，还含有水分和润肤的油分，有利于皮肤吸收，在皮肤护理时常做底膜使用。膏状面膜常使用一些如中草药、天然植物、动物原料、海洋生物等对于皮肤有营养作用和改善皮肤功能的有效成分。膏状面膜较剥离型面膜厚一些，以使面膜中的营养成分能够充分的吸收。该种面膜缺点是不能将膜揭下，需要用水擦洗，可在膏状面膜中加入适当的凝胶剂、成膜剂和黏合剂，使膏状面膜易于揭下。

3. 按主要成分来源及作用分类

（1）**中草药面膜**：如人参面膜，具有营养皮肤，增加细胞活力的作用；当归面膜，具有活血化瘀，促进血液循环，淡化色斑的功效。

（2）**植物面膜**：如果蔬面膜、芦荟面膜、绿茶面膜、花粉面膜等，含有维生素、有机酸、微量元素等，有预防衰老、改善痤疮、减轻色斑形成等作用。

（3）**矿物泥、海泥面膜**：具有消炎、补充微量元素、增白等功效。

（4）**动物面膜**：如鸡蛋面膜、牛奶面膜、胎盘素面膜、珍珠面膜等，具有营养润泽皮肤、抗皱、增强皮肤活力的作用。

（5）**化学面膜**：如曲酸面膜、维生素C面膜、维生素E面膜等，具有抗衰老、减缓色素形成的功效。

（6）**生物面膜**：如超氧化物歧化酶（SOD）面膜、人表皮生长因子面膜等，具有抗衰养颜、促进表皮更新的作用。

三 外用药治疗原则和注意事项

（一）正确选择药物种类

根据病因、发病机制、病理变化和自觉症状等选择不同药物；根据不同的美容目的选用相应的医学护肤品。如针对病原微生物感染引起的皮肤病，相应选用抗病毒剂、抗菌剂、抗真菌剂；角化不全者选用角质促成剂；变态反应性皮肤病选用糖皮质激素或抗组胺药；瘙痒性皮肤病选用止痒剂；色素沉着者选用脱色剂或美白护肤品；皮肤干燥者选用保湿润肤剂。

（二）正确选择剂型

根据皮损特点、部位及肤质选择合适的剂型。

1. 急性皮炎 皮损仅有红斑、丘疹而无浸渍、糜烂、渗出时，外用药原则是保护、安抚、散热、消炎、止痒，可选用粉剂或洗剂；有明显渗出者，选用溶液湿敷；有糜烂但渗出较轻时可用糊剂。

2. 亚急性皮炎 皮损以脱屑为主，外用药原则是滋润、保湿，药物剂型可选用乳剂、糊剂或油剂。

3. 慢性皮炎 皮损增厚，苔藓样变，外用药原则是渗透力及功效强，可选用软膏、酊剂、硬膏及霜剂等。

4. 单纯瘙痒无皮损者 选用酊剂、醑剂、乳剂等。

5. 美容护肤 油性肤质者，选用水包油（O/W）乳剂型护肤品；干性肤质者，选用油包水（W/O）霜剂护肤品。

（三）外用药物使用注意事项

1. 医师处方外用药后，根据病变的特点、部位，向患者或家属详细解释并说明使用方法、用药时间、使用次数及可能出现的不良反应及其处理方法。

2. 刺激性药物，应从低浓度开始，根据治疗反应及耐受情况逐渐提高浓度。用药过程中，如有刺激、过敏或中毒现象，应立即停用并作适当处理。

3. 皮损面积较大者，应选用浓度较低的药物，或分期分片治疗；婴幼儿、面部、乳房下、外阴等皮肤薄嫩处及皱褶部位，应注意药物的浓度和刺激性。

4. 注意长期使用糖皮质激素制剂可能产生的副作用。糖皮质激素制剂长期外用可引起局部皮肤萎缩、毛细血管扩张、痤疮、毛囊炎及激素依赖性皮炎等，影响美容。因此使用时严格注意适应证，禁止把糖皮质激素制剂代替化妆品使用或在化妆品中加入糖皮质激素。面部及婴幼儿过敏性皮肤疾患选用低效、低浓度的糖皮质激素，但不可长期使用。大面积使用糖皮质激素可经皮吸收产生全身性副作用。

5. 注意在使用外用药物的过程中，如果较为频繁地使用角质剥脱剂、换肤用化学剥脱剂或去死皮膏时，可致皮肤损伤，破坏角质层及皮肤的屏障功能；长期使用糖皮质激素制剂及含糖皮质激素的化妆品，也可发生表皮萎缩及毛细血管扩张，皮肤屏障功能减弱，使皮肤的敏感性增强，易对外界的刺激产生过敏反应。医学护肤品能针对性地修复、重建皮肤屏障功能，舒缓安抚，改善毛细血管的脆性，减少皮肤对外界的刺激或过敏反应。

（鲍海平　郑　敏）

第三节　医学护肤品

随着皮肤美容、精细化工以及化妆品研发的不断发展，现代意义上的化妆品（尤其是修复类护肤品）不仅局限于对皮肤进行简单的气味或色彩的修饰美化，还赋予了化妆品更多的功效性及安全性。化妆品中的某些有效成分能够穿透角质层进入皮肤，通过改变皮肤的结构和功能，从而达到修复皮肤屏障，辅助治疗和预防皮肤病的作用。从这个意义上说，药物和化妆品的范围已经出现了重叠，由此，能体现药物的功效性，又能发挥化妆品护肤重叠作用的新型化妆品，即药妆也孕育而生了。

药妆（pharmaceutical cosmetics）这一概念最早是由 Raymond E. Reed 于1962年提出的，用于描述"具有活性的"或"有科学根据的"化妆品。1970年 Albert Kligman 将药妆定义为：兼有化妆品特点和某些药物性能的一类新产品，或介于化妆品和皮肤科外用药物之间的一类新产品。

目前我国对药妆尚无明确的定义，消费者有时容易将药妆曲解为是一种药物，担心会有毒副作用，而拒绝使用该类产品。为了更好地让消费者以及临床皮肤科医师使用该类产品，发挥药妆辅助治疗及预防皮肤病的功效性，有学者将我国药妆定义为一个更容易被广大消费者以及临床皮肤科医师所接受的概念——"医学护肤品"。

医学护肤品（medical cosmetics）介于化妆品和药品之间，是一类能达到恢复皮肤屏障功能，辅助治疗一些皮肤病的护肤品，其本质是化妆品而不是药物，但它具有一定的功效及良好的安全性，所含主要活性成分大都来自天然植物、矿物及活泉水，无毒副作用，又能显示一定功效性，其功效性及安全性均经过实验及临床验证，可以每天使用，但是不能替代药物治疗，只是起到辅助治疗皮肤病的作用；同时，和普通化妆品比较，不含色素、香料、致敏防腐剂，安全性高；质地和外包装等方面又兼具了传统化妆品特性，能给消费者使用时带来最大限度的愉悦和美的享受。

一　医学护肤品的特点

目前，许多化妆品公司声称自己生产的护肤品是医学护肤品，严格意义上的医学护肤品应具备以下几个特点：

（一）功效性

主要依据不同类型皮肤的生理特点及皮肤病的发病机制进行活性成分的功效研究，其机制明确，对一些皮肤病能起到辅助治疗的作用。

（二）安全性

配方精简，各种原料经过严格筛选，不含损伤皮肤或引起皮肤过敏的物质如色素、香料、致敏防腐剂等，对皮肤无刺激。按药品GMP标准进行生产，具有良好的安全性。

（三）实验及临床验证

产品上市前其功效性和安全性必须经过实验及临床验证。

二　医学护肤品的作用

（一）清洁、软化角质

清洁剂一般无皂基，性质温和，对皮肤刺激小，除含有表面活性剂等清洁成分外，还含有一些抗敏成分，在达到清洁、软化角质的同时，还可舒缓皮肤敏感。

（二）保湿、润肤/恢复皮肤屏障

在普通保湿剂的基础上，添加一些皮肤屏障修复成分，如：青刺果油、牛油果树果油、神经酰胺、透明质酸等，达到恢复皮肤屏障的作用。

（三）抗炎、抗敏

将某些具有抗敏、抗炎作用的活性成分，添加到普通保湿剂中，构成抗敏保湿剂，可缓解皮肤刺激反应。根据剂型不同，分为：抗敏保湿水、抗敏保湿乳、抗敏保湿霜、面贴膜等。

（四）控油清痘

含有能充分清洁皮肤表面过多皮脂的表面活性剂、抑制皮脂分泌的南瓜子油、锌剂等活性成分及使蛋白变性的水杨酸等，具有角质溶解作用，达到控油消除痤疮皮损功效。

（五）美白祛斑

主要含有干扰或抑制黑素合成、转运等活性成分，如：β-熊果苷、维生素C及其衍生物、曲酸等，以抑制或减轻色素沉着。

（六）抗皱

主要含有：①细胞生长调节剂，如：细胞生长因子、果酸等；②抗氧化成分，如：超氧化物歧化酶、辅酶Q10等，可减少皱纹，延缓皮肤老化。

（七）防晒

防晒成分与一般防晒剂相同，只是不含有香料、色素、致敏防腐剂，因此安全性更高，包括儿童的任何皮肤都可使用该类防晒剂。

三　医学护肤品的分类

医学护肤品既可用于正常皮肤，也可用于问题皮肤。按照其功效及剂型可分为：

1. **清洁剂**　中、干性皮肤可用乳剂，油性皮肤则选用泡沫剂、凝胶剂。

2. **保湿剂**　根据皮肤类型及部位可分为适用于颜面干、中性皮肤的抗敏保湿水、抗敏保湿乳、抗敏保湿霜；适用于颜面油性皮肤的控油抗敏保湿水、控油抗敏保湿凝胶、控油抗敏保湿乳、控油清痘剂等；以及适用于躯干、四肢中、干性皮肤的抗敏柔润保湿剂。

3. **防晒剂**　分为适合中、干性皮肤使用的防晒乳、防晒霜及油性皮肤使用的防晒喷雾。

4. **控油清痘剂**

5. **美白祛斑剂**

6. **抗皱剂**

四　医学护肤品的临床应用

（一）干性皮肤与相关皮肤病

正常角质层中的脂质、天然保湿因子使角质层保持一定的含水量，稳定的水合状态是维持角质层正常生理功能的必需条件。角质层能保持经皮肤失水量仅为$2\sim5g/（h\cdot cm^2）$，使皮肤光滑柔韧而有弹性。如果角质形成细胞中天然保湿因子及皮脂分泌减少，角质层含水量低于10%，pH值＞6.5，皮肤干燥、脱屑，称干性皮肤。在干性皮肤的基础上，易出现干燥性皮炎湿疹、色素沉着性皮肤病、皮肤老化等皮肤问题。

1. 干燥性皮炎湿疹　许多皮肤病与表皮屏障功能障碍有关，在某些外因及内因的作用下可导致表皮细胞间脂质神经酰胺合成障碍，天然保湿因子减少，细胞与细胞间的粘接性丧失，皮肤的屏障功能受损。一方面，真皮和表皮内的水分大量逸出，水分丢失。经皮水分流失（transepidermal water loss，TEWL）增高，皮肤干燥、脱屑，甚至皲裂。另一方面，对外界抗原的抵抗能力降低，易形成干燥性皮炎湿疹。

医学护肤品中的保湿剂可补充皮肤脂质及水分，恢复皮肤屏障功能，有效纠正皮肤干燥状况，同时含有抗敏活性成分，可辅助治疗及预防干燥性皮炎湿疹以及其他干燥性皮肤病，如：银屑病、慢性光化性皮炎、红皮病等。

（1）颜面部干燥性皮炎湿疹：①清洁：选用清洁乳进行皮肤清洁，以清除皮肤表面的污垢，清洁次数不宜频繁，一般每日1次。②补水：清洁后，可使用抗敏保湿水，每天1~2次，补充角质层水分，平衡皮肤pH值，禁用含控油成分的爽肤水。③保湿：可选用抗敏保湿乳或抗敏保湿霜，春、秋、冬季每天使用2次，夏季每天使用1次，可有效治疗及预防皮炎湿疹的发生。④防晒：夏季、高原地区应选用SPF＞30、PA+++的医学防晒乳或防晒喷雾；春、秋、冬季以及平原地区应选用SPF＞20、PA++的医学防晒霜或防晒乳。

（2）躯干部干燥性皮炎湿疹：清洁乳进行皮肤清洁，一般每周1~2次后，再选用抗敏柔润保湿霜，春、秋、冬季每天使用2次，夏季每天1次，可有效治疗及预防皮炎湿疹的发生。

2. 色素沉着　干性皮肤的角质层含水量减少，皮肤屏障受损，角质形成细胞结构不稳定和功能障碍，不能将黑素及时均匀地运输到表皮；而皮脂腺分泌量减少，使表皮层中具有防晒作用的角鲨烯等含量减少，使皮肤防晒屏障功能减弱，导致黑素代谢紊乱，易产生色素沉着。可在清洁、补水、保湿、防晒的基础上，增加使用医学护肤品美白祛斑剂。

3. 皮肤老化　干性皮肤的表皮、真皮水分大量丢失，表皮变薄，真皮内弹力纤维断裂，胶原纤维减少，排列紊乱，皮肤弹性降低，可导致皮肤老化，皱纹产生。在清洁、补水、保湿、防晒的基础上，增加使用医学护肤品抗皱剂。

（二）敏感性皮肤

敏感性皮肤分为生理性及继发性。生理性皮肤敏感是指患者对普通化妆品不耐受，皮肤在受到冷、热刺激后，容易干燥、脱屑、瘙痒、有紧绷感；继发性皮肤敏感是由于某些皮肤病，如：激素依赖性皮炎、化妆品皮炎、换肤综合征等引起的皮肤敏感。敏感性皮肤发生的基础都是角质层细胞间质主要成分——神经酰胺减少，皮肤屏障功能受损，应首先恢复皮肤屏障，使用具有抗敏保湿作用的医学护肤品。

1. 清洁　干性皮肤可选用抗敏清洁乳清洁皮肤，每日1~2次。油性皮肤则选用泡沫型或凝胶型抗敏清洁剂清洁皮肤，每日2次。油性皮肤则选用泡沫剂、凝胶剂清洁皮肤，每日2次，夏季皮肤更油腻时，可再加清洗一次。

2. 补水　皮肤类型为干性的敏感性皮肤如：激素依赖性皮炎，清洁皮肤后，将抗敏保湿水拍打在颜面部，而皮肤类型为油性的敏感性皮肤，如：炎症性痤疮则应选用控油抗敏保湿水。

3. 保湿　干性敏感性皮肤应选用抗敏保湿乳或保湿霜，每日2次；油性敏感性皮肤则应选用控油抗敏保湿乳，每日2次。

4. 防晒　与颜面部干燥性湿疹相同。

（三）油性皮肤及皮脂溢出性皮肤病

角质层中含有正常的脂质，能使皮肤保持柔润，阻止皮肤水分过度流失，但脂质分泌过多，形成油性皮肤，表现为：皮肤油脂多，油腻、毛孔粗大、角质层厚、水油不平衡，水分相对不足。

油性皮肤皮脂腺肥大，皮脂分泌旺盛，容易堵塞毛囊口，引起毛囊导管口过度角化，形成粉刺；皮脂淤积在导管口内，加上毛囊内微生物作用，出现丘疹、结节、囊肿，易患痤疮；如感染马拉色菌，则易患脂溢性皮炎；如伴有面部血管运动神经失调，血管长期扩张，易患酒渣鼻。

1. 清洁　油性皮肤的清洁很重要，选用泡沫剂、凝胶剂清洁皮肤，每日2次。

2. 补水　有人认为油性皮肤是由于皮脂分泌旺盛所致，与皮肤缺水无关，其实，油性皮肤的水油是不平衡的，皮肤正常生理功能不健全，皮肤屏障受损，经表皮水流失增加，同时，由于有些人过度清洁皮肤，也造成皮肤缺水，因此，油性皮肤也要保湿，可在清洁皮肤后，外用控油保湿水，达到控油、保湿、调整皮肤水油平衡的目的。

3. 控油保湿　选用控油保湿凝胶进行皮肤护理，每日使用1~2次。

4. 控油清痘　在有粉刺、丘疹的皮损处可局部使用控油清痘剂，加快皮损恢复。

5. 防晒　可选用化学防晒剂或物理化学防晒剂。春、夏季及高原地区选用SPF > 30、PA+++的防晒喷雾；秋冬季及平原地区可选用SPF > 15、PA++的防晒乳或防晒喷雾。

（何　黎　李　利）

第四节　损容性皮肤病的预防

损容性皮肤病严重影响人们的容貌和身心健康，有的损容性皮肤病易使患者产生羞愧、自卑、消极的情绪，造成不同程度的心理障碍，更有甚者严重影响患者的心理发育导致人格障碍，因此预防损容性皮肤病对于皮肤美容有相当重要的意义。与其他皮肤病的预防一样，损容性皮肤病的预防要有整体观念，防止重治轻防、重局部轻整体、重少见病轻常见病多发病的倾向。

在诊治损容性皮肤病的过程中，医师不仅要有治疗皮肤病的技能，还要有预防皮肤病发生，促进皮肤健美的理念。引导全民科学、规范地进行健康护肤，预防皮肤病的发生已经成为皮肤科医师和皮肤美容医师义不容辞的责任。大力开展防止皮肤病科普知识的宣传教育，不断提高人民群众自我保健意识，将"预防为主"的卫生工作方针积极贯彻于医疗卫生工作的始终，对减少损容性皮肤病的发生可起到积极作用。

重视环境、精神因素是防止许多损容性皮肤病发生、发展的重要环节。现代社会的高压力、快节奏生活导致人们精神紧张，这是许多皮肤病发病或加重的原因之一；另外，生活、工作环境中的某些有毒有害物质如某些重金属、室内装修材料中的甲醛和食用的蔬菜水果中所含的某些激素、抗生素、农药等成分可导致一些疾病的反复迁延，应帮助患者尽量寻找并避免接触。对于不同的损容性皮肤病应根据其发病原因、流行规律以及疾病的性质等不同情况而采取相应的对策。

一 色素障碍性皮肤病

（一）色素增加性皮肤病

1. 避免可能的致病因素 如黄褐斑与口服一些药物（避孕药、苯妥英钠、螺内酯等）有关，与日常使用的化妆品质量也有关；瑞尔黑变病与工作环境中的煤焦油等有关，与长期使用含有某些光敏物质的化妆品也有关。

2. 治疗基础疾病 黄褐斑与一些原发的基础疾病有关，如妇科病（月经不调、痛经、盆腔炎、卵巢囊肿等）、肝肾功能不全、结核病、肿瘤等；瑞尔黑变病与性腺、垂体、肾上腺皮质等内分泌障碍、营养不良等有关。治疗基础疾病是预防的关键。

3. 防晒 UVA、UAB及可见光均可促使皮肤色素沉着。养成一年四季使用防晒产品的习惯，选择具有防UVA和UVB功效的防晒剂，注意日常室内和户外使用防晒产品的防晒系数（SPF值和PA值）的选择，出门前20分钟使用，出门注意戴太阳帽或打伞，穿棉质长袖衣服。

4. 正确选择和使用化妆品 根据皮肤的不同类型选择适合的化妆品，注意化妆品的成分标志、产品的质量及安全性。对敏感性皮肤及问题皮肤最好选择医学护肤品。使用"祛斑美白"类护肤品一定要慎重，最好在皮肤科医师的指导下使用。

5. 合理饮食 食物多样化，多食富含维生素C和维生素E的食物。蔬菜、水果中含有丰富的对皮肤有保护作用和美化作用的营养成分，如维生素、无机盐等。这些营养成分有促进上皮细胞增生、清除皮肤色素沉着等作用。

6. 保持良好的生活习惯 保持充足的睡眠，睡眠不足时副交感神经兴奋，可以激活垂体促黑素细胞激素（MSH）分泌，使黑素形成增多；保持稳定、良好的情绪，一个人心情舒畅、开朗乐观，交感神经处于兴奋状态，心排血量增加，皮肤血流量增加，显得红润，黑素的代谢就正常，相反终日忧思、焦虑，副交感神经处于兴奋状态，会促进促黑素细胞生成素（MSH）作用，使黑素增加。

（二）色素减退性皮肤病

1. 保证规律的生活起居及良好心态。
2. 进行适当的日光照射，勿光线过强或照射时间过长，并注意对正常皮肤的防护。
3. 避免滥用刺激性强的药物。
4. 忌食刺激性食物，多进食黑米、黑豆、黑木耳、黑芝麻等黑色食品。

二 光线性皮肤病

（一）光老化的防护

引起光老化最主要的原因是过度的日光暴晒，因此防晒是防止光老化的关键环节，防晒应从儿童做起；外出戴太阳帽、穿棉质长袖上衣及长裤、打遮阳伞等，使用防晒剂或防晒霜，注意在不同场合、时间、地点时防晒系数的选择；一年四季都必须注意防晒。此外，与防止自然老化一样，充足睡眠、合理膳食、心情愉快、适度运动、选择合适的优质化妆品对预防光老化同样重要。

（二）光线性皮肤病的防护

1. 一般防护措施

（1）嘱患者尽量避免在10:00~16:00光线强烈时外出，必须要外出时穿长袖衣物、戴宽檐帽、使用遮阳伞。

（2）不管是晴天，还是多云、阴天，由于云层仅能减少部分紫外线的辐射，因此同样也要注意防护。

（3）避免使用光敏性药物，如四环素、喹诺酮类抗生素、噻嗪类利尿药以及中药防风、补骨脂素等。

（4）避免食用光敏性食物，如田螺、灰菜、芹菜、香菜、苋菜、紫云英等。

（5）一些已经证实的可以引起慢性光化性皮炎的产品，包括日化用品中的香料、抗菌剂、防晒成分PABA等，也应尽量避免接触。

2. 防晒剂的合理应用　因为不同的光敏性疾病、不同的患者其致病光谱可能不同，应根据作用光谱选择相应的防光剂，才能达到防护效果。

（1）应于外出前20分钟使用，用指尖将防晒剂从额、耳、鼻、面颊、口周、下巴、项颈部、胸前V区、手臂、手背等曝光处依次涂抹，以免发生遗漏。

（2）涂抹防光剂的密度至少要2mg/cm^2，才能达到有效目的。外出后每隔2小时要补用防光剂一次。

（3）适应性照射：在病情恢复后或预计发病前1~2个月，让患者每天在日光下停留一定时间，起始阶段仅为数分钟，以后可适当延长，以不引起发病为度，增加患者对光线的耐受能力，这被称为硬化治疗。目前应用较多的是预防多形性日光疹的复发，并取得了一定疗效。

国外建议对光敏性皮肤病患者而言，应使用SPF值30以上的高效防光剂（如二氧化钛）；防光剂在出门前20分钟使用；如需防护UVA，应选择含二苯甲酮或二苯甲烷的防光剂。已有学者用SPF值25~60的防光剂预防和治疗慢性光敏性皮炎、多形性日光疹、药物性光敏和日光性荨麻疹患者，取得较好的疗效，有效率达76.2%。

对于重度光敏的患者而言，极少量的光线甚至是室内的荧光灯也可引发皮疹，这类患者应尽可能减少接触光线的机会，急性发作阶段只能停留在室内，并远离窗户；悬挂防晒效果好的窗帘，室内选用白炽灯照明，避免用一些发射紫外线的仪器如灭蚊灯等。

三　皮脂溢出性皮肤病的防护

（一）饮食调整

调整饮食在减少皮脂溢出性皮肤病的发生和发作上具有重要意义，避免食用辛辣、油腻、油炸、高糖分的食物，不饮酒、咖啡，少饮浓茶，多摄取蔬菜水果等，饮食以清淡为主。

（二）注重皮肤护理

选择温和但清洁力较强的洁面产品，不要频繁洗脸以免刺激皮脂过度分泌，不要长期使用单一过冷或过热的水清洁面部，洗脸水温以35~38℃为宜。控油兼有保湿的医学护肤品是皮脂溢出性皮肤病的最好选择，注意防晒，日晒会加重该类疾病。避免用手去挤捏和搔抓粉刺、丘疹或脓疱，以防加重感染或脓疱破溃吸收后形成瘢痕和色素沉着，影响美观。避免使用油脂较多和粉质过多的化妆品，避免长期用糖皮质激素、碘化物及溴化物。

（三）生活方面

保持心情舒畅，保持有规律的良好生活习惯，不要过于劳累，避免精神刺激，保证良好的睡眠。劳累或睡眠不足使机体错过皮肤细胞修复的最佳时间，使皮肤得不到正常修复和养护，往往加重皮脂溢出性皮肤病，这也是该类患者虽然在进行药物治疗，但却不注意休息和睡眠，致使治疗效果不理想的原因。

四 化妆品皮炎的防护

（一）选择质量合格的化妆品

正规化妆品应该在产品上标有卫生许可证、生产许可证或卫生部进口化妆品批准号或卫生部特殊用途化妆品批准文号。产品外包装上还应标有制造商的名称、地址，进口化妆品应标明原产国名、地区名、制造者名称、地址或经销商、进口商、在华代理商在国内依法登记注册的名称和地址。

（二）更换新化妆品前先试用

将化妆品在遮盖部位如耳后、前臂屈侧等处皮肤上小面积试用，无反应后再用于颜面部。在使用化妆品过程中，一旦发现不适，如：刺痒、发红或出现皮疹则需立即停用，以免造成更严重的伤害。

（三）伴发变态反应的化妆品皮炎

对于变态反应导致的不良反应，应该避免再次接触相同抗原，可选用较低致敏性的替代物，还需注意交叉反应的可能性。在化妆品标签上标明成分是预防化妆品皮炎的关键。对于化妆品过敏的患者，在通过斑贴试验确定了过敏的抗原后，只有知道哪些化妆品中含有该物质，才能更好地避免再次接触。

五 皮肤肿瘤的预防

1. 加强锻炼身体，提高身体素质，保持皮肤清洁，防止感染的发生。
2. 避免长期接触有害的化学物品如沥青、焦油、砷化物等，尽量少接触各种射线。
3. 防止长时间的皮肤暴晒，紫外线照射可诱发皮肤癌。
4. 积极治疗皮肤慢性病症，如溃疡、炎症、烧伤瘢痕、日光性角化病、脂溢性角化症、皮肤白斑等。
5. 定期专科检查。

六 感染性皮肤病的预防

（一）病毒性皮肤病预防

1. 许多病毒性皮肤病可通过直接接触传染，也可间接接触传染。如手足口病、风疹、水痘、带状疱疹等疾病主要通过飞沫、唾液等直接接触传染，也可经过病毒污染的衣物等用品间接接触传染；病毒疣及传染性软疣主要通过直接接触和自身接种传染，也可由病毒污染的衣物用品间接传染；因此，需注意个人及环境卫生，避免接触病毒。居室整洁卫生，多通风，经常接触的物品进行消毒，如餐具、玩具、内衣、手巾等用品，控制传染源，切断传染途径，防止疾病继续传播蔓延。
2. 应避免各种物理、机械、化学因素等对表皮的损伤，减少病毒入侵的机会，同时也避免搔抓，以防自身接种传染。

3.加强体育锻炼，增强体质可增强抗病能力。

（二）细菌性皮肤病预防

1.大力开展卫生宣传，注意个人卫生，保持皮肤清洁。

2.及时治疗各种瘙痒性皮肤病，避免搔抓，防止病原菌感染。

3.发现患者要及时隔离，防止接触传染。已污染的衣服、用具等，应进行彻底消毒处理。

4.皮肤结核、麻风等大力开展防治宣传教育，对有传染性患者应及时治疗和隔离。普及新生儿接种卡介苗。对易感人群应定期进行健康检查。

5.加强锻炼，提高机体免疫力。

（三）真菌性皮肤病预防

1.做好消毒隔离工作，消灭传染源。积极治疗患者，对患真菌病家畜和宠物应予处理。

2.加强卫生宣传和管理，注意个人卫生，避免与癣病患者共用衣物鞋袜、浴盆、毛巾等物品，不与患畜接触。

3.夏秋季节因天气温暖、潮湿利于本病发生。勤换鞋袜，穿透气性好的鞋子，使足部保持干燥，不利真菌生长繁殖。

4.积极治疗糖尿病等疾病，不要乱用药物（如激素、抗生素等），日常生活中减少皮肤的损伤，避免破坏皮肤自身屏障防护功能。

七 瘙痒性皮肤病的预防

1.治疗原发病（如糖尿病、原发性胆汁性肝硬化、胆道梗阻、慢性肾衰竭、甲状腺功能亢进或减退、内脏癌瘤、神经精神因素、肠道寄生虫、药物或食物反应等），防止虫咬。

2.加强营养，注意皮肤卫生与保健。

3.生活力求规律，避免搔抓、吸烟、饮酒、咖啡、浓茶、热水肥皂烫洗皮肤等，以防止皮损加重和继发感染。

4.老年患者或冬季瘙痒者，洗澡不宜过勤，使用不含皂基的洗浴产品，洗浴后使用保湿护肤品，避免皮肤干燥发痒。

八 超敏反应性皮肤病的预防

1.详细了解发病史，如发病时间，有无家族史，有无合并系统性疾病，在减少或去除各种可疑因素的同时，应深入细致地寻找变应原，避免再接触。

2.避免食用与发病有关或可使疾病加重的食物，如鱼虾蟹等异性蛋白质。

3.如对药物过敏，应尽量查寻致敏药物，将已知致敏药物记入患者病历首页或建立患者药物禁忌卡片，并嘱患者牢记，到医院就诊时亦应向医生说明，不再使用该药物及含有对该药物致敏的药物成分的药物，以取得配合。用药前应仔细询问药物过敏史，避免使用已知过敏药物或结构相似药物。应用青霉素、链霉素、血清制品、普鲁卡因等药物时应做皮试，皮试阳性者禁用该药。

九 职业性皮肤病的预防

1. 加强宣传教育工作，使广大职工了解预防职业性皮肤病的重要性及其防护知识，对新工人进行就业前健康检查及定期进行体检，发现患者应及时治疗。

2. 医务人员应深入现场调查研究，掌握职业性皮肤病发病的规律，积极制定防护措施，并建议改善劳动条件，改进生产技术操作规程，尽可能做到生产机械化、自动化、密闭化。

3. 重视集体和个人防护，设置卫生设施，穿戴防护衣、帽、鞋、口罩、手套、防护镜等，或涂用防护剂。对已经确诊的患者，必要时调换工种。

十 营养障碍性皮肤病的预防

1. 培养良好的饮食习惯，不挑食、不偏食，改善食物加工、烹调方法，做到饮食多样化。给予高热量、高蛋白、富含维生素的食物。

2. 经常锻炼身体提高免疫力。

3. 积极治疗各种慢性病及胃肠疾患，预防各种疾病的发生，不要盲目减肥，要树立正确审美观。

十一 物理性皮肤病的预防

（一）鸡眼、胼胝

减少摩擦和压迫是关键，不穿紧硬的鞋子，鞋内衬以较厚的棉垫或海绵垫。矫正足畸形，如有足部外生骨疣等应予治疗。

（二）手足皲裂

避免频繁的洗手或使双足长时间浸泡在潮湿的环境中，手足清洗以后立即涂上护手（足）霜。对足底进行定期去角质，可每周2次左右。秋冬季注意手足保暖。积极治疗原发病，如手足癣、湿疹、鱼鳞病等。

（金哲虎）

思 考 题

1. 简述糖皮质激素的作用机制。
2. 简述羟氯喹抗光敏的作用机制。
3. 简述维A酸的作用机制及临床应用。
4. 简述外用药物的治疗原则及注意事项。
5. 简述溶液、乳剂、膜剂的定义及应用。
6. 简述外用糖皮质激素的注意事项。
7. 简述医学护肤品的概念、特性及临床应用。

| 第八章 | 常用皮肤美容技术 |

第一节 激光美容

（一）激光工作原理

激光（laser）是英文"受激辐射放大的光（light amplification by stimulated emission of radiation）"的各词首字母缩拼词。激光是来源于受激辐射过程的单一光源，发出的光是光的能量。所有的激光系统都包括以下四个主要成分：①能被激发的气体、液体或固体介质（表8-1），通过受激释放而产生激光；②激发介质的能量源（"泵系统"）；③激光器末端的反射镜，形成了包绕介质的"光学谐振腔"并限制光放大的过程；④传导系统（图8-1）。

表8-1 激光介质类型

气 体	液 体	固 体
氩	若丹明染料†	晶体
二氧化碳		紫翠玉宝石
铜蒸气		铒掺钇铝石榴石（YAG）
氦氖		钬掺YAG
氪		钕掺YAG
氯化氙*		磷酸肽钾盐
		红宝石
		半导体
		二极管（例如，铝镓砷）

*在准分子激光中
†在脉冲染料激光中

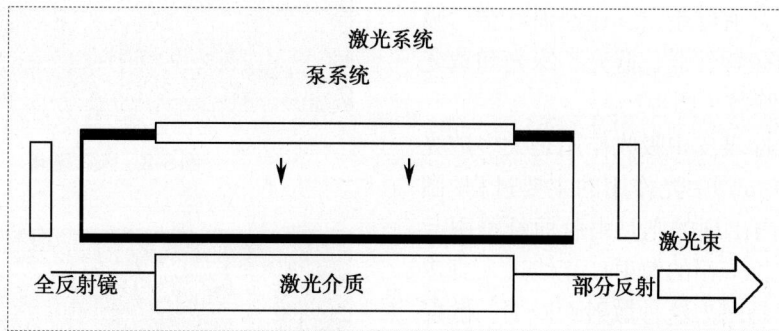

图8-1 激光系统

图中标注：激光系统、泵系统、全反射镜、激光介质、部分反射、激光束

（二）激光的物理特性

激光具有有别于其他光源的几种特性，即单色性、相干性、平行性和高能量。

1. 单色性（monochrome） 是指仅为单一波长或一个窄带波长的光释放，同时决定了辐射光的波长。这是由于光子在相对固定的激发态和基态之间跃迁。

2. 相干性（coherence） 形容光波行进时无论方向、时间和空间都保持一致，就像一队士兵在步调一致地行进。相干性可使激光被聚焦成类似波长本身一样窄的光斑大小。

3. 平行性（parallelism） 指的是相干性光波的特点，即使长距离发射都可保持平行特性而不发生弥散或弥散极少，从而使激光束可以传播很长的距离而没有明显的能量损失。

4. 高能量 由于激光波长较为单一，相干性好，所以激光几乎能聚焦成一点，并具有非常高的能量。

激光可以连续和脉冲模式传输。在连续模式中，激光器产生连续的光束。氩激光是这类激光的代表。这些激光通常具有有限的峰值功率，然而高峰值功率可通过在短时间内以脉冲方式释放激光获得。Q开关激光在非常高峰值功率水平可释放非常短的脉冲。"Q"是指能量储存在激光发射介质中的质量开关，通过后者突然改变产生短的、强的脉冲光。脉冲式激光重复频率用赫兹（Hz）表示。某些激光器可发射一系列快速的低能量脉冲，在外科手术中表现如连续式激光，这被称为准连续模式。

（三）皮肤光学

激光通过四个主要途径与皮肤相互作用：反射、散射、传导和吸收。当一束激光照射到皮肤表面，4%~7%的光由于空气和角质层折射率的差异而反射掉。剩余的93%~96%的入射光进入皮肤并出现散射、传导或吸收。散射发生在皮肤内的颗粒向各个方向散播进入皮肤的光束时，限制了光的穿透深度。光在穿过无损伤组织的同时得以传导。组织效应仅发生于光被吸收时。吸收系数定义为在特定波长的光子吸收时单位距离长度的物体的光吸收能力，同时取决于色素基团（吸收分子）的多少。当吸收发生时，光子将其能量交给了色素基团。一旦被色素基团吸收，光子就不存在，而色素基团转变为激活态。紫外线（ultra-violet, UV）和可见光的吸收可引起色素基团变为电子激活态。红外光倾向于引起震动激活态。

皮肤内有三种主要的色素基团：水、血红蛋白和黑素。色素基团在某些波长表现为特异性的吸收谱带。黑素对光的吸收谱很宽，血液主要有氧合血红蛋白和还原血红蛋白吸收光，表现为在紫外线、蓝光、绿光和黄光区光谱带的强吸收（图8-2）。

正常色素性表皮中吸收作用是大多数光谱（200~10000nm）中光作用的主要过程（图8-3）。在真皮内出现的则是由胶原纤维引起的强烈的、波长依赖的散射。光线进入真皮后的穿透力就是因为这种散射而减弱，散射变化与波长成反向关系。在280~1300nm范围，穿透深度一般直接与波长相关，波长越长穿透越深。低于300nm范围，蛋白质、尿酸和DNA对光有着强吸收，因而穿透浅。高于1300nm范围，穿透力由于水对光的吸收而减少。穿透力最深的波长在650~1200nm的红

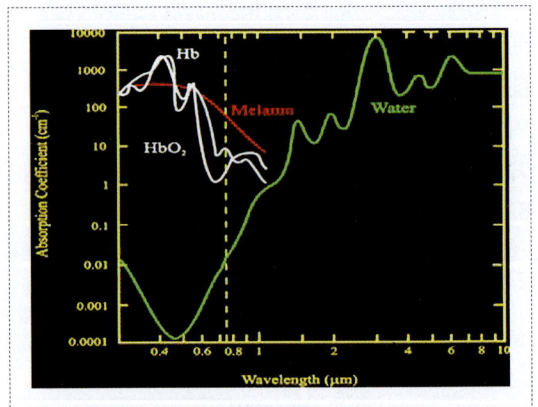

图8-2　吸收光谱

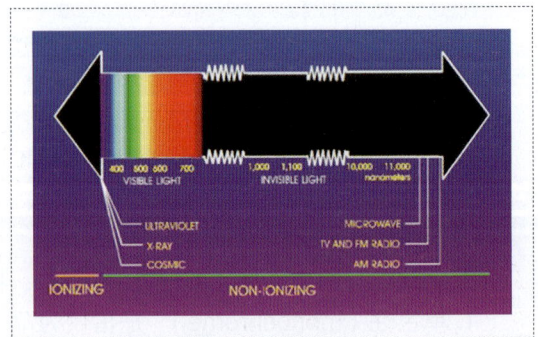

图8-3　电磁波频谱

光及近红外光的光谱区，穿透最少的波长在远紫外和远红外区。

（四）光热作用

在皮肤科的应用中，绝大多数激光作用是产生热量。一旦温度升高，许多细胞内的重要结构会发生变性；这些结构包括DNA、RNA和细胞膜。变性使大分子结构发生伸展和凝固而令其失去功能。热凝固可引起细胞坏死，如果凝固范围大则引起灼伤。大多数人类细胞能够轻易耐受40℃以上温度。一个既定细胞群体能否在较高温度中存活取决于其所处温度和照射时间。

热变性率取决于温度，热量可增加分子变性率。大多数生物体和细胞内高温照射可诱发"热休克反应"的生理反应，从而抑制正常蛋白质的合成并诱导热休克蛋白（HSPs）的合成，这些蛋白质可增加对热损伤的抵抗。激光诱导的热损伤已由Arrhenius模式详细描述，该模式表明变性速率与温度成指数性相关。因而，变性物质的积聚随温度指数性增加，同时也随时间成比例增加。接近一个临界温度时（因不同组织而不同），快速的凝固便发生了；在真皮层，鉴于弹性蛋白有着极好的热稳定性并能在煮沸状态存活且无明显损伤，细胞外基质结构蛋白胶原在凝固作用中起到了主要作用。I型胶原是真皮中的主要胶原亚型，在60~70℃时有一个剧烈的融解转化为纤维状形态的过程，高于这个温度范围，胶原变性明显出现且可能形成瘢痕。

（五）选择性光热作用

选择性光热作用（selective photothermolysis）可选择性加热真皮靶目标，如血管或毛囊，同时能保存靶目标间的真皮。这个过程总的来讲就是受到限制的，即必须保持大部分皮肤温度低于60~70℃。

激光能量照射组织的时间越长，热能扩散到邻近组织越多。如要在能量密度既定的情况下限制照射时间，激光器功率（能量传输速率）必须增大。一旦激光被组织吸收，光能迅即转换为热能，通过传导，周围组织被加热。热量通过传导弥散进邻近组织的过程称为热弛豫。热弛豫时间（thermal relaxation time，TRT）定义为：对于一个既定的组织结构，被加热组织吸收的热量减少一半所需要的时间。

通过选择优先吸收的激光波长及使其在适当的脉冲宽度和能量密度释放，特定靶目标结构就得以摧毁，并且可限制激光损伤到周围组织。选择性、局限性加热以局灶性破坏靶目标可通过同时设置选择性光吸收和脉冲宽度小于或约等于靶目标热弛豫时间而获得。当脉冲宽度大于热弛豫时间，热量不能局限在靶目标结构中并可能损伤周围组织。

特定靶目标结构的热弛豫时间与其大小及形状有关。靶目标的热弛豫时间与体积的平方成比例关系（表8-2）。因而，对于一个既定物体和形状，体积减少一半则冷却时间将是原来的四分之一。对于大多数组织而言，既定靶目标结构的热弛豫时间（秒）大约相当于靶目标大小（毫米）的平方。与靶目标的形状的关系是，在厚度既定的情况下，球体比圆柱体冷却速度更快，而后者则较平面冷却更快。

一般而言，适合选择性光热作用的理想脉冲宽度大约相当于热弛豫时间。如要很好地获得选择性光热作用治疗各种皮肤病变的效果需使用脉冲式而非连续式激光技术，这是由于皮肤靶目标如血管和黑素小体的热弛豫时间相对较短。血管有众多种类且其热弛豫时间范围很大，包括毛细血管（数十微秒）、较大的成人型鲜红斑痣中的小静脉（相当于数十毫秒）和腿部静脉（数百毫秒）。小的色素靶目标（例如太田痣内的黑素细胞中的黑素小体）可用短脉冲宽度（亚微秒级）激光获得最好治疗，而较大的色素靶目标（例如毛囊）有较长的热弛豫时间，可用较长脉冲宽度（毫秒级）激光获得最好治疗。

表 8-2　选择性光热作用的脉冲宽度和靶目标

色素基团	直　径	热弛豫时间	常见激光脉冲宽度
文身墨水颗粒	0.1μm	10ns	10ns
黑素小体	0.5μm	250ns	10~100ns
鲜红斑痣（PWS）血管	30~100μm	1~10ms	0.4~20ms
终毛毛囊	300μm	100ms	3~100ms
腿部静脉	1mm	1s	0.1s

（六）光机械效应

脉冲激光也可以引起光机械效应。快速加热可引起组织迅速热膨胀而产生压力波，后者包括声波和（或）冲击波。压力波可使细胞膜破裂或渗透性增加。光机械破坏也可通过气穴作用获得。这发生于温度和压力的同时作用使水分蒸发从而导致气泡形成、膨胀和强烈塌陷时。

（七）激光-组织相互作用

许多参数可控制激光-组织效应，包括波长、能量密度、辐射强度、光斑直径和脉冲宽度（表8-3）。光斑直径越小，越多光会因为光子的散射在光束的出光路径上损失掉。因此，一个既定波长的光束光斑直径越大穿透越深。在激光输出能量既定的情况下，为获得最大的皮肤有效穿透深度，可同时选择使用一定的穿透性波长（600~1300nm）和大的光斑直径（图8-4）。

表8-3　激光和激光皮肤病术语

术　语	定　义	单　位
能量	基本工作单位	焦耳（J）
功率	能量输送的速率	瓦特（W）
能量密度	单位面积上照射的能量的数量	每平方厘米焦耳（J/cm²）
辐射量	单位面积上传输的功率	每平方厘米瓦特（W/cm²）
脉冲宽度	激光照射时间	秒（s）
光斑直径	皮肤上的激光光束直径	mm
色素基团	吸收光的介质	
热弛豫时间	加热的组织通过弥散减少50%热量所需时间	秒（s）

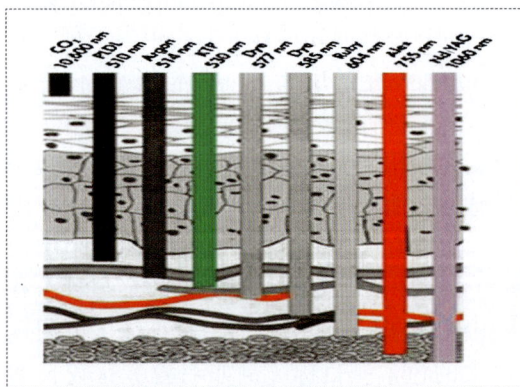

图8-4　不同激光的穿透深度

（八）皮肤冷却

大多数冷却方法通过皮肤表面的传导作用而释放热量。冷却介质（气体、液体或固体）可沿着皮肤表面流动或移动。对于喷雾冷却，冷却介质是温度低于皮肤表面温度的液体，通过冷却剂的蒸发而起效，包括了冷却液体转化为气体的过程。在固体接触冷却中，介质（通常是一种具有高热吸收性和传导性的固体）通过主动冷却机制保持在一个不变的温度。温度、接触情况和冷却介质的热传导性同时决定了热量从皮肤中释放的速度。

皮肤冷却基本类型有三种：前冷却、平行冷却和后冷却，这与热量分别在激光照射前、中间和后从皮肤释放相一致。对于小于5ms的脉冲宽度，如：Q开关，前冷却提供了必不可少的保护。平行冷却对于脉冲宽度超过5~10ms的脉冲是最有效的方法。使用冷却蓝宝石压在皮肤上可以安全传送非常大的能量密度。后冷却（例如冰块）对减少疼痛和红斑至最低程度是有帮助的。

（九）激光理论的临床应用

激光用于治疗众多种类的皮肤和皮肤外医学问题，甚至是一些非侵袭性医疗影像系统如红外激光共聚焦显微镜的组成部分。用于医学和特殊应用范围的激光的特性（表8-4）。

1. 剥脱性皮肤重建　皮肤科使用的剥脱性激光有远红外的CO_2（1 0600nm）或Er∶YAG（2940nm）激光，两者发射的波长可被水强烈吸收，水对Er∶YAG激光的吸收性要比CO_2激光高15倍左右，所以长波长的CO_2激光远比Er∶YAG激光穿透深。这些激光发射脉冲式和（或）扫描式聚焦光束以精确地磨削浅表组织，引起轻微的皮肤损伤。大多数热量在汽化过程中被带走，保留一层薄薄残余的热损伤皮肤，后者对止血有用。激光皮肤重建对光老化、瘢痕、汗管瘤和表皮痣及脂溢性角化等病变非常有效。激光换肤术可以清除老化的表皮并在术后数月内刺激真皮收缩和重塑。

2. 血管病变治疗

（1）钕∶钇铝石榴石（Nd∶YAG）激光：氧合血红蛋白的一个吸收高峰在黄光谱。选择性光热作用理论提示大约1ms的脉冲宽度对于治疗鲜红斑痣小口径血管并使血管凝固有效。闪光灯泵浦脉冲染料激光起初设计的波长为577nm，是氧合血红蛋白的黄光区吸收峰，其脉冲宽度为0.45ms。随后的改进包括增加波长至585~600nm（提高穿透深度至大约1.2mm处，但由于氧合血红蛋白吸收减少而需要更高的能量密度）和增大脉冲宽度至1.5ms或更长。配备冷冻剂喷雾的动态冷却装置能把表皮损伤降至最小程度，治疗时可使用较高的能量密度。尽管如此，绝大多数鲜红斑痣需要六次或更多治疗，而且有些病灶对治疗无反应。这种治疗抵抗情况的出现缘于血管位于超过1.5mm的真皮较深部位。众所周知，高能量密度、长脉冲的钕∶钇铝石榴石（Nd∶YAG）激光在治疗血管较深的鲜红斑痣中可提供超过脉冲染料激光的改善效果；尽管1064nm和585nm波长对血管的选择性相似，Nd∶YAG激光波长穿透深得多（图8-4）。波长在近红外线范围的其他激光（例如长脉冲紫翠玉宝石、半导体激光）也被用于治疗较大、较深的血管（例如腿部静脉）。

（2）585nm闪光灯泵浦脉冲染料激光：目前585nm闪光灯泵浦脉冲染料激光是血管病变的标准治疗，包括鲜红斑痣、血管瘤和毛细血管扩张。鉴于表皮黑素也吸收585nm脉冲染料激光脉冲，也可用于治疗较深的色素性皮肤病，但用时能量密度需降低。光斑直径和能量密度分别在5~10mm及4~15J/cm^2范围内，如使用较大的光斑直径，能量密度更高才能获得相当的临床结果。主要的副作用是紫癜，紫癜是急性微血管出血、随后血栓形成及延迟性血管炎出现的结果，其出现取决于能量密度和光斑直径。当脉冲宽度（照射时间）超过大约20ms时，即刻紫癜由于气穴作用和血管破裂而很少或没有。连续式和准连续式的绿色及黄色激光比脉冲染料激光的血管特异性少，但由于较长的脉冲宽度或照射时间而具有术后紫癜明显减少的优点。离散性而不是融合性毛细血管扩张患者是这类激光极好的治疗对象。

（3）铜蒸气或溴化亚铜激光：铜蒸气或溴化亚铜激光既能发射511nm绿光也能发射578nm黄光。由于每秒15000脉冲的重复频率，其组织效应可以比得上连续式激光，故这种激光被归类为准连续模式。治疗后可能出现轻微的水肿和痂皮形成，一周内可消退。

表8-4 激光在医学中的应用

激光	波长（nm）	模式	平均功率（W）	每脉冲平均能量（J）	脉冲宽度（S）	脉冲频率（Hz）	常见适应证
准分子（ArF）	193	脉冲	10	0.1	10^{-8}	100	角膜手术
准分子（XeCl）	308	脉冲	10	0.1	10^{-7}	100	血管成形术、银屑病、白癜风
氩	488，514	连续	1~10				血管病变
铜蒸气	511，578	准连续	1~10	10^{-3}	10^{-8}	2×10^{3}	皮损
KTP	532	准连续	1~10	10^{-4}	10^{-8}	10^{4}	皮损
Q开关倍频Nd：YAG	532	脉冲（ns）	1~3	0.2^{-1}	10^{-8}	5~10	表皮色素、文身（红）
脉冲染料	585~600	脉冲	10	5	（1.5~40）$\times10^{-3}$	2	血管病变
氩染料	630	连续	0.5~2				光动力治疗
红宝石	694	脉冲	30	30	10^{-3}	1	脱毛、文身、色素病变
Q开关红宝石	694	脉冲（ns）	2	2	3×10^{-8}	1	脱毛、文身、色素病变
紫翠玉宝石	755	脉冲	30	30	10^{-3}	1	脱毛、文身、色素病变
Q开关紫翠玉宝石	755	脉冲	5	0.5~5	10^{-7}	1~10	脱毛、文身、色素病变
半导体（AlGaAs）	800	连续/脉冲	5~3000	5~100	（5~400）$\times10^{-3}$	1~2	脱毛、腿部静脉
Nd：YAG	1064	连续	10~100				内镜手术
Q开关Nd：YAG	1064	脉冲（ns）	5~10	1	10^{-8}	5~10	文身（黑）
长脉冲Nd：YAG	1064	脉冲	1~50	1~50	（1~200）$\times10^{-3}$	0~10	脱毛、腿部静脉
长脉冲Nd：YAG	1320	脉冲	1~50	1~50	（1~200）$\times10^{-3}$	0~10	嫩肤
半导体	1450	脉冲	10~15	10~15	0.15~0.25	1	嫩肤
铒：玻璃	1540	脉冲	10	5	1×10^{-3}	2	嫩肤
钬：YAG	2000	脉冲	5~100	0.2~5	10^{-3}	10~20	整形术、碎石术
铒：YAG	2940	脉冲	10~20	0.1~3	（3~100）$\times10^{-4}$	5~100	皮肤重建术
二氧化碳	10600	连续/脉冲	1~500	0.05~0.5	10^{-5}~10^{-3}	10^{2}~10^{4}	气化/凝固、皮肤重建术

（4）磷酸肽钾盐激光：磷酸肽钾盐（KTP）激光，波长为532nm，已被用于治疗毛细血管扩张，术后紫癜较脉冲染料激光少见。血管特异性在532nm和585nm波长处几乎是有同样好的效果。最常见的副作用是痂皮形成和水疱形成，后者比较少见。可变脉冲宽度532nm激光是由Nd：YAG激光腔内倍频所得。结合使用皮肤冷却装置后，这些激光都适合用于血管病变的治疗。

3. 色素病变治疗和文身祛除　多种激光已被专门用来治疗色素性皮肤病变。这些激光用于祛除外源性文身色素以及治疗内源性黑素引起的皮肤疾病。黑素位于黑素小体内，后者是一种0.5~1.0mm大小的细胞器。在激光治疗色素皮损时，黑素小体是激光作用的首要靶目标结构。黑素可以吸收紫外到近红外波长的光，故可用于治疗黑素的激光选择面很广。治疗波长的选择部分是建立在避免其他色素基团吸收峰的基础上。基于黑素小体的理论性热弛豫时间，最佳的脉宽为70~250nm。因此，Q开关激光非常适合针对黑素小体治疗。当达到黑素颗粒破碎的能量阈值后，色素细胞即死亡。

使用短脉冲激光治疗文身可使墨水颗粒破碎，选择性地造成含色素的细胞死亡，并释放色素。对于色素颗粒的祛除有多种推测的机制：①一些墨水通过表皮结痂祛除；②一些通过淋巴管排出；③一些通过真皮细胞再吞噬祛除。

不同类型的激光可治疗不同的色素。Q开关红宝石激光的能量可高达近$10J/cm^2$，可发射694nm能被黑素很好地吸收的深红光。当脉宽达20~40nm时，这种激光可有效地治疗除红、黄色等亮色调以外的绝大多数文身颜色。Q开关红宝石激光对治疗真皮黑素增多症如太田痣特别有效。咖啡牛奶斑和黑素痣也对Q开关红宝石激光治疗有反应（或者长脉宽红宝石激光可针对黑素细胞巢治疗色素痣），但复发常见（真皮黑素细胞在激光治疗色素痣时有所残留）。对于获得性色素痣的治疗尚存在争议，目前尚无组织学评估。值得注意的是，炎症后色素沉着和黄褐斑对红宝石或其他激光反应很差。Q开关紫翠绿宝石激光可发射755nm的深红色光，脉宽为50~100nm，其适用范围几乎与Q开关红宝石激光相同。

Q开关Nd：YAG激光在1064nm近红外波长范围释放能量，常见脉宽为10ns。主要用于治疗真皮黑素细胞增多症，如太田痣，还可祛除蓝-黑色文身色素。1064nm的光能可通过KTP晶体后倍频产生532nm可见绿光。这种倍频Nd：YAG激光可有效祛除表皮黑素，以及红、黄色文身墨水，但对绿色文身无效。使用较高能量治疗时，可能出现的并发症有色素减退或色素沉着，以及暂时性皮肤纹理改变。

4. 脱毛　永久性脱毛需破坏外毛根鞘隆突部的毛囊干细胞和（或）毛囊基底部的真皮乳头。这些非色素性靶目标远离有色毛干的黑素基团。为了损伤非色素性靶目标，热量需由含色素部位向周围弥散。要达到这一效果，需使用光谱中红至红外波长的高能量、毫秒级脉冲穿透至真皮层深部，并被黑素选择性吸收。红宝石、紫翠绿宝石、半导体和Nd：YAG激光都可用于脱毛。但由于缺乏黑素色素基团，这些激光对金色和白色的毛发效果欠佳。

由于表皮与毛囊中的黑素有着相似的吸收光谱，激光脱毛存在表皮损伤的风险。光需首先穿过含色素的表皮才能到达毛囊。皮肤冷却是安全脱毛治疗所必需的，这对深色皮肤的患者尤为重要。暂时性毛发脱失的机制是诱导毛发进入退行期。永久性毛发脱失的机制是通过两种不同的途径实现的：①尽可能减少可生成毫毛的终毛；②使用20ns或更长的脉宽，使毛发因为纤维化而完全退化。

5. 非剥脱性嫩肤　非剥脱性面部嫩肤是一种非侵入性治疗细纹和非活动性皱纹的手段，无长期不良反应，避免了传统治疗手段恢复期长的缺点。研究结果各不相同，但均显示非剥脱性治疗的效果远远不及剥脱性治疗。然而，患者由于治疗几乎没有不良反应而满意度很高。

非剥脱性激光，如1064nm Nd∶YAG、1320nm Nd∶YAG、1450nm半导体和1540nm Er∶Glass激光和强脉冲光源通过作用于真皮的轻微热效应而起效，且不损伤表皮。治疗机制仍不清楚，但猜测可能与刺激真皮的创伤愈合反应有关。非剥脱性治疗也有助于消退皮肤不规则色沉。有别于面部提拉术或传统激光重建术，非剥脱性嫩肤的效果是逐渐缓慢出现的。充分对照的研究尚缺乏。

6. **局灶性光热作用** 2003年提出的局灶性光热作用，是一种较新的换肤技术，在治疗时形成微小热损伤灶，从而刺激表皮和真皮更新。聚焦的中红外微小激光束被用来产生许多独特的柱状热损伤区，也被称为微小热损伤灶（microthermal treatment zone，MTZ）。一般而言，完成一次全面部治疗会形成100万个微小热损伤灶。治疗时治疗密度和热损伤深度可分别控制。密度影响治疗覆盖范围，而每个微小热损伤灶的能量可控制真皮层的治疗深度（最深可达1.2mm）。每个微小热损伤灶周围的正常组织可启动快速修复和促进重塑。每个微小热损伤灶的表皮部分脱屑可祛除一些基底层的色素和少量的真皮乳头部碎屑。通过去除和更新受损组织，局灶性换肤效果得以实现。

（十）非激光光源和技术

1. **强脉冲光** 滤过式氙气闪光灯，称为强脉冲光（intense pulsed light，IPL），与激光不同，IPL发射多种颜色、非相干光，但同样遵循激光的治疗理论基础，即选择性光热作用原理。同时由于几乎涵盖了目前大部分常规美容激光的波长，治疗谱也非常广。从理论上讲，日光性皮肤损害、酒渣鼻等皮肤病中常见的毛细血管扩张，其血红蛋白和氧合血红蛋白可高度吸收光能并到达皮肤毛细血管床，选择性破坏异常血管。对皮肤老化和日光色素性皮肤损害，脉冲强光能被黑素选择性吸收，破坏异常的色素细胞，使肤色更为均一。水对脉冲强光中部分波长吸收较好，而真皮中胶原纤维含水量高，故对皱纹、瘢痕等与胶原纤维异常有关的皮肤老化也有良好的效果。波长在可见光到近红外光（480~1200nm）范围内，选择不同的滤光片（480~755nm）可滤去低于滤光片标示数值的波长以治疗特定的色基。

2. **射频** 射频（radiofrequency，RF）也是一种电磁辐射能量，其能量可以电或磁的形式(波)在空间存在并传播，目前在医学领域中得到了较广泛的应用。主要的RF技术分为两种：单极（monopolar，unipolar）和双极（bipolar）。射频对组织的生物学作用主要是无选择性的加热作用。与激光不同，RF产生的深达真皮的热源于组织阻抗对射频电流的自然反应，而前者使用光能产生的热作用于目标中特异性的色基。RF产生的温度分布与皮肤阻抗有关。一旦RF能量到达皮肤，就可以观察到双重作用。首先原发性的胶原收缩，可能是个短期的作用，与二氧化碳激光汽化治疗进行表皮重建时所见的相似。其次热损伤引起的胶原合成可以在一段很长的时间内发生。目前另外还有一种结合使用RF和光的治疗技术，其设备将RF和IPL/激光结合起来进行多重治疗。这种设备加上了RF是一种标准的普通双极射频装置，两个电极平行排列，使得治疗用的光能量降低以增加安全。

3. **光动力疗法** 光动力疗法（photodynamic therapy，PDT）原称光辐射疗法（photoradiation therapy，PRT）、光化学疗法（photochemical therapy，PCT），它是利用光动力反应进行疾病诊断和治疗的一种新技术。光动力反应的基本机制：生物组织中的内源性或外源性光敏性物质受到相应波长光（可见光、近红外光或紫外光）照射时，吸收光子能量，由基态变成激发态，产生大量活性氧，其中最主要的是单线态氧，活性氧能与多种生物大分子相互作用，产生细胞毒性作用，导致细胞受损甚至死亡，从而产生治疗作用。

使用外源性光敏剂的光动力疗法需依赖外源性光敏剂、光源和氧三个要素。

外源性光敏剂（或其代谢产物）是一种能选择地浓集于要作用细胞的化学物质，在适当波长光的激发下能产生光动力效应而破坏靶细胞。理想的光敏剂应具备以下特点：①组分单一，结构明确，性质稳定；②在光照时具有强的光毒性，对机体无副作用、安全；③与正常组织相比，在靶组织内有相对的选择性存留，而又不会在体内滞留过久；④光敏化力强，三线态氧寿命长而且产量多；⑤在光疗窗口（600~900nm）有强吸收，以利于治疗时采用对人体组织穿透较深的光源；⑥在生理pH值可溶解。光敏剂根据其化学结构和组成分为：①卟啉类：如光敏素、氨基乙酰丙酸、维替泊芬等；②叶绿素类：如二氢卟吩类、紫红素类、菌绿二氢卟吩类等；③染料类：如酞菁类、萘酞菁类等；④中草药：如补骨脂、白芷、姜黄素、黄柏等。按出现的时间来分类，通常把第1代光敏剂界定在20世纪70年代和80年代初，而80年代末以后出现的光敏剂为第2代光敏剂，而近年出现以解决生物相容性，特别是选择适合于光敏剂传输的药物传输系统为目标的功能型光敏剂称为第3代光敏剂。

良好的光源是PDT不可或缺的条件。早期采用的是普通光源。目前因激光具有单色性好、方向性好、亮度高、相干性好的优点而日渐普及。现在临床应用的主要有铜、金蒸气激光及氩离子激光、染料激光、半导体激光等。激光的波长、功率密度和能量密度对治疗效果有很大的影响。总的来说，波长越长穿透组织越深。

以内生卟啉为光敏剂的光动力疗法：在痤疮的皮损中，痤疮棒状杆菌合成和储存大量卟啉，这为以卟啉作为内源性的光敏剂，单纯红、蓝光照射治疗痤疮提供了生物基础。相对药物而言，以内生卟啉为光敏剂的蓝、红光疗法具有治疗简便、起效快、疗程短、不良反应少等优点。

蓝光治疗仪可通过光动力反应来治疗痤疮，其治疗原理如下：痤疮丙酸杆菌可产生以粪卟啉-Ⅲ为主的内源性卟啉，它主要吸收415nm波长的可见光，从而在蓝光照射后产生光动力学反应，被激活为高能量的不稳定卟啉，再与三态氧结合形成不稳定的单态氧，后者与细胞膜上的化合物结合后损伤细胞膜从而导致细菌死亡。此外，UVA和蓝光还可通过影响P.acne的跨膜离子流入和改变细胞内pH值来杀灭细菌（图8-5）。

与蓝光相比，红光（660nm）对卟啉的光动力效应弱，但能更深地穿透组织。暴露于低强度660nm红光下，巨噬细胞会释放一系列细胞因子，刺激纤维原细胞增殖和生长因子合成，同时线粒体的过氧化氢酶活性增加，细胞的新陈代谢加强，使糖原的含量增加，蛋白合成增加和三磷酸腺苷分解增加，从而加强细胞的新生，同时也增加白细胞的吞噬作用，提高机体的免疫功能，因而影响炎症过程、愈合和损伤修复，红光的穿透性和抗炎作用也可以对痤疮的治疗起到一定作用（图8-6）。

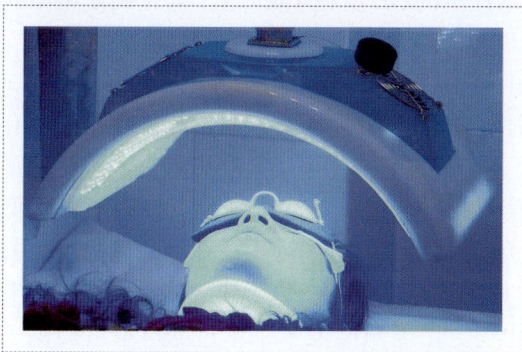

图8-5　蓝光治疗

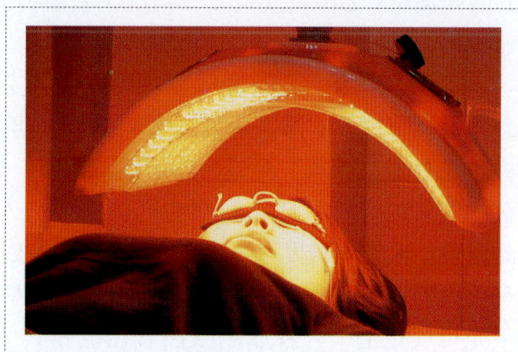

图8-6　红光治疗

联合光照射疗法（红蓝光联合治疗）基于不同可见光对痤疮的治疗作用，联合可获得比单一光疗更显著的改善，痤疮瘢痕改善更早、更明显，而且在治疗过程均无烧灼感和其他不良反应，此外，对于重度痤疮患者治疗，联合光谱治疗同样有效。

适应证：癌前期皮肤病和皮肤恶性肿瘤：日光角化病、Bowen病、基底细胞癌、增殖性红斑、鳞癌、Kaposi肉瘤、蕈样肉芽肿、乳房湿疹样癌及乳房外湿疹样癌。

PDT治疗非恶性肿瘤性皮肤病：鲜红斑痣、寻常痤疮、银屑病、尖锐湿疣与其他病毒性皮肤病、硬化萎缩性苔藓、口唇扁平苔藓、皮脂腺增生、光老化。

禁忌证：卟啉症患者、已知对光敏剂或者其中成分过敏者、孕妇、各种光敏剂限定的禁忌证。

副作用：系统应用光敏剂患者最主要的副作用为持久的、广泛的皮肤光敏反应，其程度和持续时间因药物类型和剂量而异。外用光敏剂-PDT治疗也可有局部皮肤的光敏反应，但与系统使用的光敏剂相比，其持续时间短，无需严格避光措施。PDT治疗期间在治疗部位患者有烧灼痛、刺痛或瘙痒等感觉，少数人会出现明显红斑、水疱、脓疱。

（十一）禁忌证

患者许多自身情况可能增加激光治疗并发症的风险。医生在治疗前应对患者能否接受手术作出评价。对于激光重建术来说，一个严重的相对禁忌证或同时存在几个禁忌证常不能接受治疗，有相对禁忌证的患者在操作中应谨慎。激光重建术的禁忌证分为相对禁忌证及绝对禁忌证两类。

1. 相对禁忌证 曾行化学剥脱、物理磨削、其他换肤术及皮肤放疗、吸烟、糖尿病、增生性瘢痕史、色素异常、不稳定个性等。

2. 绝对禁忌证 全身性红斑狼疮等部分自身免疫性疾病、瘢痕疙瘩、光敏性、孕妇、治疗区感染、最近一年内使用维A酸药物、不愿意术后6个月内进行防晒及接受磨削术风险等。其他色素、血管治疗激光和非剥脱技术等的禁忌证类似，但在某些情况下仍属于可治疗范畴。如射频不属于常规光疗范围，治疗一般无需考虑患者光敏性问题。

（十二）注意事项

1. 眼保护 随着激光的普及，患者和皮肤科医师的眼损伤情况正以令人警觉的速度增多。近红外Q开关皮肤科激光（如Q开关紫翠绿宝石和Nd：YAG激光）在医学应用中对眼睛造成的伤害最大。即使只有1%的光束遇到反光金属、眼镜或塑料表面反射入眼镜，也可迅速且不知不觉地致盲。

为确保患者、皮肤科医师和其他相关人员都得到防护，需遵循以下几点：①了解所使用的激光波长；②检查既定波长情况下，眼镜或眼罩提供的OD值在4或以上；③正确使用激光和眼罩。

2. 火灾防护 CO_2激光和Er激光在皮肤磨削时引起火灾的可能性最大。已有许多CO_2激光引燃布帘、衣服、毛发或塑料造成伤害的病例。最常见的原因是在未治疗患者时，没有将激光置于"待机"模式，然后在疏忽下，触发了激光的足踏开关。有些患者由于引燃了塑料的气管内导管，释放的毒性气体直接进入气管而死亡。将氧气浓度降至40%以下可降低此风险。毛发可被几种不同的激光引燃，故应弄湿治疗部位附近的毛发。在治疗区附近应备有灭火器。吸入激光产生的烟尘对身体有害，尤其在磨削过程中。值得注意的是，许多脱毛激光可气化毛干，释放刺激性氧化硫和其他氧化物。正确佩戴微米手术过滤口罩可提供一些防护，但使用吸烟器和保证良好的通风是更有效的手段。

3. 激光术后皮肤护理　术后处理是否妥当可能影响治疗成败，术后瘢痕形成、暂时性色素沉着、延迟发生的持久性色素减退、延迟性红斑以及细菌、病毒和真菌感染已有报道。激光重建术后护理最主要的目的是恢复皮肤屏障，促进再上皮愈合、预防感染、减少色素沉着。色素、血管激光治疗后需保持清洁创面，也需选用外用消炎药。对于激光创面愈合后及非剥脱性激光及技术来说，还应做到冷敷、选用低致敏性的保湿剂、坚持防晒持续3~6个月，如避光、外用防晒霜等。

（项蕾红）

第二节　注射填充美容

一　注射美容

（一）注射美容的概念

用注射器注射药物于病变局部，以达到美容目的的方法，称注射美容术（cosmetic injection）。在除皱和塑形两方面有着显著的效果。前者可改善鱼尾纹、眉间纹（川字纹）、抬头纹（额纹）、鼻背纹、鼻唇沟（法令纹）、口周纹、颈纹等；后者则包括隆鼻、隆下巴、丰唇、丰太阳穴、丰耳垂、提眉弓、人中再造、眶下凹陷、面颊凹陷、瘢痕凹陷等。它是一种操作简单、见效快、安全损伤小、恢复快的美容技术。尽管存在着整体改观不明显、效果维持时间短等弊端，但其优点仍能被许多人接受。

美容注射剂包括神经调节剂类的肉毒毒素及填充剂，如Restylane。2007年，全球接受神经调节注射治疗的人数已超过670万，其市场估计达到7.52亿美元。预计至2012年，填充剂销售额将达到16亿美元以上。

（二）注射美容材料的分类

注射美容术的材料可分为生物材料、非生物材料和混合材料。

1. 生物材料　常有以下几种，如：胶原蛋白、透明质酸、聚乳酸及经处理的人体真皮、自体脂肪颗粒及肉毒毒素等。生物材料的优点是有极好的组织相容性，也就是说发生排斥反应的可能性极小，故有较高的安全性。不过不同的生物材料有各自的特点，以肉毒毒素为例：

肉毒毒素是肉毒梭菌（clostridium botulinum）在生长繁殖过程中产生的一种细菌外毒素。不同的菌株（如Hall株、Bean株）产生不同亚型的神经毒素（分为A、B、C、D、E、F、G 7个抗原型），其中A型毒力最强，具有抑制周围运动神经末梢突触前膜释放乙酰胆碱的作用，引起暂时性的肌肉松弛麻痹，因此，最早用于肌张力障碍和肌肉功能异常的治疗，如原发性眼睑痉挛、斜视、贲门痉挛等。肉毒毒素用于面部去皱的原理是：通过选择性地阻断相关表情肌的神经肌接头的连接来减少表情肌的活动，使相应部位皮肤上的活动性皱纹减少。这种暂时性的去皱效果一般可维持3~6个月。另外，临床上对肥大的咬肌进行肉毒素注射，产生咬肌的失用性萎缩，可达到一定的瘦脸作用。通过阻断自主神经系统副交感部分节后纤维释放乙酰胆碱而影响汗腺的分泌作用，肉毒毒素还可用于多汗症的治疗。

肉毒毒素注射美容的适应证有：①治疗面部上1/3皱纹效果最佳，如：额纹、眉间纹、鱼尾纹、鼻背部皱纹，适用于不愿意接受手术治疗、对手术有顾虑、不适合做手术的患者，还可配合面部除皱术后仍有细小皱纹者；②眉不对称的矫正；③扶平口周纹，口角整形；④瘦脸、瘦腿：针对面部咬肌肥大、小腿肌肉发达者，可达到使脸庞变瘦、小腿变细的效果；⑤局部多汗症：腋下、手掌、脚底的多汗症；⑥腋下臭汗症：即腋臭或狐臭。

肉毒毒素注射美容的禁忌证有：重症肌无力者；患有神经肌肉疾病者；过敏体质；妊娠及授乳期；在一周内有饮酒史者（包括啤酒）；两周内服用过阿司匹林或其他解热镇痛药者；使用氨基糖苷类抗生素（如庆大霉素、链霉素等）者；精神不正常，自控能力差者；有严重心肝肾肺等疾病或结缔组织病患者。

肉毒毒素注射美容的注意事项：①注射前两周应禁止使用阿司匹林，以免注射部位产生淤血；②不可与氨基糖苷类抗生素合用，将增加其毒性；③注射者应全面了解面部解剖及肌肉互动，充分了解肉毒毒素仅对动态皱纹有效，对光损伤或慢性衰老导致的静态皱纹无效的特点；④肉毒毒素是一种不稳定的毒素，因此应在配剂时予以特别注意，盐水注入安瓿时应轻柔，以防配液时形成泡沫，同时，应避免摇晃安瓿，泡沫气泡可能导致毒素表面变性；⑤肉毒毒素一旦再配剂，则应冷藏（2~8℃），并在4小时内用完。一般认为，新鲜配制的肉毒毒素溶液的功效更佳。同时，还应注意不能在注射部位进行冰敷或热敷；注射后4小时内应避免按摩、睡觉及头部前倾和运动，以免肉毒毒素扩散至其他部位；注射后至少3小时之内要保持直立的姿势；注射后24小时内避免剧烈运动。

2. 非生物材料 包括液状石蜡、液体硅胶，液体硅胶虽已被淘汰，但仍是早期注射美容的代表性材料。近年来国内普遍采用了医用聚丙烯酰胺水凝胶进行注射美容，包括乳房的填充、四肢的填充塑形及面部的填充美容等，此种材料有良好的组织相容性、无毒性，并且不被降解吸收并经国家有关部门批准使用，现已有较多人接受这种材料的美容术。但该材料应用时间较短，需进一步观察其远期疗效结果。

3. 混合材料 以BEAUTY FACE为代表，是将胶原蛋白和聚甲基丙烯酸甲酯（PMMA，骨水泥）微球进行混合，PMMA微球均匀分布于胶原之中，将其注入人体后胶原蛋白在一定时期内被降解吸收，而PMMA为非生物材料是不被人体所降解吸收的，利用其对局部组织的刺激及支架作用，使自身纤维结缔组织增生并包裹PMMA微球，最终达到永久性美容的效果。经过临床证实此类材料有明显的美容效果，而且效果持续时间也较长。

二 填充美容

（一）填充剂的概念

填充剂（filler），又称软组织填充剂，主要用于填平或淡化较深的皮肤皱褶，改善皮肤的缺损以及先天或后天因素造成的软组织发育不良和凹陷畸形。在临床上常用来除皱、祛癜、改善皮肤凹陷性癜痕或丰唇、丰颊等。

理想的填充剂应有以下特点：安全并具有良好的生物相容性；稳定性好；能保持固定的体积和柔韧度；不会因吞噬而被清除；无游走性。

（二）填充剂的分类

填充剂可按时效分为永久性、短效性和"半永久性"三种。大多数填充剂都可显著改善皮肤外观，但有些持续时间不长。而永久性的填充剂也有一系列的不良反应，如可能会造成异物肉芽肿，即在注射部位周围出现小结节，但这种反应很罕见。

1. 短效性和半永久性填充剂

（1）透明质酸（细菌发酵）：瑞蓝（Restylane）是在北美地区应用最广泛的皮肤填充剂。

是一种黏稠的凝胶，其成分为透明质酸，后者是一种天然的成分，主要存在于软骨和皮肤中，是维持皮肤弹性的物质。是由细菌发酵产生，并通过偶联获得稳定性。主要用于改善深在皱纹，较少用于细小皱纹。多用于鼻唇沟皱纹、口周皱纹、鼻唇间吸烟纹和眉间纹，一般可维持4~6个月。

同一公司还生产两种其他类型的透明质酸填充剂：Perlane和Restylane Touch（以前也称为Restylane Fine Lines）。Perlane是一种厚质凝胶，主要用于深在性皱纹和丰唇。Restylane Touch主要用于细皱纹。对于吸烟纹，在治疗前可行牙科注射局部神经阻滞麻醉。也可在治疗前1小时予局部麻醉药膏外用。除了嘴部外，大多数患者认为如果在注射前一两分钟于注射部位行冰敷，则注射时的疼痛是可以耐受的。Restylane可通过小而细的注射器注射入真皮层，注射时在皮下形成一条细线，一般1cm长。需要时，可在周边区域继续注射，产生一条连续的线或扇形的填充区域。

治疗全程需要1小时左右。大部分患者治疗后可直接上班。另一些可能需1天左右的休假。很少需要长于两天的休息。效果在治疗后即刻就可显现，可持续6个月。

红斑和水肿是注射后最常见的不良反应。偶可产生青肿。一项Restylane与牛胶原蛋白Zyplast的对比实验显示：Restylane所造成的瘀斑、水肿、疼痛比Zyplast严重。

其他的副作用有：注射部位的炎症与局部过敏反应，即：水肿、红斑和硬结，发生率约为0.02%，平均持续15天。Restylane还可引起瘙痒和注射部位皮下变色。有报道发生超敏反应的比例为0.005%~0.42%。Soparkar等报道有病例眼周注射Restylane 5年后，眼周出现"腊肠胡须样"变化，透明质酸酶治疗后得以痊愈。能运用透明质酸酶治疗并发症是该类填充剂的特点之一。

（2）**透明质酸（鸡冠提取）**：海拉丰（Hylaform）与Restylane的使用方法类似，这种透明质酸从鸡冠中提取。不良反应和Restylane类似，持续时间也类似。治疗过程同Restylane。治疗全程需要1小时左右。大部分患者治疗后可直接上班。另一些可能需1天左右的休假，很少需要长于两天的休息。

效果在治疗后即刻就可显现，可持续5个月。疗效持续时间较短，平均3~5个月。Hylaform除了有瘀斑、红斑和超敏样反应的副作用之外，还可有痤疮样皮炎，因来源于鸡冠，有人提议注射前应先做皮试。

（3）**Sculptra（New-Fill）**：又称为New-Fill，是一种水性填充剂，注射后可刺激成纤维细胞分泌胶原蛋白。它由乳酸/乳酸盐组成，是一种机体细胞处于运动的缺氧环境下的天然合成物。Sculptra可刺激细胞活化，或启动创伤愈合反应。在面部，这意味着注射部位有更多的血流，更多的胶原合成。Sculptra也可用来治疗手部和其他部位。在面部存在较多小细纹和有光老化时可以使用。

由于它不是直接填充剂，但可刺激细胞分泌，故它的效果是逐渐显现的。一般在注射后的几个月，皮肤可逐渐变得富有弹性，质地逐渐改善。最适用于Sculptra的是有早期皱纹，或颌骨周围皱纹的患者，一般在40岁左右。

治疗过程大约1小时。大多数患者需休息1天。很少需要休息1天以上。治疗区域在治疗前予冰敷，在眼角下侧皱纹和颊骨区、鼻唇沟、木偶线采用交叉点注射的方法。一般建议治疗两次，每次间隔6周。效果是逐渐显现的，需要几个星期见效，大约两年左右效果消失。

皱纹并不会立即消失，瘀青较为常见。主要副作用有：中度的瘀斑和暂时性的疼痛。多为注射后炎症反应，无需特别治疗。发生轻到中度的血肿的比例为11%~13%，部分患者可能会对产品过敏。有报道出现小肿块，但肉芽肿罕见。

（4）胶原蛋白：不同类型的胶原蛋白已使用了很多年。最早的胶原蛋白是牛胶原纯化的。新品种由人胶原纯化。其中dermalogen是人类异体胶原基质，是由美国组织库协会认可的组织银行所提供的皮肤组织分化而来。cosmoderm是置于0.3%利多卡因和磷酸盐缓冲液的生理盐水中高纯化的人胶原蛋白。cosmoplast的成分与comsoderm相似，但其胶原经过戊二醛交联，浓度更高，维持时间更长。

胶原蛋白对面部皱纹有效，也可用于丰唇。效果可持续1年，但许多患者发现在4个月后效果就开始显著消退了。有多种不同强度和量的胶原注射可供选择。

适合胶原蛋白注射的患者主要为在面部有走向清晰的皱纹的人群。不适用于全面部松弛的人群。可在冰敷、注射或外用麻醉剂后注射胶原蛋白，可直接注射在面部皱纹、瘢痕和其他面部缺陷下方，同一部位需多次治疗。整个治疗过程1小时左右，大部分患者需要休息一天，如出现红肿、水肿和疼痛，则需休息更长时间。

大约3%的人对胶原蛋白过敏，所以必须行过敏皮试。注射非人源性胶原蛋白前一个月需行过敏皮试，在患者前臂部位注射小剂量的胶原蛋白并在其后几周内观察炎症反应。人源性胶原蛋白的致敏性较低，但也必须行过敏皮试。需注意的是，即使皮试阴性也不意味着患者对胶原蛋白完全不过敏，有部分皮试阴性的患者在面部注射时也可出现轻度的面部过敏反应。

对于有严重过敏或自身免疫性疾病家族史的患者不适用胶原蛋白注射美容，对于皮试阴性的患者，也有在注射后一两天在注射部位出现瘙痒、炎症甚至溃疡的报道。极少情况下可产生囊性肉芽肿反应（即无菌性脓肿，与血液中的牛胶原抗体有关）。若发生上述情况可给予抗组胺药物治疗，局部外用或在皮损内注射糖皮质激素，甚至切开引流。另外，疱疹病毒和细菌感染、局部皮肤坏死以及由胶原注射入眼动脉而引起的失明也是其罕见的并发症。胶原蛋白在体内维持时间不长，平均在6个月到1年。

Isolagen是一种自体培养的胶原蛋白，拥有广阔的前景。由患者自己的细胞培养而来，故大大减少了排斥反应、过敏反应的发生，注射后也可维持更长的时间。

主要适用于Isolagen注射的人群是有较多皱纹和有痤疮瘢痕的患者，同时感染的几率非常低，对面部大部分皱纹有效，整个治疗过程至少需要12周。在注射后1~2天就开始显效，疗效持续时间非常长。在决定接受治疗后查血排除严重的感染及传染性疾病。随后在耳后通过转孔活检取非常少量的组织，在实验室中通过所取得的组块培养大量新的皮肤成纤维细胞，约需两个月时间，在6周左右的时间内，分三次将细胞注射回有皱纹或瘢痕的区域，注射前可通过冰敷麻木皮肤，但由于注射非常表浅，故大部分患者无需这一步骤。

副作用多与注射技术有关，注射过浅可造成表皮下形状不规则，淡色的胶原结节或粟粒疹样改变，注射过深则会减弱效果。很少有进行性急性溃疡性过敏反应或慢性肉芽肿的报道，但有时会造成皮肤色素沉着、短暂红斑（多为轻度无压痛或硬度改变、痤疮急性发作样改变）。

（5）脂肪移植：这一技术是通过将身体其他部位（大部分情况下是腹部）的脂肪注射到需要的部位。大部分脂肪细胞可保存活力并在注射部位再生长。可用来治疗瘢痕、面部皱纹、丰胸等。使用自身的脂肪可以迅速填平皱纹或瘢痕，但疗效持续时间不长。

脂肪移植每次治疗持续2~3小时。术后需休息1~2天。治疗后效果较为显著，持续6个月到1年左右。在局麻下，可通过特制针头或吸管获取脂肪，通过过滤和清洗获得脂肪细胞，并在局麻下注射到所需的部位。

在治疗时，可出现瘀青、水肿、疼痛等反应。由于部分脂肪细胞不能存活，故注射时需略过量。随着时间流逝，部分或全部的脂肪细胞会移出注射部位，或被身体再次吸收，故常需反复治疗。

2. 永久性填充剂

（1）Aquamid：Aquamid是一种人工合成的聚丙烯酰胺（2.5%）和水（97.5%）的复合物，它的质地和注射方法与Restylane类似，但有一个主要的不同——它几乎是永久有效的，因此，在注射Aquamid之前要慎重考虑。Aquamid可用于丰脸、丰颊、丰唇、隆鼻、去皱及改善凹洞。

Aquamid的适合人群是在治疗前曾注射过短效填充剂，并对效果满意的患者，有明确需要改善的部位。Aquamid不适用于细小皱纹，如吸烟纹。治疗全程需要1小时左右，大部分患者治疗后可直接上班，一般很少需要长于这个时间的休息。效果在注射后即刻就可看到，是永久性的。需给予一个疗程的抗生素治疗，以减少感染的几率。在抗生素疗程的一半时，进行Aquamid注射。对于非常敏感的部位，可予牙科注射麻醉，注射部位较Restylane略深。在需要填充的部位注射少量Aquamid，并由医师塑形。

聚丙烯酰胺进入循环系统可引起栓塞，甚至门静脉高压。其他副作用报道还有：水肿、暂时性红斑、瘀斑和疼痛。聚丙烯酰胺水凝胶可引起炎症和肉芽肿反应，虽不常发生，但较难处理。如试图移出Aquamid可造成瘢痕，需继续治疗。

（2）Artecoll/Artefill：Artecoll是聚甲基丙烯酸甲酯（PMMA）与3.5%的牛胶原和0.3%利多卡因的混悬液。而Artefill与Artecoll的成分相同，是其在美国使用的注册名。治疗过程基本同Aquamid。

毛细血管扩张属于常见并发症，尤其是在皮肤非常薄的患者中。通常应在6个月内消失，否则需进行激光治疗。另外，注射过深会降低效果并可能需要再注射。而过浅的注射可能会引起红斑和瘙痒并可能需要外用或皮损内激素治疗。

PMMA有链珠样皮下硬结和局部排斥反应的可能性，且其触感可能较硬。因此，在较薄的部位注射Artecoll时（如唇部、眼周等），应特别谨慎。注射过多时可触及皮下硬结。浅表时甚至可以透过皮肤看见。

肉芽肿也是重要并发症之一，但相对较少。如不及时治疗，肉芽肿可增长至蚕豆大小。结节和肉芽肿对类固醇激素治疗都敏感；若激素治疗无效，应使用外科切除。Sidwell R.U等报道Artecoll注射5年后产生面部结节后发展为系统性结节病的病例，考虑可能与不可降解的PMMA成分有关。

（三）填充术的不良反应

目前，尚无一种注射用皮肤填充剂是完全没有副作用的。其副作用可分为急性和迟发性两大类。

1. 急性并发症　通常程度较轻且持续时间短，多呈自限性，如：红斑、瘀斑、疼痛、瘙痒、出血、水肿和感染等。多数情况下，不需要治疗或仅需要对症治疗。

2. 迟发性并发症　大多较严重但较少发生，包括：过敏反应、增生性瘢痕、降解为有毒或免疫原性物质、栓塞、炎症和肉芽肿反应等，均需要进一步治疗。

注射不当也可导致并发症发生。另外，牛来源的填充剂可能存在患疯牛病的风险。异种型填充剂更易形成肉芽肿为代表的异物反应。

（四）填充术的禁忌证及注意事项

1. 填充治疗的绝对禁忌证很少，如果明确知道对某种填充剂成分过敏，则应停止手术。由于永久性填充剂有其不可预见的潜在问题，一般常规使用短效及半永久性填充剂，但后者的最大缺陷是效果短暂，故术前预期过高者不适合治疗。

2. 皮肤科医生在为患者进行填充治疗时，应注意熟悉各种填充剂的副作用及优缺点，针对患者的要求及个人特点（年龄、职业、身体素质、经济状况等），谨慎选用相应的填充剂，从而达到更好的治疗效果以改善疗效。

（项蕾红）

第三节　化学剥脱术

一　化学剥脱术的概念

化学剥脱术（chemexfoliation）是在皮肤上使用一种或数种腐蚀性化学制剂，使表皮和（或）真皮浅层部分坏死脱落，去除某些皮肤病变，利用其新生皮肤细腻光滑的特点，达到局部美容效果的一种方法。化学剥脱术是最常用的美容技术之一，以改进皮肤质地，使其平滑，对于面部皮肤瑕疵、皱纹和不均匀的皮肤色素有效，也可去除皮肤的癌前病变，软化瘢痕，有时甚至能控制痤疮。

化学剥脱术早在古罗马时期就被应用了。当时人们使用各种各样的酸奶、葡萄汁和柠檬提取物等进行化学剥脱。20世纪早期开始出现现代使用的化学剥脱术和皮肤磨削术，很长一段时间内所使用的配方只有少部分专家知道。20世纪60年代科学家开始使用苯酚和三氯醋酸（TCA）进行化学剥脱的治疗。到20世纪80年代TCA化学剥脱才开始流行，1972年美国医师Baker和Gordon向一些整形医生提出了苯酚对于光老化和其他常见皮肤的治疗作用。从那时起整形医生和皮肤科医生才开始研究新的化学物质和技术用于化学剥脱来治疗各种皮肤问题。

二　化学剥脱术的分类

化学剥脱术的本质是人为控制的一种化学烧伤，一般根据其腐蚀程度深浅，分为：浅度剥脱、中度剥脱、深度剥脱。

（一）浅度剥脱

剥脱深度约0.06mm，即可剥脱至颗粒层到真皮乳头浅层。其剥脱剂主要有10%~25%三氯醋酸、Jessner溶液、α-羟基酸类等。

（二）中度剥脱

剥脱深度约为0.45mm，即可剥脱至真皮网状层浅部。剥脱剂主要有88%苯酚、35%~55%三氯醋酸等。

（三）深度剥脱

剥脱深度约为0.6mm，即可剥脱至真皮网状层中部。剥脱剂主要为Baker/Gordon溶液（88%苯酚3ml、巴豆油3滴、Septsol 8滴、蒸馏水2ml）。

常见的化学剥脱剂有以下几种（表8-5）。

表8-5 常见化学剥脱剂的优缺点

	优 点	缺 点
果酸	不同浓度发挥不同作用	必须中和
	术后恢复快	治疗中有灼热和刺激感
	有效及停工期短	
乙醇酸	极少轻微红斑	治疗中有灼热感及红斑
	中等深度剥脱	治疗不均匀
	术后恢复快	必须中和
	对光老化有效	治疗时间过长会导致皮肤pH值下降
Jessner溶液	安全性很好	要考虑间苯二酚的毒性及甲状腺疾病
	可用于所有皮肤类型	制造方面的不同
	有效且停工期极短	光照和空气下不稳定
	可增加TCA的穿透力	有的患者脱皮严重
丙酸酮	极少轻微红斑	治疗中有强烈的刺痛及灼热感
	中等深度剥脱	必须中和
	术后恢复快	有刺激性的气体，刺激上呼吸道黏膜
	可用于Ⅲ、Ⅳ型皮肤	
间苯二酚	操作简单	剥脱效果在审美上不被接受
	治疗和穿透均匀	对Fitzpatrick Ⅴ型以上的皮肤不安全
	对痤疮、炎症后色素沉着、黑斑病有效	夏季不能使用
	无痛（治疗中灼热感轻微）	间苯二酚有光敏和毒性
水杨酸	对Ⅰ~Ⅵ型的皮肤均有稳定的安全性	穿透深度有限
	对痤疮治疗效果很好	对严重光老化治疗效果甚微
	容易取得均匀外观	
	几分钟后即可得到明显美容效果，可增加患者忍耐度	
三氯醋酸	花费少	治疗中有强烈的刺痛和灼热感
	治疗和穿透均匀	不能对Ⅲ、Ⅳ型皮肤使用高浓度
	改变浓度可控制穿透力	会产生色素减退/沉着
苯酚	可治疗光老化	心毒性
	可治疗口周皱纹	色素沉着
	可治疗萎缩性痤疮瘢痕	
	可用于嫩肤	

（一）果酸

是从植物中提炼的一组化学结构相似的化合物，常用的是α-羟基酸和β-羟基酸。

1. α-羟基酸（Alpha hydroxy acids，AHA） 是一种弱酸，表浅剥脱中最常用的制剂为羟基乙酸，其浓度为20%~70%，主要起保湿和抗角化的作用，还可以促进真皮乳头层胶原的再生。需要多次治疗，治疗之间间隔数周。随着治疗进行，治疗浓度和时间逐渐延长。其他的α-羟基酸包括乳酸、丙酮酸以及苦杏仁酸，但较少使用。用于治疗的AHA都是化工合成的。

2. **β-羟基酸（Beta hydroxy acids，BHA）** 水杨酸是一种β-羟基酸，可用于化学剥脱。水杨酸使用浓度通常为3%~5%，有促进角质层分离的作用，并可帮助提高其他化学剥脱剂的穿透力，水杨酸是一种比较早期的化学剥脱物质，其稳定性、刺激性和敏感性都强于AHA，最早是一位德国的皮肤科医生Unna开始使用的。

1%~8%果酸有润肤、增加皮肤光泽度的作用；12%~15%果酸可去皱，使皮肤红润有光泽；20%~35%果酸有去皱、祛斑、治疗痤疮的作用；50%~70%果酸可起到化学剥脱、去除深部皱纹及除疣的作用。

（二）三氯醋酸

三氯醋酸（TCA）最早于1926年被发现，为晶状无机化合物。剥脱深度取决于其浓度，可单独使用也可与其他物质（乙醇酸、水杨酸等）联合使用。TCA的疗效很依赖于术者，不需要中和。它可以使表皮蛋白沉淀导致细胞坏死。

（三）丙酮酸

丙酮酸是一种α-酮酸，具有酸和酮的特性。Griffin认为60%丙酮酸乙醇溶液是一种很好的化学剥脱物质。他的个人经验认为5ml丙酮酸溶液加上8滴乳化剂（如月桂醇聚乙烯醚）及一滴巴豆油可以作为刺激表皮松解的制剂。

（四）Jessner溶液及改进配方

Jessner溶液配方为间苯二酚14g，水杨酸14g，乳酸（85%）14g，乙醇（配制到100ml）。Jessner溶液必须保存在深色瓶中避免光氧化，且酚类化合物（间苯二酚）对于Ⅴ型和Ⅵ型等深色皮肤会造成色素减退。改进后的配方为：乳酸17%，水杨酸17%，柠檬酸8%，乙醇（配制到100ml）。

（五）间苯二酚

最早Unna使用间苯二酚浓度为10%、20%或30%，后来间苯二酚使用浓度被提高。配方为：间苯二酚40g，氧化锌10g，西沙白土20g，安息香豚脂28g。

（六）苯酚制剂

苯酚和巴豆油溶液用于化学剥脱。苯酚穿透真皮网状层诱发新的胶原蛋白生成。应用苯酚制剂进行换肤时要进行心电监测及建立静脉输液通道。

四 适应证

1. **光致皮肤损伤** 如光老化、日光性角化病、日光性弹力纤维变性等。
2. **色素性皮肤病** 如黄褐斑、炎症后色素沉着、文身、雀斑样痣、色素痣等。
3. **其他** 如皮肤干燥症、鱼鳞病、脂溢性角化、疣、痤疮瘢痕、浅表瘢痕、放射性角化症、酒渣鼻、粟丘疹、皮脂腺增生、睑黄瘤等。有时也可采用硝酸银等化学剥脱剂涂于过度增生的肉芽组织、小的皮肤肿瘤及溃疡的表面，以清除病变、清洁伤口、促进愈合。

此外，应根据病变情况选择不同深度的化学剥脱剂，如浅度剥脱剂适于治疗浅表的角化性疾病、轻度的表皮色素异常、黑头粉刺和极细小的皱纹；中度剥脱剂适于治疗光线性角化病、色素异常症和细小的皱纹；深度剥脱剂适于治疗继发于慢性光损伤的各种损害、浅表的具有恶变倾向的角化病、光线性着色斑病和深的皱纹。

五 禁忌证

1. 近2~6个月内有施术区的手术，如睑成形术、去皱术、吸脂术等。
2. 局部有细菌、病毒感染者。
3. 免疫相关性疾病患者。
4. 接受放射治疗的患者。
5. 近期接受雌激素、孕激素治疗者或正进行异维A酸治疗者。
6. 瘢痕体质者。
7. 精神病患者或情绪不稳定者。
8. 吸烟者或Fitzpatrick皮肤分型中Ⅳ～Ⅵ型皮肤不适于中、深度剥脱，有心、肝、肾脏疾病患者不宜做较大面积的深度剥脱。

六 注意事项

1. 化学剥脱术的治疗要点在于患者的筛选和个性化治疗。中等程度的皱纹及极微小色素改变的患者适宜做浅表到中等深度的化学剥脱。皱纹严重的患者适宜联合和使用化学剥脱及传统的整形手术。评估患者的皮肤类型和肤色类型很重要。

2. 患者术前需严格遵守规定进行日常护理。术前3~6周每日局部涂抹维A酸对脂肪分泌过多和角化的皮肤的化学剥脱治疗有很好的帮助作用。术前一天患者需用无残留的肥皂清洗皮肤并不涂抹任何化妆品和保湿霜，术前还需用乙醚、丙酮或异丙醇清洗皮肤，祛除油脂和残留的化妆品。

3. 不需要在术前停掉患者正在使用的药物，但全身性异维A酸治疗必须停用（脂溢性厚皮肤的患者需在术前6个月停用，皮肤较薄的患者需在一年前停用）。根据我们的经验，对于浅表和中等深度的化学剥脱，患者并不需要戒烟。

4. 深度化学剥脱需要使用抗菌剂，浅表和中等深度的矿脂类产品保湿即可。术后六周必须注意防晒以免出现色素沉着。

（项蕾红）

第四节　其他技术

一 冷冻

（一）简介

虽然现代美容皮肤冷冻疗法开始于20世纪60年代，但低温冷冻作为一种医学治疗方法已有4000多年的历史。2500年前埃及人使用冷冻方法减轻炎症、治疗伤口，而希腊医生希波克拉底则在公元前460年就已将该方法用于止痛。之后，冷冻在拿破仑时期用于截肢后的止血。19世纪50年代英国医生Arnott又将冷冻方法用于止痛及肿瘤的治疗。20世纪初，美国纽约White用浸蘸液态空气的棉签等进行冷冻治疗皮肤疣、色素痣和癌症等，并取得一定的疗效。1907年Whitehouse发明了一种喷射装置，并成为Zacarian和Adham开发的现代手持式液氮喷射装置的原型。20世纪，直到Allington在1948年提出液氮（liquid nitrogen）冷冻方法前，二氧化碳是冷冻手术的主要冷冻剂。20世纪60年代，在Cooper制成能控制温度范围的液氮冷冻治疗装置基础上，Zacarian和Torre分别发展了可靠的手持式冷冻外科装置和液氮喷射技术，从而使冷冻技术有了新的进步并在临床上得以广泛应用。近30年来，美容冷冻术由于操作简便、费用低廉、效果肯定和副作用可控，在我国基层医院已得到广泛普及。

（二）美容冷冻术原理

是利用低温作用于病变组织，使之发生坏死，以达到治疗目的。其作用机制是：组织内外冰晶形成，使细胞脱水、皱缩，以致电解质浓度和酸碱度发生改变；细胞膜的类脂蛋白复合物变性；血流淤滞，血栓形成，微循环闭塞；融化时细胞内冰晶的再结晶。

虽然一些医生将二氧化碳、硫黄和丙酮的混合半融雪作为冷冻剂，但液氮还是现代冷冻技术中最常使用的冷冻剂（表8-6）。

表8-6　常用冷冻剂的温度

制剂	温度
氟利昂12	$-29.8℃$
氟利昂22	$-40.8℃$
固体CO_2	$-79.0℃$
液氮	$-195.8℃$

（三）基本美容冷冻术

基本的美容冷冻术分别是接触法、喷射法、冷冻头法和针刺法（图8-7）。

1. 接触法　最大的缺点是由于病毒可以在液氮中存活，每个患者必须分开使用冷冻剂以防污染及交叉感染患者。另外，该法最大冷冻深度是2~3mm，导致难以治疗较深病灶。

2. 喷射法　大多数临床医生使用包含有液氮储存器和喷嘴的手持式喷射装置（图8-8）进行冷冻喷射法治疗。该喷射技术有两种常用喷射方式：从病灶中心开始由里向外的平面螺旋形喷射；移动喷嘴由病灶一侧至另一侧的"刷漆"喷射。手持式喷射装置喷射时可添加绝缘的塑料圆锥体（图8-9），后者小口一端直接放在病灶上，限制喷射的冷冻剂的作用范围。这种圆锥体

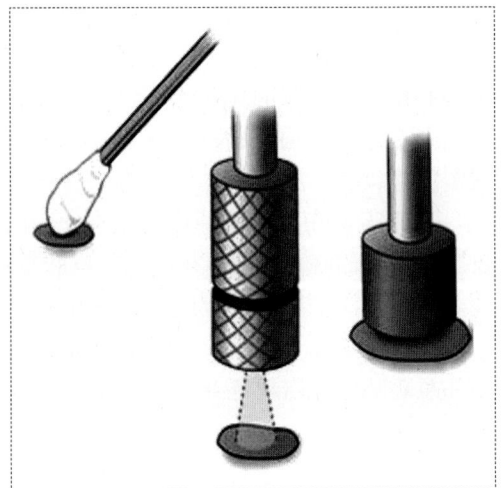

图8-7　棉签接触、喷嘴喷射和冷冻头

喷射技术提供了较深的冷冻深度，比单纯喷射更快速，并使冷冻剂主要作用于靶目标组织。

3. 冷冻头法　冷冻速度较慢，但冷冻深度深、低温扩散范围大。该方法使用一个浸蘸冷冻剂的冷冻头直接作用于病灶。冷冻头有不同的尺寸和形状，可治疗不同形状的靶目标组织。

4. 针刺法　是另一种冷冻较深病灶的冷冻方法，治疗时将一个注射针刺入肿瘤的深层组织，冷冻剂通过针由表面进入深部另一端，从而在被治疗肿瘤深部形成了一个包绕冷针的冰球损伤灶。该方法一次冷冻可消除85%的表皮病灶；较深的真皮和剩下的15%表皮病灶需要多做一次冷冻。

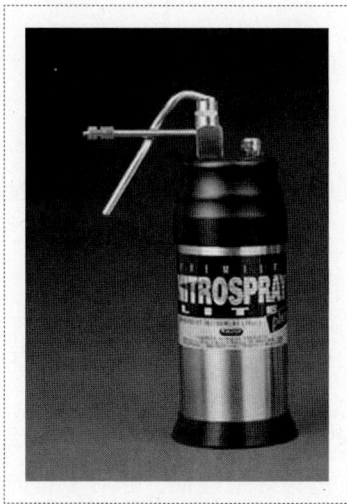

图8-8　含有液氮的手持式冷冻外科喷射装置

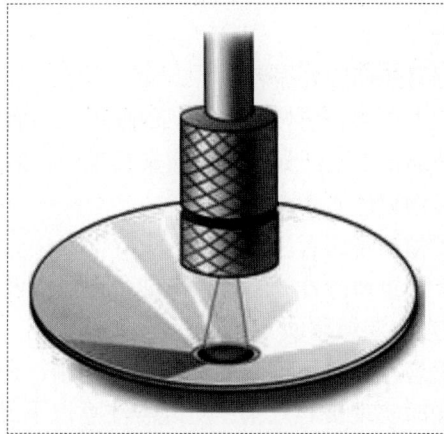

图8-9　塑料圆锥体可被用于冷冻机喷射病灶处

冷冻治疗时，必须注意评估冷冻深度和靶组织温度。Torre提出了利用冷冻深度和表面组织表现出的低温侧面扩散程度的关系对冷冻结果和面积进行非设备型评估。其他还有设备型冷冻面积和程度评价方法，如放置温差电偶在治疗病灶侧缘或深部（图8-10）。

（四）冷冻美容术的适应证

决定皮肤病灶的美容冷冻方法的因素有以下几个：患者的皮肤类型、身体状况和治疗目标（如治疗肿瘤还是美容等）。总的来说，美容冷冻术可被成功用于治疗很多良性病变，如脂溢性角化症、疣、环状肉芽肿、雀斑、瘢痕疙瘩、结节性痒疹、银屑病、黏液样囊肿、尖锐湿疣等。除此以外，日光性角化病等癌前病变及恶性病变，如：鳞状细胞癌、基底细胞癌和Kaposi肉瘤等也可行美容冷冻术治疗（表8-7）。

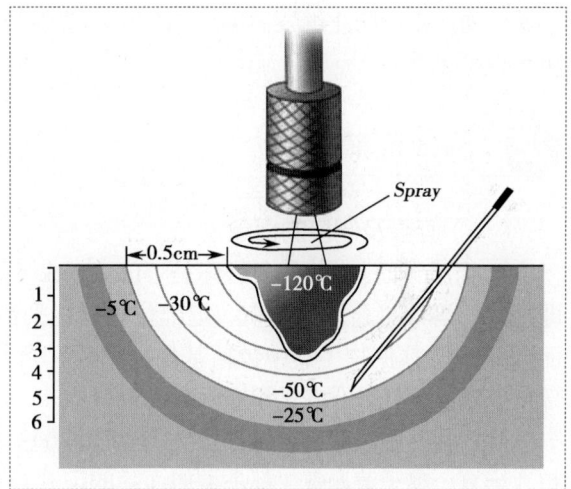

图8-10　通过温差电偶针监测冷冻面积和程度

表8-7　常见病变冷冻治疗时的冷冻时间和预期效果

病　变	冷冻时间（不用圆锥体）	冷冻时间（使用圆锥体）	预期效果
疣	15~20s	13~18s	好~一般
脂溢性角化	10~15s	8~13s	好~一般
雀斑	7s	5s	好~一般
瘢痕疙瘩	30s	28s	好~一般
结节性痒疹	30s	28s	好~一般
光线性角化病	5~10s	3~8s	极好~好
基底细胞癌	60~120s	45~60s	好~一般

（五）美容冷冻术的禁忌证

1. 温度过敏史、肢体麻痹、皮肤感觉或局部循环功能障碍、血液供应差部位、阴囊部位病变者。

2. 月经期、妊娠者。

3. 其他系统性疾病，如：高血压、心血管疾病、凝血性疾病、糖尿病者；高龄或低龄者；免疫功能低下情况如放疗、激素长期治疗者。

4. 瘢痕体质者。

5. 精神障碍者。

6. 严重寒冷性荨麻疹、冷球蛋白血症及冷纤维蛋白血症。

（六）注意事项

美容冷冻术不仅需要考虑治疗作用，还应避免影响容貌的不良反应发生，以达到治疗要求的同时实现美容效果，所以需注意以下几个问题：①选择好适应证，并对患者的年龄、性别、病变种类、部位、大小、厚薄、疗效等情况综合评估；②掌握好冷冻剂量、冻融时间及冻融次数，严格控制治疗深度和范围；③年老体弱、精神紧张者最好采用卧位治疗，以防虚脱；④瘢痕体质的患者应谨慎使用冷冻治疗，虽然冷冻后成纤维细胞不活跃，不易形成瘢痕，但瘢痕体质患者在深冷冻后还是可能引起瘢痕增生；⑤病毒和细菌可在液氮中存活，治疗后剩余液氮应废弃，使用过的用具须严格消毒；⑥加强局部治疗后的护理，术后创面保持清洁、干燥，勿沾水，防止继发感染。结痂后不要强行撕痂，应待其自然脱落。脱落后应避免日晒，防止色素沉着。

二　倒模面膜

（一）面膜及倒模的概念

1. **面膜**　面膜，其英文名称是"face pack"，原意是包装、包裹之意，医学上引为包裹疗法：即把水、溶液、药糊包裹在一定部位，以达到治疗疾病的目的。今天使用的面膜，一般是在面部敷一层黏稠物（其中包括基质、药品、营养品），使其干燥后形成一种膜，达到治疗面部皮肤病、清洁及保护皮肤的目的。

在汉代，中医就有类似"面膜"治疗的方法。《华佗神医秘传》"治面上瘢痕神方"，用禹余粮、半夏、鸡子黄调敷，都是类似面膜的记载。晋代葛洪的《肘后备急方》更有直接、有目的地使用面膜保健皮肤的记载，书中用鸡子清和杏仁泥反复搅拌，每夜卧时涂面，是我国最早的面膜。至唐宋，面膜使用更普遍，连北方少数民族也有使用瓜蒌保护皮肤，不受风沙日晒所侵，至春暖方涤去佛妆面膜，而今"面白如玉"，面膜使用之广，可见一斑。

2. **倒模**　倒模是近年在我国广泛开展的一项颜面部美容新技术。目前在我国是用塑形材料（倒模粉）敷于面部，利用其在塑形过程中产生的热效应达到治疗效果。这种方法实际可以看做是面膜的一种特殊形式，而倒模技术则是综合面膜、理疗、药疗、按摩、指针的一种综合性治疗、保健技术。

面部倒模是采用面部经穴按摩手法，配以营养、护肤、祛斑、增白、减皱、消炎等作用的按摩霜（膏），最后利用成型粉的物理作用，以倒模粉进行倒模。倒模粉以石膏为主，配以适当比例的药物，经过凝结、发热、冷却成模，最后脱模。在整个倒模过程，皮肤血管收缩、扩张反复交替，可以达到紧缩皮肤、增加弹性的功效；又由于面膜敷于脸部，使皮肤水分不易蒸发，加之汗腺扩张，血液循环加快，皮肤升温，更保持了充足的水分，使面部不易出现皱纹和干燥；倒模材料紧贴面部皮肤和术中血管扩张，又使药物加速吸收，而增加了皮肤对营养成分或药品的吸收，起到直接治疗或保健作用；倒模过程中皮肤升温，分泌增加，排出污物、皮脂，去除面膜时，将面部松脱的上皮细胞、皮脂、灰尘一起清除，能彻底清洁皮肤。因此，倒模面膜通过模拟机体的水合反应，增强代谢，促进微循环，调节血管舒缩，增强皮肤对药物及营养物质的渗透和吸收，清洁皮肤，是一种彻底的皮肤清洁、理疗、药物治疗的综合方法。

（二）面部倒模的类别

根据倒模涂在面部之后，受术者皮肤感觉是冷还是热，可以将倒模分为冷膜和热膜。

1. 冷膜 冷膜中多添加冰片、薄荷等具有收敛、消炎作用的药物，通过对皮肤冷渗透，起到抑制皮脂分泌、清热消炎、镇静皮肤的作用。它主要用于油性皮肤、痤疮及敏感性皮肤。

2. 热膜 热膜一般添加微量矿物质、活性元素及骨胶原，对皮肤进行热渗透，可促进皮肤血液循环及汗腺、皮脂腺分泌，使皮肤吸收能力增强，增白、红润皮肤，减少皱纹，缩小毛孔、收紧皮肤。主要用于中性、干性皮肤及皮肤老化，也可用于健胸、减肥。

（三）面膜的适应证

1. 皮肤保健美容

（1）清洁皮肤。

（2）去除细小皱纹及推迟皱纹出现。

（3）细嫩皮肤。

（4）减轻眼袋及消除黑眼圈。

（5）漂白皮肤。

2. 医疗美容

（1）面部皮炎，如：季节性皮炎及化妆品皮炎。

（2）痤疮、酒渣鼻、脂溢性皮炎等皮脂溢出性疾病。

（3）色素沉着性皮肤病。

（4）软化刚形成的瘢痕及改变橘皮状皮肤。

（四）面膜禁忌证

1. 不能平卧的心肺疾病。

2. 呼吸道感染。

3. 面部急性皮炎、化脓性炎症、传染性疾病及皮肤过敏性疾病。

（五）注意事项

1. 按摩的药物要按需配制，因人而异。

2. 按摩手法要柔中有刚，刚中有柔，刚柔结合，自然熟练，感觉舒适为度。

3. 塑形材料的涂敷厚度，应控制在0.5~1cm，太厚或太薄都可影响疗效。

4. 由于石膏具有很强的吸水性和收敛作用，并有一定的压迫刺激，所以倒模不宜经常使用，倒模的频率为每月1~2次，勿过于频繁。

5. 如以石膏作为倒模粉，欲在石膏中直接添加药物粉末时，应掌握药物粉末的量在5%左右，否则将使塑形极为缓慢或无法塑形。调膜时，也要掌握好水量的多少。水过多，会使膜太稀，不易成形；水太少，会使膜迅速凝结而来不及倒于面部。

6. 最后清洗时，要注意耳后、发际、鼻孔、下颏部位，切勿有膜渣残留。若不慎将毛发粘入石膏膜中，切忌硬揭或将头发剪下，可先将膜敲成小碎块，然后一点点往下揭，动作要轻柔。

（项蕾红）

思 考 题

1. 简述不同类型激光在皮肤美容中的应用。
2. 简述激光术后的注意事项。
3. 简述肉毒毒素注射美容的适应证、禁忌证及注意事项。
4. 简述透明质酸注射美容的适应证。
5. 简述不同浓度果酸在皮肤美容中的应用。
6. 简述光动力疗法的定义及临床应用。

| 第九章 | 美容皮肤外科 |

第一节 概 述

一 皮肤外科学定义和范畴

皮肤外科学（dermatologic surgery）是皮肤病学中固有的分支，是利用外科学的手段和方法进行皮肤病诊治的一门学科，融合了皮肤病学理论和成形美容技术。

广义上讲，皮肤外科治疗相对于皮肤内科治疗（内用药及外用药）而言，其专业范围除外科手术外，还包括了各种物理、化学和生物的技术手段，如激光、冷冻、微波、电疗（电解、电灼等）、光疗、光动力治疗、放射治疗、化学剥脱（苯酚等）、特殊注射治疗（肉毒杆菌毒素等）。狭义上讲，皮肤外科学专指手术皮肤外科学，它有许多特有的操作，如：切除、活检、刮除、磨削、移植（毛发、皮瓣或皮片、脂肪、细胞等）、吸脂、皮肤扩张术以及Mohs显微外科等。

皮肤外科手术的主要目的是彻底去除各种皮肤良恶性肿物、纠正皮肤缺陷、修复皮肤功能，并进行精良的成形修复，以满足美容学的要求。这就要求皮肤外科医师在掌握整形美容手术技术的同时，还要掌握皮肤病理和皮肤病学知识。

二 皮肤外科的诞生和发展

19世纪以前，尚没有独立的皮肤科，当时许多外科医师兼顾皮肤病的治疗。20世纪30年代，Mohs显微外科手术的诞生，现代皮肤外科学才逐渐得以发展，至今Mohs显微外科手术仍是皮肤肿瘤的常规治疗手段。20世纪70年代，皮肤外科领域中发生了一些里程碑式的事件：1970年，皮肤外科学会（ASDS）在美国成立，这标志着皮肤外科学的正式确立，如今该组织已发展成为美国皮肤科学会中的第二大分支机构；1975年Perry Robins博士创办了《皮肤外科和肿瘤学杂志》（1992年更名为《皮肤外科杂志》）。1978年，国际皮肤外科学会（ISDS）成立，会址定在美国。1979年在葡萄牙里斯本召开了第一届国际皮肤外科会议，以后几乎每年召开一次。至今，美国皮肤科学委员会（American Board of Dermatology）要求所有皮肤科医师在住院医师培训期间，接受一定的皮肤外科方面的训练。

我国的皮肤外科起步略迟于国外。早在20世纪50年代，国内就有很多皮肤科医生在探索皮肤外科，但由于种种原因，一直发展缓慢。20世纪80年代中后期，在王高嵩、石光海、张国成等人的大力推动下，逐渐有了一定规模的皮肤外科临床实践。2000年以后，随着生活水平的提高，人们对皮肤健康的要求不仅仅限于没有疾病，而是逐渐扩展到对皮肤的美学要求，客观上促进了皮肤外科、皮肤美容学的迅速发展。近年来，大力开展皮肤外科已经在皮肤科学界达成共识。

三 皮肤外科与美容医学

皮肤外科学是皮肤科学与外科学相交叉的新兴学科，包括治疗性皮肤外科、美容性皮肤外科两大类。其中，美容皮肤外科是利用皮肤外科的理论、方法来维护、修复和塑造人体皮肤、体表形态美的学科，既属于皮肤外科的范畴，又是美容医学中美容外科学的重要组成部分。

美容医学是指运用手术、药物或其他有创性或侵入性的医学技术方法对人的容貌和人体形态进行修复与再塑的一门学科，它包括美容外科学、美容牙科学、美容眼科学、美容皮肤科学和美容中医学等。

美容皮肤科学是一门以医学美学为指导，皮肤科学为基础，研究人体皮肤功能与结构、损容性皮肤病对人体容貌美、形体美及心理方面的影响，维护、改善、修复和塑造人体皮肤健康与美的规律的学科，它是美学、美容学、皮肤科学三者有机结合的产物。从治疗手段上可分为美容皮肤内科和美容皮肤外科。

因此，皮肤外科与美容医学、美容皮肤科学有着内在联系，学科的交叉与互补，必将取得相得益彰的效果。

（邓　军）

第二节　皮肤创伤与修复

皮肤位于体表，在皮肤的各种生理功能中，皮肤的屏障作用和维持内环境的稳定作用尤为重要。各种致伤因素、致病因素或有害刺激物可造成组织细胞缺损，形成皮肤创伤（cutaneous wound），创伤发生后机体为了维持结构和功能稳定会进行创伤修复过程（wound repair）。创伤修复由创伤处未受损组织中的细胞分裂增生完成的修复过程称之为再生（regeneration）。由于组织中细胞再生能力不同，可将组织修复分为完全再生和不完全再生。完全再生后的组织结构和功能可恢复损伤前状态，达到无瘢痕愈合。不完全再生则由纤维组织增生替代缺损组织，形成瘢痕愈合。

一 皮肤创伤愈合的基本过程

组织修复是机体对损伤的一种防御性反应，其过程通常可分为炎症期（inflammatory phase）、增生期（proliferative phase）和重塑期（remodeling phase）三个阶段。

（一）炎症期

炎症是组织对局部损伤的反应，涉及血管系统、免疫系统、介质释放等多方面因素。局部急性炎症反应在损伤后立即发生，包括血流动力学改变、血管通透性升高、白细胞游走渗出等过程，损伤局部表现为充血、红肿等现象。早期白细胞浸润以中性粒细胞为主，

3天后转为以巨噬细胞为主。伤口中的血液及渗出物凝固成块，表面形成痂皮。炎症对组织有一定的破坏作用，但更为重要的是可清除坏死组织和异物，为组织再生与修复奠定基础。

（二）增生期

增生期的主要特征是表皮细胞、成纤维细胞和血管内皮细胞的迁移、增生以及细胞外基质合成等。皮肤损伤后数日，出现伤口收缩现象。伤口收缩的意义在于缩小创面，这主要与伤口边缘肌成纤维细胞的牵拉作用有关。损伤后第3~4天，肉芽组织开始从伤口底部及边缘形成。肉芽组织中除大量的新生毛细血管外，还含有丰富的成纤维细胞、巨噬细胞和细胞外基质成分。肉芽组织具有抗感染、保护创面、填补组织缺损等作用。肉芽组织中新生毛细血管，可为组织修复提供氧和必要的营养物质，毛细血管新枝约每日延长0.1~0.6mm。成纤维细胞在伤后48~72小时即迁入创面，第5~6天起产生胶原纤维，其后一周胶原纤维形成最为活跃，以后逐渐缓慢。当肉芽组织生长填平组织缺损后，也为上皮细胞迁移和再生提供支架。若创面过大，再生表皮难以完全覆盖创面，常需植皮进行修复。

（三）重塑期

组织重塑又称组织改建或重建。当肉芽组织形成和再上皮化后，创伤愈合过程并未停止。重塑期中主要表现为肉芽组织逐渐成熟，即向瘢痕组织转化，包括胶原更新、胶原纤维交联增加、毛细血管网消退等。组织重塑期可延续到伤后数周甚至2年，以达到尽可能恢复组织结构和功能的目的。

二 皮肤创伤愈合的类型

根据损伤程度、是否感染和医疗处置与否，创伤愈合可分为以下几种类型。

（一）一期愈合

见于组织缺损少、创缘整齐、无感染、缝合后创面对合严密的伤口，其再生、修复过程迅速，常见于无菌手术切口。这种伤口在24小时内有轻微炎症反应，48小时内表皮再生可将伤口覆盖，约3~4天毛细血管从伤口边缘长入，成纤维细胞增生并迁移至伤口，5~7天伤口两侧便出现胶原纤维连接，此时伤口达到临床愈合标准，可拆线。一期愈合所需时间短，形成瘢痕少。愈合后再经过数月或更长时间的重塑期，切口逐渐"变白"，形成一条近肤色的线状瘢痕。

（二）二期愈合

见于组织缺损较大、创缘不整齐、无法准确对合或伴有感染的伤口。这种伤口需经肉芽组织填补缺损后方能愈合，所需时间长，形成瘢痕大。与一期愈合伤口不同，二期愈合伤口中变性坏死组织多、炎症反应明显。只有待感染被控制、坏死组织被清除以后，再生才能开始。

（三）痂下愈合

伤口表面的血液、渗出液及坏死组织形成痂，在无感染情况下，再生的表皮可在痂下从伤口边缘长入，表现为痂下愈合。待上皮化完成后，痂即脱落。痂通常较干燥，不利于细菌生长，对伤口有一定保护作用。若痂下渗出液较多或有细菌感染，则不利于愈合。

三 皮肤创伤修复的影响因素

损伤程度和组织细胞的再生能力，是影响皮肤创伤修复的基本因素，其他如致伤因素种类、有无异物、是否合并感染等，也决定皮肤创伤愈合的类型、时间及瘢痕大小。通过对皮肤创伤修复影响因素的理解，可以在临床实践中创造有利条件，避免不利因素，促进创伤愈合。

（一）全身因素

1. 年龄 随着年龄增长，组织再生能力逐渐减弱。青少年的组织再生能力强、愈合快，老年人则相反。老年人愈合慢，还与血管硬化、血液供应减少有关。

2. 营养状况 严重的蛋白质缺乏特别是含硫基的氨基酸缺乏（如甲硫氨酸、胱氨酸），维生素C、B_2、B_6和A的缺乏，微量元素锌的缺乏等，均可导致肉芽组织及胶原形成不良，伤口愈合延缓。

3. 系统用药 糖皮质激素系统用药可促进分解代谢，抵消蛋白的合成作用，大剂量可抑制毛细血管生成、成纤维细胞增生，并减慢上皮形成的速度。服用青霉胺可干扰胶原交联、妨碍胶原纤维的稳定性，对再生修复有抑制作用。

4. 全身性疾病 如恶性肿瘤、低氧血症、贫血等均能抑制细胞功能，对创伤愈合不利。糖尿病由于微小血管病变及感染等并发症，常常影响创伤愈合。

（二）局部因素

1. 局部血液循环 创伤区局部血液循环状况良好有利于创伤修复。临床上所用的红外线、热敷等疗法均可改善局部血液循环状况。局部血液循环一方面保证组织再生所需的氧和营养，另一方面对坏死物质的吸收及控制局部感染也起重要作用。

2. 感染与异物 感染对再生修复的妨碍甚大。许多病原微生物能产生一些毒素和酶，溶解基质或胶原纤维，加重局部组织损伤。伤口感染时渗出物增多，可增加局部伤口张力，引起感染扩散或伤口裂开。

3. 异物 伤口中的异物常导致炎症反应，引发组织损伤并妨碍创伤愈合。

4. 神经支配 神经营养对组织再生有一定的作用。临床上可见麻风病引起的溃疡不易愈合，就是由于神经受损所致。此外，自主神经损伤使局部血液供应发生变化，也影响组织再生。

5. 电离辐射 局部的电离辐射能破坏细胞、损伤小血管、抑制组织再生，最终影响创伤的愈合。放射性溃疡非常难以愈合，即是电离辐射的原因。

6. 手术因素 创口缝合过紧或张力过大、术中电灼过度等，均可影响组织血液供应，造成局部组织缺血坏死。

（邓　军）

第三节　皮肤外科基础知识

针对需要外科治疗的皮肤疾病，可以基本确立皮肤外科的实施范围。

一 皮肤外科手术及适应证

皮肤外科手术大致可分为：疾病的治疗性手术、非疾病性的美容皮肤外科治疗以及疾病的诊断性手术。

（一）治疗性手术

1. 体表的良、恶性肿瘤 常见的良性肿瘤有色素痣、脂肪瘤、表皮囊肿、皮肤纤维瘤、脂溢性角化症、皮脂腺痣、疣状表皮痣及汗管瘤等；常见的恶性肿瘤有基底细胞瘤、鳞状细胞癌、Bowen病、Paget病及恶性黑素瘤等。

2. 先天性畸形及遗传性疾病 副乳、副耳、甲状舌骨腺囊肿、骨膜增生厚皮症、血管瘤、神经纤维瘤病、腋臭、多毛症等。

3. 创伤及感染性疾病 烧伤、外伤所致瘢痕及所引起的秃发、挛缩、面部及躯干的外观形态的改变，皮肤及软组织缺损等的修复性治疗及功能再恢复；细菌、真菌、病毒及其他病原微生物感染所引起皮肤组织的脓肿、溃疡、赘生物及缺损等，如各种病毒疣、梅毒、麻风所引起的溃疡、组织缺损、畸形的修复。

（二）皮肤美容的外科治疗

皮肤非疾病性的美容外科治疗主要是指以手术、药物（化学外科）及激光、冷冻等方法纠正影响形体、容貌审美学上缺陷或不足的方法，是一种锦上添花的行为。美容皮肤外科目前主要开展的手术及治疗有：腋臭、白癜风、色素痣、太田痣、鲜红斑痣、酒渣鼻、毛发移植、眼袋去除、瘢痕疙瘩以及各种原因所致的瘢痕、秃发、眉脱失、不良文身等，这些疾患及缺陷均可以通过各种皮肤外科的手术或物理、化学的方法进行治疗，以达到最佳的美容效果。

另外，对皮肤、皮下软组织造成的外观和形态结构上的不足，也可以通过皮肤外科的治疗获得重塑，如局部皮下脂肪堆积、单睑、鞍鼻、小乳症及皮肤老化等。

（三）疾病的诊断性手术

为疑难性皮肤病、皮肤肿瘤的病理诊断及深部真菌、病毒、分枝杆菌等的特异性感染的病原体培养，提供必要的组织标本以获得可靠的诊断，来指导临床选择正确的治疗方案。对于一些较小的皮损可采用一次性全部切除，同时做必要的医学检查，有可能达到彻底的治愈，如病理提示为皮肤恶性病变时，则仍需采取进一步的扩大手术等治疗措施。

二 其他皮肤外科治疗

皮肤外科除了手术，还包括某些非手术的治疗方法，如激光外科（laser surgery）、化学外科（chemosurgery）、冷冻外科（cryosurgery）、电外科（electrosurgery）和注射外科（injection surgery）等，采用这些方法可以完全或部分地达到与外科手术相同的效果，甚至某些方面的治疗效果优于手术，弥补了手术治疗的不足。

三 皮肤外科手术的基本操作技术

（一）皮肤切口的设计

皮肤外科手术切口设计的原则为：

1. 在便于手术操作的前提下，切口的长轴尽可能与皮纹或生理性皱纹相一致，或与langer线（图9-1）平行。此时切口线与弹性纤维的长轴一致，弹力纤维对切口的拉力最小，缝合后的张力最小，愈合后瘢痕最小。身体有些部位皱纹线与langer线是一致的，而有些部位则不一致，如面部皱纹线则与langer线垂直。Webster在1935年建议切口应按照皱折线进行，这一意见逐渐为人们所接受，有的部位与langer线不一致，切口与皱折线平行是可取的（图9-2）。

2. 切口尽可能选择在隐蔽处，以达到美容效果（图9-3）。

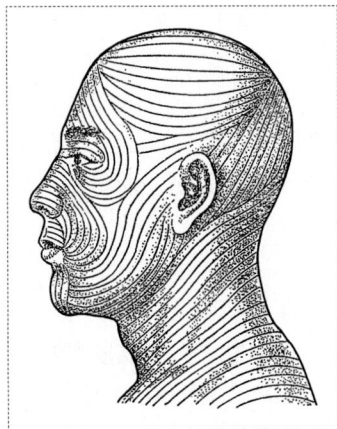

图9-1　皮肤langer线

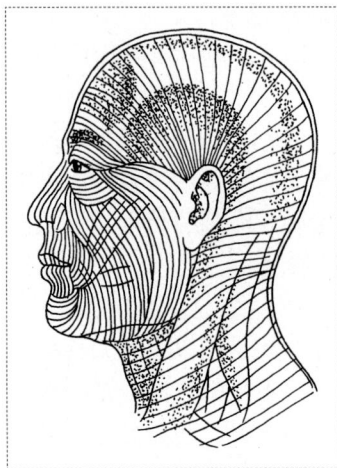

图9-2　皮肤皱折线

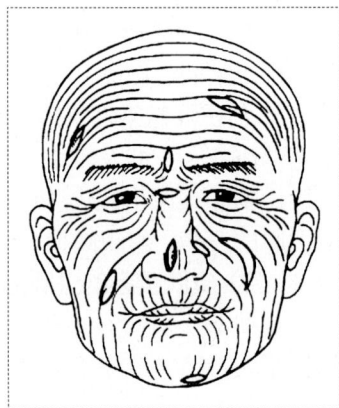

图9-3　面部切口在隐蔽处或与皮肤皱纹相平行

3. 切口的方向最好与神经和血管走行相一致，以免损伤血管神经。

4. 在四肢关节部位，切口不要垂直跨越关节平面，若不得不跨越关节面时，经关节正中线可采用Z形、S形或锯齿形切口，以防止因纵形直线瘢痕挛缩而影响关节的运动。

（二）皮肤切开

皮肤切开时须注意以下几点：①**正确的持刀方法**：皮肤外科手术相对普外科来说比较精细，多采用执笔式（图9-4）。②**选用锐利刀剪**：保证切口切开准确迅速，避免来回拉锯式的切割而形成锯齿样外观，同时也可减少对周围组织牵拉的损伤。在皮肤松弛部位切开后可采用剪刀沿术前的划线剪开皮肤。③**运刀要正确**：切入皮肤时，一般先垂直下刀，然后平滑切开至尾端再垂直出刀，用力要均匀，通常应使刀刃与皮面呈垂直切开或稍向病变组织外侧偏斜（图9-5），可预防日后因弹力纤维牵拉收缩使切口瘢痕变宽。④**在有毛发的部位如头皮或眉毛切开皮肤应与毛发生长方向平行呈倾斜切开，以减少毛囊的损伤，防止术后脱发。**

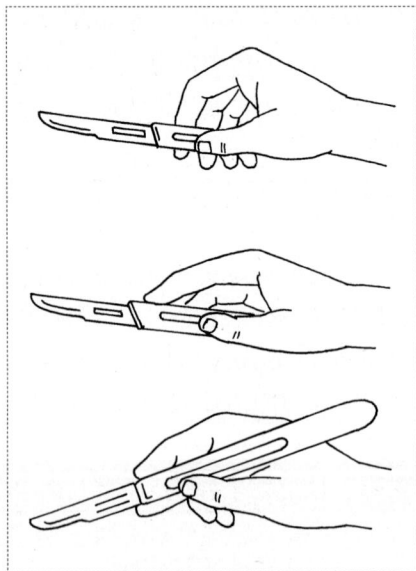

图9-4　正确持刀方法

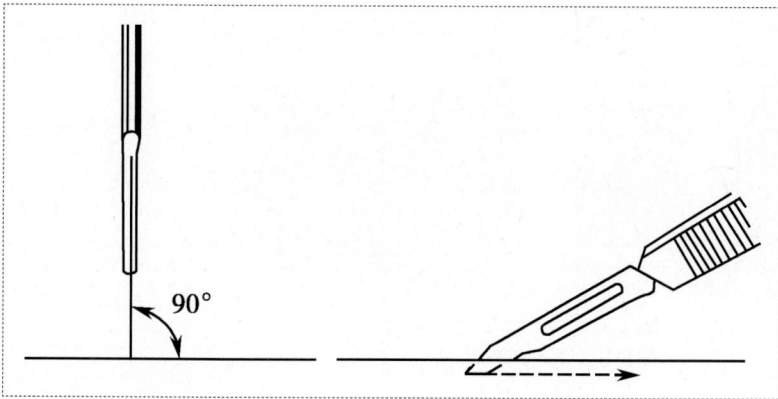

图9-5　正确运刀方法

（三）剥离

手术中的剥离旨在切缘两侧将皮下组织进行分离，以更充分地暴露术野便于手术，同时减少切口两侧的张力，有利于无张力缝合，以减少术后的瘢痕形成。剥离的基本方法有：采用手术刀或剪刀在直视下准确地剪、切等锐性分离组织，也可采用手指、刀柄、剥离子及其他剥离器械钝性剥离，有些部位还可以用锐性剥离和钝性剥离相结合的方法。具体选择要根据手术的部位来决定。

（四）止血

术中的止血方法主要有以下几种：①局部麻醉药品中加入适量肾上腺素（1∶200 000），可使局部血管收缩，减少毛细血管的渗血；②压迫止血，对于渗血较多也可用50~60℃温盐水纱布压迫数分钟即可止血，但纱布温度不可过高，以免烫伤；③浅表小血管出血压迫无效时，采用血管钳钳夹止血；④对于细小的活动性出血或小动脉、小静脉出血，上述方法不能奏效时，也可以用双极电凝的方法，因其损伤较小，无火花，而被皮肤外科广泛使用；⑤对于活动性大血管出血，尽可能采用确实可靠的止血方法，一般采用结扎止血，对于较大的血管最好进行缝扎。

（五）清洗与引流

对于不同手术及创面的清洗应有所区别。较大创面，组织暴露时间长，组织碎片多，可采用庆大霉素盐水反复冲洗清洁创面，皮肤肿瘤切除后创面可采用氟尿嘧啶盐水冲洗，对于化脓性感染组织创面，可采用过氧化氢溶液及生理盐水冲洗。对于术后可能有渗血或有死腔存在的，须放置引流皮片或负压引流皮管等。

（六）缝合

皮肤切口的缝合应遵循组织的解剖层次逐层对位、不留死腔的原则。缝合中尽可能地采用细针、细线，保证切口整齐，减少术后的瘢痕。皮肤切口缝合的常用方法有以下几种。

1. **间断缝合**　这是最常用的缝合方法，操作时从一侧组织进针，经切口深部从对侧相应对称部位组织穿皮而出、打结，适合于各个解剖层次的缝合。

2. **皮内缝合**　可分间断皮内缝合和连续皮内缝合两种方法，多用于面部美容手术，可减轻皮肤表面的张力，以减少切口瘢痕的分离。间断皮内缝合操作时先从一侧真皮下进针、真皮出针，再从对侧真皮进针下方深部组织出针，然后打结（图9-6），结扎线结留置于深层避免了线结反应。连续皮内缝合是在切口一端皮肤上进针，于创口内穿出，再横向地在真皮内穿过对侧真皮层，如此蛇形跨越创缘，最后在创口另一端皮肤上穿出（图9-7），缝合完成后用透气胶纸固定，缝合线用可吸收线而无需拆线或光滑尼龙线易于抽除。

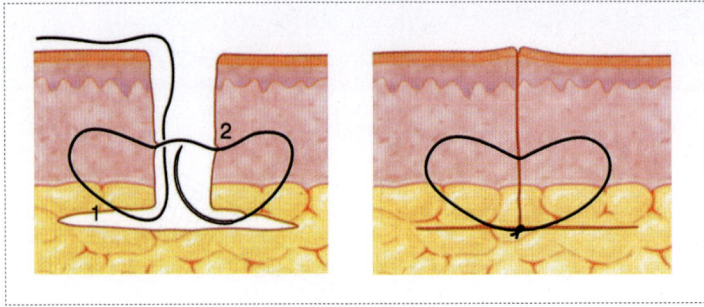

图9-6 皮内间断缝合

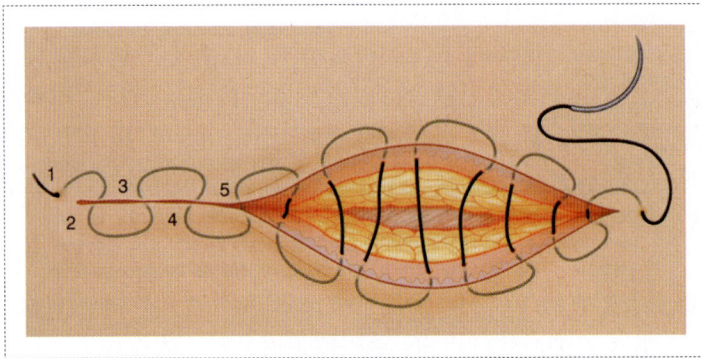

图9-7 皮内连续缝合

3. 褥式缝合 褥式缝合常用于在缝合时皮肤创缘易内卷的皮肤创口（如阴囊皮肤等），可使创口边缘轻度外翻对合整齐，褥式缝合分为水平褥式缝合和垂直褥式缝合两种方法（图9-8、9-9）。

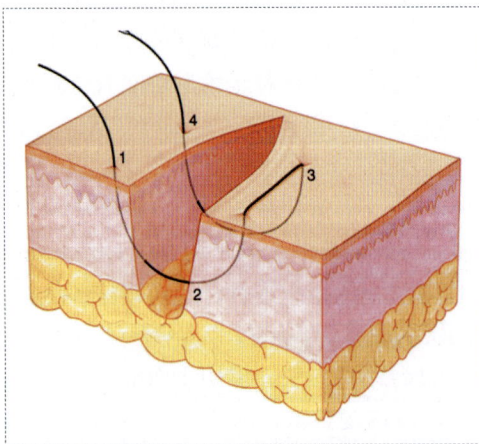

图9-8 皮肤水平褥式缝合

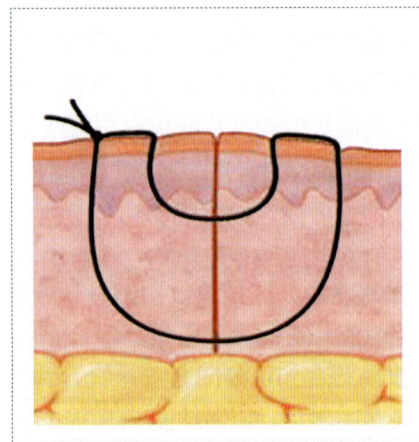

图9-9 皮肤垂直褥式缝合

（方　方）

第四节　皮肤外科基本原则

尽管皮肤外科手术种类繁多，但都必须遵循基本操作原则。只有在遵循基本原则的前提下，灵活运用各种皮肤外科技术才能收到满意效果。

一　微创或无创原则是皮肤外科的最基本原则

任何外科手术对组织都有一定的损伤，如何在外科治疗中使组织受到最小程度损伤，以期获得最好的修复和美容效果，是衡量皮肤外科医生手术水平的重要指标。相对于其他基本操作原则，微创或无创无痛原则是皮肤外科医生进行手术治疗和非手术治疗时必须遵循的最基本原则。皮肤外科的微创原则是指采用最小的手术切口，客观上尽可能减少对组织的不必要损害，不以牺牲正常皮肤组织为代价进行外科手术治疗。

外科手术毕竟是一种有"缺陷"的技术，手术中的每一个动作都可能使组织细胞遭受损伤与破坏。如过度夹持、挤压、牵拉、过度电凝止血、过热的湿敷等，均可能使部分组织细胞坏死。坏死的组织细胞将成为细菌的培养基，若坏死组织过多，则增加创口感染机会，也使愈合后的创口瘢痕组织增多。因此，手术者必须遵循微创或无创原则，术中牢固树立保护组织的观念，且这种观念贯彻于切开、止血、结扎、剥离、缝合等每一操作环节中，手法稳、准、轻、快，将手术本身的损伤减少到最低程度。

例如，皮肤切口走向应与Langer皮纹线、皮肤自然皱纹线一致，这样可使皮肤内部的弹力纤维被切断的数量减少，创口张力减小，愈合后瘢痕不明显。切开皮肤时应使刀刃与皮面垂直或偏向切缘的内侧，使缝合后皮缘轻度隆起外翻，以缓解愈合后切口瘢痕向外扩宽的情形。有毛发区域切开时，刀刃应与毛发方向平行，以免损伤过多毛囊造成毛发脱落。在组织剥离时应准确掌握解剖层次，精巧分离组织，避免误伤组织。术中电凝止血应精确，切忌过多夹持周围组织，造成大块组织炭化。缝合时使用锐利精细的缝合针线，使皮肤平整对合，必要时采用皮下减张缝合。

随着科学的进步，以前一些需要手术切除的皮肤疾病也可采用无创的治疗方法，这样就免除了患者的手术痛苦，弥补了手术的创伤和不足。如采用射频技术改善皮肤皱纹，肉毒素注射治疗皮肤皱纹，均使患者或求美者免除了创伤较大的皮肤除皱术。基于选择性光热作用理论出现的新型激光设备，也使较多的皮肤疾病进入了无创治疗阶段。

二　有创手术治疗的基本操作原则

皮肤外科手术均是在体表皮肤施行手术，除满足疾病的治疗要求外，还应考虑术后的美容效果。随着生活水平提高，人们在治疗疾病的同时，对美的追求也更加迫切，对此皮肤外科医师应有充分认识。为了获得较好的手术效果，除遵循微创或无创原则外，手术操作还应遵守以下基本原则。

（一）无菌操作原则

无菌操作原则是任何外科手术都应严格遵守的原则，无菌操作始终贯穿于手术的全过程。为了使外科手术在无菌条件下进行，手术室和手术器械应严格消毒，术前按规定洗手、穿无菌手术衣、戴手套。手术部位按规定消毒，在鼻、眼、口腔、外阴等特殊部位不易做到绝对无菌时，应作好术前准备。术中器械的使用和传递，应按操作规范执行。使用的组织代用品、植入材料等应确保无菌。术后伤口换药、拆线等也要严格无菌操作。严格的无菌操作是保证手术效果、预防感染最有效的方法，抗生素仅起预防和治疗作用，不能代替无菌技术。

（二）无张力原则

皮肤切口若缝合后张力过大，会使组织器官牵拉变形导致功能障碍，还会使组织挤压明显、局部血供障碍，导致组织坏死、伤口裂开以及术后增宽的瘢痕，影响美容效果。因此应避免在过高的张力下关闭创面。术前手术方式的选择、切口的设计、手术创面的修复方式等均应做充分评估及精密设计。当切口有张力时应充分剥离周围皮肤使之有较大的移动度，行皮肤缝合时还可进行皮内分层缝合，使张力消灭在皮下。若手术创面较大时，应选择局部皮瓣转移修复，必要时游离皮片植皮修复，不应勉强缝合。总之，在保证彻底治疗的同时，还要考虑术后的美容效果。

（三）无血肿、无死腔原则

血肿是由于术中止血不彻底或术后引流不畅，致血液在皮下或组织中聚集所致。血肿形成后将成为细菌的培养基，导致感染发生及组织坏死。某些部位的血肿危险性很高，如除皱术后位于颈部的高张力性血肿会影响呼吸，眼袋手术眼球后血肿可导致失明。血肿的形成一般与以下因素有关，应做好相应排查和处理：①患者凝血机制存在问题，术前做好相关检查，如出凝血时间和血小板等相关化验；②术中止血不彻底，或局部麻醉时加入了肾上腺素暂时性掩盖了出血，导致术后继发性出血；③闭合伤口时未严格按正常解剖层次逐层对合，造成局部遗留死腔，术后死腔中缓慢渗血即可形成血肿。故术中应正确缝合切口，术后加压包扎固定要牢靠，必要时应放置引流。术后应严密观察，发现血肿应及时清除。

（四）无创面原则

皮肤组织是覆盖全身的包装器官和审美器官，皮肤外科手术应使皮肤保持完整而不应有创面和缺损。另外，手术创面旷置也增加了感染机会。因此应使手术创面尽可能地修复，对于较大的创面和缺损可以通过皮瓣转移或皮片移植来修复。

（五）无痛原则

目前越来越多的患者希望在完全无痛和无记忆状态下接受外科手术，但任何手术本身均会产生疼痛，患者紧张和恐惧也会加重疼痛不适感觉，而皮肤外科手术绝大部分采用局部麻醉，有时又不能保证完全无痛，甚至出现因疼痛而放弃手术治疗。随着麻醉学的发展，已经可以使外科手术达到在完全无痛和安全的条件下进行。无论皮肤外科手术大小，均应满足患者的无痛要求。除较大手术采用全身麻醉外，采用局部麻醉的皮肤外科手术术前应综合评估患者身体情况，消除其紧张恐惧心理，选择最佳的麻醉方法。

（邓　军）

第五节　面部常用皮瓣成形术

一　概述

（一）皮瓣的定义

皮瓣（skin flap）由具有血液供应的皮肤及其附着的皮下组织所组成。皮瓣在形成过程中必须有一部分与本体相连，此相连的部分称为蒂部。蒂部是皮瓣转移后的血供来源，又具有多种形式，如皮肤皮下蒂、肌肉血管蒂、血管蒂（含吻接的血管蒂）等，故皮瓣又称带蒂皮瓣（pedicle skin flap）。

（二）皮瓣的分类

20世纪70年代后，按皮瓣的血液循环的类型提出了以下分类：①随意皮瓣，由肌皮动脉穿支供血，缺乏直接皮动脉。②轴型皮瓣，由直接皮动脉及肌间隔动脉供血。

（三）皮瓣的设计原则

1. 缺损的评估　皮瓣的应用主要是修复缺损，恢复功能与外形，因此皮瓣的设计原则首先是要判断缺损情况，主要包括：①部位；②大小；③形状；④缺损原因；⑤缺损深度；⑥缺损周围组织的情况：如血液供应、有无瘢痕等。

2. 供瓣区与皮瓣类型的选择　皮瓣转移到缺损区到完全成活，主要依赖于血管供养。因此，应尽量选用以血供丰富的皮瓣。需要考虑：①血液供应方式；②皮瓣的转移方式；③皮瓣的构成，尽量减少供皮瓣区的畸形与功能障碍。

二　各类皮瓣及其适应证

（一）带蒂皮瓣

1. 随意皮瓣　随意皮瓣（random pattern skin flap），亦称皮肤皮瓣，由于皮瓣中不含知名动脉，仅有真皮下层血管网，有时也带有皮下层血管网，因此皮瓣移植时应注意长宽比例限制，在面部，由于血液循环丰富，根据实际情况可设计为2~3∶1，个别情况可达4∶1。随意皮瓣目前均属近位带蒂皮瓣，远位带蒂皮瓣实际上已让位于游离皮瓣而不再使用。在操作时注意剥离平面的层次，并力争厚薄深浅一致，以保持血管网的延续性不受损伤。此类皮瓣分为以下几种：

（1）推进皮瓣（advance skin flap）：又称滑行皮瓣（sliding skin flap），是利用缺损创面周围皮肤的弹性和可移动性，在缺损区的一侧或两侧设计皮瓣，经切开及剥离掀起后，向缺损区滑行延伸以封闭创面。此类型皮瓣较多，常用有单蒂滑行皮瓣（图9-10）、双蒂滑行皮瓣（图9-11）、V-Y或Y-V滑行皮瓣（图9-12）、皮下带蒂滑行皮瓣。皮瓣设计应略大于缺损，因皮瓣形成后常略有收缩。切取皮下脂肪的厚薄，应视缺损处的需要而定。适用于额部、眉部等面部的组织缺损修复，V-Y成形术则比较适合于口周、眼周的畸形修复。

（2）旋转皮瓣（rotation skin flap）：指选择缺损附近的皮肤组织形成各种形态的皮瓣，利用旋转的方法以整复缺损，称为旋转皮瓣。设计时应注意皮瓣的旋转点及旋转半径要足够长（图9-13），否则仍然不能达到满意整复缺损的目的。几乎适用于面部各个部位的缺损修复，如鼻唇沟皮瓣（图9-14）、菱形皮瓣（图9-15）、双叶皮瓣（图9-16）等。

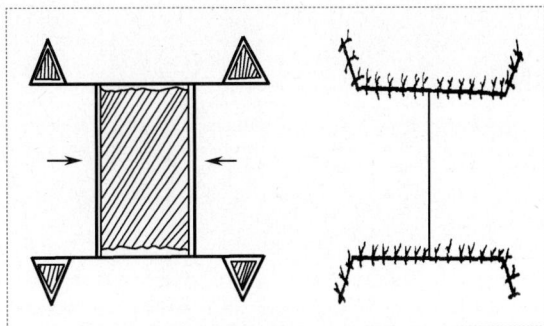

图9-10　单蒂滑行皮瓣

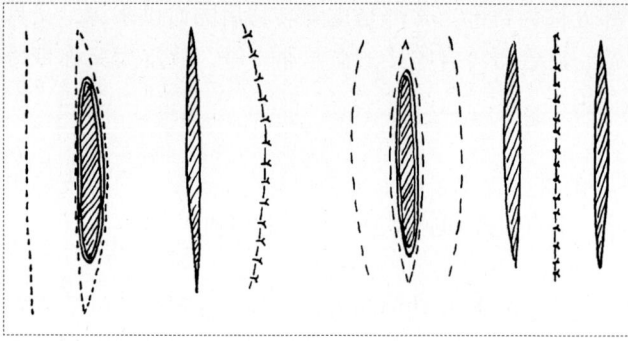

图9-11 双蒂滑行皮瓣

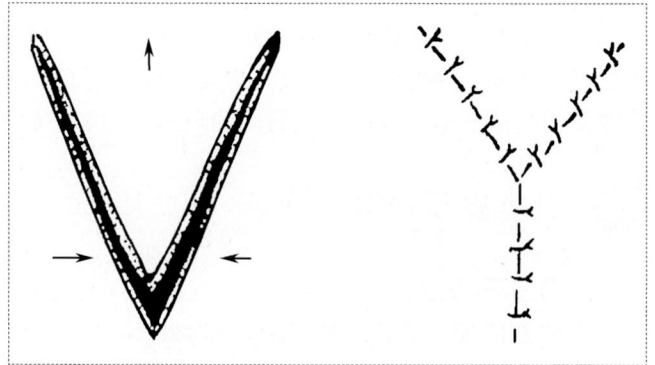

图9-12 V-Y 成形术

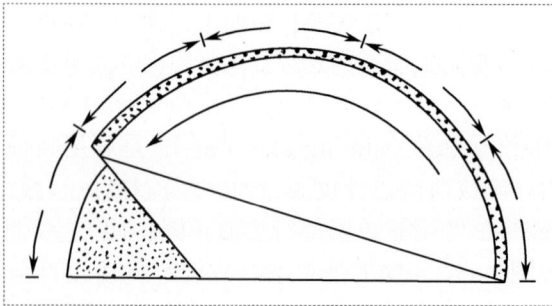

图9-13 旋转皮瓣示意图

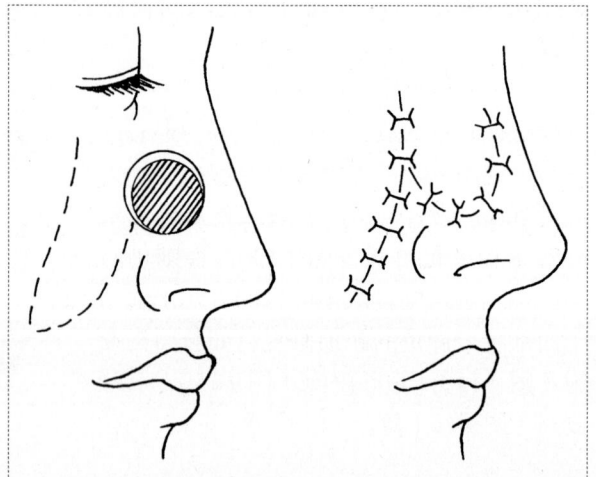

图9-14 鼻唇沟皮瓣

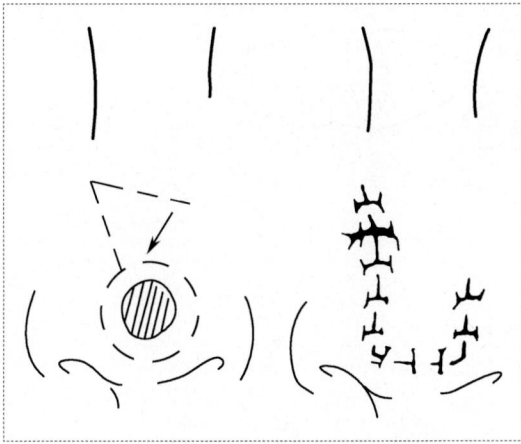

图 9-15 菱形皮瓣

（3）易位皮瓣（triangle skin flap graft）：又称对偶三角交叉皮瓣、交错皮瓣或 Z 成形术，是由皮肤三个切口连接成 Z 形而构成两个相对的三角形皮肤组织瓣（图 9-17、9-18），将皮瓣分离，并使两个三角形皮瓣彼此交换位置后缝合。这种手术多应用于狭长形的索状瘢痕挛缩，以改变瘢痕组织的牵引方向，解除挛缩；亦可用于恢复错位的组织或器官的正常位置与功能；也可用于长切口的闭合以预防术后瘢痕挛缩。

此类手术方法较多，操作简便，效果较好，既能恢复局部功能，又能改善外观，故皮肤外科与美容外科应用较广泛。连续 W 或 M 成形术（图 9-19），是多个 Z 成形术的组合。

2. 轴形皮瓣　轴形皮瓣（axial flap），亦称动脉皮瓣（arterial flap），特点是有一条知名血管供血，因而只要在血管的长轴内设计皮瓣，一般可不受长宽比例的限制。在面部修复中，典型的代表是以颞浅血管为蒂的额部皮瓣。

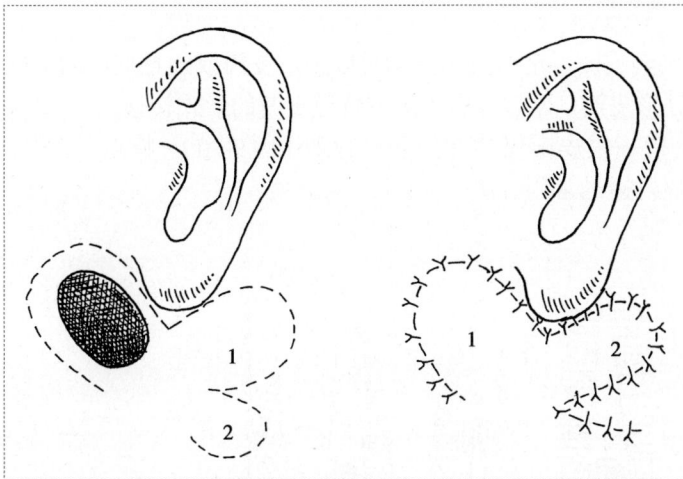

图 9-16　双叶皮瓣

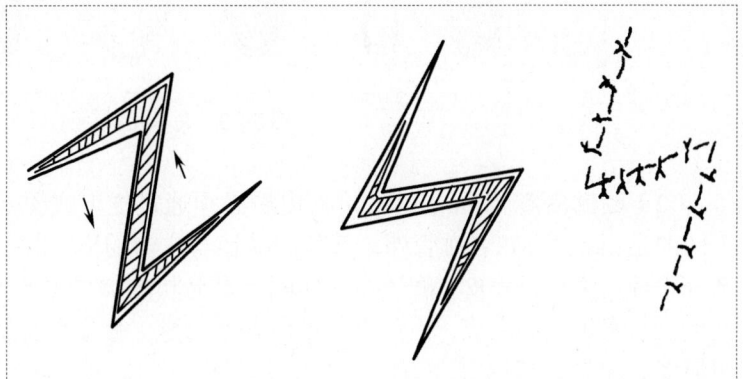

图 9-17　Z 成形术示意图

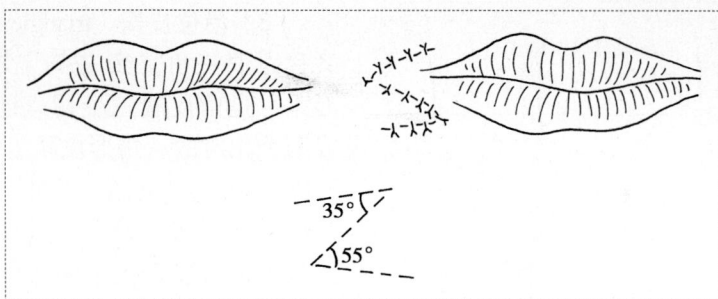

图9-18 Z成形术

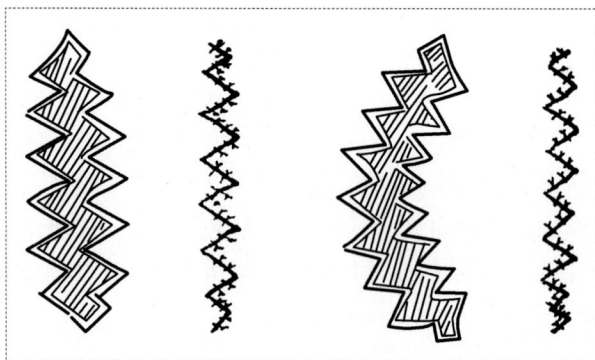

图9-19 W或M成形术

作为带蒂皮瓣的一种，上述的旋转皮瓣、滑行皮瓣等均可以轴形皮瓣或随意皮瓣的形式转移，此外，作为含有知名血管的轴形皮瓣，常以岛状皮瓣或隧道皮瓣的形式转移。

（1）**岛状皮瓣**（island flap）：系指一块皮瓣仅含有一条血管蒂（图9-20）。特点是蒂长，经过皮下转移灵活，常被认为是行眉再造的常用方法。

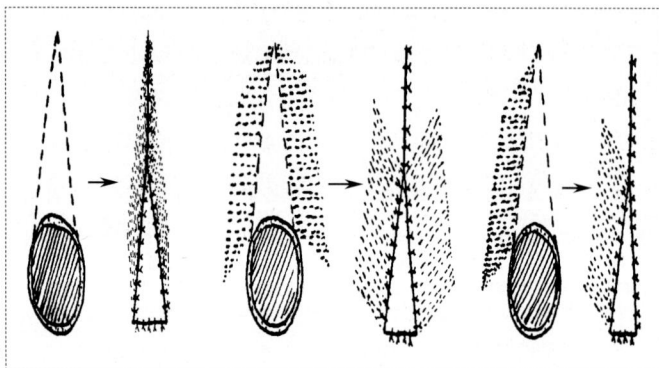

图9-20 岛状皮瓣

（2）**隧道皮瓣**（tunnel flap）：指皮瓣必须通过皮下或深部组织进行转移。与岛状皮瓣不同的是：除含有知名血管外，蒂部的横径与皮瓣的横径相一致，仅仅是在通过隧道的一部分蒂部被去除了表皮。隧道皮瓣实际上是岛状皮瓣与皮下皮瓣的结合与发展。其最大的优点是手术可一次完成，而无需二期断蒂或修整。修复面部缺损时，以额颞部隧道皮瓣应用最多。

（二）游离皮瓣

游离皮瓣是软组织缺损的主要修复方式之一。行游离皮瓣移植时，毫无例外地均应行血管吻合术，因此手术医师一定要掌握和通晓显微血管外科的技术和知识，才能获得最大的成功。

（三）管状皮瓣

亦称皮管移植，实际是一种卷起来的完全封闭无创面的远位皮瓣，从血供形式来说，它又属于带蒂皮瓣，所不同的是它具有双蒂（有时可设计为3蒂）。由于此类皮瓣治疗时间较长，且需二期手术，现已较少使用。

（何　黎）

第六节　肿瘤切除术

与人体其他各脏器肿瘤的主要治疗手段相类似，手术切除仍是目前治疗皮肤肿瘤的最主要方法。由于皮肤肿瘤组织来源和生长方式的特殊性，其中的绝大多数甚至包括一些恶性皮肤肿瘤通常不会引起严重的自觉症状和在短时间内影响患者寿命，加之对疾病本身性质认知的欠缺，患者往往缺乏足够重视。但皮肤肿瘤位于患者体表显露部位，生长过程中难免影响外观，造成美容缺陷甚至形体毁损，因此，美容诉求有时反倒成为大部分患者首诊的主要原因。所以，这就提醒医务人员在手术治疗中，不光要力争达到去除皮损、恢复患者健康状态以及改善生活质量、延长生命的目的，还有一个不可忽视的重要方面就是尽可能地减少手术后造成的外观影响，以求达到治疗目的和美容效果的协调和有机统一。

在实际操作过程中，应根据肿瘤的生物学特性、生长部位、生长方式等因素，结合患者个体情况综合考虑，制订合理的治疗方案，以求术后效果的最优化。

一　肿瘤切除术的基本原则和注意事项

（一）基本原则

皮肤切除过程中，除了应遵循皮肤外科手术的一些基本原则外，还应遵循以下几项原则：

1.肿瘤切除手术中，首要任务就是判断皮损的生物学性质。对于临床上不能确诊以及高度怀疑恶变可能的皮损，术前应常规进行皮肤病理检查，以助于皮损病变性质的确定，为手术方式的选择和判断预后提供依据。

2.治疗过程中，应将体格检查、影像学检查以及病理检查等多种手段相结合，以确定肿瘤临床边界和扩散程度，判断肿瘤术后是否有残留或是术前已经出现器官转移，为制订手术方案及实施相应的辅助治疗提供指导。

3.根据肿瘤性质、生长部位、病变严重程度、患者自身要求等因素，制订个体化的治疗方案，在尽可能完整去除皮损的前提下，最大限度地减少手术引发的美容缺陷和各类术后并发症。

4.在确保达到相同手术目的的前提下，尽可能选择较为简单易行的手术方法，以减少辅助切口和组织损伤，达到手术方式的最简化和术后效果的最优化。

5.虽然手术治疗是皮肤肿瘤的主要治疗方法，但是由于其具有高风险性、有创性、复杂性、术后恢复期长等特点，所以当某些肿瘤可以用其他方法治疗时，我们应权衡利弊，综合考虑，尽量选择非手术治疗方法，尽量减少对组织不必要的损伤，以取得较好的美容效果。以达到治疗效果的最优化。

（二）注意事项

1. 良性皮肤肿瘤一般不需要扩大切除。在手术过程中，若肿瘤有包膜，可在包膜外将肿瘤完整切除；若无明显包膜或包膜不完整，可沿肉眼观察边界适当向外扩大1~2mm将肿瘤切除。在不能确定肿瘤良恶性质的情况下，可先行病理检查，再确定进一步手术切除范围。

由于恶性肿瘤往往呈侵袭性生长，边界不清且可能出现远处转移，所以在治疗过程中须行扩大切除术，尽量减少肿瘤组织残留，降低复发率和转移率。下面是几种常见皮肤恶性肿瘤的切除参考范围：①基底细胞癌：一般结节溃疡型切除的范围可局限在病灶周围2~5mm的正常组织内，硬化型切除的范围可扩大，在正常组织的1cm以上，深度达深筋膜；②鳞状细胞癌：当肿瘤的直径小于2cm时，扩大切除范围4mm，而大于2cm的鳞癌或者具有以下特征的鳞癌：组织学分级Ⅱ、Ⅲ和Ⅳ级，发生于头皮、耳部、眼睑、鼻部和唇部，以及侵犯皮下组织的肿瘤，则要求至少扩大至周围正常组织6mm；③鲍温病：距肿瘤边缘5~10mm即可，深度达皮下脂肪层；④乳房外Paget病：切除范围包括病变皮肤及邻近的大汗腺和淋巴组织；⑤恶性黑素瘤：在躯干和四肢近端直径小于2cm的黑素瘤，手术范围应包括周围1cm的正常组织，直径大于2cm的黑素瘤则应扩大至正常组织1.5cm的手术范围，对于在头颈、手足部的黑素瘤则至少扩大1.5cm，对于直径大于3cm的黑素瘤，则应扩大至周围2.5cm，若局部有淋巴结肿大，应做局部淋巴结清扫。若上诉肿瘤发生于肢体远端，且侵犯骨髓者，可行截肢术。

2. 术前应根据皮肤肿瘤所在部位的皮肤张力线、表情纹理线、身体轮廓线等设计切口线。切口线的长轴应尽可能与皮纹一致，并尽量选择隐蔽部位。关闭创面时，应尽量选择减少创缘张力的手术方法，准确、分层对位、无张力缝合，以减少瘢痕形成。

3. 术中避免损伤神经血管等重要结构，要彻底清除残留组织，以防复发，同时应注意防止肿瘤细胞种植和转移，缝合时避免死腔形成。

4. 手术切除后的皮损应送病理检查，并行5点检测，有条件时，建议行术中冷冻病检，以明确手术是否已切净。边缘阳性者，应及时行二次手术。

5. 术后应对患者进行随访，特别是恶性皮肤肿瘤患者，应定期随访，并行相关体格检查及辅助检查，既有利于观察手术效果和积累临床经验，又有利于发现早期转移病灶，为进一步治疗争取时间。

● 常用的皮肤肿瘤切除方法

由于各种皮肤肿瘤的生长部位、形态、质地等存在较大差异，不同患者之间对于相似肿瘤的疗效预期也存在主观差异，因此临床上应根据实际情况合理选择手术方法，以求达到最佳治疗效果。现将常用的几种手术切除方法介绍如下：

（一）削除术

又称剪除术，通常用于浅表性的良性肿瘤，如脂溢性角化症、软纤维瘤等，用手术刀或剪刀从基底部将其削除或剪除，创面止血后包扎。

（二）小切口剥离法

适用于生长位置较深的肿瘤，如脂肪瘤、各类囊肿等。手术时在肿瘤上方皮肤表面做一小型切口，随后深入皮下逐步分离肿瘤与周边组织，最后挤压出瘤体。切除囊肿时若遇到囊壁破裂或完整取出较困难时，可以先将囊内内容物挤压出，随后将残留囊壁取出。切口大小及形状可根据实际情况灵活调整，但远比整个肿瘤范围小。由于肿瘤切除后留下深在腔隙，应彻底止血，缝合时防止留下死腔，同时加强抗感染治疗。

（三）直接切除缝合术

是临床上最常用、最简单的手术方法，适用于各类良恶性肿瘤切除后，创口闭合张力不大，可直接拉拢缝合者。在有些情况下，直接缝合创面所需的切口线较长，缝合后外观效果反而欠佳，此时可根据具体情况酌情考虑使用局部皮瓣修复创面。

（四）分次切除术

是使用多次直接切除缝合术来切除面积较大、生长稳定的良性皮肤肿瘤，如大面积先天性色素痣、巨大皮脂腺痣等的手术治疗。接受此类手术患者，一般无法用皮瓣转移术修复创面，或者行皮瓣转移术后，增加的辅助切口反而不能达到美容要求。切除间隔时间可根据伤口愈合情况和肿瘤生长情况做相应调整。若怀疑部分肿瘤组织已发生恶变，可首先切除。应合理安排各部分组织切除的先后顺序，尽量使最后一次切除后遗留的瘢痕最小、最隐蔽，获得最满意的美容效果。

（五）即时皮瓣转移术

适用于各类肿瘤切除后创面较大、无法直接缝合，创缘张力较大、直接缝合可能引起创缘组织坏死，或者直接缝合需要延长较长的切口线等情况。此类手术需增加辅助切口及游离邻近组织，术中应彻底止血，必要时行皮下组织缝合，以免出现血肿和死腔。制订手术方案时需考虑皮瓣血供，以免术后皮瓣坏死。皮肤美容外科手术中最常用的皮瓣是局部皮瓣。根据血液供应可以分为：任意皮瓣和轴形皮瓣；根据皮瓣转移方式可分为：推进皮瓣、旋转皮瓣、易位皮瓣、交错皮瓣、翻转皮瓣及插入皮瓣等。手术中应根据创面实际情况灵活设计，也可将几种皮瓣有机结合。

（六）组织扩张术

是皮瓣转移术中的一种特殊类型。是利用手术后的延时扩张效应，使病变组织邻近部位获取额外的正常组织，以满足肿瘤切除后的创面修复需要。具体操作过程是将合适形状和容积的皮肤软组织扩张器埋植入肿瘤基底部或邻近部位，术后定期向扩张器内注入生理盐水，当正常组织扩张至满足二期手术要求时，将肿瘤组织切除并将扩张皮瓣覆盖修复创面。这种方法通常使用于面积较大、周边组织具有良好伸展性且生长较稳定的良性皮肤肿瘤，如先天性巨痣、大面积烧伤瘢痕等。手术过程中应避免扩张器破裂、不张、外露等并发症的出现。

（七）皮片移植术

适用于大面积肿瘤切除后，即时皮瓣转移无法修复创面，或肿瘤周边无法行扩张器埋植，以及患者无法耐受组织扩张术者；同时伴有深部重要组织结构裸露、局部血运条件差、严重感染的创面不适宜行皮片移植术者。根据皮片厚度分类，可分为薄层皮片、中厚皮片、全厚皮片和带真皮下血管网皮片，最常用的为中厚皮片。皮片移植术时，应特别注意植皮区域的血供情况，相应调整皮片厚度。血运较好时，可以使用相对较厚的皮片。皮片移植时，应尽量选取与植皮区周边组织颜色、质地近似的供皮区，颜面部等重要美学区域，以及头皮等特殊部位，应尽量避免使用皮片移植术。手术过程中应重点注意皮片的缝合和加压包扎，创面彻底止血，加强抗感染治疗以及术后护理和营养支持。

（八）Mohs 显微描记手术

Mohs 显微描记外科手术由 Frederic Mohs 医生于 20 世纪 30 年代早期发明。经过 20 余年的改进发展，1953 年，Mohs 尝试改用新鲜组织进行冷冻切片，将皮肤外科与特殊冷冻组织切片制作相结合。它能在直视下保证肿瘤完整彻底地切除，同时又能最大限度地减少手术切口面积。起源于单一灶性恶性细胞，并连续性生长的肿瘤是 Mohs 显微外科手术的绝对适应证，如：复发性基底细胞瘤和鳞状细胞癌。另外，原发性基底细胞瘤和鳞状细胞癌、隆突性皮肤纤维肉瘤、疣状癌、角化棘皮瘤、乳房外 Paget 病、Merkel 细胞癌、恶性黑素瘤等也是较好的适应证。具体手术方法将在相关章节中详细讲述。

（陈晓栋）

第七节　Mohs 显微描记手术

Mohs 显微描记手术是以美国医生 Frederid Mohs 的名字命名。早在 1941 年 Mohs 医生报道了皮肤恶性肿瘤的化学外科治疗，他采用氯化锌软膏原位组织固定 24 小时后切除组织，但这种方法引起患者疼痛且费时。1953 年 Mohs 医生对其进行改良，采用外科方法切取组织，对切下的新鲜组织进行冷冻切片以确定是否完全切除肿瘤。Mohs 显微描记术能够有效治疗常见皮肤恶性肿瘤，同时又保证术后缺损最小，目前被公认为治疗常见皮肤恶性肿瘤的金标准。该术式主要针对皮肤肿瘤，是皮肤外科领域中特有的术种，被认为是皮肤外科学作为皮肤科学亚学科存在的重要标志，它的出现极大地促进了皮肤外科学的发展。

一　Mohs 显微描记手术的临床意义

对于体表肿瘤，患者最关心的两个问题：①肿瘤是否能治愈；②术后是否会对外观造成影响。从 Mohs 显微描记手术的原理角度看，它正好解决了上述两个问题。首先，Mohs 显微描记手术能够在直视下保证手术切净肿瘤，虽然有时需要反复切除，但是多数情况下，手术能够在一天内完成。其次，Mohs 显微描记手术能够保证手术缺损最小，能最大限度地保留正常皮肤组织。这对于头面部的皮肤肿瘤，术后缺损的修复尤为重要，能获得较好的术后美观效果。

传统手术治疗原发性基底细胞癌 5 年治愈率只有 90%~93%，而采用 Mohs 显微描记手术治疗能够达到 98%~99%。对于复发性基底细胞癌，传统手术 5 年治愈率只有 80.1%，而 Mohs 显微描记手术治愈率能够达到 94.4%。以上事实说明，Mohs 显微描记手术有较好的应用价值。

二　Mohs 显微描记手术的基本原理

皮肤恶性肿瘤通常不是向外均匀侵袭生长，在某些方向上可能会形成"伪足"样生长模式。而皮肤恶性肿瘤传统切除及病理检测方法（面包片法和十字法取样法）仅是抽样检测，只适合于外界规则的肿物检测，所以很容易漏查残余肿瘤，尤其是"伪足"部分的残余肿瘤，最终误判"肿瘤切净"。如何能全面检测切下的肿瘤标本并准确研判是否有肿瘤残余呢？一般情况，切下的肿瘤标本大体是一个半球形，如果能够彻底检查其侧壁和底面，就实现了全面检测。由于组织具有弹性，所以如果下压肿瘤标本的侧壁，使其与底面处于同一个平面，此时横切该平面就可以检测到全部的侧壁和底面了，这就是Mohs显微描记手术全面检测保证肿瘤切净的基本原理。当然实际操作中，为了方便下压侧壁，可以将标本分成小块，也可以去除标本中央部分组织起到组织松解作用。为了便于切片，在行冷冻切片时还可以利用冷冻技术固定标本形状（图9-21）。

"保证手术原发缺损最小"的原理在于定向染色、定向标记和定向切除。实际操作中，根据肿瘤的位置和形状，在

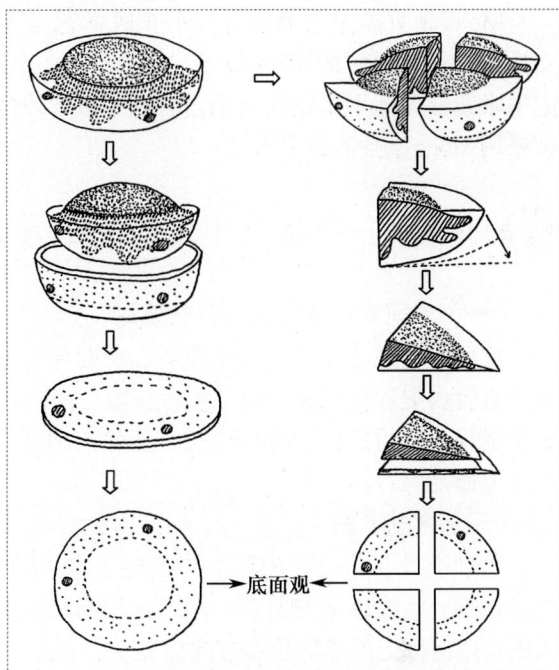

图9-21 Mohs手术原理图

一张模式图相应的解剖部位上描画肿瘤，切割下肿瘤标本后，根据肿瘤大小将其分割成若干块，每块标本都标号，并在模式图上标记每块标本的位置及代码。在标本的一个侧缘再用特殊染料染色并在模式图上标记，该染料不会在切片制片过程中洗脱，所以读片时可以进一步精确残余肿瘤的位置。医生据此可以准确精细地切除残余肿瘤，从而最大限度地保留正常皮肤。

三 Mohs显微描记手术的适应证

Mohs显微描记手术是通过彻底检测肿瘤标本外缘来判断肿瘤是否切净，故适用于单一灶性连续性生长的皮肤恶性肿瘤。通常认为以下皮肤肿瘤可以行Mohs显微描记手术：基底细胞癌、鳞状细胞癌、鲍温病、隆凸性皮肤纤维肉瘤、恶性纤维组织细胞肉瘤、疣状癌、皮脂腺癌、乳房外Paget病、平滑肌肉瘤、小汗腺腺性囊样癌、Merkel细胞癌、大汗腺癌等。

不同组织类型的皮肤恶性肿瘤侵袭性不同。例如基底细胞癌的常见组织类型有浅表型、结节型、硬斑病样型和微小结节型。后两者被公认为侵袭性较高。未分化型、低分化型、纺锤细胞型、棘层松解型鳞状细胞癌也属于侵袭性较高的肿瘤。建议对于侵袭性较高的皮肤恶性肿瘤一定要采用Mohs显微描记手术，因为该肿瘤是否被切净对患者预后的影响更为显著。研究认为当肿瘤直径大于2cm、肿瘤临床界限不清、放疗后继发肿瘤、免疫抑制继发肿瘤、儿童罹患的肿瘤等侵袭性较高，更易于复发，对于这类肿瘤也建议采用Mohs显微描记手术治疗。

皮肤肿瘤的解剖部位也与肿瘤复发率有关。眼周、鼻周、颞部、头皮、耳前、黏膜、嘴唇、肢端和生殖器等部位被认为是肿瘤高复发、高转移风险区域，建议采用Mohs显微描记手术彻底治疗。

Mohs 显微描记手术还有一个非医学意义上的适应证，即美观需要。许多患者，尤其是女性非常在意手术的美观效果，皮肤肿瘤又经常发生在光暴露部位，如前所述Mohs 显微描记手术能够保证手术缺损最小，有利于成形修复，故而从满足术后美观效果的需求出发也应该采用Mohs 显微描记手术。

四 Mohs 显微描记手术的手术方法

（一）术前评估及知情同意书填写

皮肤肿瘤患者尤其是老年患者，有时伴有慢性系统性疾病，术前评估中要特别注意是否有心血管病史和糖尿病病史。患者在填写知情同意时，应充分了解疾病和手术过程。如Mohs 显微描记手术可能持续时间较长，切除范围可能远大于肉眼可视的皮损，术后常需皮瓣或皮片成形修复等。

（二）术前准备

术前准备与术前照相基本与普通手术相同。Mohs 显微描记手术所特需的物品有组织标本染色剂、运输标本的器皿、用于标记的纸张等。另外，还需准备好皮损所在解剖部位的模式图，以便标记手术部位和方向。

（三）手术步骤（图9-22）

1. 切除和标记肿瘤 先在模式图上标记肿瘤的位置、形状。常规消毒、麻醉。沿肿瘤外缘1~3mm切除肿瘤，手术刀倾斜45°角向下切除组织，使最终肿瘤标本成碗状。可在肿瘤组织一侧做标记以判断原始方向，并在模式图上做相应标记。手术局部经止血包扎后，患者可暂休息等待。

2. 肿瘤标本处理 肿瘤标本分割成若干块，大小以能承载于载玻片上为准。分割后的标本，一侧染色，放入标有相应序号的格纸上，送病理室检测。在模式图上标记每块标本在人体上的位置、染色部位并确定序号。

3. 冷冻制片 标本侧壁下压至底面，将组织包埋于冷冻切片机冰头上的最佳温度化合物（OCT）中，待标本定形后从底面外侧缘开始切片。切片时注意表皮真皮是否完整，如有缺失应重切。每张切片标好号码，以便判断切片之间的层次关系。

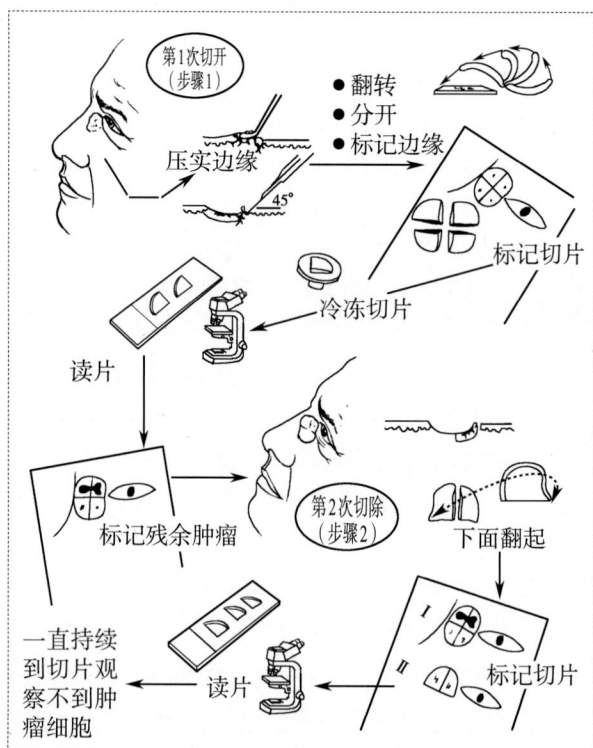

图9-22 Mohs手术步骤示意图

4. 阅片检查 根据Mohs 显微描记手术的原理，如果在切片的表皮侧有残余肿瘤，表明手术广度不够；如果在真皮或脂肪侧有残余肿瘤，表明手术深度不够；如果切片局部有大量炎症细胞聚集，也应按有残余肿瘤判断。发现有残余肿瘤时，在模式图的相应部位进行描记。

5. **切除残余肿瘤**　根据模式图在相应部位扩大切除。重复以上步骤标记切下的标本，直至无肿瘤平面出现。根据手术创面具体情况，采取相应方法修复手术创面。

（李　航）

第八节　皮肤磨削术

皮肤磨削术是医学美容换肤技术在临床上最为常用的一种方法，磨削术是对表皮和真皮浅层进行可控制的机械性磨削。磨削后，当创面愈合时，可改变皮肤表面的组织结构，使真皮的胶原纤维和弹性纤维重新排布，残存的皮肤附属器（毛囊、皮脂腺、汗腺）会迅速形成新的表皮，创面几乎不留有瘢痕。

一　适应证

（一）瘢痕、酒渣鼻等皮肤病
1. 疾病、手术、外伤留下的线状、浅表性、凹凸不平的瘢痕。
2. 痤疮遗留的凹陷性瘢痕。
3. 面部粗大的毛孔或细小的皱纹。
4. 水痘后遗瘢痕。
5. 酒渣鼻和毛细血管扩张。

（二）色素性皮肤病
1. **雀斑**　磨削可以取得满意的效果，但有复发可能。术后避光非常重要，可减少复发。
2. **白癜风**　对稳定期、局限性皮损结合药物，采用单纯皮肤磨削（面积小于$2cm^2$），或磨削后结合自身表皮移植（面积较大者）治疗，治愈率可达90%以上。
3. **咖啡斑**　大多数可取得良好效果，也有个别有复发现象。
4. **太田痣**　磨削可使其褐色变淡，对于色素分布较深的不可能完全满意，磨削结合皮肤冷冻可提高疗效。
5. **文身**　人工文身、或是外伤性色素异常沉着，色素颗粒位于皮肤较浅表层，采用磨削术均可有良好的效果。
6. **其他皮肤病**　脂溢性角化症、毛发上皮瘤、表皮痣、汗孔角化症、汗管瘤、毛囊角化病等疾病。另外酒渣鼻和毛细血管扩张，除单纯采用磨削外，还可磨削结合切割治疗也有较好的疗效。

二　禁忌证

血友病或出血异常者；传染性肝炎活动期患者；情绪不稳定，要求过高者；瘢痕疙瘩体质，尤其是好发部位；瘢痕较大较深者；增生性瘢痕；萎缩性瘢痕；皮肤损害疑有恶变的，或已确诊为皮肤恶性肿瘤的患者；皮肤局部有明显感染者；半年内有放射治疗史，或有放射性皮炎者。

三 手术方法

（一）砂纸磨削

采用各种规格的碳化硅砂纸，经消毒灭菌后，裹以纱布呈卷，进行皮肤磨削。该方法优点是操作技术简单，使用安全，与动力靶驱动磨削相比更易于控制，特别是磨到困难的眼周部位，甚至到睑板缘和口唇的结合部，磨削边缘易于处理使其柔和。

（二）金属刷磨削术

使用电动设备，金属刷通过固定的手柄而快速旋转。金属刷去除组织的破坏性小于锯齿轮，但比砂石钻的破坏性强。电动机金属刷磨皮，手术者省力，但产生的转力矩需要医生牢固地控制。操作时提高设备末端使之与皮肤成一个角度，很像电动表面抛光机。

（三）磨头磨皮术

高速旋转磨削机，以钻石磨头替代金属刷，可以是"梨形"或"子弹头形"磨头。不同型号的磨头适合于不同状态的皮损损害。凹陷性瘢痕的底部及皮肤皱褶沟处，应选用细小的磨头。使用磨头磨皮时，磨削的压力要比使用金属刷稍大一些。目前该法在临床上较广泛使用，磨削速度快、操作简便是其优点，可用于大面积治疗。

（四）微晶磨削术

微晶磨削机的作用原理是利用经过真空密闭的机内系统引导，一方面经正压出口喷出微晶砂（三氧化二铝多棱晶体），另一方面又经过负压吸口将微晶砂及组织细胞碎片吸走。两个开口均在同一磨头手柄的顶端，喷出的微晶砂撞击凹凸不平的瘢痕皮肤，达到磨削皮肤的作用，微晶砂的砂流量及负压均可调控，使用十分方便。一般无需麻醉，由于此法磨削的深度较浅，常需要多次磨削，但术中无明显出血，不影响正常工作。故目前临床上也较广泛使用，常与磨头磨皮相结合使用，作为磨头磨皮后期的精细磨削（图9-23）。

（五）激光磨削术

激光磨削的治疗机制为：①气化消除不平整的表皮层或部分真皮，可去除凹陷性或非真增生性瘢痕及位于真皮浅层以上的皮损；②真皮胶原再生、重塑：激光产生的热对真皮的作用，使Ⅰ型胶原纤维在55~62℃时能迅速收缩，长度可缩小60%。这可使创面在愈合过程中，新生胶原以缩短的胶原纤维为支架，形成新的提紧的组织结构，达到光老化皮肤和皱纹修复的目的。

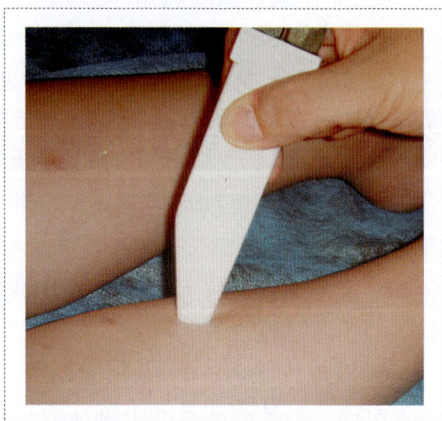

图9-23 微晶磨削操作示意图

四 磨削的深度

Burks将磨削的深度分为4级：①Ⅰ级为磨除表皮和真皮乳头层，术中表现为弥漫性渗血；②Ⅱ级为磨除表皮和真皮上1/3，术中表现为针尖样出血；③Ⅲ级为磨除表皮和真皮中上1/2，表现为颗粒状的出血；④Ⅳ级为磨除表皮及真皮2/3厚度，表现为有广泛的较大出血点。一般磨削只限于Ⅰ~Ⅱ级，Ⅲ~Ⅳ级仅适合于局限性点磨，否则有可能出现瘢痕。

磨削的具体方式有平磨、斜磨、点磨、圈磨。磨削时从边缘开始向内移动，往返磨削，力度均匀，磨削深度以达到真皮乳头层为止，若达到网状层深度，术后多留有瘢痕，在眼、口周围磨削时，轮轴应与睑裂、口裂垂直，同时必须轻磨。

五 术后处理

术后创面以庆大霉素生理盐水冲洗，涂以表皮生长因子或直接敷以消毒的凡士林油纱布，外层采用7~8层的无菌细纱布加压包扎。术后1~3天，由于创面的血清渗出，外层纱布可能被浸湿，可更换外层纱布，但内层凡士林纱布不需处理。术后5天左右去除外层敷料，内层凡士林纱布一般于10~14天自行脱落。创面愈合后，皮面平滑，潮红2周后逐渐出现褐色色素沉着，一般在2~6个月后可恢复正常色泽，为了预防面部出现色素沉着，术后可服用大剂量维生素C，每日1.5~2.0g，同时外用氢醌霜，避免日晒，外出时可使用防晒霜。微晶磨削创面处理，仅涂以抗生素凝胶或软膏即可。

六 并发症

1. **疼痛**　多数患者术后无疼痛或仅有轻微疼痛，可给予适当的止痛药对症治疗。
2. **水肿**　磨削后，有时会发生轻度水肿现象，一般3~6周可消失。
3. **皮肤发红**　这是磨削后最先出现的并发症，其存在时间的长短因人而异，通常可在1~3个月内消失。
4. **粟丘疹**　常在术后2~6周发生，可用消毒的注射针头将其刺破，挤出内容物即可。
5. **切割伤**　术中若不慎，磨头将皮肤切割损伤，应立即缝合，一般不留瘢痕。
6. **瘢痕化**　磨削较深，达真皮深层时，可能会产生瘢痕，术中应严格掌握磨削深度。
7. **感染**　发生率较低，主要是创面污染过重及术后处理不当引起。
8. **色素沉着**　发生率90%以上，因人而异，是暂时性的，一般在术后3~6个月即可慢慢消退。正规的防晒和服用维生素C有减轻色素沉着的作用。

在实施皮肤磨削术时，应避免留有瘢痕，术后患部发红及色素沉着是受术者最大的心理负担，为解决这一问题，可试验性地先磨削病变的一部分，观察3~6个月后，再决定是否继续治疗剩余部分。

（方　方）

第九节　白癜风表皮移植术

在国内开展皮肤外科之前，白癜风的治疗方案主要以非手术治疗、中医药治疗及辅助治疗的综合疗法为主，虽然可取得较好疗效，但见效较慢，且易形成局部皮肤萎缩、色素分布不均等副作用。以下主要介绍白癜风的外科治疗方案。

白癜风是皮肤外科重要的治疗内容，其外科治疗方法也较多，包括面积小病损的手术切除和单纯皮肤磨削，以及适应范围更广的自体表皮移植。从20世纪50年代起，国外就有学者使用自体皮肤移植的方法治疗白癜风，经过数十年的发展，已有全厚皮植皮、中厚皮植皮、表皮植皮和黑素细胞培养移植等方法，目前使用较多的是自体表皮移植术。

一 表皮移植的适应证

适用于静止期或节段性白癜风。

二 表皮移植的禁忌证

活动期白癜风、瘢痕体质及同形反应者为禁忌证。

三 病变区域表皮的去除

方法多样，可根据科室设备条件和患者的具体情况，选择以下方法去除病变部的表皮。

（一）负压起疱法
采用白癜风治疗仪负压起疱法使白斑处起疱，将疱顶表皮移去（图9-24）。

（二）液氮冷冻起疱法
用液氮冷冻的方法使皮损处起疱，将疱顶的表皮去除。

（三）皮肤磨削法
可用机械磨削、微晶磨削或者激光磨削法去除白斑表皮（图9-25）。

（四）钻孔取皮法
钻孔取皮，将皮损处皮片去除。

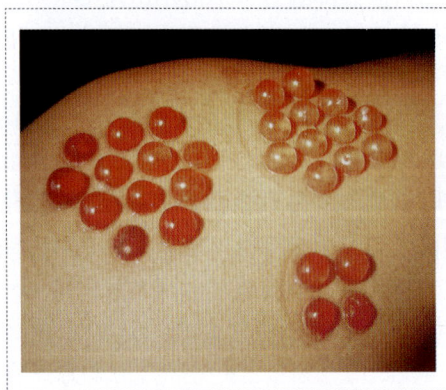

图9-24 负压吸疱取皮

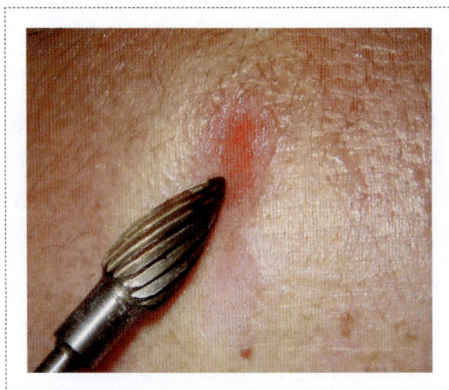

图9-25 单纯皮肤磨削术

四 供区的选择

一般选择较为隐蔽的部位，与受区色泽差异较小，多用腹壁、大腿内外侧、臀部等部位。

五 表皮制备和移植

（一）负压起疱法
采用白癜风治疗仪负压起疱法将正常皮肤起疱，将疱顶表皮移植于已处理的皮损处。此方法操作简便,适于皮肤科医生掌握。一般起疱时间为40~60分钟,将所取表皮置于油纱之上,注意分辨正反面。该方法所取疱表皮每个约1cm²,可一次性获取40cm²。术后供区由油纱覆盖包扎,1~2周自行愈合脱落。

(二)液氮冷冻起疱法

用液氮冷冻的方法将正常皮肤起疱,取其疱顶表皮移植于已处理好的皮损处。

(三)外科取皮移植

采用滚轴式取皮刀在正常皮肤处取得表皮,可获得大于30cm²的整块表皮,将其移植于经磨削术处理后的皮损处。此法较起疱法缩短了手术时间,其成活率和手术后效果较好,但供皮区易形成瘢痕或色素沉着。

(四)自体微移植

在正常皮肤处钻孔取皮,将所取皮片移植于钻孔取皮法处理后的皮损钻孔处。本法成功率也比较高,与起疱法相比,简单且易操作,无需特殊设备。

(五)自体黑素细胞移植

取患者正常皮肤,制成表皮细胞悬液后进行黑素细胞分离培养,获得一定数量后,将黑素细胞悬液注入用负压法或冷冻法使皮损发生的水疱中。也可用带黑素细胞的表皮培养后移植于用起疱法去除表皮的皮损上。本法临床已取得成功,只是表皮培养要求条件较高,时限较长,对大面积白癜风可试用。

采用上述方法完成移植后,将创面以油纱覆盖,胶布或绷带进行加压包扎,待2周左右时间自行脱落。对口角及鼻翼等特殊部位的白癜风表皮移植,表皮固定有一定难度,可用生物胶粘贴表皮与创面。术后可口服泼尼松等药物,减少同形反应发生几率。

(方　方)

第十节　腋臭剥离术

汗液有特殊的臭味称为臭汗症（fetid sweat），腋臭（bromhidrosis）是发生于腋窝的臭汗症（俗称狐臭），本病常有家族遗传史。由于其腋部的特殊臭味,常影响患者正常的社交活动,重者甚至造成严重的心理障碍。

一　腋臭剥离术原理

从生理解剖上看,顶泌汗腺位于皮肤深层及脂肪层,腺体导管开口于毛囊的上三分之一处,少数直接开口于皮肤表面。通过手术方式破坏顶泌汗腺或切断腺体导管,可以阻止腺体分泌,达到治疗目的。

二　腋臭剥离术手术方法

包括Z形切开或S形切开薄皮瓣法、腋窝吸脂术、小切口剥离术等。临床上应用最多的是小切口剥离术,该法治疗彻底,不易复发,术后瘢痕小。以下重点介绍小切口剥离术。

术前一天洗澡剃除腋毛。患者取平卧位,上肢外展,双手枕于脑后。用亚甲蓝标记腋毛范围及切口线。常规消毒后铺巾。用含1:100 000肾上腺素的0.5%利多卡因溶液，在皮下层浸润麻醉。沿腋窝中部皮肤皱折线做横行切口，长约3cm，或在腋后线顺皮肤皱襞做切口线，切口形状可为M或W形，长为3~4cm。切开皮肤至皮下脂肪层，用组织剪或柳叶刀紧贴真皮下层进行分离，剥离范围略超出腋毛区域0.5cm。然后翻转皮肤用组织剪紧贴皮下，修剪附着于皮瓣的脂肪、腺体及毛囊组织，直至皮瓣内侧无脂肪组织。修剪完毕后彻底止血，清除残余的组织碎末，缝合切口。置橡皮条引流或做数个小引流口，加压包扎（图9-26）。

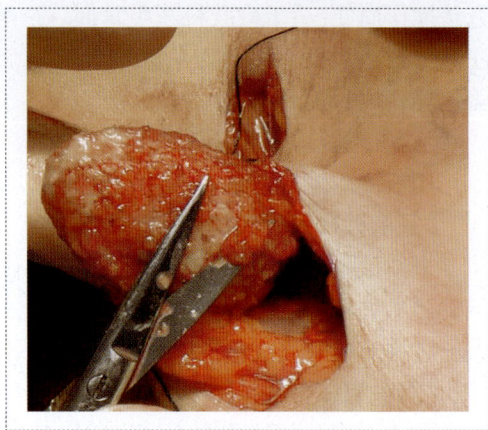

图9-26　腋臭剥离术

三　术中及术后注意事项

1. 注意无菌操作，彻底止血，以防感染和皮下血肿的发生。
2. 腋窝三角内有腋动、静脉、臂丛神经等重要组织，切口不宜过深，以免造成损伤。
3. 术后腋窝部垫厚层敷料用肩关节"8"字绷带包扎，上肢轻度外展，利于固定和伤口愈合。
4. 术后若出现皮下血肿或积液，应立即清除并重新止血包扎。

（李　航　邓　军）

第十一节　毛发移植术

　　毛发移植术是治疗永久性毛发脱失的一项技术，它是将头皮优势供区内自身残存的部分毛发，通过外科手术方式，使其重新分布于头皮脱发区域或身体其他部位的方法。适用于雄激素源性脱发、瘢痕性脱发、少毛症等的治疗。毛发移植技术经过近70年的发展，已经取得了较好的美容效果。早期使用的环钻打孔方法进行毛发移植，经过不断发展和日趋成熟，逐步由迷你小型毛坯、微型毛坯，发展到以毛囊单位毛坯移植的技术。利用毛囊单位毛坯进行手术，已经成为当前毛发移植技术的基准方法。

一　毛发移植术的理论基础及基本过程

　　毛发移植技术的诞生基于以下理论：①男性脱发多表现为额部发际线后移和顶部毛发稀少，纠正发际线、增加顶部毛发密度即可恢复正常男性毛发外观；②正常头发密度远远大于人类肉眼可分辨的密度，只需适当增加额、顶部毛发数量就可达到恢复外观的目的；③枕部毛发不受雄性激素调节，移植到额、顶部后不会因激素作用而脱落。

　　基于上述理论，毛发移植的基本过程是：①设计理想的发际线；②计算受区所需的毛发数量，再根据此计算供区需要切除的面积；③切取长条状供区头皮并缝合缺损；④将供区毛发分成多个毛囊单位；⑤在受区打孔，将毛囊单位移植到位。

二 毛发移植技术简介

（一）发际线设计

一般来讲，从发际线到眉，从眉到鼻下缘，从鼻下缘到下颏是1:1:1的关系。雄性激素脱发的患者发际线明显上移。设计发际线强调自然，移植时不要将毛发栽在一条曲线上，因为正常的发际线是轻度参差不齐的。另外，由于随着年龄的增长，发际线会自然上移，设计时应予考虑。如60岁老人的发际线高于20岁青年人，如果60岁老人的发际线同20岁青年人一样，也会显得非常不自然。所以要把发际线设计得比患者实际年龄该有的发际线稍高一些，这样做不会对患者外观造成明显不利影响，另一方面避免了年龄增大后发际线不自然（移植后的新发际线退缩较正常发际线慢）。

（二）移植毛发数量的确定以及供区的设计

正常毛发密度是80~120根/cm²，一般移植后保证30~40根/cm²的密度就足以遮盖头皮。据此，首先根据受区面积计算所需的毛囊单位数，然后观察枕部供区的毛发密度，最后以枕骨隆凸为中点设计出一条宽1cm、长1cm（根据所需毛发数量决定）的毛发供区。

（三）供区毛发的切割、分离

切割供区头皮时，刀面要根据毛发生长的方向向上倾斜，最大限度避免横断毛囊，皮片横断面一般在脂肪深层。切割后缺损行间断缝合，用弹力绷带加压包扎。切割下的皮片马上用生理盐水清洗血污后放入冰镇的生理盐水中待用。

毛囊单位毛坯是一个生理学上的，而不是解剖学上的单位，一般含有1~3根毛发，并有相对独立的皮脂腺、立毛肌和毛囊周围血管神经丛。分离毛囊单位通常需要3~4位熟练的技术人员。一般程序是第一位技术员将皮片切成块，再切成片，然后其余人员将片状组织一丝丝地分离成毛囊单位。分割过程中的注意事项包括：①保持组织湿润；②正被操作的组织一定保持低温（容器底下放置冰块）；③在切净毛囊周围结缔组织的同时不要破坏毛囊组织；④尽快分离。研究证实，头皮离体4小时以后，毛囊成活率大大降低，因此应在4个小时内完成所有工作。

（四）毛发移植

毛发移植目前有两种技术。一种是先用植毛刀打孔，然后用植毛镊将毛囊单位插入打好的孔内。另一种技术是将毛囊单位插入植毛笔内，把植毛笔插入头皮，拔出时毛发自动留在头皮中。从理论上讲后者效率高，但是后者对操作者技术熟练程度要求非常高，而且植毛笔的一次性成本也很高，所以目前多数移植还是采用植毛刀打孔再插入毛囊单位的技术。打孔和插入毛发时，一定要注意患者原有头发毛流的方向及其与头皮形成的角度，如果插入的角度不对，会造成发型混乱（图9-27）。

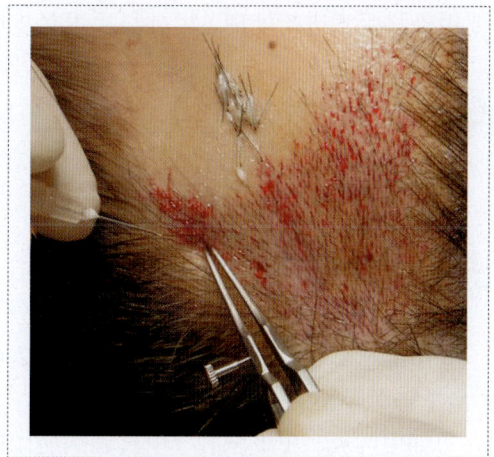

图9-27　毛发移植术

（五）毛发移植术后的处理

毛发移植结束后，用生理盐水喷洒，尽可能去除血痂。术后三日内，患者睡觉半卧位，每日喷洒生理盐水擦拭血痂。一周后患者可以淋浴，但是要注意花洒的水量，避免过大。2周后枕部缝针拆线。

三 毛发移植的注意事项

毛囊单位移植的操作过程中不可避免会对毛囊产生刺激，故而多数被移植的毛囊很快会进入退行期和休止期，大约半年至1年时间，重新进入生长期。所以，毛发移植后大约3个月时，植入的毛发会发生脱落，大约半年至1年时再长出，此时才是毛发移植的最终效果。患者必须了解这一过程，否则会产生不必要的焦虑，甚至发生医患纠纷。

从理论上讲，毛发移植仅是一种塑形手段，对于原有的雄性激素脱发没有治疗作用，所以单纯毛发移植后，随着原有头发的脱落，还会出现秃顶。目前推荐毛发移植的同时，最好选择非那雄胺口服或米诺地尔外用，而且坚持长期应用，这样可以长久保持毛发移植的效果。如果患者对用药有所抵触，则需告知患者，10年左右时间后，还需要再次毛发移植以保持良好外观。

毛发移植属于美容手术，所以患者的期待值必须合理，医生必须向患者详细交代手术并发症。术后头皮轻微疼痛、麻木或有瞬间蚁爬、放电感都属常见现象，多数情况下可以慢慢恢复。毛发移植很少发生明显瘢痕，但是从理论上讲有此风险。应该说毛发移植最大的风险是植发效果不理想，这与患者的体质以及术者操作手法都有关系。就正常情况而言，由于患者秃发区面积过大，供区毛发过于纤细，往往需要二次毛发移植才能使毛发遮盖头皮，所以术前一定告知患者有可能需要二次毛发移植。

（李　航）

第十二节　甲外科术

甲是皮肤附属器之一，位于肢体的末端。甲的感染、外伤、肿瘤及甲的结构异常等因素可以引起甲的畸形或病变，一些系统性的皮肤病也可造成甲的病变。在这些病变中，许多需要甲外科手术进行处理。甲外科手术是皮肤外科中特有的手术操作。

一 甲的解剖结构

详见第二章第二节。

二 需甲外科治疗的常见疾病

甲的感染、畸形、肿瘤、创伤等常需甲外科处理。常见的甲部疾病有：

（一）甲部感染

如甲沟炎、甲下脓肿、甲真菌病所致的甲畸形、甲下及甲周疣等。

（二）系统性疾病所致的甲部病变

如心脏疾病可引起杵状指、甲发绀，外周血管疾病引起的雷诺病可致甲板变薄、甲变短、纵裂、扁平甲等，呼吸系统疾病可引起肥大性关节病、黄甲综合征等，消化系统疾病如肝硬化可致匙状甲，营养性疾病如维生素 A 缺乏可致"蛋壳样"甲，维生素 B_{12} 缺乏可致甲色素沉着，锌缺乏症可致横行线状白甲，结缔组织病如类风湿性关节炎、皮肌炎、系统性红斑狼疮及硬皮病等均可引起甲的病变。

（三）创伤所引起的甲改变

如甲的外伤、烧伤、烫伤等不但引起甲的改变还可导致机体的伤害。

（四）甲床及甲周围的良恶性肿瘤所致甲改变

良性肿瘤常见的有甲下囊肿、甲下血管球瘤、角化棘皮瘤、神经纤维瘤、骨软骨瘤、甲下外生骨疣等，恶性肿瘤如鳞状细胞癌、恶性黑素瘤、淋巴瘤等也可引起甲的改变。

三 甲病变对美容的影响

甲的功能除保护其下方的皮肤不受损伤外，还可帮助指（趾）完成一些精细动作。由于甲位于肢体末端的暴露部位，在美容方面亦有重要作用。无论何种原因引起甲的改变、畸形或缺失，直接影响个人社交活动及自信，乃至心理状态，需及时治疗。

四 几种常见的甲外科手术操作

（一）甲活检术

甲活检有助于诊断和排除甲的肿瘤和肢端恶性黑素瘤，也有助于明确扁平苔藓、银屑病、某些自身免疫病、甲真菌病等的诊断，还可解除甲的疼痛。

局部麻醉采用 1% 利多卡因于指（趾）侧部进行神经阻滞麻醉，剂量不超过 5ml，不宜加肾上腺素以避免出现血液循环障碍。也可用单侧甲的局部麻醉（即两点麻醉），方法是沿甲弧影近端的指（趾）侧缘扇形浸润近端和侧甲皱，再在指（趾）尖做第 2 点注射并扩散至甲床。

甲活检术包括：

1. **钻孔法** 甲板活检可采用环钻器械钻开甲板，也可拔除部分或全部甲板后进行钻孔活检。钻孔活检多不会产生永久性瘢痕与畸形，但可出现暂时性白甲或局限性甲剥离。

2. **外侧纵行切除** 纵行切除侧甲板、甲床和甲母质，然后将组织送病理检查。应将切下的甲板一同送检，以免遗漏。此法可导致轻微的甲板狭窄。

3. **甲母质的活检** 在弧影曲线远端进行的甲母质横向切除活检。虽此法极少引起畸形，但为了减少瘢痕和甲萎缩等并发症，应注意尽量不在甲母质的近端活检，尽量保留甲母质弧影的远端曲线且切除范围小于 3mm。

（二）拔甲术

拔甲术常用于治疗顽固性甲沟炎和嵌甲症，有时因活检或治疗须暴露甲床时，也要将甲板拔除。拔除甲板必须分离甲床和近端甲皱襞两个附着点。

手术方法：局麻完成后，可用橡皮条在指（趾）根部围绕两圈后扎紧，以控制术中出血。用 11 号尖刀分离甲皱襞及甲床与甲板，用直式血管钳夹住甲板，沿水平方向左右旋转抽拔指（趾）甲，直至拔出。1~2 层凡士林油纱布加压包扎，5~7 天后更换敷料。

（三）嵌甲症的治疗

甲外侧缘生长过度、甲板陷入甲沟的软组织内导致疼痛和局部炎症或甲板边缘从主体上分离并刺入甲皱组织者称为嵌甲。对于迁延或反复发作的嵌甲和甲沟炎，则主要采用外科治疗。

常用的几种方法：

1. 甲板下棉花楔入和甲刺去除法　单纯性的甲板生长不良或甲刺，可将甲刺剪除或切除，或在甲板下楔入棉花团，待甲板长出趾缘时，症状多可缓解。

2. 拔甲术　虽可治愈部分病例，但复发率较高。

3. 部分甲母质破坏术　对顽固性嵌甲，需去除异常生长的甲母质才能达到治疗目的。手术时注意甲母质的破坏应仅限于嵌甲部分的甲母质，并达趾骨表面，且要防止损伤趾间关节。

4. 甲沟重建术　是治疗嵌甲较常用的方法，有报道与部分甲母质破坏术联合应用可明显降低复发率。手术时沿病灶两侧外缘1~2mm将病变甲沟连同患处甲体、甲床和甲襞皮肤、皮下组织一并楔形切除，直达深部正常结缔组织。注意彻底去除向趾骨反折很深的甲床及甲根部的甲床。清洁手术创面后，于患侧甲襞上下端各做一辅助切口，剥离修剪形成一甲沟旁皮瓣，皮瓣与甲床创面间断缝合重建甲沟。

（四）常见甲下肿瘤的治疗

甲下常见的良性肿瘤有甲母痣、血管球瘤、外生性骨疣等，常需手术治疗。

1. 甲母痣　位于甲下或甲小皮下。于甲根部阻滞麻醉后拔甲，黑色条带一般附着于甲板上，仔细寻找隐藏于甲小皮下或甲床上的色素痣，可见一处或多处。有的甲母痣颜色较淡且附着于甲床上，须仔细寻找。位于甲小皮下的色素痣需切开甲小皮暴露，用手术刀沿色素痣边缘切除并缝合。

2. 甲下血管球瘤　本病症状常为针刺样疼痛，挤压或接触冷刺激后疼痛加重。一经明确诊断应早期手术治疗。术前准确定位，神经阻滞麻醉，可用橡皮止血带以减少出血。去除患指（趾）甲板或纵行分离切除1/4甲板，纵向切开甲床，钝性骨膜剥离器完整分离瘤体，或镜下用显微剪刀于瘤体包膜外仔细锐性分离。双极电凝止血，5-0无损伤线缝合修复甲床，凡士林无菌油纱包扎。

3. 外生性骨疣　是发生于末节指骨甲下的良性肿瘤，多认为该病是对创伤的一种反应性骨软骨增生或化生。拔除甲板，剥离甲床，完整切除纤维软骨帽和骨性基底，修正指（趾）端，修复甲床。注意切除肿瘤时应彻底，否则易复发。对肿瘤较大、反复发作或并发骨髓炎者，可选择指间关节离断术以防复发。

甲下恶性肿瘤有恶性黑素瘤、Bowen病、基底细胞癌、鳞状细胞癌等，往往需Mohs手术或截指（趾）术，参考相关章节。

（邓　军）

思　考　题

1. 简述皮肤外科学的定义。

2. 简述皮肤外科的基本原则。

3. 简述皮瓣的分类及适应证。

4. 简述常用的皮肤肿瘤切除方法。

5. 简述Mohs显微描记术的基本原理及适应证。

6. 简述白癜风表皮移植术的适应证及禁忌证。

7. 简述腋臭剥离术的原理、方法及术后处理。

8. 简述毛发移植术的理论基础及手术过程。

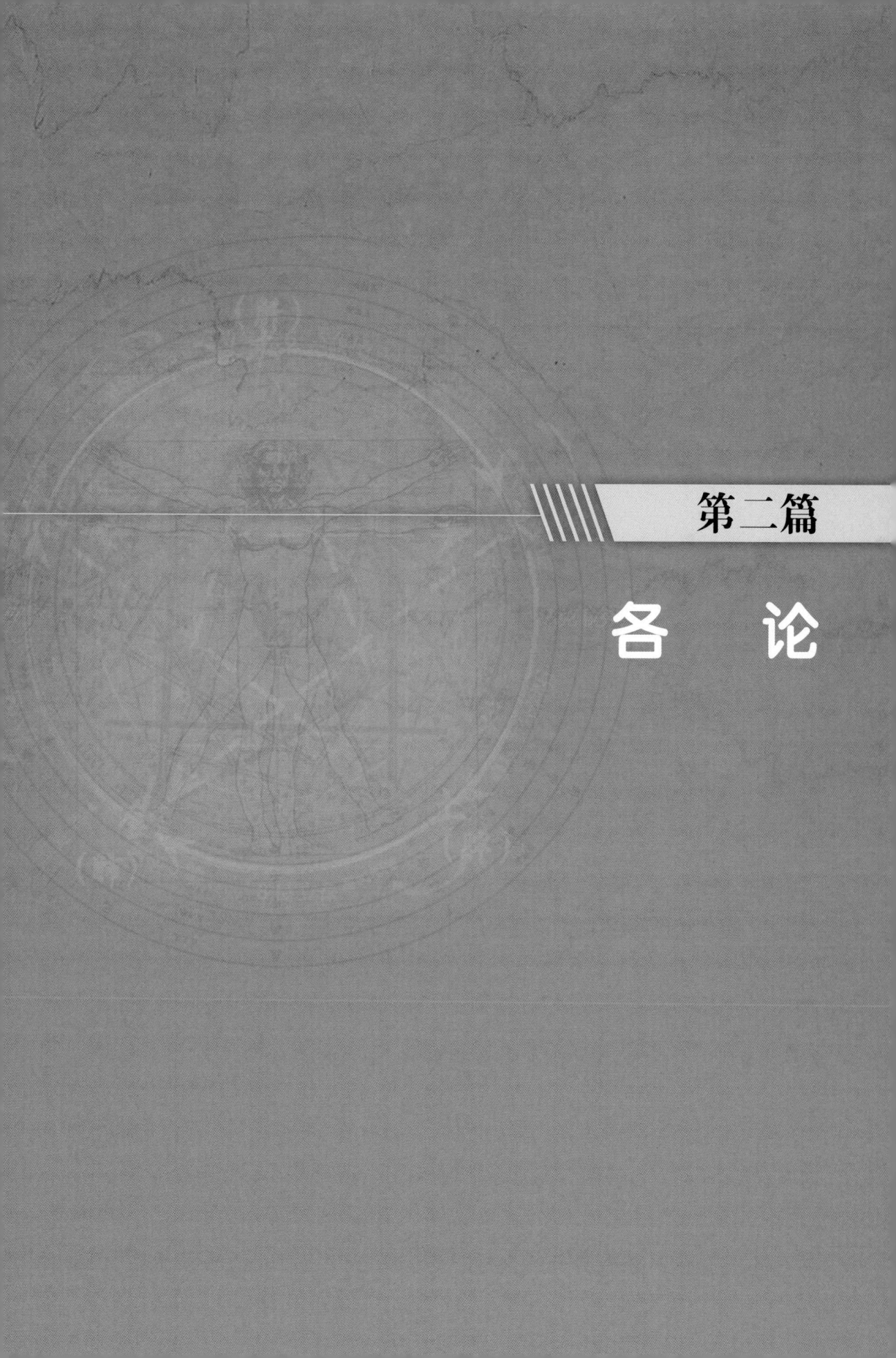

第二篇

各　论

第十章 敏感性皮肤及变态反应性皮肤病

第一节 敏感性皮肤

敏感性皮肤（sensitive skin）是一种特殊的皮肤类型，指皮肤在受到外界刺激时，易出现红斑、丘疹、毛细血管扩张等客观症状伴瘙痒、刺痛、灼热、紧绷感等主观症状。敏感性皮肤已成为普遍的皮肤问题，目前在全世界有 25%~50% 的人为敏感性皮肤，对不同国家和人种流行病学调查结果显示，认为自己是敏感性皮肤的人群几乎占成年人的 1/21~1/4（图 10-1）。

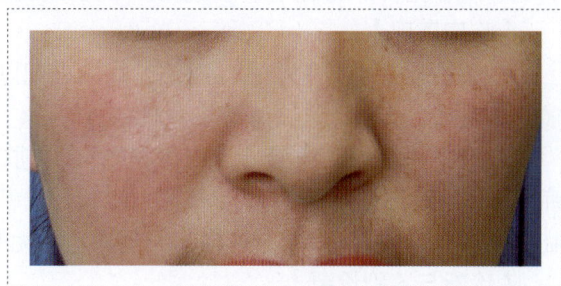

图 10-1　敏感性皮肤

【病因及发病机制】

敏感性皮肤的病因及发生机制目前尚未完全清楚。可能是机体内在因素和外界因素相互作用，引起皮肤屏障功能受损，当皮肤受到刺激后，感觉神经信号输入增加，免疫反应增强导致敏感性皮肤的产生。

1. **内在因素**　引起皮肤敏感的内在因素主要包括遗传、种族、性别、年龄及某些皮肤病。

（1）**遗传**：敏感性皮肤有一定家族史。

（2）**种族**：有研究显示白人和亚洲人的皮肤易敏感，而在亚洲人中，又以日本人皮肤敏感者最多。目前认为皮肤敏感程度的不同可能与肤色有关，肤色较浅者血管反应性强，较易发生皮肤敏感。也有学者认为皮肤敏感程度没有种族差异。对于肤色、人种与皮肤敏感程度的关系，可能与敏感性皮肤的影响因素较多，不单纯受肤色、人种影响有关。

（3）**性别**：女性较男性更易出现皮肤敏感，这可能与男女皮肤结构不同有关，男性表皮厚度显著厚于女性，同时由于男女激素水平的差异，使女性易对外界刺激及炎症反应发生敏感。

（4）**年龄**：年轻人比老年人更易出现皮肤敏感，可能与老年人皮肤感觉神经功能减退、神经分布减少有关。

（5）**皮肤病**：某些皮肤病可使皮肤敏感性增高，例如激素依赖性皮炎、化妆品皮炎、痤疮、酒渣鼻、接触性皮炎、特应性皮炎、日光性皮炎等，可致皮肤屏障功能受损，皮肤抵御外界刺激能力下降，引起皮肤敏感，反过来，皮肤敏感又可加重这些皮肤病。

2. **外在因素**　大部分敏感性皮肤在外搽普通化妆品及季节变化、日光或食物等影响下出现症状。

（1）化妆品：敏感性皮肤的人容易出现对化妆品不耐受，某些化妆品中所含的香料、色素、防腐剂等原料可致皮肤敏感。

（2）季节：季节变化会影响皮肤状态，如冬天气温、空气湿度较低，使角质层含水量降低，皮肤易敏感；春季花粉较多，气温升高都易引起皮肤敏感。

（3）日光：何黎等对126例敏感性皮肤患者进行光过敏试验，结果发现：有38例患者照射UVB后出现阳性反应，有9例患者在照射UVA后出现阳性反应，说明日光可引起皮肤敏感。紫外线可致皮肤损伤，使血清和表皮中白介素增加，激活细胞黏附因子，局部炎性细胞浸润，各种炎症介质释放，特别是组胺、前列腺素D、E、F、前列腺素和激酶，使皮肤产生炎症反应，而一氧化氮可以引起面部毛细血管扩张。

（4）食物及外界环境：何黎等对这126例敏感性皮肤患者进行了皮内试验，结果显示：126例患者中，皮内试验阳性率最高的六种食物分别为牛肉、羊肉、虾、牛奶、螃蟹、海鱼。提示蛋白质食物易引起皮肤敏感；皮内试验阳性率最高的四种环境因素分别为屋尘、枕料、羽毛、早春花粉，说明外界环境因素可诱发皮肤敏感。

【临床表现】

敏感性皮肤主要发生在颜面部，临床表现以红斑、丘疹、毛细血管扩张为主，有时可伴瘙痒、刺痛、灼热、紧绷感等主观症状。

临床上将敏感性皮肤分为四种类型：①皮肤外表正常，但容易出现红斑、丘疹及瘙痒等症状；②患有皮肤疾病，并有明显的临床表现者；③有皮肤疾病史，但无临床表现，处于亚临床期者；④皮肤屏障曾受过损伤，但目前尚无明显症状。

【诊断与鉴别诊断】

敏感性皮肤的诊断可用三种方法判定：

1. 主观评定　以问卷调查的形式，对敏感者进行自我评定，包括患者在受各种理化因素刺激后产生的刺痛、烧灼、紧绷、瘙痒等感觉。Goffin等根据受试者对气候（寒冷及干燥）、化妆品、清洁剂、纺织品及粗糙物品的敏感性分别进行评分：0分为不敏感，1分为有时敏感，2分为敏感。将5项评分相加，总分大于4分者为敏感性皮肤。

2. 半主观评定　皮肤刺激试验目前被广泛应用于敏感性皮肤半主观评定，主要的方法有以下几种：

（1）十二烷基硫酸钠（sodium lauryl sulfate，SLS）试验：SLS通过细胞毒作用直接损伤皮肤，可以调节表皮的张力，增加皮肤血流量、通透性。

测试方法：将1.0% SLS置于直径为12mm的Finn小室于前臂屈侧进行封闭斑贴试验，24小时后除去斑试物，分别于24、48、96小时观察结果，进行4分法评分（0分为无刺痛，1分为轻度刺痛，2分为中度刺痛，3分为重度刺痛），取平均值，分数越高则皮肤敏感性越高。

（2）乳酸刺激试验：是诊断敏感性皮肤最广泛的方法之一，具有很强的可重复性。测试方法分为涂抹法和桑拿法两种。涂抹法是在室温下将10%的乳酸涂抹在任意一侧面颊与鼻唇沟。桑拿法是先用桑拿器蒸脸15分钟，然后用5%的乳酸涂抹在任意一侧面颊与鼻唇沟。在2.5分钟及5分钟时对受试者的敏感性进行4分法评定：0分为无刺痛，1分为轻度刺痛，2分为中度刺痛，3分为重度刺痛，然后将两次得分相加，分数大于3者为敏感性皮肤。这种方法结果与实际情况很相似。

此外，还可运用氯仿-甲醇混合试验、二甲基亚砜试验、乙酰胺试验等刺激试验对敏感性皮肤进行判定。

3. **客观评定**　运用生物工程学仪器对敏感性皮肤的一些皮肤生理参数进行无创性测试，可以更客观地评定敏感性皮肤，探寻敏感性皮肤在皮肤结构和功能上的改变。

经表皮水分流失（transepidermal water loss，TEWL）可以灵敏地反映皮肤屏障功能，TEWL增高表明皮肤屏障功能受损。水分是皮肤上电容变化最大的物质，因此，当皮肤含水量变化时，电容值也会随之变化，可用水分测试仪测得皮肤含水量。皮肤在受到刺激时，表皮皮肤色度分光仪可通过测量皮肤表面红斑大小来判断皮肤血流情况。敏感性皮肤的TEWL、表皮水分、皮肤表面红斑量等生理功能参数可发生特征性变化。此外，还可运用A型超声测量表皮、真皮和皮下组织厚度；硅胶复制和鳞屑测量仪评价皮肤二维或三维表面结构。

【对容貌及身心的影响】

敏感性皮肤的皮损发生于颜面部，以红斑、丘疹为主要表现，影响容貌。由于患者多不耐受普通化妆品，因此，拒绝使用一切化妆品，甚至包括医学护肤品，使受损的皮肤屏障得不到修复，进一步加重皮损，皮肤变得更易敏感。敏感性皮肤症状易反复，对多种化妆品不耐受，使患者精神紧张，情绪低落，焦虑，烦躁，影响患者心理健康，而交感神经兴奋又容易加重敏感性皮肤皮损，因此，易使疾病反复发作。由于某些皮肤病，如激素依赖性皮炎、化妆品皮炎、接触性皮炎可致皮肤敏感，如果在治疗原发病时，忽略了敏感性皮肤护理，可使治疗不彻底，加重皮肤病，影响患者身体健康。

【治疗】

1. **一般治疗**　嘱患者应尽量避免接触诱发因素，如：日晒、花粉等，多吃新鲜蔬菜、水果、富含维生素的食物。用温水洗脸，保持心情舒畅，不熬夜，保证充足的睡眠。化妆品最好选用医学护肤品。

2. **药物治疗**　症状严重的敏感性皮肤，可使用药物治疗。

（1）**内服药物**：口服抗组胺药物，可减轻炎症反应及瘙痒症状；对紫外线照射后皮疹加重的患者，可加服羟氯喹片（0.1mg，每日2次），羟氯喹片有抗光敏作用；非甾体类抗炎药，如阿司匹林片，可减少花生四烯酸的释放，可与抗组胺药合用，由于阿司匹林片有一定的胃肠道副作用，因此，尽量选用肠溶制剂；症状严重时可配合小剂量、短时程应用糖皮质激素。

（2）**局部治疗**：3%硼酸溶液湿敷有一定的收敛作用；还可选用不含氟的糖皮质激素外用，但应注意当症状减轻时，需要尽快减少糖皮质激素使用，以免形成激素依赖性皮炎；外用他克莫司软膏可替代糖皮质激素，症状重时可短时外用。

3. **美容治疗**

（1）**使用医学护肤品**：选用安全性高，具有抗敏功效性的医学护肤品以恢复皮肤屏障功能，是治疗敏感性皮肤的主要方法。

同时，敏感性皮肤又分为干性敏感性皮肤及油性敏感性皮肤，需要根据不同的皮肤类型分别进行护理：

湿敷：面部症状重，可先用湿敷贴膜进行湿敷，以镇静、舒缓皮肤。

抗敏保湿：干性敏感性皮肤应选用抗敏保湿乳或保湿霜，每天2次，缓解皮肤敏感的同时，为皮肤提供应有的水分和脂质，修复受损皮肤屏障。

控油保湿：油性敏感性皮肤应选用控油保湿乳或控油保湿凝胶，每日2次。控制油脂过度分泌的同时又为皮肤提供必要的水分，修复受损皮肤屏障。

防晒：阳光中紫外线较强，可加重敏感性皮肤的皮损，应当外搽防晒剂，防晒霜要既能防UVB，又能防UVA，以保护皮肤免受紫外线的损伤。应根据季节、环境选择防晒剂，春夏季、高原地区选择SPF > 30、PA+++的防晒剂；秋冬季、平原地区选择SPF > 20、PA++的防晒剂。

（2）**冷喷治疗**：急性期，可用冷喷镇静皮肤。

（3）**激光及光子治疗**：有毛细血管扩张的敏感性皮肤，在纠正皮肤敏感状态，皮肤屏障得到一定的修复后，可选用脉冲染料激光、光子去除毛细血管扩张。

（4）**其他**：避免使用刺激性皮肤护理，如使用果酸、角质剥脱剂、酒精类化妆水等刺激性产品。

（何　黎）

第二节　接触性皮炎

接触性皮炎（contact dermatitis）是指接触外源性刺激物或致敏物后所引起的皮肤炎症反应。根据病因可分为两种类型：原发刺激性接触性皮炎和变态反应性接触性皮炎（图10-2）。

【病因及发病机制】

1. **原发刺激性接触性皮炎（primary irritant contact dermatitis）**　是指外源性刺激物通过非免疫机制引起的皮肤炎症反应。外源性物质本身具有强烈的刺激性或毒性，如强酸、强碱等化学性物质。

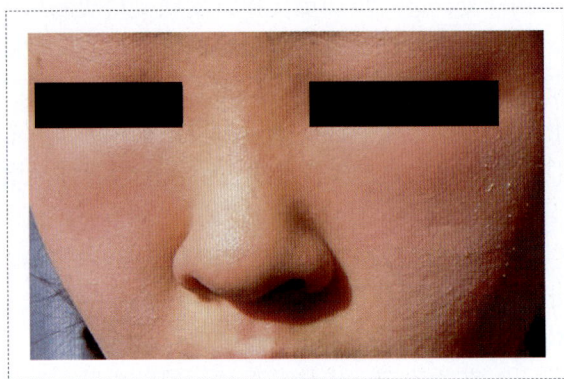

图10-2　接触性皮炎

这类反应的共同特点：①任何人接触此物质后均可发病；②无潜伏期；③皮损多局限于直接接触部位，界限清楚；④停止接触刺激物后，皮损可逐渐消退。

2. **变态反应性接触性皮炎（allergic contact dermatitis）**　是指具有过敏体质的人接触某些物质后通过变态反应机制引起的皮肤炎症反应，为Ⅳ型变态反应。接触物为变应原，本身无刺激性或毒性，多数人接触后不发病，仅少数人接触后经过一定的潜伏期，在接触部位皮肤发生炎症。这类物质通常是半抗原，半抗原与表皮细胞膜蛋白结合后，形成完全的抗原复合物，被朗格汉斯细胞（Langerhans cell）所捕获，Langerhans细胞消化处理后将其递呈给局部淋巴结内的T淋巴细胞，T淋巴细胞活化成为致敏T淋巴细胞，致敏后的T淋巴细胞进一步增殖、分化为记忆T淋巴细胞和效应T淋巴细胞，再经血流波及全身，此期成为诱导期，大约需要4天时间。当致敏后的个体再次接触同类抗原，即进入激发期，通过上述诱导期相同的过程，完全抗原被Langerhans细胞吞噬并处理后，与特异性致敏的T淋巴细胞作用，发生炎症反应。

这类接触性皮炎的共同特点：①只有过敏体质的人接触后出现症状；②有潜伏期，初次接触多不发病，再次接触后经过一定的潜伏期（12~48小时）后出现皮损；③皮损可超出直接接触部位，多分布广泛；④多反复发作；⑤斑贴试验阳性。

【临床表现】

接触性皮炎无年龄及性别差异，根据病程表现为急性、亚急性或慢性期。急性期皮损主要局限于接触部位，出现境界清楚的红斑、丘疹、丘疱疹、水疱，甚至出现大疱，可伴有红肿、渗液；水疱破溃后呈糜烂面，可继发感染。少数病情较重者可出现全身症状。去除可疑致敏物，并积极治疗后，皮损多在1~2周内消退。如病情反复或迁延不愈，则可转化为亚急性或慢性期。亚急性期，皮损转变为暗红色斑及丘疹，特征性出现皮肤干燥、鳞屑；慢性期可见苔藓样变，自觉症状大多有痒、烧灼感或胀痛感，少数严重患者可有全身症状，如发热、畏寒、恶心、头痛等。

1. 系统性接触性皮炎（systemic contact dermatitis） 可分为以下几种类型：汗疱疹型表现为复发性的掌、跖和手指侧面深在性水疱，伴瘙痒，偶有红斑；泛发性湿疹型表现为斑丘疹、水疱，对称性分布于肘部、腋窝、眼睑和外阴部，也可表现为肘和膝屈侧皮炎；狒狒综合征是指发生在股内侧、阴囊、腹股沟的，境界清楚的紫红色至鲜红色斑，同时在眼睑、颈侧、腋窝、肘窝可出现对称性的湿疹样改变。

2. 化妆品接触性皮炎（contact dermatitis due to cosmetics） 是指接触化妆品或染发剂后，在接触部位或其邻近部位发生的刺激性或变应性皮炎。常见的化妆品变应原主要是色素、香料、防腐剂，如：肉桂醛、肉桂醇、苏丹Ⅰ、对苯二胺等。病情轻重程度不等，可表现为红肿、丘疹、丘疱疹，重者可在红斑基础上出现水疱，皮疹可泛发全身。斑贴试验结果显示患者对致敏化妆品呈阳性反应。

【诊断与鉴别诊断】

根据患者发病前有明确的致敏物接触史及潜伏期（12~48小时）、接触部位出现境界清楚的红斑、丘疹、丘疱疹和水疱等典型皮损可进行诊断；去除可疑致敏物后经积极治疗，皮损很快消退也是诊断本病的线索之一。对于诊断不清者，可进行皮肤斑贴试验。

本病主要与以下疾病鉴别：

1. 湿疹（eczema） 病因不明，表现为对称分布的、多形性皮疹，一般无大疱和坏死改变，皮损境界不清，病程长，时好时坏，反复发作。

2. 特应性皮炎（atopic dermatitis） 一般为慢性复发性病程，婴儿期和儿童期表现为面部和肘窝、腘窝处出现的红斑、丘疹、丘疱疹、渗出、糜烂，成人期表现为肢体屈侧或伸侧的苔藓样变，患者本人及家族中有遗传性过敏史（如哮喘、过敏性鼻炎等），患者血中嗜酸性粒细胞增高和血清IgE增高。

【对容貌及身心的影响】

发生在面部的接触性皮炎，可表现为红斑、丘疹、丘疱疹、水疱，甚至出现大疱，可伴有红肿、渗液；水疱破溃后呈糜烂面，极大地影响患者的容貌，慢性期可出现苔藓样变，愈后可留下色素沉着或色素脱失，均给患者造成损容性的伤害。变态反应性接触性皮炎和系统性接触性皮炎如不及时治疗，皮损可发生至全身其他部位，如染发剂引起的接触性皮炎皮损不仅发生于头部，可随洗发发展至背部、双下肢等部位。病情严重者可以出现畏寒、发热等，严重影响身体健康。接触性皮炎引起的瘙痒严重影响患者的生活和工作质量，尤其是皮损面积较大、瘙痒严重时，可影响患者的睡眠，对患者的心理造成影响。此外，患者可能会因为面部的皮损而避免社交，影响工作。

【治疗】

1. 一般治疗 寻找病因，去除可疑接触物，并积极对症处理。变态反应性接触性皮炎应避免再次接触致敏物，以免复发。出现皮损者，应尽量减少局部刺激，如：搔抓、热水烫洗等。

2. 药物治疗

（1）内服药物：可口服抗组胺药；大剂量维生素C口服或静滴，1~3g/d；也可合用葡萄糖酸钙10~20ml，每日1次静滴或静注；病情严重者可加用糖皮质激素，如泼尼松30~60mg/d，症状缓解后逐渐减量至停药；并发感染时加用抗生素。

（2）**局部治疗**：根据皮损的不同分期选用不同的外用药物治疗。

急性期有糜烂、渗出者，可选用生理盐水、3%硼酸溶液、醋酸铝溶液冷湿敷，合并感染者可用1：8000的高锰酸钾液冷湿敷；无糜烂渗出者可外用洗剂，如：炉甘石洗剂。

亚急性期有少量渗出者可用糊剂或油剂，如糖皮质激素霜剂、氧化锌油；无渗出者可用糖皮质激素霜剂或他克莫司乳膏，有感染时加用外用抗生素，如：莫匹罗星、新霉素等。

慢性期可外用软膏，伴发感染者可外用抗生素，如莫匹罗星、环丙沙星等。

3. **美容治疗**　可使用医学护肤品。

急性期可用具有抗敏、保湿作用的医学护肤品湿敷贴膜进行冷敷。

亚急性期应选用具有抗敏保湿作用的医学护肤品，达到舒缓皮肤、补充皮肤水分，修复受损皮肤屏障的辅助治疗作用。

慢性期选用具有抗敏保湿作用的医学护肤品，如皮损较厚、苔藓样变时还应进行封闭，以增强医学护肤品中有效成分的渗透吸收。

亚急性期及慢性期时还需注意防晒，防晒剂的选择及使用见"敏感性皮肤"。

（张建中）

第三节　化妆品皮肤不良反应

化妆品是用于体表，以达到清洁、消除不良气味、护肤、美容和修饰为目的日常化学工业用品。但是随着化妆品日益广泛使用，不良反应也随之增多。并非只有劣质化妆品才易导致不良反应，一些进口高档化妆品的皮肤不良反应也不少见。化妆品中不良成分可能造成人体各系统损害，但其中最常见的还是皮肤不良反应。

我国卫生规范将人们日常生活中使用化妆品引起的类似于皮肤黏膜及其附属器病变的表现总称为化妆品皮肤病。包括化妆品接触性皮炎、化妆品光感性皮炎、化妆品皮肤色素异常、化妆品痤疮、化妆品毛发损害、化妆品甲损害、化妆品接触性荨麻疹。由化妆品引起的最常见的皮肤不耐受可能由于临床表现轻微，难以确切诊断，并未纳入此规范中。

随着化妆品的更加广泛使用，化妆品新原料的不断涌现，在临床工作中还可能发现更多的皮肤损害，除了政府加强市场监管外，还需要临床医生不断提高诊断和治疗的技术水平。

一　化妆品皮肤不良反应分类

（一）化妆品接触性皮炎

化妆品接触性皮炎（图10-3）是化妆品皮肤病的主要类型，占化妆品皮肤病的70%~80%以上，存在刺激性和变应性两种不同的机制。

刺激性皮炎是由化妆品刺激造成的皮肤损害。特点是皮疹局限于使用化妆品的部位，临床表现为红斑，重者可出现红肿、丘疹、水疱、糜烂、渗出。在初次使用化妆品后立即或数小时后即可发生，多见于劣质化妆品、特殊用途化妆品如除臭、祛斑、脱毛类产品或者使用化妆品方法不当。

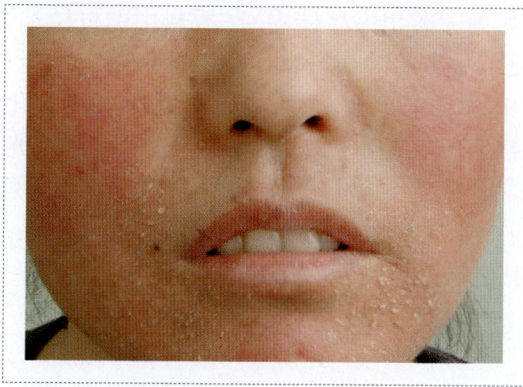

图 10-3　化妆品接触性皮炎

对刺激的反应可能与遗传、种族有关。产生刺激反应无需淋巴细胞的参与，如果刺激物强，可能在应用部位很快出现急性炎症反应。但能引起急性反应的原料在化妆品生产过程中多已被排除，能在化妆品中存留的多为温和的刺激物，长期反复应用才产生累积刺激效应，破坏皮肤屏障，对外界环境的耐受性降低，出现刺激性皮炎的临床表现。另有一部分患者，面部皮肤并无客观炎症体征，但患者主观感觉烧灼、针刺或瘙痒。这种情况常发生在特定的敏感人群。

变应性接触性皮炎是由淋巴细胞介导的迟发型超敏反应。首发部位一般是接触部位，也可扩至周围及远隔部位，但通常以接触部位较为严重。临床表现为瘙痒、红斑、丘疹、小水疱、渗液及结痂等。染发皮炎一般头皮症状较轻，而发际缘、耳后皮疹更为明显，并且可以出现头面部肿胀及周身不适等症状；甲用化妆品很少引起指甲及甲周皮肤的改变，而容易引起其他部位皮肤如面颈部，尤其是眼睑皮炎。

许多因素可影响对某种特定化妆品变态反应的发生率，包括配方组成、原料的浓度及纯度、使用部位及状态、接触时间、频率等。在痊愈的患者中，存在较高的复发率。可能与致敏源不明时易反复接触有关，变应原可能就来源于每日使用的化妆品。

化妆品变应原中香料最为常见，防腐剂居第二位。表面活性剂也是常见致敏源，对皮肤产生的刺激或致敏主要由表面活性剂的溶出性、渗入性、反应性引起。表面活性剂对皮肤的刺激作用以阳离子型最甚，阴离子型次之，非离子型和两性离子型最小。小分子表面活性剂容易造成经皮渗透，对皮肤刺激性大，而大分子表面活性剂比较温和。

（二）化妆品光感性皮炎

化妆品光感性皮炎（图10-4）指用化妆品后，经过日光照射而引起的皮肤炎症。占化妆品皮肤病中的 1%~1.5%。由化妆品中的光感物质引起皮肤黏膜的光毒性或光变态反应。光毒性反应一般在日晒后数小时内发生。往往接受了较强的紫外线照射和使用了含较高浓度的光反应物质的产品。表现为日光晒伤样反应，出现红斑、水肿、水疱甚至大疱，易留色素沉着，炎症消退过程中可出现脱屑。光毒性反应是一种直接的组织损伤，组织病理以角质形成细胞坏死为特点。

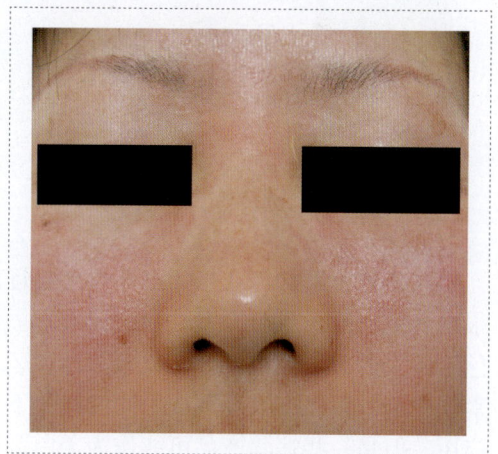

图 10-4　化妆品光感性皮炎

光变态反应一般在日晒后数天、数周甚至数年才发生。在脱离光敏物质后，光过敏反应还可持续数年，对阳光非常敏感。临床表现为湿疹样皮损，通常伴有瘙痒。其作用机制为迟发型超敏反应，组织病理表现为海绵水肿、真皮淋巴细胞浸润。UVB 和 UVA 的最小红斑量低于正常平均值。

化妆品中的光感物质可见于防腐剂中的氯化酚、苯甲酸、桂皮酸；香料中的柠檬油、檀香油，以及唇膏中的荧光物质等成分。防晒化妆品中的防晒剂如对氨基苯甲酸（PABA）及其脂类化合物也有可能引起光感性皮炎。一些植物也可能含有光敏物质，如白芷中含有化妆品禁用物质欧前胡内酯，为一种光敏性物质，在紫外线照射下会引起皮肤产生光毒性或光敏性皮炎。除了成分本身导致光感性皮炎，一些成分可能使皮肤对紫外线的敏感度增高，例如果酸中的乳酸、羟乙酸及其盐或简单的酯类，如果连续接受质量分数较大、pH值较低的产品，数星期后，就可使皮肤的抗紫外线能力减小，较其他人更易被阳光灼伤。

（三）化妆品皮肤色素异常

化妆品皮肤色素异常指应用化妆品引起的皮肤色素沉着或色素脱失，以色素沉着较为常见（图10-5、10-6）。占化妆品皮肤病中的10%~30%。临床表现为使用化妆品数周或数月后，逐渐出现淡褐色或褐色的密集斑片或斑点。多发生于面、颈部。可单独发生，也可以和皮肤炎症同时存在，或发生在接触性皮炎、光感性皮炎之后。部分色素性化妆品皮炎是接触性皮炎的一种特殊类型，只不过在此型皮炎中，炎症的成分较轻而色素沉着的特点显著。很多这样的患者实质上是长期反复接触小剂量变应原引起的化妆品过敏，致敏物主要是香料、煤焦油染料，光敏的作用较小。化妆品中的铅、汞、砷、染料均可通过干扰色素代谢增加皮肤色素。皮肤病理检查可见基底层细胞液化变性，色素失禁和轻微炎症。

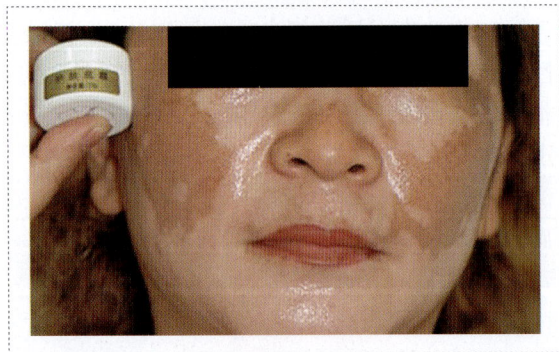

图10-5　化妆品色素异常（使用某护肤底霜）

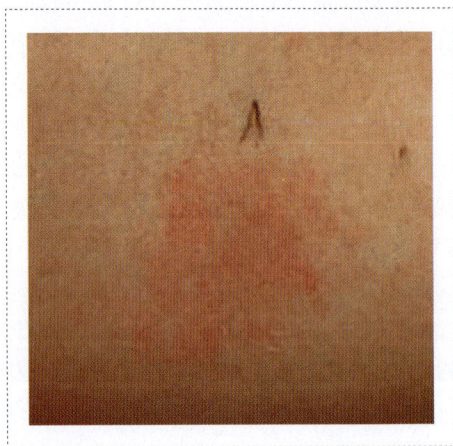

图10-6　化妆品色素异常（患者使用的护肤底霜斑贴试验阳性）

大多数色素加深在半年至两年内会逐渐减轻或完全恢复，但类似于白癜风的色素脱失却很难恢复。且很难与原发性白癜风鉴别。化妆品引起的色素脱失机制不清楚。目前报道引起色素脱失的有发用染料、漂洗剂中苄基乙醇和p-苯二胺。氢醌在2%浓度下是一种弱效的色素脱失剂，但在高浓度下或不同的载体下是一种强效的色素脱失剂。我国已禁止在化妆品中应用。但是一些违禁产品可能作为美白剂添加，检测产品中有无黑素细胞毒性的原料可能会澄清部分病例。

（四）化妆品痤疮

化妆品痤疮占化妆品皮肤病的3.5%~10%，表现为接触部位出现密集性粉刺、丘疹、脓疱等。由化妆品引起的痤疮需要符合以下条件：发病前有明确的化妆品接触史，皮损发生于接触部位。若原有寻常痤疮，则可导致皮损加重。停用化妆品后，痤疮样皮损可以明显改善或消退。

化妆品痤疮可因化妆品对毛囊口的机械性堵塞引起，如不恰当使用粉底霜、遮盖霜、磨砂膏等产品，可引起黑头粉刺或加重已存在的痤疮；也可以造成毛囊炎症。既往认为矿物油会导致毛孔的堵塞并促进痤疮的形成，但动物实验、人体模型都未能证实矿物油致粉刺性，这是由于化妆品级别的矿物油是高纯度的，而工业用的矿物油可能有致粉刺的作用。有报道化妆品中的润滑剂、豆蔻酸异丙基及其类似物、羊毛脂及其衍生物、某些清洁剂和颜料引起痤疮。

（五）化妆品毛发损害

随着美发、染发、护发等系列产品的出现及新项目的开展，由化妆品引起的毛发损害病例逐渐增多。占化妆品皮肤病的10%~15%不等。临床上可表现为发质的改变和断裂、分叉和脱色、质地变脆、失去光泽等。临床也可以见到程度不等的脱发病例。

化妆品可以仅对毛干产生伤害，严重时也可导致毛囊正常结构和功能的破坏。原先被电烫、氧化型燃料、漂白剂、过量日光暴露以及缺少油分的头发更易受到损伤。化妆品毛发损伤的机制既有物理因素也有化学性损伤。引起毛发损害的化妆品包括洗发剂、染发剂、发胶、发乳、生发水，这些产品中的化学成分包括染料、去污剂、表面活性物质均可造成毛发损伤。碱性强的洗发剂使头发失去光泽和弹性、变脆；冷烫剂中的硫巯基乙酸可使头发脱色、易折断（图10-7）。

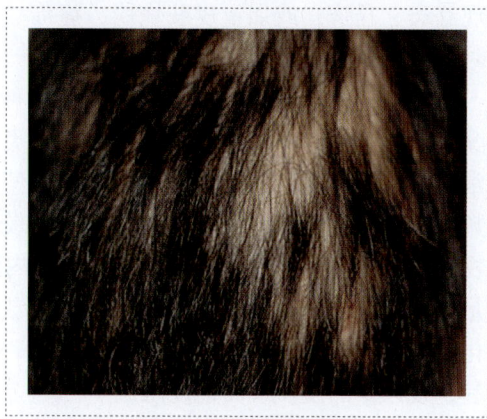

图10-7　化妆品毛发损害

（六）化妆品指甲损害

化妆品甲损害包括甲板损伤和甲周软组织损伤。占化妆品皮肤病的0.5%~1%不等。甲板损伤表现为指甲质地变脆、失去光泽、软化剥离，可能继发真菌感染。甲周围软组织损伤可表现为多种类型，如原发性刺激性皮炎可由甲板清洁剂、表皮去除剂中的某些组分引起；变态反应性接触性皮炎可由指甲油中的树脂类、指甲硬化剂中的甲醛等成分诱发；光感性皮炎可由指甲油中的多种荧光物质等引起。

指甲用化妆品原料多数为有机溶剂、合成树脂、有机染料和色素，以及某些限用化合物，如丙酮、氢氧化钾、硝化纤维等。它们多数有一定的毒性，对指甲和皮肤有刺激性，并有致敏性。可导致甲损害的产品除指甲油、洗甲水、修护用品如表皮去除剂、磨光剂外，也包括人造指甲以及粘贴用的胶水。甲化妆品有时可通过手指接触引起面颈部的接触性皮炎。在门诊遇有指甲损伤的患者，要注意询问指甲产品的使用情况，以免误诊和漏诊。

（七）化妆品接触性荨麻疹

接触性荨麻疹是涂搽某些物质于皮肤后60分钟内发生的潮红和风团反应，伴有瘙痒、针刺和灼热感。可分为免疫性和非免疫性接触性荨麻疹。

非免疫性接触性荨麻疹为常见类型，症状的严重程度依据接触物的浓度、部位和种类而表现为不同程度的瘙痒、灼热和主观不适。有时接触性荨麻疹仅表现在原有受损或湿疹的皮肤上。一些物质如甲醛在非单独反复应用于正常皮肤上也可以出现接触性荨麻疹。其机制未完全阐明，可能与直接刺激皮肤血管、非免疫介导的组胺、前列腺素、白三烯、P物质等炎症介质的释放有关。能引起非免疫性接触性荨麻疹的物质包括苯甲酸、肉桂酸、肉桂醛、秘鲁香脂等。

免疫性接触性荨麻疹是由特异性免疫球蛋白IgE介导的速发型超敏反应。除原有接触部位的红斑风团外，还可以出现其他部位皮肤风团和血管性水肿、内脏器官如呼吸道、胃肠道和心血管系统的症状，甚至出现过敏性休克。已报道的引起免疫性接触性荨麻疹包括间苯二胺、对羟基苯甲酸甲酯和乙酯等。

（八）化妆品不耐受

除以上所列的化妆品皮肤病外，还存在很大部分人群，认为自己属于敏感性皮肤，对多种化妆品不能耐受，严重时不能耐受任何护肤品，即使是婴儿护肤品。这种不耐受以主观不耐受为主，患者没有客观存在的皮疹，或仅有很轻微的皮肤干燥、潮红，但应用化妆品后出现红斑、丘疹，或加重皮肤烧灼、瘙痒、刺痛或紧绷感，容易在激动、气候变化或温度增高时面部皮肤症状加重。

目前认为化妆品不耐受是一种或多种外源性和（或）内源性因素综合引起的一种临床状况。一些患者有隐性的过敏性接触性皮炎、光接触过敏性皮炎或者接触性荨麻疹。有些患者常因为皮脂分泌旺盛，过度使用清洁剂使皮肤干燥，破坏了正常的皮脂膜。过多使用或过度频繁地更换化妆品也可能导致屏障功能减退，造成化妆品不耐受。皮肤屏障能防止外界化学、物理或生物性有害因素的入侵，防止体内营养物质及水分的流失。经表皮水分流失（TEWL）是评价皮肤屏障的主要参数。在一定角质层水合度范围内，TEWL增高表明皮肤屏障功能受损。化妆品不耐受虽然难以定义为一种疾病，只是处于亚临床状态，但发生面较广，处理不当极易诱发严重的皮炎或其他皮肤病。

二 诊断技术

诊断化妆品不良反应符合以下条件：①起病前有明确的化妆品接触史；②皮损发生在使用化妆品的部位；③在使用部位有相应的临床症状和（或）体征；④皮肤或其他实验室相关检查结果。要注意与原有的皮肤病或其他原因造成的皮肤病鉴别。

斑贴试验是诊断化妆品接触性皮炎的主要手段。斑贴试验可以确定待测物与刺激性或变态反应性皮肤炎症的因果关系以及进一步寻找致敏原。因此，斑贴试验在化妆品不良反应的诊断以及化妆品安全性检测方面具有重要意义。

斑贴试验原理：主要通过将可疑致敏物质敷贴于患者皮肤上，使变应原通过皮肤进入机体，由抗原呈递细胞将其呈递给T淋巴细胞，使特异性T淋巴细胞活化，诱发Ⅳ型变态反应。但是如果待测物质对皮肤有原发刺激作用，也可以用此方法检测。

保留性产品可以用原物进行封闭式斑贴试验，但是一些含有刺激性成分的产品（如肥皂、去污剂、香波、发泡清洁剂、泡沫浴剂、剃毛霜等）应进行稀释后斑贴试验或采用半封闭方法。除了对产品进行斑贴试验外，最好能对可疑化妆品的单一原料以合适的浓度进行斑贴试验，以避免再次接触相同或类似的物质。若选择的浓度不当，则可能造成假阳性或假阴性。当使用可疑变应原或产品进行斑贴试验结果持续阴性，或当斑贴试验实验结果关联性不确定时，应进行重复开放试验。操作步骤如下：

封闭式斑贴试验为最常用的斑贴试验，通常采用市售斑试器加入可疑致敏物进行检测。

1. 斑试材料 斑试器及胶布：以往使用简易的纱布和透明玻璃纸覆盖固定进行斑试，为了简化操作程序以及更加标准化，现多采用市售斑试器。经典的斑试器为芬兰小室，为圆形铝制小室，有数种直径大小供选择。临床上通常使用的是直径8mm的小室。将斑试器材料由铝改为惰性材料，将圆形改为方形，可减少由于对斑试器过敏造成的假阳性以及更易区分刺激反应与变态反应。

2. 操作步骤

（1）接待受试患者，交代注意事项，取得患者配合。准备可疑待检产品。

（2）在斑试器上注明编号，按照一定顺序加入变应原。固体物质直接加入斑试器，添加量约0.025g。液体物质滴加1滴于斑试器中放置的滤纸片上。液体变应原最后加入。

（3）选择背部为斑贴试验部位。避开局部皮肤有破损、色素或血管性疾病等可能影响判读结果的部位。

（4）嘱受试者坐位，暴露背部，保持自然的姿势，略前倾。敷贴时每张敷贴从下往上贴。轻加压以保证敷贴紧密。

（5）在敷贴周围做好标记，并加贴微孔通气胶带以进一步增强粘贴性。

（6）再次向受试者交代注意事项，斑贴试验部位可能出现瘙痒等反应，应避免搔抓。

（7）受试期间避免服用抗组胺药、糖皮质激素、免疫抑制剂等，避免剧烈活动，保持局部干燥。若出现不能忍受的瘙痒或疼痛，应自行取下斑试器并与医师联系。

（8）斑贴48小时后取下斑试器，再次嘱受试者避免搔抓，半小时后待压痕消失即可，判读斑贴试验结果。

3. 结果判定 判断方法多为两次判读法。在贴敷48小时后，将斑贴物除去，进行第一次判读，去除后的48~96小时，进行第二次判读。（判读应在去除斑试器30分钟后进行，以排除因测试系统压迫等因素造成的非特异性刺激反应，并使阳性反应更明显。）按表10-1标准判读。

表10-1 斑贴试验反应程度判定

代号	中文名称	皮肤表现
±	可疑阳性	仅有轻度红斑
＋	弱阳性	红斑、浸润，可有少量丘疹
＋＋	强阳性	红斑、浸润、丘疹、水疱
＋＋＋	极强阳性	红斑、浸润明显，有水疱、大疱
IR	刺激反应	
NT	未试验	

正确判读斑贴试验结果必须鉴别刺激性反应与变态反应。对于变态反应导致的不良反应，应该避免再次接触相同抗原，可选用较低致敏性的替代物，还需注意交叉反应的可能性。变态反应结果的红斑为隆起性，可触及并有丘疹、水疱，边界不清，可扩展至斑试器外，或沿淋巴管扩展呈细红线状。瘙痒明显，皮疹持续四天或更长，去除斑试器后皮疹可能进一步加重。变应原浓度呈梯度变化时，反应程度也呈梯度变化。而刺激性反应的红斑水疱可以表现与变态反应完全相同，不同的是可出现脓疱、坏死、紫癜及溃疡，还可以见到表皮的细小起皱。红斑边界清，不扩展，少有瘙痒，可有疼痛及烧灼感。皮疹在去除斑试器后逐渐减轻，到第四天多消退。反应不呈梯度变化，可以在某个浓度突然消失。

（1）**开放试验**：开放试验又称应用试验，主要用于高度疑诊变态反应性接触性皮炎而斑贴试验可疑或阴性的患者。

其方法为：对患者带来的可疑致敏化妆品原倍（保留性产品）将其稀释后（需洗脱的产品）用于前臂屈侧，让其自然扩散挥发，在30~60分钟内定期观察，以发现速发型接触性反应。3~4天后进行最后判读，如阴性可进行常规斑贴试验。若斑贴试验阴性而又高度怀疑过敏的物质，可将可疑物品直接模仿患者实际使用时的状况，观察其反应。

（2）**半开放试验**：开放试验观察30分钟若无反应，可进行半开放试验。将试验局部使用非封闭的胶布盖上，等待48~96小时判读结果。主要用于检测Ⅳ型变态反应。

化妆品光感性皮炎应同时进行斑贴和光斑贴试验。如两者均为阴性，与可疑产品关联不大；如两者均为阳性，为接触性皮炎；如只有光斑贴试验为阳性，则为光过敏性皮炎。对于化妆品接触性荨麻疹可做开发性斑贴试验，60分钟内观察反应，应准备出现全身反应时的抢救措施。

（3）**注意事项**：应注意在皮肤炎症急性期不宜做斑贴试验，试验期间受试者应避免服用抗炎性介质类药物如糖皮质激素、抗组胺药等。斑试前应向受试者说明意义和可能出现的反应，以便取得合作。如试验处感到重度烧灼或剧痒，可及时去掉斑试物。斑试期间要保持局部干燥，不要挪动斑试器，防止脱落，不宜洗澡。夏季酷暑不宜做斑贴试验。

对于化妆品导致皮肤色素改变还没有公认的检验方法。继发于接触性皮炎的色素沉着可出现斑贴试验阳性。部分色素减退的病例在斑贴试验的部位可出现色素减退。但是斑贴试验阴性结果不能排除与可疑化妆品的相关性。

对于化妆品痤疮的试验方法较为复杂。已经有研究者用兔耳做试验或在人体背部做试验。引起丘疹脓疱的时间短于引起粉刺的时间，后者往往需要涂搽数月。

三 治疗

已经确诊为化妆品不良反应后，应该立即停止使用致敏产品并不再接触含有同类原料的其他产品。治疗方法同接触性皮炎。对急性炎症，应避免搔抓、烫洗、肥皂洗涤。可用抗组胺药、维生素C、钙剂抗过敏。严重者可酌情系统使用糖皮质激素。局部可视情况采用冷敷、炉甘石洗剂或氧化锌油。对于有色素改变或粉刺发生时按皮肤科同类疾病对症处理。化妆品不耐受者应停用对皮肤有刺激的清洁剂，暂时仅用橄榄油。禁用一切不利于皮肤屏障修复的化妆品，可选择专为敏感皮肤配制的医学护肤品。

四 预防

化妆品不良反应的发生，既有产品的原因也有使用者个人的原因。

产品质量低劣，原料中含毒性物质、原料生产过程中的杂质、违规添加了禁用物质如糖皮质激素、抗生素等，包装、运输和存储过程中的病原微生物污染，均可引起使用者出现不良反应。

使用者个人的因素包括：个体敏感体质、化妆品选择或使用不当均可造成皮肤损伤。因此，预防化妆品不良反应涉及国家相关部门、生产企业、销售渠道和消费者个体，需要各方协调配合，才能控制和降低化妆品不良反应。

临床医师对初次接诊的患者，除了积极治疗和处理外，要提醒患者，避免再次接触含相同原料成分的化妆品。卫生部目前在全国21家医院设立了化妆品皮肤病监测点。当病案涉及法律纠纷时，可以建议患者到任何一家监测点采集临床资料，拍摄皮损照片，做相应的检查和治疗。由监测机构出具化妆品皮肤病诊断证明书。

（李　利）

第四节　激素依赖性皮炎

激素依赖性皮炎（hormone dependent dermatitis，HDD）是指面部长期外用糖皮质激素治疗皮肤病或使用含糖皮质激素化妆品，一旦停药导致原有皮肤病复发、加重或出现新的皮损，使患者不得不继续使用糖皮质激素，形成依赖。本病具有多形态皮损、反复发作等特点，严重影响患者的容貌及身心健康。

在以往诸多文献中，HDD分别有激素依赖性皮炎、糖皮质激素依赖性皮炎、皮质类固醇激素依赖性皮炎、激素性皮炎等命名。中国医师协会皮肤科医师分会皮肤美容亚专业委员会根据外用糖皮质激素理论及临床表现，将其命名为"糖皮质激素依赖性皮炎"，简称"激素依赖性皮炎"，使其命名更为确切。

【病因及发病机制】

引起激素依赖性皮炎主要的诱因：①临床糖皮质激素使用不当：临床上未能为患者选择合适的外用糖皮质激素；②适应证选择不当：对一些应慎用糖皮质激素的皮肤病，如痤疮、酒渣鼻、面部难辨认癣、黄褐斑等，长期使用中、强效糖皮质激素；③用药部位选择不当：对不适宜选用中、强效糖皮质激素及含氟糖皮质激素的部位，如面部及婴幼儿皮肤选用了该类糖皮质激素；④外用时间过长：使用高效糖皮质激素时间超过20天，低、中效糖皮质激素超过2个月；⑤将糖皮质激素当化妆品使用：将糖皮质激素掺进化妆品中，长期使用所谓"特效嫩肤、美白"化妆品后产生依赖。

激素依赖性皮炎发病机制与糖皮质激素受体相关，糖皮质激素的作用主要通过激素与激素受体高亲和力的结合，从而抑制编码炎性递质的基因表达而实现。糖皮质激素有α受体和β受体，α受体位于胞质，其活性依赖于激素的存在，是主要的糖皮质激素受体，糖皮质激素与α受体结合后，转位入细胞核，与细胞核靶基因中特定的激素反应元件结合，诱导产生特异mRNA，指导蛋白质合成，发挥其抗免疫、抗炎的生物学特性。β受体位于细胞核，不具有与糖皮质激素结合的能力，但与糖皮质激素抵抗有关，有研究，许多激素抵抗性疾病，如：激素抵抗性哮喘的气道细胞和外周血巨噬细胞中β受体表达水平明显高于激素敏感性哮喘患者或健康人群。有学者研究报道，不同时间，不同浓度地塞米松刺激Hacat细胞，随着刺激时间的延长，α受体表达下调，而β受体表达上调，此下调反应不呈浓度依赖性，而呈时间依赖性，因此，临床上，长时间使用糖皮质激素，随着使用时间延长，α受体逐渐下调，从而产生"激素依赖"。

【临床表现】

激素依赖性皮炎好发于面部，常伴有灼热、瘙痒、刺痛、紧绷感等自觉症状。病程慢性，易反复发作。

临床上根据其皮损特点，分为五型：①面部皮炎型：面部皮肤红斑、丘疹伴皮肤潮红、毛细血管扩张（图10-8）；②痤疮样皮炎型：面部皮肤密集分布的粉刺、丘疹、脓疱（图10-9）；③皮肤老化型：面部皮肤干燥、脱屑、皱纹增多，该型患者常伴有面部皮炎表现（图10-10）；④色素沉着型：面部皮肤灰暗，可伴片状或弥漫分布的淡褐至深褐色色素沉着斑（图10-11）；⑤毳毛增生型：面部皮肤可见毳毛增粗变长，该型患者常伴有毛细血管扩张、色素沉着。有时同一患者可出现两型或两型以上的皮肤损害（图10-12）。

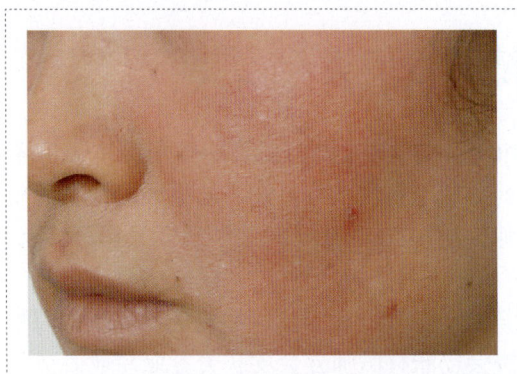

图10-8　HDD面部皮炎型

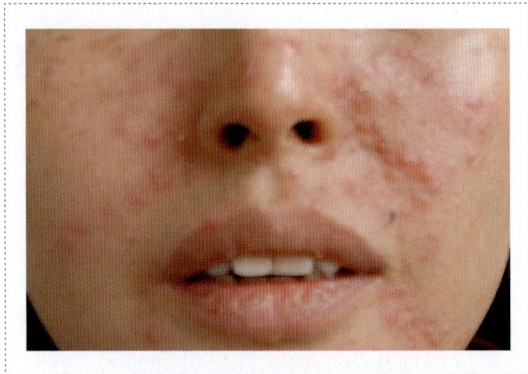

图10-9　HDD痤疮样皮炎型

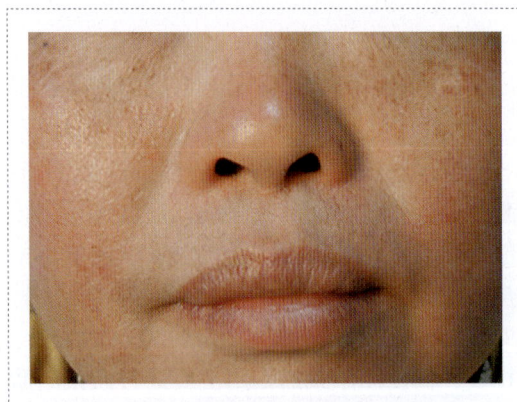

图10-10　HDD皮肤老化型

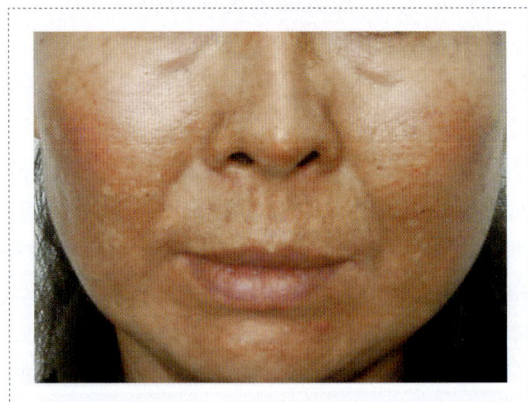

图10-11　HDD色素沉着型

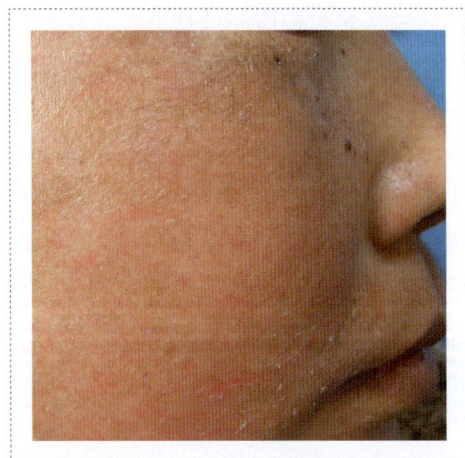

图10-12　HDD毳毛增生型

根据皮损发生部位，其分为四型：①口周型：皮损主要分布于口周离唇3~5mm的区域；②面部中央型：皮损主要分布于双面颊、下眼睑、鼻及前额，通常口唇周围皮肤正常；③弥散型：皮损分布于整个面部、前额和口周皮肤；④双颊部型：皮损仅分布于双颊部。

【诊断与鉴别诊断】

有明确的长期外用糖皮质激素史及符合激素依赖性皮炎临床表现中一型或几型，不难诊断，诊断时应包括部位。

本病主要与以下疾病鉴别：

1. 寻常型痤疮（acne vulgaris）　寻常型痤疮

的皮疹以粉刺、丘疹、结节、囊肿为主，皮损散布，反复发作，时好时坏，无外用糖皮质激素史。而激素依赖性皮炎的痤疮样皮炎的皮损较密集，多以粉刺丘疹为主伴红斑或毛细血管扩张，皮损持续存在，有外用糖皮质激素史。

2. **酒渣鼻（rosacea）** 酒渣鼻的皮损位于鼻部，以红斑、毛细血管扩张为主，激素依赖性皮炎皮损多位于双面颊，还可出现毳毛增粗变长、色素沉着等临床表现。

【对容貌及身心的影响】

激素依赖性皮炎皮损主要发生在颜面部，以红斑、丘疹、毛细血管扩张、毳毛增生、色素沉着为主要表现，影响容貌。同时，皮肤屏障受损，患者的皮肤严重失水，干燥、脱屑、老化，严重影响容貌。激素依赖性皮炎还易反复发作，且治疗周期长，患者多精神紧张，情绪低落，焦虑，烦躁。患者还会因为面部的皮损而产生社会心理问题，最常见的是自尊心、自信心受损，尴尬、抑郁、紧张、社交障碍，对患者的工作生活带来苦恼，甚至影响患者的就业、社交等。

【治疗】

1. **一般治疗** 长期外用糖皮质激素可导致皮肤屏障功能的破坏，皮肤对外界各种理化刺激的敏感性增高。因此，应注意避免日晒、热刺激，进食刺激性食物。

2. **药物治疗**

（1）**内服药物**：病情严重者，可短期使用小剂量激素，以维持糖皮质激素水平，避免快速停用糖皮质激素引起的反跳。并发痤疮样皮损的患者可加用维胺脂胶囊或四环素片。还可口服抗过敏药、非特异性抗炎药物及抗光敏药物，如：赛庚啶、阿司匹林、羟氯喹等。

（2）**局部治疗**

1）**递减激素**：对病程长、停药后反应剧烈者，采用激素递减法，直至停用：①由强效制剂改用弱效制剂；②由高浓度改为低浓度制剂；③逐渐减少用药次数，延长使用间隔时间。对病程及用药时间较短，停药后反跳较轻者，可停止使用激素制剂。

2）**激素替代治疗**：钙调神经酶抑制剂：如0.03%或0.1%他克莫司软膏，每日1~2次。非甾体类的软膏：①丁苯羟酸乳膏；②乙氧苯柳胺乳膏；③氟芬那丁酸酯软膏；每日1~2次。

3. **美容治疗**

（1）**使用医学护肤品**：使用不含色素、香料及致敏防腐剂的具有保湿、舒敏、抗炎作用的医学护肤品，以修复皮肤的屏障功能。

湿敷：急性期还可进行湿敷，详见"接触性皮炎"急性期湿敷。

抗敏保湿：具体方法详见"敏感性皮肤"美容治疗。

防晒：具体方法详见"敏感性皮肤"美容治疗。

（2）**强脉冲光及红光**：使用较低能量、较长波长的强脉冲光（590~1200nm）及红光（635nm），对激素依赖性皮炎进行非剥脱性、非介入性治疗可达到修复皮肤，减轻炎症的目的。

4. **原发病治疗** 待激素依赖性皮炎症状消除后，应规范治疗原发皮肤病，如：痤疮、黄褐斑等。

【预防】

1. **健康教育** 由于本病容易反复，常引起患者烦躁、焦虑、情绪悲观。因此，应对患者作健康教育，认识发病原因，治疗周期长，取得患者合作，积极配合治疗。

2. **合理选用糖皮质激素** 面部及婴幼儿皮损最好避免选用中、强效糖皮质激素及含氟的糖皮质激素。如需使用，应尽量选用弱效、不含氟的糖皮质激素，使用时间不要超过1个月。

痤疮、酒渣鼻、浅表真菌病等皮肤病应尽量不选择外用糖皮质激素，嘱咐患者不要使用含糖皮质激素的化妆品。

疾病教育：加强对公众的健康教育，嘱患者使用药物前应认真阅读使用说明，并教育患者应尽量使用品牌化妆品，以保证其有效性、安全性。同时，还要加强对医务人员的继续教育，强调糖皮质激素使用的适应证，不同强度激素外用制剂的正确、合理使用。

（何　黎）

第五节　换肤综合征

采用物理或化学方法使表皮角质层强行剥脱，以促进新的细胞更替，使皮肤光滑细腻并富有光泽，治疗前后皮肤看起来焕然一新，因此称这类美容技术为"换肤术"。但是过度的换肤术、术后护理不当导致皮肤敏感，出现色素沉着、痤疮、粟丘疹，甚至毛细血管扩张、皮肤老化、瘢痕等后遗症，称为换肤综合征（peeling syndrome）（图10-13）。

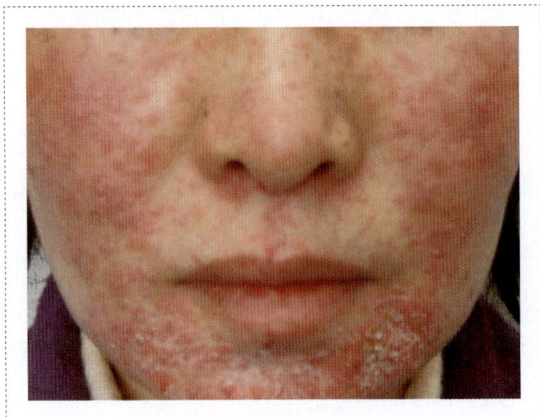

图10-13　换肤综合征

【病因及发病机制】

发生换肤综合征的机制尚未完全清楚，目前多认为不正规的美容是导致换肤综合征产生的直接病因，主要见于：

1. 过度剥脱表皮　皮肤的表皮通过时间为28天，很多人常忽略皮肤的这种生理状态，频繁的"去死皮"、"美白"、"做脸"，使皮肤角质层被过度剥脱，表皮基底层细胞更新周期节律打乱，虽然角质层的强行剥脱产生的刺激信号早期可能促进基底细胞的增殖，但频繁的刺激使表皮更新功能失代偿，难以弥补角质层剥脱的损伤，角质层结构受到破坏，皮肤屏障受损，对外界抵御能力减小，各种外界环境因素如灰尘、日光、微生物等抗原侵入皮肤，产生红斑、毛细血管扩张，甚至炎症反应及色素沉着等。

2. 使用不合格美容产品　一些不合格的美容产品中除了掺入大剂量的剥脱剂外，还掺有糖皮质激素，铅、汞等成分，具有暂时性美白效果，一段时间后，皮肤屏障受损，出现色沉、老化等表现，对皮肤造成极大伤害。

3. 不正确的美容操作　目前的美容从业人员水平参差不齐，对皮肤的基本结构、皮肤类型、皮肤疾病没有足够的认识，对各种皮肤病缺乏诊治技能，换肤术操作不正规。

4. 换肤术后处理不当　换肤术后不注意修复受损皮肤屏障及防晒，皮肤抵御外界刺激的能力下降，在外界环境的影响下，易出现红斑、毛细血管扩张等症状。

【临床表现】

根据其皮损特点，可分为四型：

1. 敏感性皮肤型　表现为皮肤对外界环境的抵抗力降低，轻微的日晒、风吹、遇热、接触花粉后皮肤会出现红斑、丘疹、瘙痒。

2. 激素依赖样皮炎型　主要表现为痤疮样皮炎型、面部皮炎型、皮肤老化型、色素沉着型、毳毛增生型。

3. 色素异常型　可表现为色素沉着或色素减退，主要是长期的刺激，或者是祛斑类产品的反复使用，颜面部皮肤出现深浅不一的色素沉着或色素减退。

4. 接触性皮炎型　表现为红斑、丘疹、瘙痒、结痂，首发部位为接触部位，也可扩展至周围皮肤，接触物的性质、浓度、频率、时间长短均对皮损的严重程度有影响。

【诊断与鉴别诊断】

根据不正规的美容后皮肤出现敏感、激素依赖性皮炎样、接触性皮炎样或色素沉着等临床表现可诊断该病。

本病主要与以下疾病鉴别：

1. 激素依赖性皮炎（hormone dependent dermatitis）　有明确外用糖皮质激素病史，皮损表现为多形态，如红斑、毛细血管扩张、痤疮样皮损、色素沉着等。换肤综合征虽也有类似皮损，但有明确的不正规美容史，且以红斑、毛细血管扩张为主要的临床表现。

2. 接触性皮炎（contact dermatitis）　有明确的接触史，瘙痒明显，治疗后皮损易消退，而换肤综合征虽有接触性皮炎样的皮损表现，但瘙痒不明显，且病程较长，反复发作。

【对容貌及身心的影响】

换肤综合征颜面出现红斑、毛细血管扩张，严重影响患者的容貌，再者由于不正规美容后，破坏了皮肤正常生理结构，使皮肤变得敏感，易受外界环境影响，如不及时修复受损皮肤屏障，则会进一步加重该病。该病反复发作，又容易影响容貌，因此，患者多伴焦虑、烦躁等心理症状，影响其心理健康。

【治疗】

1. 一般治疗　立即停用导致皮肤损害的可疑化妆品及频繁表皮剥脱，针对不同的临床表现进行治疗，辅以医学护肤品，缓解皮肤敏感状态。

2. 药物治疗

（1）敏感性皮肤型：口服抗组胺药，如光敏试验阳性的患者，可同时口服羟氯喹等抗光敏药物，皮疹较重时，可外用不含氟糖皮质激素或他克莫司乳膏。

（2）痤疮样皮炎型：口服四环素，可采用4、3、2、1的疗法，即0.25g/次，每日4次，连服20天；改为0.25g/次，每日3次，连服20天；再改为0.25g/次，每日2次；20天后改为0.25g/次，每日1次。辅以丹参、维生素 B_6 等。可外用阿达帕林凝胶或过氧苯甲酰凝胶等药物。

（3）色素沉着或减退型：应在改善皮肤敏感状态后再治疗色素沉着或色素减退，色素沉着可静滴还原型谷胱甘肽，1.2g/次，每周2次；维生素C针，3g/次，每周2次；口服维生素E胶丸，0.1g/日；外用氢醌霜，静脉输维生素C，谷胱甘肽针等。色素减退外用他克莫司乳膏或其他增加黑素生成的药物。

（4）接触性皮炎型：按接触性皮炎处理。

3. 美容治疗

（1）使用医学护肤品：具体方法详见"敏感性皮肤"。

（2）物理治疗：红光具有抗炎，黄光具有减低皮肤敏感性的作用，急性期冷喷，冷膜配合红黄光治疗。

【预防】

换肤综合征重在预防。应该加强对消费者的宣传教育，了解化妆品基本科普知识，对不科学的皮肤美容及化妆品虚假宣传广告有识别能力，接受科学、规范的皮肤美容，同时需要树立患者信心，积极配合医师的治疗。

（何　黎　李　利）

第六节　湿　疹

湿疹（eczema）是一种常见的由多种内外因素引起的表皮及真皮浅层的炎症性皮肤病，一般认为与变态反应有一定关系，皮损呈多形态、常对称分布、有渗出倾向、易反复发作、慢性病程、瘙痒剧烈。

【病因及发病机制】

湿疹的发病原因很复杂，其具体病因往往不清楚，一般认为是多种内外因素相互作用引起的迟发型变态反应。外在因素中常见的食物：如鱼、虾、蟹、蛋、牛羊肉等；吸入物：如花粉、尘螨、动物皮毛等；生活环境：如日光、冷、热、多汗、摩擦、化妆品等。内在因素包括慢性病灶感染、肠道寄生虫病、内分泌失调、代谢障碍、月经及妊娠等；神经精神因素：如精神紧张、过度疲劳、失眠、忧虑等都和本病有密切关系。遗传因素和个体素质对本病的发生发展也有很大的关系。

研究表明IL-10、IL-12p40和IL-18三种细胞因子在正常皮肤角质形成细胞内呈阴性或弱阳性表达，而在湿疹患者皮损组织中表达阳性或强阳性，这些结果表明湿疹患者皮损处存在Th1/Th2型细胞因子的分泌异常，可能与其发病相关。

表皮屏障功能受损及由此导致的经表皮水分流失也是湿疹的发病原因之一，最近研究表明表皮分化及脂质成分的异常是导致屏障功能损害的重要原因。

【临床表现】

本病发生于任何年龄，任何部位，任何季节，但常在冬季复发或加剧。其临床表现具有对称性、渗出性、瘙痒性、多形性和复发性等特点，根据病程和皮损不同分为急性、亚急性和慢性三种。

1. **急性湿疹**　发病急，皮损为密集红斑、丘疹，水疱可伴糜烂、渗出、结痂或伴肿胀。

2. **亚急性湿疹**　皮疹有暗红斑、丘疹，出现特征性鳞屑，可伴有轻度渗出，结痂，皮肤开始干燥。

3. **慢性湿疹**　多因急性、亚急性湿疹反复发作演变而成，表现为暗红色密集的丘疹，常伴肥厚、苔藓样变及干燥、脱屑（图10-14）。

除以上湿疹外，另外还有些特殊类型的湿疹，如：

1. **婴儿湿疹**（infantile eczema）　是婴幼儿常见的一种皮肤病，俗称奶癣。是发生在婴幼儿头面部的一种常见的急性或亚急性湿疹。该病与消化功能障碍、食入或吸入某些过敏物、外界不良的刺激有关。婴儿湿疹常无家族过敏史，无过敏性疾病史，多在出生1个月后发生，

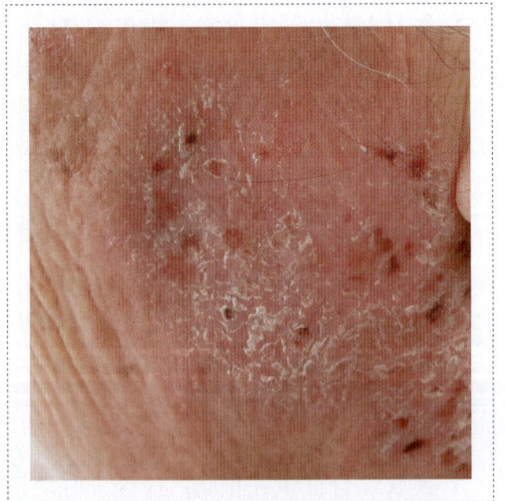

图10-14　湿疹

它可能是婴儿湿疹，也可能是特应性皮炎的婴儿期。皮损好发于头皮及面部，尤以前额、面颊部为重，有时躯干、四肢也可累及，主要表现为红斑、丘疹、丘疱疹。因搔抓、摩擦可出现糜烂、渗液、结痂，甚至可继发细菌感染。

2. 自身敏感性湿疹（autosensitization eczema） 由于患者对自身内部或皮肤组织所产生的某些物质过敏而引起的。发病前，在皮肤某部常有湿疹样损害，由于过度搔抓、外用药物刺激或并发化脓性感染而使原有损害恶化，组织分解物、细菌产物等形成一种特殊的自身抗原，被机体吸收而引起自身敏感。本病常表现为突然泛发群集性红斑、丘疹、丘疱疹及小水疱，可互相融合，对称分布。从原发皮损至全身泛发一般需经7~10天。

3. 传染性湿疹样皮炎（infectious eczematoid dermatitis） 本病在发生前，先在患处附近有慢性细菌性感染病灶，如中耳炎、褥疮、溃疡及瘘管等，从这些病灶中不断排出大量分泌物，使周围皮肤受到刺激而致病。多表现为病灶周围皮肤发红、密集小丘疹、水疱、脓疱、结痂及鳞屑等，并可随搔抓方向呈线状播散。

【诊断与鉴别诊断】

一般根据呈多形性，常有渗出，对称分布，瘙痒明显及各期皮损特点可以明确诊断。

本病主要与以下疾病鉴别：

1. 接触性皮炎（contact dermatitis） 急性湿疹应与之鉴别。本病有明确的接触史，病变局限于接触部位，皮疹多单一形态，以水肿性红斑或水疱为主，境界清楚，常在去除病因后自愈。

2. 神经性皮炎（neurodermatitis） 慢性湿疹应与之鉴别。本病多见于颈、肘、尾骶部，多有典型苔藓样变，无多形性皮疹，无渗出表现。

3. 手足癣（tinea manus and pedis） 手部湿疹应与之鉴别。本病皮损境界清楚，以叶状鳞屑及角化过度为主，多无肥厚性皮损，单侧发病，夏季加重，常并发指（趾）间糜烂，鳞屑内可找到真菌菌丝。

【对容貌及身心的影响】

湿疹是一种最常见的皮肤病，约占皮肤科门诊患者的20%~30%，其对容貌和身心的影响主要分为两个方面：一方面湿疹是一种易反复发作，瘙痒剧烈难以短期根治的疾患，特别是泛发全身者常引起患者情绪烦躁，易出现抑郁、消极、自卑、暴躁等负面情绪，有时还可并发感染。另一方面，发生在颜面部的湿疹可直接影响患者的容貌，同时在没有皮肤科医生指导下滥用激素类软膏，可能产生继发性色素沉着、毛发增生、毛细血管扩张等激素依赖性皮炎表现，进一步影响患者的容貌。湿疹的皮肤屏障受损，皮肤易出现干燥、脱屑，常用糖皮质激素治疗，不注意使用能恢复皮肤屏障功能的医学护肤品，可使皮肤屏障受损加重。

【治疗】

1. 一般治疗 应注意避免各种可疑致病因素，发病期间避免食用辛辣食物及饮酒，避免过度洗烫、搔抓。尽量减少外界不良刺激，衣着应宽松，柔软，贴身衣物最好是纯棉织品。

2. 药物治疗

（1）内服药物：选用抗组胺类药物治疗，两种配合或交替使用，因湿疹多在晚间出现瘙痒加剧，故最好在睡前口服一次抗组胺药。必要时可配合使用糖皮质激素、免疫抑制剂、镇静药等，如并发感染，还需使用抗生素。

1）抗组胺药：根据病情可选用以下药物单独或联合用药，如：氯苯那敏4mg/次，每日3次；赛庚啶2mg/次，每日2~3次；酮替芬1mg/次，每日2次；西替利嗪10mg/次，每日1次；

阿伐斯汀8mg/次，每日2次；咪唑斯汀10mg/次，每日1次；氯雷他定10mg，每日1次；西咪替丁200mg，每日3次等。

2）糖皮质激素：对急性期皮损较为广泛者予泼尼松20~30mg/d，早晨顿服一次，或予复方倍他米松针肌注，但糖皮质激素停药后易复发，且不能常规使用，长期应用易引起许多不良反应。老年湿疹患者滥用糖皮质激素后，易发展成继发性红皮病。

3）免疫抑制剂：雷公藤总苷20mg/次，每日3~4次，一般只用于发展期或全身泛发性患者。

4）其他：口服维生素C 0.2g/次，每日3次；5%溴化钙、10%葡萄糖酸钙或10%硫代硫酸钠溶液缓慢静注，10ml/次，每日1次，10次为一疗程；B族维生素以及调节神经功能的药物亦有帮助。

（2）局部治疗：具体方法见"接触性皮炎"。

3. 美容治疗　使用医学护肤品。

医学护肤品在湿疹中的临床应用：急性期以收敛、减少渗出、控制炎症为主；亚急性、慢性期以恢复皮肤屏障、控制炎症为主。

清洁：急性期时，避免使用含皂基清洁剂，可用清水洁肤，亚急性期及慢性期时，可选用具有保湿、抗敏作用的不含皂基的医学护肤品洁肤，洗澡不宜过勤，春、夏季2~3天洗一次，秋、冬季每周1~2次。

湿敷：急性期时可进行湿敷，具体方法见"接触性皮炎"。

护肤：亚急性期及慢性期，在口服抗阻胺药、外用糖皮质激素的同时，辅助使用抗敏柔润保湿霜，每日1~2次，由于湿疹慢性期皮损苔藓样变，逐渐增厚，因此，必要时还需进行封包，加强皮肤的透皮吸收，如皮损消退、瘙痒缓解可停用外用糖皮质激素，坚持长期每天使用该类功效性保湿剂，可有效预防疾病复发。

（谢红付）

第七节　特应性皮炎

特应性皮炎（atopic dermatitis，AD）又名异位性皮炎、异位性湿疹（atopic eczema）、Besnier体质性痒疹（Besnier's prurigo diathesis）或遗传过敏性湿疹。其特征为本人或家族中可见明显的"异位性"特点。其含义是：①有容易罹患哮喘、过敏性鼻炎、湿疹的家族性倾向；②对异种蛋白过敏；③血清中IgE增高；④血液嗜酸性粒细胞增多。典型的异位性皮炎除有特定的湿疹临床表现外，还具有上述四个特点。

【病因及发病机制】

特应性皮炎病因和发病机制目前尚不清楚。可能是遗传因素、免疫因素、有缺陷的皮肤屏障功能以及环境因素共同作用的结果。神经免疫因素及皮肤屏障功能障碍在AD发病机制中的作用是目前研究的热点。

从AD患者皮肤干燥的程度可以看出其皮肤屏障功能的破坏可能远远大于湿疹患者。研究表明AD患者先天缺乏神经酰胺合成酶，致神经酰胺合成减少，使皮肤屏障功能降低，故经表皮水分流失增加。

近年认为特应性皮炎的皮肤炎症是在遗传背景下由过敏源诱发的IgE依赖的速发型和迟

发型变态反应，并且可能是一种Th1/Th2细胞亚群失衡条件下的以优势Th2细胞介导的皮肤过敏性炎症反应。另一方面，可以认为特应性皮炎是一种IgE依赖的Th2细胞介导的皮肤炎症反应（暂称Ⅱ型迟发型超敏反应）。另一观点认为特应性皮炎发病机制为双相反应模式，即早期为由Th2细胞介导皮肤炎症反应，以后Th2细胞转化为Th1细胞，而晚期表现为由Th1细胞介导的皮肤炎症反应。

总之，特应性皮炎发病机制较为复杂，以上学说尚有待进一步研究证实与完善。

【临床表现】

特应性皮炎可在任何年龄发病，无性别差异。本病在不同的年龄阶段，具有不同的特点，通常分为婴儿期、儿童期、青年期及成人期。

1. 婴儿期　通常于出生后2~3个月开始发病。皮损常累及面部、头皮、躯干及四肢伸侧；表现为境界清楚红斑基础上的密集的、针头大的丘疹、丘疱疹和水疱，水疱破溃后有黄色渗液，干燥后形成黄色痂皮。常因搔抓、摩擦导致痂皮脱落，露出鲜红的糜烂面。如有继发感染可见脓疱、局部淋巴结肿大及发热等全身症状（图10-15）。

2. 儿童期　可由婴儿期演变而来，也可是初发，皮疹表现为湿疹型和痒疹型，前者好发于肘窝、腘窝和四肢伸侧，表现为针尖大小丘疹、丘疱疹和水疱，融合成片，被覆灰白色鳞屑，部分苔藓化。后者好发于四肢伸侧和背部，表现为散发的绿豆大的、皮色或棕色丘疹，可见抓痕和血痂。

3. 青年及成人期　皮损与儿童期类似，皮疹好发于肘、腘窝、颈前及侧部，表现为局限性红斑和丘疹，被覆灰白色鳞屑及色素沉着，局部可见苔藓化。

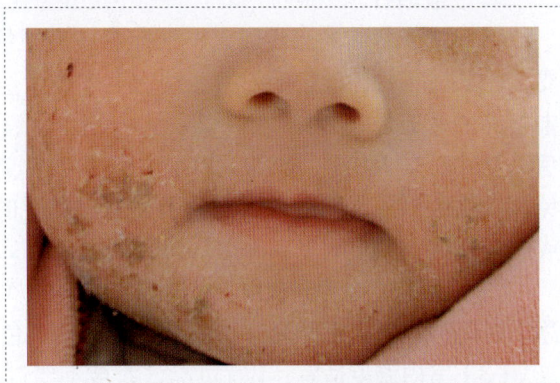

图10-15　特应性皮炎婴儿期

【诊断与鉴别诊断】

国内外有多种诊断标准应用于特应性皮炎的诊断，包括Hanifin和Rajka标准、Williams标准和康克非标准等，其中Williams标准内容简洁，使用方便，其特异性、敏感性与Hanifin和Rajka标准及康克非标准相似，且特别适用于门诊工作，故推荐使用。Williams诊断标准如下：

1. 必须是瘙痒皮肤病（或父母诉儿童搔抓或摩擦）。

2. 另加以下至少三条：

（1）皮肤皱折部位累及如肘窝、腘窝、踝前及颈周（10岁以下儿童包括颊部）。

（2）个人哮喘或花粉症史（或一级亲属4岁以下儿童特应性疾病史）。

（3）皮肤干燥史。

（4）屈侧可见湿疹（或4岁以下儿童颊部/前额和远端肢体湿疹）。

（5）2岁前发病（适用>4岁者）。

【诊断与鉴别诊断】

本病主要与以下疾病鉴别：

1. 脂溢性皮炎（seborrheic dermatitis）　本病一般有家族史，皮损常发生在头、面部，也可发生于胸背中上部及腋窝等皮脂分泌多的部位，损害为鲜红或黄红色斑片，上覆油腻性鳞屑，血清IgE正常。

2. 慢性单纯性苔藓（lichen simplex chronicus） 皮损为苔藓样变和多角形扁平丘疹，无个人和家族遗传过敏史，无特殊的皮损和发生发展规律，无血清和皮肤点刺试验的异常。

【对容貌及身心的影响】

特应性皮炎由于病程的长期性和反复发作性，皮肤屏障严重受损，瘙痒比常见皮肤病更为剧烈，患者容易产生烦躁、易怒等不良情绪，严重影响生活质量。特应性皮炎常可累及颜面部，反复发作，患者长期外用糖皮质激素药物，很可能产生局部的副作用如色素沉着、毛发增生、毛细血管扩张、表皮萎缩等面部继发性改变，从而进一步影响容貌及身心健康。

【治疗】

1. 一般治疗

（1）**减少本病的激发因素，使症状减轻或缓解**：尽量避免一切外来刺激，如穿着的衣服要轻、柔、宽松，丝、毛织品、动物毛皮或人造纤维衣着不要直接接触皮肤。尽量减少环境中可能的变应原，如屋尘、螨、毛、人造纤维、真菌等。注意观察每次在食用鸡蛋、牛奶、鱼等食物时是否加重。如果每次食用该食物都能加重病情，并且皮肤过敏试验阳性，则应避免该食物的摄入。但单纯由食物引起本病加重的患者毕竟是少数，绝不能轻易禁食优质蛋白或高蛋白饮食而影响患者的正常营养的摄入。

（2）**避免过度清洗皮肤**：水温不宜超过40℃，尽量接近皮肤的温度，并减少沐浴次数及沐浴时间，避免使用肥皂、香皂及含有香精、色素等化学成分的沐浴露等。

（3）**室内温度适宜**：不宜过高，衣被不要过暖，减少汗液分泌。

（4）**注意消化功能**：避免消化不良。

2. 药物治疗

（1）**内服药物**

1）**抗组胺类药**：可选用1~2种抗组胺药内服，对婴儿期特应性皮炎可用0.2%苯海拉明糖浆，2~4mg/（kg·d），每日3次；或氯雷他定糖浆5ml/次，每天1次。

2）**镇静剂**：应用镇静剂可加强止痒效果，常用的有苯巴比妥（小儿剂量为0.5~1mg/次）或氯丙嗪[小儿剂量是0.5~1mg/（kg·次）]。往往与抗组胺药联合使用，可提高疗效。

3）**助消化药**：可酌选干酵母、乳酶生等口服以帮助消化。

4）**糖皮质激素**：仅适用于顽固、重症的成人期特应性皮炎，一般采用小剂量短疗程治疗，如泼尼松20~30mg/d，使用时间应小于2周。

5）**抗生素**：继发细菌感染时需加用抗生素，以大环内酯类抗生素为主，如罗红霉素胶囊0.15g/次，每日2次；克拉霉素缓释片0.5g/次，每日1次。

（2）**局部治疗**

1）**外用药物**：具体方法见"接触性皮炎"。

2）**光疗**：窄谱中波紫外线是皮肤常用的一种物理治疗方法，疗效较为肯定，治疗时间较短，不需使用光敏剂等。

3. 美容治疗 使用医学护肤品。

恢复皮肤屏障，缓解皮肤干燥、脱屑及瘙痒是治疗及预防特应性皮炎的首选措施，使用具有抗敏、保湿、滋润作用的医学护肤品。具体方法见"湿疹"。

（谢红付）

第八节 季节性皮炎

季节性皮炎（seasonal dermatitis）是一种季节性，反复发作，由花粉、气温等引起的接触性皮炎，好发于季节交替时期，女性多见。

【病因及发病机制】

其发病原因与花粉、化妆品、温热、光线刺激、尘埃等有关，由于化妆品易黏附于皮肤表面，再经过日光刺激，局部pH值改变，皮温升高等更容易发生变态反应。

发病机制可能是接触到当时空气中散播的花粉等抗原而引起的一种IgE介导的迟发型接触过敏，也有人称为IgE介导的皮肤迟缓相反应。赵辨等在南京地区对此类患者研究后发现这些患者可以有血清总IgE水平增高，花粉抗原点刺试验及花粉斑贴试验阳性。血清总IgE水平与特异性IgE、皮肤点刺试验及花粉斑贴试验阳性之间均有明显相关性。

【临床表现】

临床表现为春、夏季突然发生，皮疹多局限于颜面、颈部，表现为轻度红斑、水肿，略隆起或伴有少数米粒大小红色丘疹；有的表现为眼周或颈部红斑，水肿不明显；有的还可为湿疹样改变，轻度苔藓化皮疹，时有糠皮样鳞屑。常伴有瘙痒，每年反复发生，冬季可自行消退（图10-16）。本病有时伴有过敏性鼻炎或其他"异位性"病史。

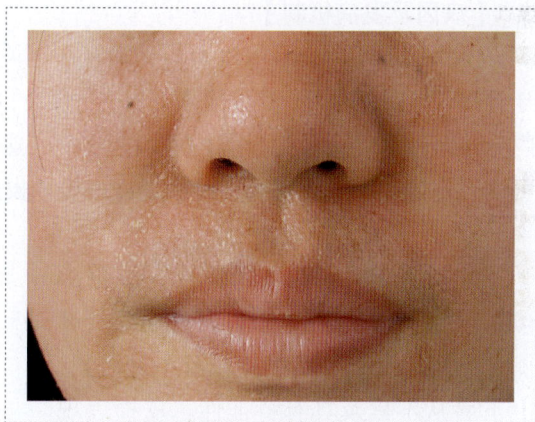

图10-16 季节性皮炎

【诊断与鉴别诊断】

根据病因，季节性，局限于头面部等临床表现一般不难诊断。

本病主要与以下疾病鉴别：

1. 痱子（miliaria） 常见于儿童，好发于头面部、躯干和皱褶部位，皮损为密集针头大小丘疹或丘疱疹。

2. 夏季瘙痒症（pruritus aestivalis） 无原发性皮损，仅有抓痕、血痂及苔藓样变。

【对容貌及身心的影响】

季节性皮炎是一种临床症状和皮肤损害相对较轻的皮肤疾病，不同患者的心理状态决定着对其容貌和身心的影响程度。对面部容貌要求不高者，由于本病的临床症状相对轻，并且有自愈的可能性，而未引起特别的重视，对其身心的影响不大。但对于反复发作、并继发湿疹样皮炎的季节性皮炎患者，影响面部容貌，给患者造成一定的心理压力。再者，长期滥用含激素的外用药膏而产生激素依赖性皮炎或出现继发皮肤改变，对其身心的危害进一步加重。

【治疗】

1. 一般治疗 尽量避免到花粉飘散的户外游玩；洗脸时尽量不用过热的水、碱性肥皂、粗糙毛巾；尽量不使用香水、化妆品，如遮瑕膏、粉底液、散粉、蜜粉等。

2. 药物治疗

（1）内服药物：主要以抗敏、止痒治疗为主。面部红斑不明显，瘙痒加剧者可口服抗组胺药物，如依匹斯汀片、左西替利嗪片、维生素C，静脉注射10%葡萄糖酸钙溶液等；面部红斑明显者可加用抗光敏药物，如：羟氯喹0.1g/次，每日2次，疗程不宜超过3个月；皮损严重者可短期小剂量口服糖皮质激素，如：泼尼松片20~30mg/d，不超过2周。

（2）局部治疗：外用糖皮质激素类软膏是治疗关键，但有可能因长期使用而形成激素依赖性皮炎，因此，不宜过长时间外用糖皮质激素，一般不超过2周；也可选用他克莫司、吡美莫司软膏。

3. 美容治疗　可使用医学护肤品，具体见"敏感性皮肤"。

（谢红付）

第九节　口周皮炎

口周皮炎（perioral dermatitis）是发生于口周、鼻唇沟、鼻部等处的慢性皮肤炎症，多见于青年女性。

【病因及发病机制】

本病病因不明，目前认为与光敏有一定关联，一般认为长期外用含氟糖皮质激素及氟化牙膏是最常见的原因，其他因素有日光、感染、皮脂溢出、遗传过敏性皮炎、化妆品、接触过敏、内分泌改变、糖皮质激素等均可引起本病，避孕药、含油脂丰富的护肤品及含汞化妆品等均可诱发本病。部分患者可在月经期或妊娠期发病。患者常有舔嘴唇的习惯。

【临床表现】

好发于20~35岁之间女性，侵犯部位主要是"口罩区"，即口周、颏部及鼻侧，口唇周围有一狭窄皮肤带不受侵犯，上下唇从不累及具有特征性。皮损表现为对称分布于口周的丘疹、丘疱疹、脓疱、红斑及鳞屑。局部可有轻度瘙痒及烧灼感。病程呈周期性发作，日光、饮酒、进热食、寒冷刺激后皮损易复发或加重（图10-17）。

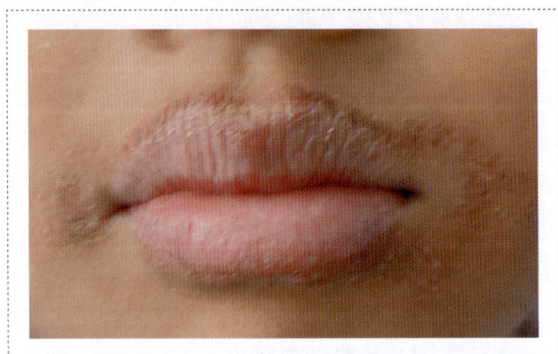

图10-17　口周皮炎

【诊断与鉴别诊断】

根据青年女性好发，皮损特点为口周对称性的多形性皮损，不累及上下唇黏膜，诊断不难。

本病主要与以下疾病鉴别：

1. 痤疮（acne）　皮疹多分散于除鼻部外的全面部，无特殊好发部位，原发皮损为粉刺，口服或外用维A酸药物有效。

2. 脂溢性皮炎（seborrheic dermatitis）　多发生于头面部及胸前等皮脂溢出丰富部位，皮损表面覆盖油腻性鳞屑，一般不出现丘疹、脓疱等。

【对容貌及身心的影响】

由于其发病部位在面部的中央，对患者容貌及身心造成直接的负面影响，特别是进食刺激性食物可能加重皮损和患者的自觉症状，增加患者对各类食物的恐惧感，导致其身心的不健康发展。口周皮炎还有可能很大程度上影响年轻情侣间的密切接触，可能对两性交往造成一定的心理压力。口周皮炎往往数月或数年反复发作，一旦药物使用不当，则可能造成局部刺激反应或激素依赖性皮炎，进一步影响患者的容貌。

【治疗】

1. 一般治疗 尽量避免各种可能诱发本病和加重皮损的因素，如停用含氟牙膏、含氟激素；不要频繁舔嘴唇；避免日晒。

2. 药物治疗

（1）内服药物：口服四环素常有效，0.5~1.0g/d；也可用多西环素100mg/d或米诺环素100mg/d，连用2~3周或更长时间；最长疗程为6周。对不宜使用四环素治疗的儿童及孕妇可选用红霉素250mg/d口服，但红霉素疗效不如四环素。

（2）局部治疗：局部外用硫黄软膏加1%氢化可的松乳膏或糠酸莫米松乳膏等。

可用1.5%~2.0%的红霉素溶液外搽，每日两次，连用数月；也可外用0.75%甲硝唑凝胶14周或1%甲硝唑霜8周。

外用他克莫司或吡美莫司乳膏。尽管外用免疫抑制剂能取得良好效果，但是药物长期使用会有一定的刺激、反跳。

3. 美容治疗 使用医学护肤品。

（1）抗敏保湿：口周皮炎致皮肤屏障受损，易出现口周皮肤干燥、脱屑，因此，应选择医学护肤品——抗敏保湿霜外用，补充皮肤水分，舒缓皮肤敏感，具有辅助治疗的作用，同时还能降低外用药物的用量从而减少药物副作用。长期坚持使用可降低该病的复发率。

（2）防晒：具体方法见"敏感性皮肤"。

（谢红付）

第十节　唇　炎

唇炎（cheilitis）是一种以口唇干燥、皲裂、脱屑为主要临床表现的黏膜病。临床上常分为：剥脱性唇炎、过敏性唇炎、良性淋巴增生性唇炎、肉芽肿性唇炎、腺性唇炎、真菌性唇炎、光化性唇炎等各种类型。按病程分可有急性、慢性唇炎之分。

【病因及发病机制】

唇炎的病因不明，目前认为与日光、局部理化刺激、免疫失调、遗传、精神因素等有关。

1. 日光 日光照射可引起急、慢性唇炎。光化性唇炎常发生于易受阳光照射的下唇，而减少日光照射可缓解。有报道人工唇可预防光化性唇炎的发生。

2. 局部刺激及过敏 接触过敏性物质或刺激性物质可引起接触性唇炎，这包括刺激性及过敏性唇炎。目前文献报道可引起接触性唇炎的物质有：苯己醇酸、丙基培酸盐、苯酚、竹黄、牙粉、丙烯酸酯修复体等。口服番泻叶、咖啡，外擦口红等可刺激口唇黏膜。

3. 微生物 微生物与唇炎的关系研究较少，大部分研究集中在微生物与口角炎的关系上，比较明确的是白色念珠菌可引起白念珠菌性唇炎。至于病毒与唇炎的关系的研究更少。有报道细小病毒可引起继发性唇炎。此外，另有报道螺旋体与慢性唇炎有一定的关系。但是这些微生物究竟是病因还是在疾病过程中继发出现的，目前尚无定论。

4. 全身因素 唇炎还可能为全身性疾患或系统性缺陷的首发表现或并发症。有研究表明锌剂等微量元素的缺乏能引起唇炎。而 Mevorah 认为维生素 A 过多症可引起严重的唇炎。糖尿病患者可出现剥脱性唇炎，提示唇炎与全身代谢及免疫有关。另有文献报道匿发性 CD4 淋巴细胞缺乏症患者可表现出唇炎。在 CD4/CD8 比例降低者中可出现肥厚性唇炎，但这些因素为什么以及如何引起唇炎，目前研究较少。

5. 遗传因素 Dur 报道了一例肉芽肿性唇炎患者，患者（女性）呈现出伴性遗传的 B538 染色体缺失，这提示机体内因在肉芽肿性唇炎的发生中起重要作用。推测遗传因素使机体具有一定的易感性。腺性唇炎部分患者有一定家族史，唇部黏液异常增加，导管扩张，继发炎症反应。

6. 精神因素 有人将唇炎归于心身疾病。1950年，Woodburne 等人提出精神因素导致腺性唇炎的发生。近年来有文献报道不良动作性唇炎与精神因素关系密切，有调查表明人格失常在这类患者中尤为普遍。精神分裂症患者可伴有潜意识地长期舔唇动作，从而引起唇炎。

7. 环境因素 唇炎患者在季节交替时多见，气候干燥可加重，表明其与环境因素有关。

8. 医源性因素 肿瘤患者在治疗过程中可出现唇炎，Ramine 报道对白血病或淋巴瘤患者进行化疗时，患者出现剥脱性唇炎，这提示化疗药物在杀伤肿瘤细胞的同时对正常的黏膜上皮细胞亦有损伤作用。但是否由于患者免疫力降低而使唇黏膜具有一定的易感性，作者未作进一步的研究。

【临床表现】

表现为唇红部干燥、脱屑、皲裂。严重的表现为唇肿胀、糜烂，有炎性渗出物，形成血痂或脓痂，疼痛明显，有灼热感。根据特点不同分为下列不同类型：

1. 光化性唇炎 以下唇多见。急性期：唇红糜烂，不超过唇红缘，有浅黄色渗出物，唇部轻度肿胀，唇外翻，甚者肿胀明显而有出血或形成溃疡，并结血痂，痂皮揭后露出血性创面，或有脓血。局部灼热、疼痛、干燥、瘙痒，因摩擦而疼痛加重，唇部动作受阻，病情迁延难愈，可长达数月或更长，颌下淋巴结肿大，局部有色素沉着。慢性期：隐匿发病或由急性期转化而来，以脱屑、局部增粗变硬，出现皱褶、皲裂为主要表现。

2. 剥脱性唇炎 首先从下唇开始，出现干燥、皲裂、脱屑，鳞屑脱落可露出红色基底层，逐渐扩展至上唇，可持续数月（图10-18）。

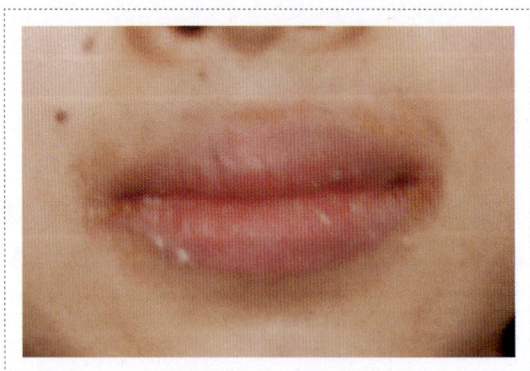

图 10-18　剥脱性唇炎

3. 腺性唇炎 唇部肥厚肿胀，下唇外翻，唇部内侧黏液腺导管口处可见稀薄黏液，晨起时，上下唇可粘在一起。

此外，对于长期不愈合的唇部溃疡，范围短期内突然增大，疼痛不重者，应排除唇癌的可能。

【诊断与鉴别诊断】

唇缘红，尤其是唇下缘反复发生的鳞屑、结痂性损害有助于诊断。

本病主要与以下疾病鉴别：

1. **盘状红斑狼疮**（discoid lupus erythematosus，DLE） 也可有鳞屑、结痂与皲裂等表现，其皮损局限，边缘清楚，呈一狭窄的浸润带，中央萎缩，有鳞屑附着与毛细血管扩张等改变。唇外部位也常见到典型皮疹。

2. **扁平苔藓**（lichen planus） 为多角形扁平丘疹，可相互融合成斑块，其上覆鳞屑、痂皮，呈网状或花纹状外观，组织病理可与光化性唇炎鉴别。

【对容貌及身心的影响】

唇炎严重影响患者容貌，影响生活质量，有碍社交活动，给患者身心带来较大压力，但对唇部的功能影响不大。

【治疗】

1. **一般治疗** 停用或停食可疑的药物或食物，避免干燥、高温风吹的环境，不要频繁舔唇，避免日晒。

2. **药物治疗** 以外用药物为主，可外用糖皮质激素软膏，由于唇部皮肤薄嫩，应选择不含氟的软性糖皮质激素或弱效糖皮质激素，使用时间不宜过长，以免引起激素依赖性皮炎；还可选用钙调磷酸酶抑制剂，如：他克莫司软膏等，使用头三天易出现刺激反应。

炎症明显时可配合口服抗光敏药物，如：羟氯喹片，0.1g/次，每天2次；皮损肥厚者可用糖皮质激素行局封治疗，还可口服碘化钾1~2个月。

3. **美容治疗** 具体方法见"口周皮炎"。

（谢红付）

思 考 题

1. 简述敏感性皮肤的常见原因、诊断及处理原则。
2. 简述化妆品皮肤不良反应的类型及诊断要点。
3. 简述引起激素依赖性皮炎的诱发因素、诊断及治疗原则。
4. 简述引起换肤综合征的原因及治疗原则。
5. 简述湿疹的特点及治疗原则。
6. 简述特应性皮炎的诊断要点及治疗原则。
7. 简述口周皮炎的诊断及治疗原则。
8. 简述唇炎的临床类型及治疗原则。

第十一章 | 皮脂溢出性疾病

第一节 痤 疮

痤疮（acne）是一种最常见的发生于毛囊皮脂腺的慢性炎症性损容性皮肤病，青少年发病率较高，近年发现25岁后患痤疮的人群有增加趋势，严重影响患者的容貌及身心健康。

【病因及发病机制】

痤疮的发病主要与雄激素、皮脂分泌、毛囊导管口角化和毛囊内微生物相关，还与遗传、免疫等因素有关。

青春期，体内雄激素增加或雌、雄激素水平失衡，雄激素使皮脂腺腺体增殖，合成、分泌、排泄皮脂增加，并使毛囊漏斗部角化增殖，造成毛囊口堵塞，皮脂不能顺利排出，形成粉刺。同时，毛囊内嗜脂性的痤疮丙酸杆菌大量繁殖，酯酶产生增多，分解脂质中的甘油三酯，产生游离脂肪酸刺激毛囊及毛囊周围发生炎症反应，出现丘疹、脓疱、结节、囊肿等。

痤疮的炎症反应还与角质形成细胞产生的白细胞介素（包括IL-1α和IL-1β）和肿瘤坏死因子（TNF）及TH细胞活性升高有关。

何黎等研究表明，痤疮是一种多基因遗传病，*CYP17*基因、*CYP11α*基因与中国汉族男性重型痤疮相关。

此外，饮食、胃肠功能、环境因素、化妆品及精神因素可诱发和加重痤疮发生。

【临床表现】

痤疮好发于颜面、前胸、后背等皮脂溢出部位，其原发皮损为粉刺，包括白头粉刺（闭合性）和黑头粉刺（开放性），白头粉刺可挤压出如豆腐渣样物质，黑头粉刺系脂质经空气氧化形成。在粉刺基础上形成丘疹、脓疱、囊肿、结节，严重的可形成瘢痕。根据皮损轻重，Pillsbury分类法将痤疮分为Ⅰ～Ⅳ级：

1. Ⅰ级（轻度）以粉刺为主，少数炎性丘疹（图11-1）。

2. Ⅱ级（中度）在Ⅰ级的基础上，丘疹数目增多，出现浅在性脓疱，皮损局限于颜面（图11-2）。

3. Ⅲ级（中度）在Ⅱ级基础上，丘疹、脓疱增多，皮损发生于颜面、颈部、胸背部（图11-3）。

4. Ⅳ级（重度）在Ⅲ级基础上，有囊肿、结节、瘢痕形成，皮损发生于上半身（图11-4）。

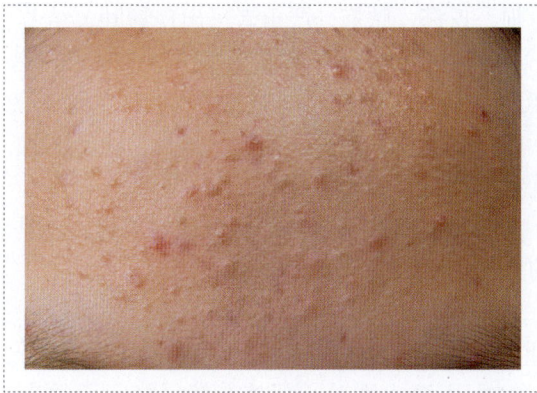

图 11-1　痤疮 I 级

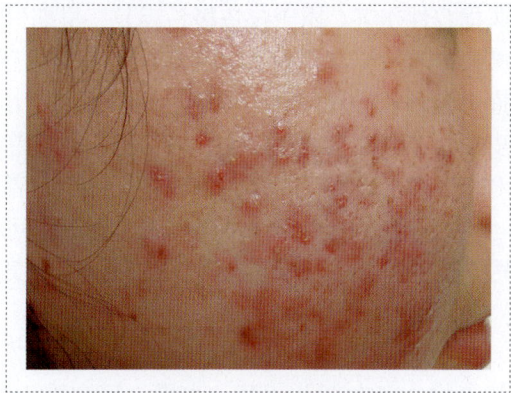

图 11-2　痤疮 II 级

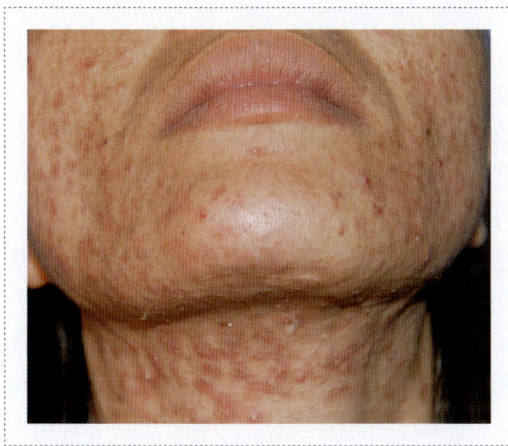

图 11-3　痤疮 III 级

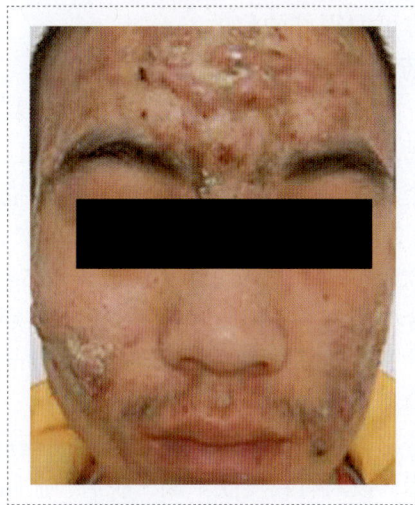

图 11-4　痤疮 IV 级

除以上分类方法外，根据皮损的特点及严重程度，痤疮还可分为寻常型痤疮（acne vulgaris）：皮损以粉刺、丘疹为主；聚合型痤疮（acne conglobata）：以结节、囊肿、瘢痕为主要表现。此外，还有许多特殊类型：药物性痤疮（drug-induced acne）由激素、卤素等药物引起；婴儿痤疮（infantile acne）由于母体雄激素在胎儿期进入其体内导致；化妆品痤疮（cosmetic acne）由清洁剂、洗面奶、化妆品、香波等引起；暴发性痤疮（acne fulminant）患者皮损突然加重，伴发热、关节痛、贫血等全身症状。

【诊断与鉴别诊断】

根据发病年龄青少年多发，皮损部位主要发生于颜面（鼻中部除外）、前胸、后背，皮损特点为粉刺、丘疹、囊肿、结节及瘢痕等典型皮损，不难诊断。

本病主要与以下疾病鉴别：

酒渣鼻（rosacea）： 皮损主要是以鼻部为中心的鼻翼、两颊、额及颏部的面部潮红伴毛细血管扩张、丘疹、脓疱，晚期可形成皮赘，无粉刺皮损。

【对容貌及身心的影响】

颜面是人体美感的最直观部位，痤疮皮损主要发生在颜面部，以粉刺、丘疹、脓疱、结节、囊肿为主要表现，影响容貌，尤其是留下的色素沉着、凹陷性及隆起性瘢痕，给患者造成长久损容性伤害。由于痤疮极易反复，早期形成粉刺、丘疹、脓疱，严重者可出现囊肿、结节、瘢痕。若不早期治疗，容易造成其他部位感染，影响身体健康。有研究发现：54.55%面部痤疮患者存在心理障碍，表现为精神紧张，情绪低落，焦虑，烦躁。同时，患者会因为面部的皮损而产生社会心理问题，最常见的是自尊心、自信心受损，尴尬、抑郁、紧张、社交障碍，对患者的工作生活带来苦恼，甚至影响患者的就业、社交、婚育等。

因此，痤疮不仅仅是简单的"青春痘问题"，对痤疮应该高度重视，综合运用药物、物理、医学护肤品等手段早期治疗，达到治疗与美容的效果。

【治疗】

1. 一般治疗　嘱患者应尽量避免诱发加重因素，如：避免日晒、辐射，少食香、甜、辣食物，多吃新鲜蔬菜、水果、富含维生素的食物；用温水洗脸，保持心情舒畅，不熬夜，保证充足的睡眠；坚持足够的疗程，通常痤疮治疗的时间为3~6个月，综合运用各种治疗手段，方可取得好的疗效。

2. 药物治疗

（1）内服药物：寻常型痤疮皮损以粉刺为主时，纠正毛囊导管口的异常角化，可口服维胺脂胶囊，100mg，每日2次，辅以抗雄激素药物，如丹参酮、西咪替丁片、维生素B_6片。

以炎性丘疹为主时，主要是针对痤疮丙酸杆菌的抗感染治疗，可口服四环素，可采用4、3、2、1的疗法，即0.25g，每日4次，连服20天；改为0.25g，每日3次，连服20天；再改为0.25g，每日2次；20天后改为0.25g，每日1次。辅以丹参酮、维生素B_6等。

聚合型痤疮，皮损严重者，服用米诺环素或四环素、氨苯砜、丹参酮的同时可短期加服泼尼松片10mg，每日3次，5天后改为10mg，每日2次服5天，加强非特异性抗炎。注意维胺脂胶囊和四环素不能同时服用。对囊肿、结节为主的聚合型痤疮还可口服异维A酸，能减少皮脂分泌，抑制异常毛囊角化及抑制痤疮丙酸杆菌作用。用法为：0.5mg/（kg·d），4~6周为一疗程，该药有致皮肤干燥、脱屑、血脂升高、致畸性等不良反应，因此，使用时需要注意血液学检查，育龄期男女服药期间应避孕，停药一年后方可怀孕。

对于皮损与月经有明显关系的女性患者或25岁以后发病的女性患者，可口服抗雄激素兼有抑制排卵及避孕作用的炔雌醇环丙孕酮片，用法为：月经开始第4天开始，每天一次，连服21天，可连服3个疗程。

（2）局部治疗：外用维A酸类药物，如：阿达帕林、异维A酸等，可促进粉刺的溶解、排出，初用者常有一定刺激性，建议从小剂量开始；过氧苯甲酰为过氧化物，可释放出新生态氧及苯甲酰，溶解粉刺的同时，具有杀灭痤疮丙酸杆菌的作用；胸背部皮疹可外用5%硫黄软膏或硫黄洗剂。应注意，治疗痤疮的外用药大多有一定刺激性，因此，使用外用药时，一定要配合使用抗敏保湿类医学护肤品，以减轻药物刺激。

3. 美容治疗

（1）使用医学护肤品：痤疮外用制剂均有一定的刺激性，往往加重皮肤屏障的破坏，造成皮肤敏感。因此，需要配合医学护肤品进行辅助治疗，以维持和修复皮肤屏障功能及保持皮肤合适的水、油平衡。

1）抗敏保湿：痤疮伴皮肤敏感，出现红斑、干燥、脱屑时，应使用抗敏保湿乳，局部皮损处使用清痘剂，每日2次。

2）控油抗敏保湿：痤疮伴皮肤敏感，在皮肤油腻的基础上出现红斑，伴瘙痒等自觉症状时，应选用控油抗敏保湿凝胶，局部皮损处使用控油清痘剂，每日2次。

3）**控油保湿**：痤疮皮肤不敏感时主要选用控油清痘剂，每天2次。

4）**防晒**：痤疮为光线加剧性皮肤病，因此，日常还需防晒。选用SPF > 30、PA+++的物理化学性防晒剂，一般选用防晒喷雾或防晒乳。

（2）**药膜治疗**：以粉刺为主，行粉刺挤压术：用粉刺挤压器将粉刺挤出。切忌自行用手挤压，避免加重炎症反应，造成感染。如炎症较重时，可行冷喷、湿敷、药物倒模治疗，切忌按摩。

（3）**局封治疗**：有囊肿时可用泼尼松龙混悬液局部封闭。

（4）**光动力学疗法**：可配合蓝光治疗。通过光动力学效应，即丙酸痤疮杆菌中含有内源性卟啉，光照射痤疮后，可激活细菌内源性卟啉，产生单态氧，并聚集在皮脂腺，破坏细菌及减轻炎症，达到治疗作用。

（5）**瘢痕治疗**：对于痤疮留下的凹陷性瘢痕，在充分控制病情后，可选择点阵激光治疗，增生性瘢痕可用局封疗法。

（何　黎）

第二节　酒　渣　鼻

　　酒渣鼻（rosacea）是一种常见的毛囊皮脂腺炎症性疾病，该病主要发生于面中部，主要以鼻尖、鼻翼为主，其次为颊部、颏部和前额，以红斑、丘疹、毛细血管扩张及脓疱甚至鼻赘形成为主要特征。

【病因及发病机制】

　　该病病因不十分明确，但多数人认为本病是多种因素综合作用所致，可能在油性皮肤基础上，由于某些内外环境因素而致面部血管运动神经失调，血管长期扩张所致。幽门螺杆菌（helicobacter pylori，HP）在其发病中起到一定的作用。HP可产生某些毒性物质，侵入周围循环系统，损伤血管内皮，诱导中性粒细胞活化，导致氧化裂解、产生一氧化氮（NO），并刺激胃泌素分泌，NO和胃泌素都是血管扩张因子，可选择性地刺激鼻部血管，使其扩张，同时，HP还能刺激机体的免疫系统产生大量的炎性介质，如白介素-1、肿瘤坏死因子-α、白三烯和血小板活化因子等，从而引起和加重酒渣鼻炎症发生。

　　有人在某些酒渣鼻患者皮损中找到了毛囊虫（即蠕形螨），提示毛囊虫感染可能与本病发生有关。同时，嗜酒、辛辣食物、高温、严寒、风吹日晒、精神紧张、内分泌失调、胃肠功能障碍及慢性病灶等均为促发和加重因素。

　　近几年国内外文献提示酒渣鼻具有遗传易感性及阳性家族史。国内学者对240例酒渣鼻患者进行相关调查分析，发现33.75%酒渣鼻患者有阳性家族史，提示遗传因素在酒渣鼻发病中可能发挥作用，但其遗传易感性还有待进一步研究。

【临床表现】

　　本病主要累及中年人，女性较多见，但病情严重者常是男性患者。皮损发生于面中部，主要以鼻尖、鼻翼为主，其次为颊部、颏部和前额，以红斑、丘疹、毛细血管扩张及脓疱甚至鼻赘形成为主要特征，常并发痤疮及脂溢性皮炎。病程较长，缓慢发生，并反复发作。

　　临床上可分为三期，但三期间无明显界限。

1. 红斑期　先出现鼻部潮红，后累及两颊、眉间、颏部，对称分布，红斑初为暂时性，在热饮和进食辛辣食物、运动、冷热刺激或精神紧张、感情冲动时发生，尤其是涂抹普通化妆品时更为明显，反复发作后，逐渐转为持久性红斑，典型的特征是面部皮肤出现细丝样毛细血管扩张，呈树枝状分布，以鼻尖和两侧鼻翼最明显，可出现水肿，并伴烧灼感，同时毛孔粗大，皮脂溢出增多，皮肤油腻。经过数月或数年后，向丘疹脓疱期发展（图11-5）。

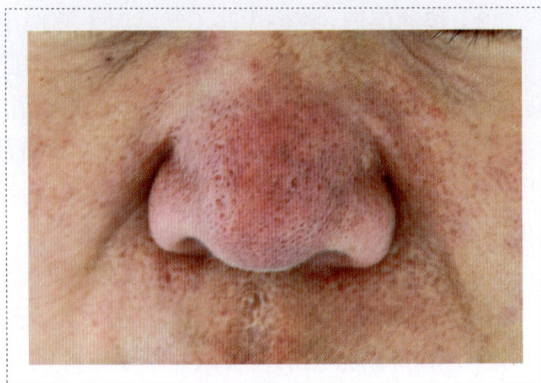

图11-5　酒渣鼻红斑期

2. **丘疹脓疱期**　在红斑基础上，鼻部、面颊部、额部出现丘疹、脓疱/结节，同时鼻部、鼻唇沟、鼻颊沟、面颊部的毛细血管扩张更加明显，纵横交错，毛孔粗大更为明显，中年女性患者皮疹常在月经前加重，皮疹时轻时重，此起彼伏、历经数年或更久（图11-6）。

3. **鼻赘期**　又称蒜头鼻，是酒渣鼻最严重一期，鼻部皮脂腺和结缔组织增生，鼻尖鼻翼肥大，形成紫红色结节状或草莓状隆起，表面凸凹不平形成鼻赘。此期，毛孔明显粗大，皮脂分泌旺盛，毛细血管扩张显著，从开始发病至鼻赘形成需数年或数十年。虽然本病患者大多为女性，但鼻赘期多为40岁以上男性。鼻赘期在我国较为少见（图11-7）。

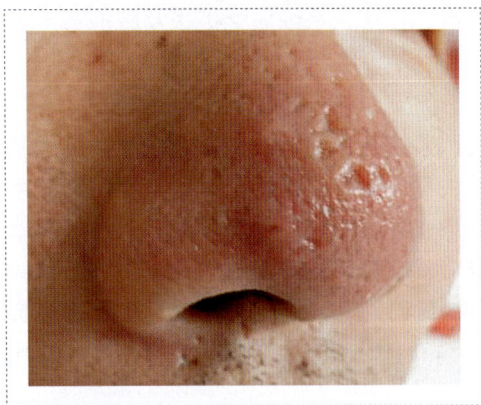

图11-6　酒渣鼻丘疹脓疱期

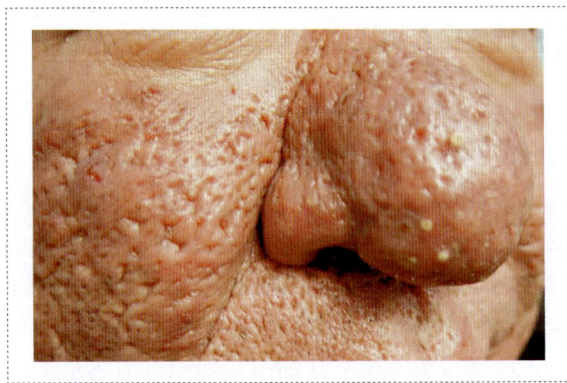

图11-7　酒渣鼻鼻赘期

【诊断与鉴别诊断】

根据好发于中年人，女性多见，慢性病程，颜面中央皮肤受累，以及各期典型皮损表现，易于诊断。

本病主要与以下疾病鉴别：

1. **寻常型痤疮（acne vulgaris）**　寻常型痤疮常发生于青春期，皮损以双颊为主，一般鼻部不受累，分布较广，原发皮损为粉刺，而酒渣鼻皮损主要位于面中部，有毛细血管扩张，无粉刺。

2. **脂溢性皮炎（seborrheic dermatitis）**　分布以鼻翼两侧为主，在红斑基础上有油腻性鳞屑，无毛细血管扩张，有不同程度的瘙痒，酒渣鼻主要位于面中部，无油腻性鳞屑，毛细血管扩张是其主要皮损之一。

3. 激素依赖性皮炎（hormone dependence dermatitis） 激素依赖性皮炎有明确的糖皮质激素用药史，有时可伴有色素沉着、毳毛增生、皮肤老化等其他皮损与酒渣鼻鉴别。

【对容貌及身心的影响】

酒渣鼻位于面中部，是给人第一印象最深的部位，临床上红斑期、丘疹脓疱期可出现皮肤潮红、毛细血管扩张、丘疹、脓疱甚至鼻赘，严重影响容貌，尤其是鼻赘给患者造成损容性的伤害。由于病程较长，反复发作，如治疗不当，疾病会逐渐加重，患者多精神紧张，情绪低落，焦虑，烦躁，同时，患者会因为面部的皮损而产生社会心理问题，最常见的是自尊心、自信心受损，尴尬、抑郁、紧张、社交障碍，对患者的工作生活带来苦恼，甚至影响患者的就业、社交等。酒渣鼻病程较长，反复发作，与多种因素有关，影响身体健康。

【治疗】

1. 一般治疗 应禁酒类及辛辣刺激性食物，避免诱发或加重因素，如高热寒冷及强烈的情绪波动等可能诱发面部潮红的因素。纠正内分泌失调和胃肠功能障碍。养成良好的生活习惯，注意劳逸结合，避免强烈的日光照射。

2. 药物治疗

（1）内服药物：主要用于炎症较重的患者，如替硝唑500mg，每日2次或甲硝唑200mg，每日3次，连服20周减为200mg，每日2次，视病情再减药或停药，替硝唑、甲硝唑可杀灭HP及厌氧菌，减低白细胞的趋化性、肉芽肿形成和细胞免疫反应。四环素250mg，每日3~4次或红霉素250mg，每日4次，一般2个月为一疗程。异维A酸10mg，每日2~3次，可抑制皮脂分泌溶解，抑制瘢痕形成等作用，出现口干等不良反应可减至每日1次，自主神经紊乱的患者，特别是女性，在月经前或月经期间易发生阵发性潮红者，可给予谷维素、地西泮。

（2）局部治疗：0.05%维A酸外用制剂，外用每晚1次，对纠正酒渣鼻性红斑及毛细血管扩张，减少皮脂分泌，维持上皮组织正常角化过程有效；亦可选用复方硫黄洗剂；脓疱多时采用1%林可霉素，2%氯霉素水杨酸酊，针对毛囊虫多的患者可用1%替硝唑凝胶或1%甲硝霜每日2次，或过氧化苯甲酸凝胶（2.5%、5%、10%），能减少炎症损害，同时对毛囊内的细菌有抗菌的活性。

3. 手术治疗 对于酒渣鼻，鼻尖、鼻翼部毛细血管扩张显著者或鼻赘期，可采用外科方格划切法或鼻赘切割术，以切断毛细血管网及削去过厚的鼻赘。

4. 美容治疗

（1）使用医学护肤品：具体方法见"痤疮"。

（2）冷冻：对毛细血管扩张明显者可用液氮冷冻治疗。

（3）激光治疗：炎症控制后可用脉冲染料激光去除毛细血管扩张。

（何 黎）

第三节 脂溢性皮炎

脂溢性皮炎（seborrheic dermatitis）系发生于头、面、耳及胸、背等皮脂溢出分泌旺盛部位的一种慢性炎症性皮肤病。

【病因及发病机制】

病因和发病机制尚未完全明确。目前脂溢性皮炎发病机制主要为皮脂溢出、马拉色菌感染、免疫紊乱和免疫缺陷等。

1. **皮脂溢出**　过去有观点认为，脂溢性皮炎是由于患者雄激素分泌旺盛，皮脂分泌过多所致，许多青年人皮肤都较油腻，却没有脂溢性皮炎。而且脂溢性皮炎患者前额的皮脂分泌率正常。研究表明，脂溢性皮炎并非皮脂腺的功能紊乱。皮脂溢出可能是脂溢性皮炎的易感因素而不是主要病因，如患者皮脂过多有助于马拉色菌的生长。

2. **马拉色菌**　Schuster提出马拉色菌可能是脂溢性皮炎的病因，该菌可从脂溢性皮炎皮损中培养得到。疾病的好转与马拉色菌数目减少相符；该菌的再植可导致病情的复发。但脂溢性皮炎患者马拉色菌的数目不比正常人高。因此，有学者认为脂溢性皮炎不是由于马拉色菌过度增殖引起，而是由于人体对该菌的异常反应所致，即使正常数目的马拉色菌也能促发患者的免疫或炎症反应。

3. **免疫紊乱**　有学者认为该病的形成取决于患者的免疫系统对马拉色菌抗原的反应，细胞和体液免疫均参与了该病的发生。马拉色菌与角质形成细胞共培养可引起角质形成细胞多种形态学改变、细胞因子IL-1b、IL-6、IL-8、TNF-a含量变化和细胞凋亡。通过朗格汉斯细胞和T细胞活化导致炎症。

4. **免疫缺陷**　还有学者认为，脂溢性皮炎可能与免疫功能低下有关，因为AIDS患者中脂溢性皮炎的发病率高达34%~83%，且严重程度与病情进展正相关，显然其发病机制与普通人群不同，因此，有学者建议：该现象应称为脂溢性皮炎样皮炎，是由免疫缺陷所导致的独特现象，而非真正意义上的脂溢性皮炎。

【临床表现】

此病多见于成年人和新生儿，皮疹好发于头皮、眉部、眼睑、鼻及两旁、耳后、颈、前胸及上背部肩胛间区、腋窝、腹股沟、脐窝等皮脂腺分布较丰富部位。典型皮损为边界不清的暗黄红色斑、斑片或斑丘疹，大部分表面干燥、脱屑，少部分表面被覆油腻性鳞屑或痂皮（图11-8）。由于病变发生的部位不同，临床表现亦不同：头皮脂溢性皮炎多为油腻性斑块，伴有明显油腻性脱屑；面部脂溢性皮炎多数为干燥性红斑、脱屑。婴儿脂溢性皮炎常发生在出生后第1个月，皮损多在头皮、额部、眉间及双颊部，为溢出性红色斑片，上有黄痂。自觉症状为不同程度的瘙痒，慢性病程。

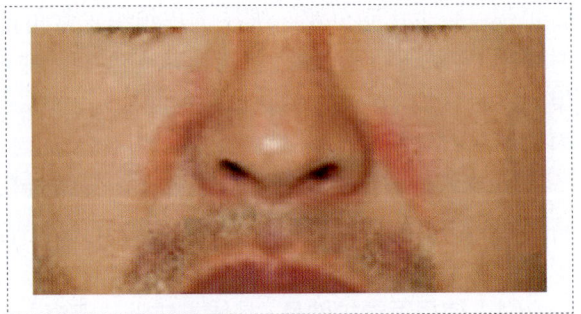

图11-8　脂溢性皮炎

【诊断与鉴别诊断】

根据本病好发于成年人及新生儿，常自头部开始发病，典型损害为面部黄红色斑片、脱屑，伴不同程度瘙痒，病程呈慢性经过，一般诊断不难。

本病主要与以下疾病鉴别：

1. **头面部银屑病（psoriasis）**　损害多为暗红色斑块，境界清楚，表面覆有较厚的白色鳞屑，头发不脱落，形成银屑病独有的束状发，重者损害可连成大片，常发生于发际处，刮屑试验阳性有助于诊断。

2. **玫瑰糠疹（pityriasis rosea）**　好发于颈、躯干、四肢近端，皮损呈椭圆形斑疹，中央略带黄色，上附白色糠秕样鳞屑，肋腰部皮损长轴与皮纹走向一致，皮损有自限性。

3. **湿疹（eczema）** 无油腻性鳞屑及油性痂皮，皮疹为多形性，常有水疱、渗出，或慢性肥厚、结痂，境界往往不清楚，瘙痒剧烈。值得指出的是，脂溢性皮炎往往也可继发湿疹样变。

【对容貌及身心的影响】

脂溢性皮炎是一种反复发作的慢性炎症性皮肤病，好发于富含皮脂腺的区域。头皮几乎都会受累，该病有可能令患者在社交活动中感到尴尬，尤其是因为头皮脱屑，后者让人联想到不清洁。面部脂溢性皮炎因面部发红脱屑，不仅因瘙痒而影响正常生活和工作，而且因影响容貌而给患者带来身心的压力。面部脂溢性皮炎往往常年反复发作，外用激素软膏一般能迅速控制，而长期外用激素软膏所带来的副作用远远大于它所带来的药理作用，出现临床上常见的继发性色素沉着、毛细血管扩张、表皮萎缩等皮肤改变，加剧对患者的容貌和身心的影响。面部脂溢性皮炎可能因外用药物的刺激反应而出现暂时性红肿、瘙痒、脱屑等，影响患者对疾病治疗的信心，或者因为职业的需要为了遮盖面部皮损而使用化妆品，更加重了对原有皮损的刺激。使患者容易陷入绝望的境地，对身心造成较大影响。

【治疗】

1. **一般治疗** 忌饮酒和辛辣刺激食物；不要过勤洗头，洗头以温水为宜；避免使用碱性较强的肥皂和刺激性的化妆品，可选择无皂基的肥皂或温和的沐浴露洗澡。

2. **药物治疗**

（1）**内服药物**：口服抗真菌药，如伊曲康唑胶囊0.2g/d，一般适用于伴有头皮脂溢性皮炎的患者；对单纯抗真菌治疗一周无效者，应改用其他治疗或仅作为一种辅助治疗。

（2）**局部治疗**

1）**二硫化硒或酮康唑洗液**：局部用药可能有轻度刺激性。

2）**糖皮质激素**：适用于皮损顽固的患者，头皮宜用糖皮质激素酊剂，一般不超过2周。

3）**钙调磷酸酶抑制剂**：如他克莫司、吡美莫司软膏，适用于顽固患者，待疾病控制后再巩固治疗1周可停药，对反复发作患者可再重复治疗，长期的反复使用，虽然不会出现糖皮质激素类药物的局部副作用，但会导致局部皮肤抵抗力下降，其他副作用有待进一步观察研究。

3. **美容治疗**

（1）**使用医学护肤品**：脂溢性皮炎患者皮肤屏障受损明显，TEWL增高，皮肤常干燥脱屑，应选用抗敏保湿剂的医学护肤品。

（2）**物理治疗**：面部潮红患者，且皮温高时可行冷喷治疗。强脉冲光对面部红斑、毛细血管扩张有效，并可一定程度减少皮脂溢出。

（何 黎 谢红付）

思 考 题

1. 简述痤疮的病因、发病机制、诊断及治疗。
2. 简述酒渣鼻不同时期的临床表现及治疗原则。
3. 如何鉴别痤疮与酒渣鼻？
4. 简述脂溢性皮炎的临床表现及治疗原则。

| 第十二章 | 色素性皮肤病 |

色素性皮肤病包括色素增加性皮肤病（黄褐斑、雀斑等）和色素减少性皮肤病（白癜风、单纯糠疹等）。黑素是决定皮肤颜色的主要色素，因此，任何导致黑素代谢异常的因素将会导致以上皮肤病的发生。因此，对于各种色素性疾病发生机制针对性治疗将会提高疗效。

第一节 黄 褐 斑

黄褐斑（chloasma，melasma）为面部两颊和前额等部位的黄褐色素沉着斑，多对称分布于双面颊，形如蝴蝶亦称蝴蝶斑，祖国医学又称"肝斑"、"黧黑斑"。

【病因及发病机制】

黄褐斑病因及发病机制尚不完全清楚，目前研究表明与妊娠、日晒、某些药物、化妆品、内分泌紊乱、某些慢性疾病、微量元素、失眠和遗传等有关。

从青春期到绝经期妇女均可发生黄褐斑，妊娠引起的黄褐斑又称为妊娠斑，多分娩后来月经时逐渐消失。研究显示妊娠期促黑素细胞激素（MSH）分泌增多，后者可导致黑素细胞功能活跃。口服避孕药的妇女，其发生率可达20%或更多，多发生在用药1~20个月后，已证明雌激素能刺激黑素细胞分泌黑素颗粒，孕激素可促使黑素体的转运和扩散，妊娠斑是这两种激素联合作用所致。某些妇科疾病如不孕症、痛经、月经失调、子宫附件炎等也可作为黄褐斑的诱发因素。

此病多在夏季日晒后诱发或加重，提示紫外线是一重要促发因素，紫外线能增加酪氨酸酶活性，刺激黑素细胞分裂，使照射部位黑素细胞增殖。

长期应用某些药物如苯妥英、氯丙嗪等也能诱发黄褐斑样皮损。化妆品也可引发黄褐斑的发生，可能与其某些成分如氧化亚油酸、重金属、枸橼酸、防腐剂等有关。

部分慢性疾病如内脏肿瘤、肝病、慢性酒精中毒、自身免疫性甲状腺疾病等患者中也常发生，认为此病与卵巢、垂体、甲状腺等内分泌因素有关。微量元素铜锌对黄褐斑的发病也有一定影响。遗传因素可能与黄褐斑的发生也有一定的关系，特别是男性患者遗传可能是主要病因之一。

【临床表现】

本病女性多见，特别是育龄期妇女。皮损分布于面部，以颧部、颊部、额部为主，亦可累及眉弓、眼周、鼻背以及上唇等部位，损害为淡黄褐色、暗褐色或深咖啡色斑，颜色深浅不一，斑片形状不规则，或类圆形、条形或蝴蝶形。皮损一般不累及眼睑和口腔黏膜。色斑边缘清楚或呈弥漫性，局部无炎症及鳞屑（图12-1）。

皮损累及范围及大小因人而异，并随季节和日晒及内分泌变化等因素而改变，有时还与患者休息及精神状况有明显关系，精神忧郁、熬夜、疲劳可加重色素沉着。病程慢性，常常经久不退，但部分患者分娩后或停服避孕药后可缓慢减退。无主观症状。

临床上常见三种类型：①面中型：最为常见，皮损分布于前额、颊、上唇、鼻和下颏部；②颊型：皮损主要位于双侧颊和鼻部；③下颌型：皮损主要位于下颌神经支部位，偶累及颈部V形区。

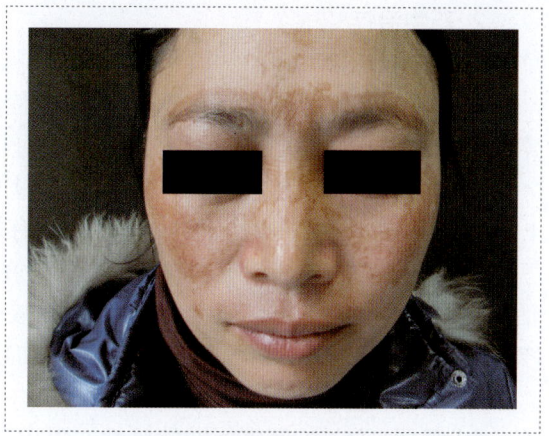

图12-1 黄褐斑

【组织病理】

表皮基底层和棘层黑素增加，但无黑素细胞增殖，真皮上部可见游离的黑素颗粒或被噬黑素细胞所吞噬，无炎症细胞浸润。

【诊断与鉴别诊断】

根据中青年女性多见、皮损主要发生于面部以颧部、颊部、颏部为主，黄褐色皮损、夏季加重等特点，一般容易诊断。

本病主要与以下疾病鉴别：

1. 雀斑（freckles） 褐色斑点，较小，散在而不融合，常在儿童期发病，青少年女性多见，有家族史，夏季明显，冬季变淡或消退。

2. 瑞尔黑变病（Riehl's melanosis） 好发于前额颧部和颈侧，灰紫色到紫褐色网点状斑点，上有粉状细小鳞屑附着，后可融合成片，初期可有炎症表现。

3. 太田痣（nevus of Ota） 为单侧分布，发病早，多出生时或自幼发病，累及巩膜、结膜及同侧三叉神经眼、上颌支部位的皮肤损害，呈淡青色、灰蓝色或蓝黑色斑片。

4. 颧部褐青色痣（nevus fuscoceruleus zygomaticus，NFZ） 多对称发生于双侧颧部，褐青色斑点，直径1~5mm，圆形或不规则形，境界清，中央有正常皮肤。数目可有10~20个，黏膜不受累。

5. 色素性化妆品皮炎（pigmented cosmetic dermatitis） 面部弥漫性或斑片性棕褐色斑，有明确的外用化妆品史，发病初期有红斑、丘疹性炎性皮损。

【对容貌及身心的影响】

面部的色素斑严重影响容貌，令爱美一族烦恼不已，特别是皮损面积广泛，颜色较深的患者更是严重影响患者的容貌，由于色斑影响患者正常的社会交往，故治疗心切，有时采用了不适当的治疗，如激光、化学剥脱等可造成色斑的加重。黄褐斑不但影响容貌，更给患者带来诸多精神、生活方面的烦恼和痛苦。色斑患者存在心理障碍，表现为忧虑，焦虑。而长期忧虑又导致经络不畅，气血滞于面而加重黄褐斑。同时会因面部的色斑而产生社会心理问题，表现为自尊心、自信心受损，尴尬、抑郁、紧张，对患者的工作生活带来苦恼。

【治疗】

治疗目的包括抑制黑素细胞活性或黑素合成，破坏清除黑素小体，预防或减少复发，从而减少皮损面积，改善美容上的缺陷。

1. 一般治疗 该病病因比较复杂，应尽可能寻找并去除其诱因，在治疗该病的同时治疗伴随的相关慢性疾病。妊娠期间适当补充富含维生素C与维生素E的食物。注意保持乐观的情绪，保证足够的睡眠，调整不良心态，消除顾虑，树立信心，积极主动地配合治疗。

2. 药物治疗

（1）内服药物

1）口服：维生素C、E有抗氧化作用，使酪氨酸酶活性减低，黑素生成减少。可用维生素C 0.2g/次，每日3次；维生素E 0.1g/次，每日2次。氨甲环酸0.75g/d。

2）静脉注射：皮损较重者可使用较大剂量的维生素C，3.0g/次，每周2次；可联合谷胱甘肽，1.2g/次静脉注射，每周2次，对顽固性病例有效。

3）中药：中医中药治疗本病有效，认为黄褐斑患者经络不畅，可用疏肝理气，健脾补肾，活血化瘀类药物；如肝郁内热证用逍遥散加减；肝肾阴虚证用六味地黄丸加减；脾虚湿阻证用参苓白术散加减；气滞血瘀证用桃红四物汤加减。

（2）局部治疗

1）氢醌：通过抑制酪氨酸酶活性而阻止多巴向黑素转化，另一机制是抑制DNA和RNA合成，破坏黑素细胞，常用浓度为2%~5%，副作用包括表皮刺激、接触性皮炎、炎症后色素沉着等。

2）维A酸：维A酸被认为有阻止酶的转化而抑制酪氨酸酶和多巴因子的作用，从而阻碍黑素合成。常用浓度为0.05%~0.1%，副作用为红斑、脱屑、炎症后色素沉着。阿达帕林是萘酸的衍生物，具有潜在的维A酸活性，有抑制细胞增殖、分化和抗炎的作用。常用浓度0.1%，副作用为红斑、干燥、脱屑等。

3）壬二酸：对黑素细胞具有抗增殖和毒性作用，抑制线粒体氧化还原酶活性和DNA合成，在体外也有轻度抑制酪氨酸酶作用。常用浓度20%，副作用为轻度皮肤刺激作用。

4）维生素C：维生素C及其衍生物能抑制黑素形成，减少黑素氧化。离子导入可以提高维生素C的渗透性。

5）N-乙酰基-4-S-半胱氨酚：苯酚和儿茶酚的化合物是较好的色素减退药，是一种黑素毒性药物，可减少色素生成。

6）烟酰胺：是烟酸的活性成分，在黑素细胞与角质形成细胞的共同培养中，烟酸抑制黑素体从黑素细胞到周围角质形成细胞的转运。

以上药物也可联合应用，以增加疗效，减少副作用。

3. 美容治疗

（1）使用医学护肤品

1）抗敏保湿：由于治疗黄褐斑的某些外用药具有一定刺激性，易使皮肤屏障受损，同时，黄褐斑患者皮肤类型多为干性皮肤，因此，需选用抗敏保湿乳或保湿霜外用。

2）使用美白祛斑类医学护肤品：该类医学护肤品可辅助治疗黄褐斑，改善皮肤肤质及肤色。

3）防晒：具体方法见"敏感性皮肤"。

（2）果酸：果酸可使皮肤加速更新，在10%浓度时可降低表皮黏合力，20%~70%时可致表皮松解、剥脱，黑素颗粒随之从表皮剥脱。

（3）物理治疗：脉冲染料激光（波长510nm）、Q开关Nd：YAG激光（波长532nm）、Q开关翠绿宝石激光（波长755nm）、Q开关红宝石（波长694nm）激光及强脉冲光疗法（IPL）等有破坏真皮上部的黑素颗粒作用，认为激光治疗表皮型黄褐斑效果较真皮型的好，对部分患者有效，因可产生炎症后色素沉着及复发等，其治疗作用有限。

（4）激光术后皮肤护理：患者在激光术后及化学剥脱等治疗后，易破坏皮肤屏障，因此，要加强术后皮肤护理及使用医学护肤品修复受损皮肤屏障：

1）减轻红斑、渗出：激光术后，根据皮肤的即刻表现用含有抗敏、抗炎、保湿成分的面贴膜冷湿敷或用毛巾包裹冰块后敷激光术后皮肤，如治疗后皮肤颜色泛白，冰敷时间约为30分钟，如只是正常的充血、红肿，冷湿敷间为15分钟，在此程中不要摩擦皮肤。如红斑、肿胀、渗血明显，可用3%硼酸溶液湿敷。

2）预防感染，减轻炎症反应：为了防止术后皮肤感染，可用庆大霉素针剂或莫匹罗星软膏等外涂于创面，如激光治疗面积大，炎症反应重，可口服泼尼松10 mg/次，每日三次，连服3日，以加强抗炎作用。

3）**促进创面愈合**：碱性成纤维细胞生长因子（BFGF）是重要的促有丝分裂因子。其主要生物学作用有：促进新生血管形成；促进创伤愈合与组织修复；促进组织再生和参与神经再生，因此，激光术后若有表皮破损，可用BFGF喷于创面，促进愈合。

4）**促进皮肤再生修复，重建皮肤正常结构，恢复皮肤生理功能**：由于激光术不同程度伤及了皮肤的皮脂膜、角质层、砖墙结构、水通道蛋白、基底层等皮肤结构，故应促进皮肤的再生和修复，在治疗后3~6个月时间内，选用抗敏保湿霜适当进行有效的皮肤护理是非常必要的。

5）**防晒**：外出戴太阳帽、穿棉质长袖上衣及长裤，打遮阳伞，最好是防紫外线伞外用防晒霜；避免在每天日光照射最强烈的时间早晨10点~下午4点长时间暴露在日光下；由于激光术后容易引起色素沉着，因此要选用安全性高且防晒效果佳的防晒产品：UVB防晒指数（SPF）＞30；UVA防护系数（PFA）＞＋＋；R指数较大的物理防晒剂。

第二节　雀　斑

雀斑（freckles）是一种常见于面部较小的黄褐色或褐色的色素沉着斑点，为常染色体显性遗传病，病变的发展与日晒有关。

【病因及发病机制】

本病系常染色体显性遗传性色素沉着病。其斑点大小、数量和色素沉着的程度，随日晒而增加或加重。此外，X线、紫外线的照射亦可促发本病并使其加重。

【临床表现】

雀斑多在4~5岁时开始发病，女性居多。随年龄增长皮疹逐渐增多，青春期最明显，之后皮疹一般不再增加，老年皮疹逐渐减少。好发于暴露部位，如前额、面颊、下颌和颈部，以鼻梁部和眼睑下多见，重者可累及双上肢伸侧及手背部。典型皮损为淡褐色至黄褐色针尖至米粒大小圆形或类圆形斑点，孤立而不融合，数目多少不一，密集散在，对称分布。夏季斑点数目增多，色加深，损害变大；而冬季相反，数目减少，色变淡，皮损缩小。雀斑患者的色痣患病率较高。无自觉症状及全身症状（图12-2）。

【组织病理】

表皮基底层黑素含量增多，但黑素细胞数目并不增加。雀斑中的黑素细胞较邻近正常皮肤的黑素细胞多巴染色为重，树

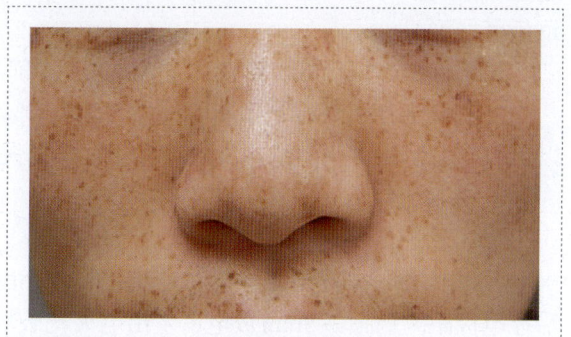

图12-2　雀斑

枝状突起更明显，似黑种人的黑素细胞。白皮肤黑素细胞中的黑素体呈小圆球形，而雀斑中的黑素体数目较多，常呈棒状，说明黑素细胞数目虽不多，但很活跃。

【诊断及鉴别诊断】

根据发病较早，女性多见，多好发于暴露部位，皮损特点为淡褐色至黄褐色圆形或类圆形斑点，一般诊断不难。

本病主要与以下疾病鉴别：

1. **颧部褐青色痣（nevus fuscoceruleus zygomaticus，NFZ）** 颧部对称分布的黑灰色斑点，界限明显，数目10~20个，多见青年女性。

2. **雀斑样痣（lentigo）** 发病年龄在一岁或两岁左右，颜色较雀斑深，与日晒无关，无夏重冬轻变化，常分布在一侧，一般较为密集。可发生在任何部位。病理示黑素细胞数目增加。

3. **着色性干皮病（xeroderma pigmentosa）** 雀斑样色素斑点周围有毛细血管扩张，色素斑点大小不等，深浅不匀，分布不均。其见有萎缩性斑点，光敏突出。

【对容貌及身心的影响】

雀斑皮损主要发生在颜面部，以较小的黄褐色或褐色的色素沉着斑点为主要表现，影响容貌，并且因为色斑使患者在日常工作和社交中缺乏自信心。因此很多女性在面部刚刚出现色斑时，很随意地去使用具有祛斑功能的化妆品，自行祛斑。结果是斑越来越严重，治疗难度越来越大，不仅没有解决问题，反而会加重色斑，增加治疗的时间和经济成本，加重患者的负担。

【治疗】

1. **一般治疗**

（1）**指导美容患者正确就医，纠正审美心理障碍**：是治疗本病的关键。对于孕妇、对光敏感者及近期用过光敏感药物（维A酸类、四环素等）、高血压、糖尿病、长期服用某些精神类药物者、服用消炎药、降压药者、2周内有日光暴晒者以及面部有炎症者，应禁忌治疗。

（2）**调整生活习惯**：戒掉不良习惯，如抽烟、喝酒、熬夜等。注意休息和保证充足的睡眠。睡眠不足易致黑眼圈，皮肤变灰黑。

（3）**避免刺激性的食物**：刺激性食物易使皮肤老化。尤其咖啡、可乐、浓茶、香烟、酒等。多食富含维生素C和维生素E的新鲜水果和蔬菜。

（4）**忌食光敏性药物及食物**：如：补骨脂素、甲氧沙林；芹菜、香菜等含感光剂的食物。

（5）**防止各种电离辐射**：包括各种玻壳显示屏、各种荧光灯、X线机、紫外线照射仪等。这些不良刺激均可产生类似强日光照射的后果，甚至比日光照射的损伤还要大，其结果是导致色斑加重。

（6）**保持心情舒畅、愉快**：避免忧思、抑郁的精神状态。

2. **药物治疗** 可行化学剥脱，多用30%~70%三氯醋酸。但此法局部外用须谨慎密切观察，以免引起大面积皮肤剥脱，造成色沉、色素脱失及引起瘢痕。

3. **美容治疗**

（1）**物理治疗**

1）**电灼术**：即用电压较高、电流强度较小的高频电流烧毁病变组织的治疗方法。将针状治疗电极距离病损2~3mm放电，发出电火花破坏表浅组织时称电灼法。

2）**激光术**：激光治疗雀斑效果十分理想，激光治疗雀斑的原理是：在不损伤正常皮肤组织的情况下，将特定波长的激光光束透过表皮和真皮层（就像光线穿透玻璃一样），进入病损部位，并对病损部位的色素进行治疗，激光治疗雀斑时雀斑的色素在强大的激光照射下完全碎裂和崩解，而后使其自行消散，从而得到治愈。这种选择性光热作用治疗则更为简便、安全，临床上 Q 开关 Nd：YAG 激光（波长 532nm）、Q 开关翠绿宝石激光（波长 755nm）、红宝石激光（波长 694nm）、强脉冲光子嫩肤仪是治疗雀斑安全便捷的方法。

（2）激光术后皮肤护理：具体方法见"黄褐斑激光术后皮肤护理"。

第三节　瑞尔黑变病

瑞尔黑变病（Riehl's melanosis），多发生于中年女性，皮损以面颈部为主，为不对称性淡黑色色素沉着性皮肤病，由于发生在外露部位而影响美观。

【病因及发病机制】

病因尚未完全明确。认为与光过敏或光毒有关。如外用某些化妆品后暴露于日光下，致皮肤光敏性炎症而发病。此外，还可能和内分泌障碍、营养不良等因素有关。

由于使用维生素及纠正营养不良的治疗也未见改善，故化妆品的因素日益被重视，不但是粗制化妆品，一些优质的化妆品也可致黑变病。化妆品中的香料、颜料、防腐剂和乳化剂是引起色素沉着的过敏原，特别是焦油系的颜料与本病有密切关系。

化妆品所致黑变病一般是皮炎后发生，考虑可能是黑素生成酶活性增强导致。女性面部黑变病通常是化妆品通过接触过敏或光敏性皮炎而导致皮肤色素代谢紊乱而致色素沉着。

但是，黑变病与皮肤炎症虽然有联系但并非绝对，一方面在临床上可见化妆品或职业性接触可致黑变病，但一般接触性皮炎患者都不发生黑变病。另一方面有人做化妆品动物模型实验，观察到有无炎症反应及反应程度与色素沉着不完全平行，提示化妆品及其成分所致的色素沉着并非全是炎症的后果，并提出在化妆品生产中不仅要避免化妆品中所含的致敏物质，还须设法避免致色素的物质。

此外，女性月经期间加重及部分患者进入更年期发病，提示与性腺垂体、甲状腺、肾上腺皮质等内分泌及精神不稳定和自主神经紊乱等因素也有关。

总之，黑变病的发生是由于多种因素引起皮肤慢性炎性反应，某些炎性介质和细胞因子在直接或间接刺激黑素细胞树突大量增殖，并使黑素向树突转移方面可能起一定的作用。

【临床表现】

好发于成年女性，皮损主要累及面颈部，一般起始于颧颞部，然后波及颊、前额、耳前、耳后、颈侧，愈近面部中央愈少，口周和下颏常不受累，黏膜也不累及，可偶见于臂部和上胸。皮肤的基本损害为网状排列的色素斑，呈灰紫色到紫褐色，界限不鲜明（图 12-3）。典型病例损害发展大致可分 3 期：

1. 炎症期　患病处轻度潮红伴肿胀，少许

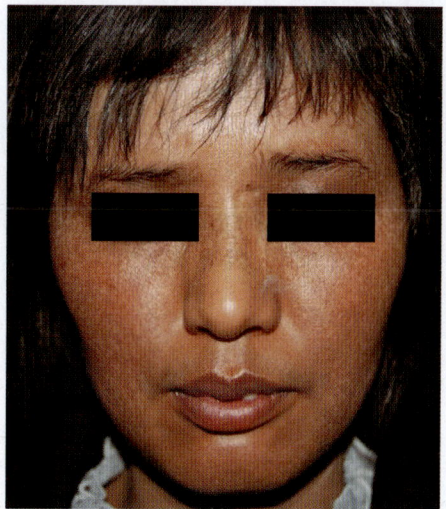

图 12-3　瑞尔黑变病

糠秕状脱屑，可有瘙痒或灼热感。

2. 色素沉着期 随着炎症逐渐消退，出现色素沉着，局限在毛孔周围，成网点状，也可融合成大小不一的斑片状，可为淡褐、灰紫色或黑褐色，受日晒或月经前后在短期内可有很大变化。整个过程常在几个月内缓慢发展扩大，达一定程度后便趋于稳定。除色素沉着外，皮损局部常弥漫地覆有微细的粉状鳞屑，如少量面粉撒在皮肤表面上，呈现具有特征性的"粉尘"外观，同时可见毛囊性角化过度，毛细血管扩张。上述皮损经过数年之后又可逐渐消退，但常常不易退尽，部分患者可发展到第3期。

3. 萎缩期 在色素沉着部位出现皮肤轻度凹陷萎缩。一般无自觉症状，但有的可伴有轻微乏力不适、食欲缺乏、头痛等症状。

【诊断与鉴别诊断】

好发于成年女性，常累及面、颈及前臂等暴露的部位，皮损边界不清伴有毛孔性点状色素沉着，色素沉着呈灰紫到紫褐色、网状排列、粉尘样外观，有外用化妆品、日光照射或接触光敏物的病史，诊断不困难。

本病主要与以下疾病鉴别：

1. 焦油黑变病（tar melanosis） 在职业或生活中有接触焦油的病史，皮损分布在暴露部如面、颈和肢体，常伴有毛囊性丘疹，手背及前臂多见毛孔角化损害。

2. 席瓦特皮肤异色症（Poikiloderma of Civatte） 多见于中年妇女，皮损对称分布于面、颈和上胸部，为棕红色网状色素沉着斑，特点是在皮肤黑变处既有毛细血管扩张又有色素脱失的白斑，色斑形同网状，往往大片出现。

3. 黄褐斑（melasma） 多见于妊娠、口服避孕药时或其他不明原因所引起者。夏重冬轻，对称分布于额、眉、颊、鼻、上唇的颜面皮肤，因黑素仅沉着于表皮内，故皮损呈境界清楚的蝴蝶型淡黄褐色斑，无炎症表现，常见眼镜状轮廓，黄褐斑暴晒后色素加深，而本病眼部色素沉着明显。与光照、内分泌紊乱及慢性消耗性疾病有关。

4. 艾迪生病（Addison's disease） 是一种与内分泌甲状腺功能减退，肾上腺皮质功能紊乱有关的疾病。皮肤色素沉着斑主要位于皮肤暴露及褶皱部位，除颜面外，腋窝、肚脐、腹股沟周围皮肤有色沉，同时伴体重改变。

【对容貌及身心的影响】

瑞尔黑变病主要发生于中年女性，是以面部为主的淡黑色色素沉着性皮肤病。因发生在外露部位，色素沉着部位与周围皮肤颜色反差较大，不同程度地影响了患者美容，可产生较大的精神负担，并在一定程度上影响生活、工作与社交活动。

【治疗】

1. 一般治疗 避免强烈日晒，停用可疑的化妆品及其他含有光感物质的护肤品。必要时对可疑的致敏物做斑贴试验以便找到发病原因，避免再接触，色素沉着可逐渐变淡趋向恢复正常肤色。

黑变病的治疗需要有足够的耐心。生活要有规律，保持良好的情绪和充足的睡眠，多食高蛋白及高维生素的食物，如含维生素C丰富的水果蔬菜。

2. 药物治疗

（1）内服药物：在炎症期时，由于促黑素细胞生成素的分泌亢进从而引起黑素细胞分泌黑素体增加以及皮肤炎症，导致基底细胞和基底膜的变性，可短期口服少量糖皮质激素控制炎症；色素沉着期，糖皮质激素无效，可使用抑制黑素细胞活性的药物，如：维生素C 0.1g/

次，每日3次；维生素E 0.1g/次，每日3次；可考虑静滴谷胱甘肽。

中医对此症称之为黧黑斑，认为是肾虚或肝瘀或气血不调。常用六味地黄丸、逍遥丸、人参健脾丸、桃红四物汤加减及珍珠粉等。

（2）局部治疗：3%氢醌霜、20%壬二酸、5%~10%氯化氨基汞霜、肝素钠霜、维A酸霜等外用有一定疗效。治疗期间可配合外用防晒剂。

3. 美容治疗

（1）物理治疗：可试用激光或光子嫩肤术等及左旋维生素C离子导入疗法。

（2）使用医学护肤品：具体方法见"黄褐斑"。

（3）激光术后皮肤护理：具体方法见"黄褐斑激光术后皮肤护理"。

第四节　炎症后色素沉着

炎症后黑变病（postinflammatory melanosis）又称炎症后色素沉着，是皮肤急性或慢性炎症后出现的皮肤色素沉着。

【病因及发病机制】

皮肤炎症后出现色素沉着是十分常见的现象，引起色素沉着的原因是多方面的，有研究发现，在炎症和外伤后皮肤屏障功能受损，患处常有黑素细胞密度的增加，尤其是含酪氨酸酶活性的黑素细胞。这可能是炎症反应时使皮肤组织中的硫氢基（—SH）减少，从而解除或部分解除对酪氨酸酶的抑制作用，致使皮肤色素加深。

产生炎症后色素沉着的常见原因：①接触沥青、煤焦油、含光敏物的化妆品等，经日光照射引起光敏性皮炎，进而产生色素沉着；②各种物理化学因素，如激光术后、化学剥脱术后、摩擦、温热、放射线、药物刺激等亦可引起多种急慢性炎症；③某些皮肤病如湿疹、下肢淤滞性皮炎、脓疱疮、带状疱疹、疱疹样皮炎、固定性药疹及丘疹性荨麻疹等，治愈后可产生不同程度的色素沉着；④皮肤外科手术后：皮肤磨削术、皮肤肿瘤切除术后。上述不同因素产生色素沉着，其深浅程度及持续时间常因人而异，黑皮肤的人色素沉着较重，持续时间较长。一般在炎症后数周或3~6个月内色素沉着可逐渐消退。在基底细胞或表皮与真皮交界处的炎症，如扁平苔藓、盘状红斑狼疮、固定性药疹等，由于部分色素颗粒散落入真皮上部被噬黑素细胞吞噬，或聚集在其周围，故引起的色素沉着常持久不退。

【临床表现】

本病可发生于任何年龄，多见于暴露部位，或与原有皮肤病好发部位一致，界限明显。皮损特点表现为于皮炎后出现色素沉着斑，浅褐色至深褐色，散在或片状分布，表面光滑，若局部皮肤长期暴露于日光中和受热刺激，色素斑可呈网状，并有毛细血管扩张。一般无自觉症状（图12-4）。

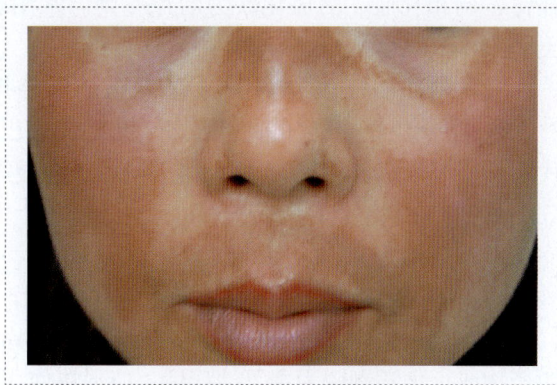

图12-4　炎症后色素沉着

【诊断与鉴别诊断】

根据多见于暴露部位，皮炎及手术后等出现色素沉着等特点，容易诊断。

本病主要与以下疾病鉴别：

焦油黑变病（tar melanosis）：常见于中年女性，并有职业特点，如长期接触煤焦油、石油及其产品加工的人员发病率较高。色素沉着斑呈细网状到斑片状，初期淡红，后转为青灰至暗褐色，多发于颜面、颈项、上背等暴露部位，尤以眶周及颧颞部最显著，与正常皮肤无明显界限。患者常伴有头晕、乏力、食欲缺乏、消瘦等全身症状。

【对容貌及身心的影响】

炎症后色素沉着的原因通常是明确的，但有些初发皮疹未曾为患者发觉，或皮疹为时短暂，或临床不易辨认，时间长了，色沉斑颜色加深，才引起人们注意。炎症后色素沉着如果发生在面部，给患者造成损容性的伤害，并且易造成患者心理障碍。皮肤急性和慢性炎症后一般可发生色素沉着。皮肤色素沉着轻重与炎症的程度似乎关系不大，而取决于皮肤病本身的性质。一些皮肤病发生色素沉着常见而明显，而另一些皮肤病则较轻微。因此及时治疗原发皮肤病，术后尽量减轻炎症反应并防晒，是预防色素沉着的关键，患者一定要在医生的指导下正确用药。

【治疗】

1. 一般治疗

（1）**查明原发病因**：避免皮肤再次受到损伤，如果是过敏性炎症后色素沉着，要找到引起过敏的原因，避免再次接触到过敏物质。首先应避免日晒及服用避孕药、光敏性药物（如地西泮、磺胺类、四环素类、灰黄霉素、利尿剂如双氢克尿噻等）、抗组胺药（苯海拉明、氯苯那敏）、植物（如灰菜、苋菜、萝卜叶）、中草药（如防风、沙参、小茴香、补骨脂）等。停用含铅、汞等重金属的化妆品。

（2）**减轻精神负担**：生活要有规律，保持乐观情绪及足够的睡眠。

（3）**减少搔抓和不良刺激**：以减轻炎症后色素沉着。

2. 药物治疗

（1）**内服药物**

1）**静滴**：谷胱甘肽1.2g和维生素C 2g混合后静脉滴注，每周2次，10次为1疗程，间隔15天再重复一次效果良好。可予甘草酸苷抗感染治疗。

2）**口服**：维生素C、E口服合用，有抑制酪氨酸酶的作用，并使深色氧化型色素还原成浅色还原型色素，阻止黑素代谢的氧化过程，从而抑制黑素形成。

3）**中药治疗**：中医多认为面部色素斑是因肝气郁结，肝肾阴亏或气血不调，故以滋阴补肾、调和气血、活血化瘀为治疗原则。常用疏肝活血汤、桃红四物汤等加减，中成药有美肤康（祛斑型）、六味地黄丸、逍遥丸等。

（2）**局部治疗**：可外用：①酪氨酸酶活性抑制剂，如20%壬二酸霜、2%~4%氢醌霜、3%~5%熊果苷霜、2%的曲酸酯霜；②抑制多巴色素互变酶：如甘草提取物等；③影响黑素代谢剂（黑素运输阻断剂），如维A酸、亚油酸等；④化学剥脱剂，如果酸、亚油酸、亚麻酸；⑤还原剂2%维生素C脂肪酸酯。

3. 美容治疗

（1）**激光治疗**：采用强脉冲光子嫩肤仪治疗本病，通常有一定疗效。

（2）**使用医学护肤品**：恢复皮肤屏障是治疗及预防炎症后色沉的重要环节，特别外用刺激药物或行化学剥脱为主等治疗后，应尽快使用医学护肤品。具体方法见"黄褐斑"。

（3）**激光术后皮肤护理**：具体方法见"黄褐斑激光术后皮肤护理"。

第五节　外源性色素沉着

外源性色素沉着（exogenous pigmentation）是指外来不溶性的色素机械地进入表皮甚至真皮层而使皮肤产生一种永久性的色素沉着斑。外源性色素沉着症分为文身、铅笔芯、爆炸粉粒沉着症和金属性色素沉着症。

【病因及发病机制】

1. **文身（tattoos）**　为人为刺入染料。常采用针刺的方法将染料刺入皮肤，可形成各种色彩、各种图案。专业染料主要有胭脂、氧化铁、硫化汞、甲基蓝等；非专业染料有甲紫、墨汁、炭末、姜黄等。这些染料经专业加工，附着能力强，难以消退或去除。

2. **铅笔芯沉着（heavy pencil）**　笔头或圆珠笔颜料不慎刺入皮肤，会形成蓝黑色的斑点。

3. **爆炸粉粒色素沉着症（anthracosiscutis）**　由意外事故引起。微小异物颗粒飞射进入皮肤或随外伤进入皮肤后引起色素异常。致病因素多种多样。煤矿工人因采煤或瓦斯爆炸可致煤粉飞溅入皮肤，又称煤粉沉着症；基建工人、爆破作业人员、意外爆炸或交通事故可使泥沙碎石等物质随外伤进入皮肤，又称泥沙沉着症；炸药、火药爆炸致色素沉着又称火药沉着症。

4. **金属性色素沉着症（metallic pigmentation）**　由金属颗粒沉积引起，是由于职业关系长期接触某些金属物质或因疾病长期应用某些金属制剂所引起。通过血液循环吸收到体内而沉积于内脏器官、皮肤或黏膜，也可由外部应用直接渗透到皮肤，而使皮肤及黏膜着色。一般金属性色素沉着症多由金、银、汞、铋所致。

【临床表现】

1. **文身**　最多见于前臂，也可见于躯干或其他部位。色彩以黑色最常见，也可见到多种色彩的复杂图案（图12-5）。

2. **爆炸粉粒色素沉着症**　主要表现为受伤部位青灰色至黑色斑、斑片或丘疹，各类爆炸引起者多为散在色素沉着斑点，外伤所致者呈线状、带状或不规则斑片（图12-6）。随着皮肤损伤的愈合，部分色素颗粒可被组织排斥或吸收，泥沙中的二氧化硅或玻璃颗粒日久可在真皮或皮下形成结节，称硅肉芽肿。

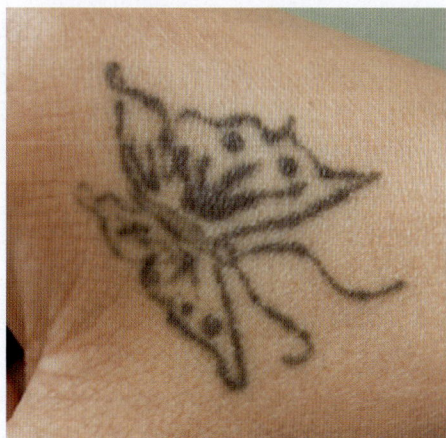

图12-5　文身

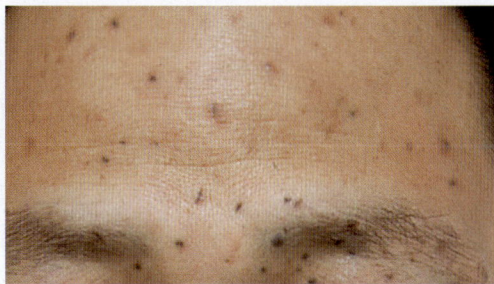

图12-6　爆炸粉尘色素沉着

3. 金属性色素沉着症 色素沉着泛发全身，但以暴露部位如面、手等处为著，口腔黏膜和巩膜亦可受累。金剂所致多为蓝灰色、青紫色或淡紫色。银剂多为蓝灰至铅灰色。汞剂为黄绿色或铅灰色，但不侵犯巩膜。铋剂为蓝灰至黑色。

4. 铅笔芯沉着 笔头或圆珠笔颜料不慎刺入皮肤，会形成蓝黑色的斑点（图12-7）。

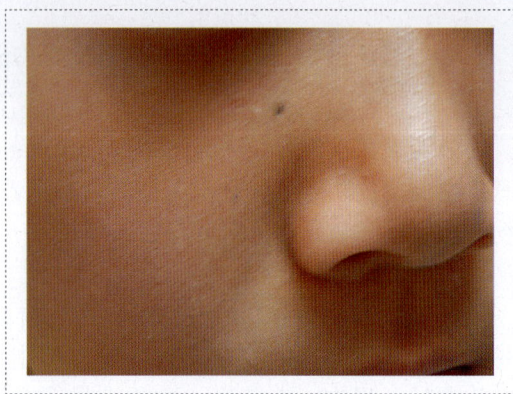

图12-7　铅笔芯沉着

【组织病理】

文身可见真皮内色素颗粒及噬黑素细胞。爆炸粉粒色素沉着症及外伤性异物色素沉着除可见粉尘颗粒外，有时可见到异物肉芽肿。金属性色素沉着症病理表现为真皮内可见相应的金属颗粒沉积。

【诊断与鉴别诊断】

文身和爆炸粉粒色素沉着症的病因清楚，皮损典型，易于诊断。金属性色素沉着症应做流行病学调查。

本病主要与以下疾病鉴别：

1. **焦油黑变病（tar melanosis）** 常见于中年女性，并有职业特点，如长期接触煤焦油、石油及其产品加工的人员发病率较高。色素沉着斑呈细网状到斑片状，初期淡红，后转为青灰至暗褐色，多发于颜面、颈项、上背等暴露部位，尤以眶周及颧颞部最显著，与正常皮肤无明显界限。患者常伴有头晕、乏力、食欲缺乏、消瘦等全身症状。

2. **艾迪生病（Addison's disease）** 表现为皮肤、黏膜出现棕黑色色素沉着，以暴露、压迫、摩擦部位最明显，如前额、眼周、四肢屈侧、肩、腋、腰、臀皱襞及掌跖皮纹等处。除皮肤损害外，还有疲倦、精神委靡、食欲缺乏、头晕、心悸、血压降低、恶心、腹痛等症状，记忆力减退，思想不能集中，抑郁，烦躁等。本病常伴有其他内分泌障碍如低血糖、甲状腺功能减退、性功能减退等。

【对容貌及身心的影响】

爆炸粉粒沉着症、金属性色素沉着症，皮损暴露在人体外观，影响容貌，尤其是留下的色素沉着，给患者造成永久损容性的伤害。文身后皮肤出现过敏反应，如红、痒、脱屑和增生等；异物可在局部发生感染，日久可形成硬结，如皮肤结核、化脓性疾病或瘢痕疙瘩等；常见汞、铬及钴的化合物，还可以引起过敏反应，影响身体健康。同时，因为面部的皮损而产生心理问题，自尊心、自信心受损，给患者的工作生活带来烦恼，甚至影响正常生活。因此，外源性色素沉着是一种身心疾病，临床上应该高度重视。

【治疗】

1. **一般治疗** 加强劳动保护，实施安全生产；事故发生后，应仔细、彻底进行清创。

2. **美容治疗** 传统的治疗方法采用机械磨削、电灼、冷冻等，但治疗不彻底易留有瘢痕。应用激光治疗可获满意疗效，最佳的治疗方法是采用新型的调Q开关激光机。

（1）文身：治疗原则是务必彻底去除文身色素，而不留痕迹或瘢痕，否则仍会保持原有图案。激光疗法是目前最有效而安全的方法。青黑色文身可用Q开关翠绿宝石激光（波长755nm）、红宝石激光（波长694nm）或Nd：YAG激光（波长1064nm），每隔2~3个月一次，数次治疗后，可彻底清除，不留痕迹。彩色文身可用脉冲染料激光（波长585nm、510nm）或倍频Nd∶YAG激光（532nm）、Q开关翠绿宝石激光（波长755nm）治疗，但应注意部分彩色色素首次治疗后可能变成黑色，以后治疗同黑色文身。

（2）其他： 爆炸粉粒沉着症、铅笔芯沉着和金属性色素沉着症可选用激光治疗，方法同文身。但需外伤完全恢复后方可开始治疗。

对于难以去除的过深、过大的异物颗粒，则需要配合手术治疗。

第六节　雀斑样痣

雀斑样痣又称黑子（lentigo），表现为棕黑色的斑点，可为先天性，亦可为获得性，但多于幼年发病，随后数目逐渐增多。损害长期存在，亦可在数年之后自行消退。在黑素细胞刺激素增加的情况下，雀斑样痣的颜色将明显加深，数目显著增多。有人认为急性、长期日光暴晒对日光黑子的产生起主要作用。

【病因及发病机制】

发病原因尚不清楚，基于该病常与色素性肠道息肉综合征、面正中黑子病相连，推测多半是由于基因突变使神经外胚层发育异常所致，另有研究报道该病病损中存在着黑素细胞功能缺陷或黑素合成异常。光镜下可见表皮基底层黑素细胞数目增多但通常无灶性增生或成巢分布，黑素细胞内和基底层角蛋白细胞内黑素增多有时表皮上层亦可见黑素表皮突轻度至中度延长，真皮上部常有少量炎性细胞浸润，在表皮真皮界处可见小的痣细胞巢。

【临床表现】

自幼年发病，随年龄增长至成年，病变数目可逐渐增多，也可在短期内突然弥散性地大量出现，也可自行消退。可发生于身体任何部位的皮肤或皮肤黏膜交界处及眼结合膜。皮损特点为褐色或黑褐色的斑点，呈圆形、卵圆形或不规则形，与皮肤表面平齐或略微隆起。圆形斑点直径通常1~2nm。斑点表面可有轻微的脱屑，但其细致的纹理没有变化。色素沉着均匀一致，边缘逐渐变淡而近于正常皮肤色。在Addison病、妊娠及其他MSH水平增高的疾病，皮损颜色可加深，数目亦可明显增多。一般无自觉症状（图12-8）。

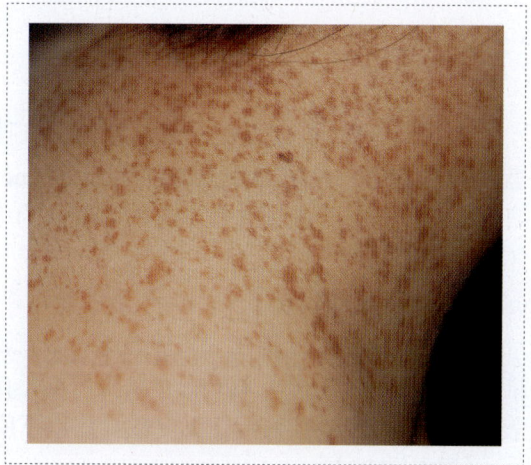

图12-8　雀斑样痣

【组织病理】

表皮与真皮交界处黑素细胞增多，但不成团，表皮中黑素比正常增多。真皮乳头及表皮嵴较为延长，乳头中噬黑素细胞增多。虽然在幼年扁平色素损害的病理变化中可看到由黑子转变为交界痣的过渡，但大多数黑子与交界痣及混合痣不同，在一生中处于不活动状态。

【诊断与鉴别诊断】

雀斑样痣可发生于身体任何部位的皮肤或皮肤黏膜交界处及眼结合膜，表现为颜色一致的褐色或黑褐色的斑点，边缘逐渐变淡而接近于正常皮肤颜色，可以作出诊断。

本病主要与以下疾病鉴别：

1. **雀斑（freckles）** 雀斑的颜色较浅，发生于日晒部位，黏膜无损害，夏季加重，表皮黑素细胞的数目不增多。而雀斑样痣的颜色往往较深，分布常更稀散，身体的任何部位均可被侵犯，包括黏膜在内，不因日晒而加深颜色或增加数目，在延长的表皮突基层内黑素细胞增多。

2. **恶性雀斑样痣（lentigo maligna）** 生于年龄较大者，几乎均见于暴露部位，皮损逐渐向周围扩展，颜色不均匀地加深。损害颜色呈淡褐色、褐色，其中伴有暗褐色至黑色小斑点。

3. **斑痣（nevus spilus）** 雀斑样痣与斑痣的区别在于前者的色素性斑疹坐落于外观正常的皮肤上，而后者系于褐色斑的上面有颜色更深的斑点或丘疹存在。

【对容貌及身心的影响】

雀斑样痣多于幼年发病，随后皮损数目逐渐增多。损害长期存在，并且随着年龄增长，雀斑样痣的颜色可明显加深，数目显著增多。与正常肤色形成鲜明对比，影响患者的审美心理与容貌美，从而影响患者身心健康、学习和工作，临床上应予关注。

【治疗】

雀斑样痣的病变发生在表皮与真皮交界处，口服及外用药物治疗，则效果极不理想。用各种理化方法去除黑子，如创面较深，则易伤及真皮，会有瘢痕形成的可能；若仅去除表皮的黑素，真皮浅层的黑素细胞仍留于皮内，日久仍会不断增生，再次显现于皮肤表面。因此，需权衡利弊，选择合适的治疗方案。

目前认为激光是治疗雀斑样痣有效的办法，临床上多应用Q开关高能脉冲激光局部治疗，以红宝石激光（波长694nm）或Q开关翠绿宝石激光（波长755nm）治疗效果较佳。

第七节 太 田 痣

太田痣（nevus of Ota），是一种波及巩膜、结膜及同侧面部三叉神经分布区域的皮肤灰蓝色斑状损害，称之为眼上腭部青色痣（nevus fuscoceruleus ophthalmo-maxillaris），1939年日本太田正雄首先报道此病。有的学者认为太田痣可能是常染色体显性遗传，但亦有学者持不同意见。

【病因及发病机制】

太田痣皮损多分布在三叉神经第一、二支区域。本病沿周围神经分布，提示黑素细胞可能来自周围神经组织。太田痣的发生可能是由于一些黑素细胞向表皮移动时未能穿过真皮与表皮之交界，而长期停留在真皮或真皮以下所致。

【临床表现】

太田痣好发于有色人种，如黄种人及黑人。女性多见。本病好发于颜面一侧的上下眼睑、颧部及颞部，偶然发生于颜面的两侧（图12-9）。皮损广泛可波及眼睑、睑结合膜、巩膜、颊、额、头皮、鼻翼及耳。上腭及颊黏膜也可受累。分布通常限于三叉神经第一、二支所支配的区域。偶有色素斑发生于躯干。皮损特点为淡青色、灰蓝色、褐青色至蓝黑色或褐黄色的斑片或斑点，斑片中央色深，边缘渐变淡，偶尔色素斑的某些区域可隆起甚至发生粟粒到绿豆大小的小结节。约有2/3的患者同侧巩膜蓝色。一般褐色色素沉着呈斑状、网状或地图状，而蓝色色素沉着较为弥漫。浅褐及深蓝两种颜色可能不一定同时出现，但此两种颜色最常见于眼部，如巩膜为蓝色，而结膜为褐色。皮损的颜色可因日晒、劳累、月经期、妊娠而加重。有的青春期加深扩大。颜色可随季节有一定的变化，如夏季颜色较深，冬季较浅。皮损持续终身，发生恶变者罕见，偶尔在脉络膜、虹膜、眼眶或脑部发生恶性黑素瘤。

三岛（1961）提出如下之分类：

1. **轻型** ①轻眼眶型：淡褐色斑，仅限于上下眼睑；②轻颧骨型：淡褐色斑，仅限于颧骨部。

2. **中型** 深蓝色至紫褐色，分布于眼睑、颧骨及鼻根部。

3. **重型** 深蓝色至褐色，分布于三叉神经的第一、二支支配区。

4. **双侧型** 约占5%。

此外，日本的谷野还提出如下分类：①轻型（又分眼窝型、颧骨型、前额型、鼻翼型）；②中等型；③重型。

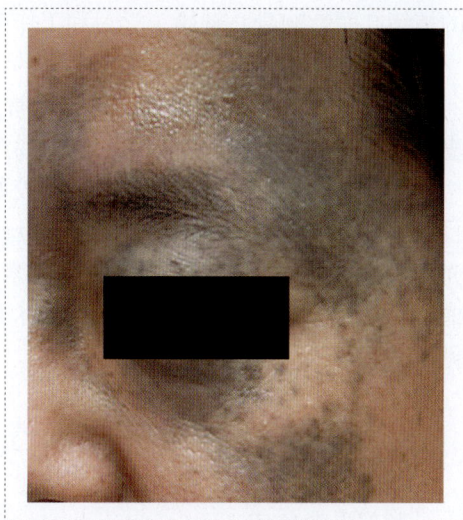

图12-9 太田痣

两侧性分布的分为：对称型（又分中央型、边缘型）、非对称型。

根据颜色分为：褐色型、青色型。

根据组织学特点分为：浅在型（色素细胞位于真皮浅层，临床多呈褐色）、深在型（色素细胞位于真皮深层，多呈青紫色）、弥漫型（色素细胞位于真皮全层，多呈紫青色）。

根据年龄分为：早发型（出生后数年内）、迟发型（青春期以后）。

约50%色素斑是先天的，其余出现在10岁之后。偶有晚发或在妊娠时出现。可并发伊藤痣和鲜红斑痣。有时伴有持续的蒙古斑，且多数是三岛的双侧型。曾有太田痣发生于外伤之后或在结膜炎之后加重的报道。

【组织病理】

在真皮中部黑素细胞内含多少不一的黑素颗粒，散在于真皮胶原纤维之间。在稍隆起和浸润的色素斑中其黑素细胞数目更多，和蓝痣相似，特别是在呈结节状损害部位的组织象，和蓝痣不能区别。

眼部包括眼眶骨膜等较深的结构中也可以有黑素细胞的浸润。

【诊断及鉴别诊断】

根据女性发生于眼睑、颧部及颞部的深青色、灰蓝色、褐青色至蓝黑色或褐黄色的斑片，并累及眼可以作出诊断。

本病主要与以下疾病鉴别：

1. **蒙古斑（Mongolian spot）** 出生即有，随年龄增长而消退，且不波及眼和黏膜。组织象中黑素细胞在真皮中之位置较深数量较少。

2. **蓝痣（blue nevus）** 为界限清楚蓝黑色的丘疹或小结节，好发于手足背、面部及臀部，组织象真皮中黑素细胞集聚成团。

【对容貌及身心的影响】

有的患者出生时即存在或不久就出现，有的患者在青春发育期才开始逐渐从皮肤深层向表面显现出来，随年龄增长，皮损范围逐渐扩大，色素逐渐加深，无任何痛、痒感觉。面部太田痣，不仅严重影响面部容貌，还会对自己心理产生很大压力，可导致自卑、消极、绝望的情绪，而影响身心健康、学习和工作。

【治疗】

过去太田痣无理想治疗方法，通常用冷冻、化学药物剥脱术、CO$_2$激光、外科手术（磨皮术或植皮）等，但治疗效果欠佳，易产生瘢痕和色素沉着等。

选择性激光是目前治疗太田痣较好的方法。对颜色较淡或皮损较浅的褐色、棕色并且色素颗粒散在的太田痣，可选用Q开关翠绿宝石激光（波长755nm）、Q开关红宝石激光（波长694nm），对颜色较深、色素颗粒密集的太田痣，选用波长1064nm掺钕钇铝石榴石激光（Nd∶YAG）治疗。激光术后，选用医学护肤品（激光术后皮肤护理具体方法见"黄褐斑"）进行皮肤护理及防晒。

第八节　颧部褐青色痣

颧部褐青色痣（nevus fuscoceruleus zygomaticus，NFZ）是一种波及真皮的色素增加性疾病，主要表现为颧部对称分布的黑灰色斑点状色素沉着，曾认为是太田痣的一个变种，但临床表现和组织病理与太田痣差异明显。

【病因及发病机制】

孙启璟等于1978年首先描述本病，实际上本病并不少见，台湾地区的一个调查报告得出2677人中，男性患病率为0.2%，女性为1.21%。1984年由Hori报道，又称Hori痣。NFZ均为后天发病。

病因尚不清楚，有研究认为与遗传、日晒、不良化妆品的刺激等有关。Wang Z等对100个患者进行病例对照研究显示，本病具有基因易感性和周围环境的危险因素，如涂抹化妆品和紫外线照射。并指出基因易感和环境危险因素在颧部褐青色痣的发病机制中同样发挥重要作用。20.9%~25%的患者有家族史。在胚胎发育期，由于某些原因，黑素细胞由神经嵴向表皮移行时，未能通过表皮和真皮交界，而停留在真皮内形成病变。国内何黎等研究表明颧部褐青色痣患者中真皮黑素细胞有雄激素受体表达，而血清雄激素水平正常；女性患者中血清促卵泡激素（FSH）、黄体生成激素（LH）、雄激素、催乳激素（PRL）、雌二醇、孕酮等水平未见异常。

【临床表现】

本病发病较早，多在15~25岁，女性多于男性，文献报道男女比例为1∶12.8~17.7。发病部位在面部，好发于颧部和颞部，少数也可见于眼睑和鼻翼部，为直径1~5mm的灰青色、黑褐色的斑点，数个到数十个，平均10~20个，散在分布，呈圆形、椭圆形，边界比较清楚，皮损之间可见正常皮肤，多为两侧对称，眼和口腔黏膜无损害。患者无任何自觉症状，病情较稳定（图12-10）。

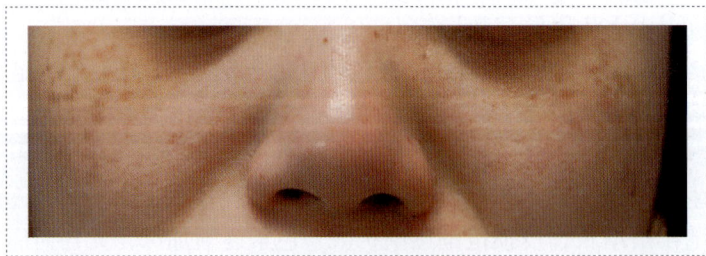

图12-10　颧部褐青色痣

【组织病理】

表皮正常。主要变化在真皮上部，尤其在乳头下部，胶原纤维间散在细小梭形黑素细胞，其长轴与胶原纤维平行，多巴染色阳性，电镜发现黑素细胞内含有大量大小不一的各期黑素小体。

【诊断与鉴别诊断】

根据青年女性颧部或颞部出现的孤立不融合的粟粒至黄豆大小、对称的灰青色、黑褐色的斑疹，皮损之间可见正常皮肤。可作出诊断。

本病主要与以下疾病鉴别：

1. 太田痣（nevus of Ota） 发病早，大多在出生时或1~2岁前发生，皮损单侧分布，为融合性淡青色、灰蓝色、蓝黑色斑片，沿三叉神经眼、上颌支走行，常伴有眼黏膜损害。而颧部褐青色痣发病较晚，皮肤常呈双侧分布，组织病理两病也有差异：太田痣病理表现为真皮内有较多黑素细胞，其长轴与胶原纤维不一定平行；而NFZ真皮的浅层黑素细胞存在散在、弥漫两种表现形式，与皮损颜色具有关联，其真皮黑素细胞有雄激素受体表达，从而推测NFZ的发生是胚胎神经嵴细胞在迁移中异常停留在真皮，在后天某些刺激因素（如紫外线、局部受体表达异常等）作用下，并向黑素细胞分化产生黑素所致。

2. 雀斑（freckles） 多在5岁以内发生，皮损相对较小，颜色较浅，为黄褐色斑点，黏膜无损害，有明显的季节性，夏季日晒可加重，病理表现为基底层黑素增多。

3. 黄褐斑（melasma） 育龄期女性多见，为对称分布于额、眉、颊、鼻、上唇的颜面皮肤，呈蝴蝶型淡黄褐色斑融合成片，境界清楚，夏季加重。

【对容貌及身心的影响】

颜面颧部对称而清晰地分布数十个色素沉着斑点，影响美观，特别是颜色较深且皮损面积较广泛的患者更是影响患者的容貌，影响患者正常的社会交往，该病普通外用美白的药物不能去除，有时采用不适当的治疗如冷冻、CO_2激光等出现瘢痕更有损于美容。颧部褐青痣可给患者带来精神、生活方面的烦恼，也会因面部的色斑而产生社会心理问题，给患者的工作生活带来苦恼。

【治疗】

1. 物理治疗 颧部褐青色痣以往采用的治疗方法主要有磨削、冷冻、化学药物剥脱术、CO_2激光等，这些方法的疗效往往不够理想或有明显的副作用，如瘢痕、色素沉着等。近几年主要报道采用激光治疗，其中有Q开关翠绿宝石激光（波长755nm）、红宝石激光（波长694nm）、Q开关Nd：YAG激光（波长1064nm）等，均有着良好的治疗效果。

2. 激光术后皮肤护理 具体方法见"黄褐斑激光术后皮肤护理"。

第九节 咖 啡 斑

咖啡斑（Café-au-lait spots）为边缘清楚的圆形、卵圆形、不规则形的淡褐色至深褐色色素沉着斑或斑片，表面光滑。因颜色像咖啡和牛奶混合色，故又称咖啡牛奶斑。Crowe和Schull指出，如果此斑最大直径在1.5cm以上并超过6个时，多提示和多发性神经纤维瘤合并存在。

【病因及发病机制】

本病为遗传性皮肤色素增加性疾病。与日晒无关，可为多系统疾病的一种标志，如神经纤维瘤病、Albright综合征、Waston综合征、Russell-Silver侏儒症、多发性黑子综合征及共济失调毛细血管症等。

【临床表现】

一般在出生时或出生稍后出现，并在整个儿童时期中数目增加。多见于躯干部，不会自行消退（图12-11）。皮损特点为淡褐色斑，大小不等，边缘规则，形状不一，随年龄的增加，逐渐变大，数目增多。大多数有咖啡斑的个体是正常的，但一部分合并有神经纤维瘤。本病还可并发结节性硬化及Albright综合征。一般无自觉症状。

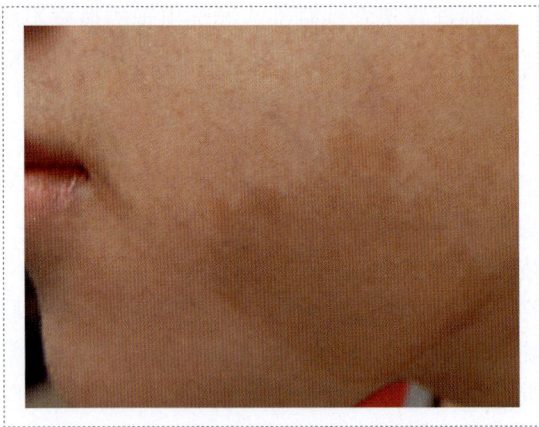

图12-11　咖啡斑

【组织病理】

表皮黑素增加，特别见于基底层中，多巴染色黑素细胞及基底层的角质形成细胞中有巨大黑素体，基底层黑素细胞正常。

【诊断与鉴别诊断】

根据出生时或出生稍后发病，皮损为边缘清楚的咖啡色斑片即可诊断。

本病主要与以下疾病鉴别：

1. 雀斑（freckles）　主要发生于面部，斑点小，无大的片状损害，且基底层黑素细胞不增加。

2. 单纯性雀斑样痣（lentigo）　多单侧分布，可发生于任何年龄。

【对容貌及身心的影响】

咖啡斑虽然无任何不适自觉症状，但与正常肌肤的颜色差异，影响美观，特别是皮损发生于面部给患者的生活和工作带来影响。

【治疗】

目前临床上选用Q开关多波长的激光或用Q开关双波长的Nd：YAG激光治疗咖啡斑，如脉冲染料激光（波长510nm）、Q开关倍频Nd：YAG激光（波长532nm）都是较好的选择。

治疗应注意：①咖啡斑治疗后，在治疗部位会有轻微的灼热感和轻微的发红现象，此属正常反应。如有必要，可做10~15分钟的局部冷敷以缓解或消除红热现象。②咖啡斑治疗后尽量避免接触水，皮肤结痂后不要用手剥落，避免吃辛辣、牛羊狗肉及海鲜等。③少数人治疗后有可能出现水疱或暂时性色素改变。如果出现，请配合医生做相应治疗。④咖啡斑的治疗平均次数较多，部分病灶可能经治疗后出现反应性的色素加深，使治疗难以继续，需等待反应性的色素加深自然消退，再进行治疗。

激光术后皮肤护理及防晒具体方法见"黄褐斑"。

第十节 白癜风

白癜风（vitiligo）是一种原发性的、局限性或泛发性的色素脱失性皮肤病，一般肤色深的人发病率较高，在我国人群中患病率0.1%~2.7%（图12-12）。

【病因及发病机制】

白癜风的发病原因尚不十分清楚，可能致病因素有以下几方面：

1. **自身免疫学说** 白癜风与自身免疫的发病关系密切。主要依据有：①白癜风患者常伴发自身免疫性疾病，如甲状腺疾病、胰岛素依赖性糖尿病、慢性肾上腺皮质功能减退、恶性贫血、局灶性肠炎、类风湿关节炎、红斑狼疮和硬皮病等；白癜风患者的家族成员中自身免疫性疾病的

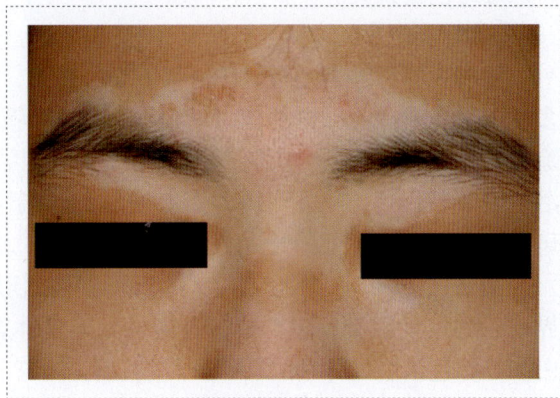

图 12-12　白癜风

发病率也高于普通人群；而自体免疫性疾病患者并发白癜风的比例也较普通人群高。②有些白癜风患者血清中存在抗黑素细胞抗体，这种抗体仅特异性作用于黑素细胞，而正常人则无此抗体。患者还可有器官特异性自身抗体，如抗甲状腺球蛋白抗体、抗甲状腺线粒体抗体、抗核抗体、抗胃壁细胞抗体等。③白癜风患者外周血T淋巴细胞亚群变化与病情活动有明显关系，进展期患者T4明显下降而静止期T细胞亚群均值接近于对照组，提示细胞介导免疫的异常。④白癜风患者的同形反应率高。⑤表皮Langerhans细胞检查发现白斑边缘活动区及白斑区Langerhans细胞密度增加，且数目、形态均发生变化。Langerhans细胞在皮肤免疫机制中发挥着抗原呈递等重要作用，参与免疫发病过程，其变化反映机体免疫系统状态。⑥糖皮质激素治疗白癜风有效，而且在白斑好转、消失的同时，血中异常的免疫指标也会随之好转或恢复正常。

在白癜风病因学研究中，迄今已有大量强有力的证据支持占病例绝大多数的非节段性白癜风为自身免疫病，随着调节性T细胞（Treg）研究的进展，有人提出Treg在白癜风自身免疫中作用的可能假设。在白癜风自身免疫的研究中，Luiten等用充足的证据说明正是白癜风皮损周围的自身抗原特异的$CD8^+$细胞毒性T细胞对黑素细胞的破坏导致白斑的形成，这一突破性进展确认$CD8^+$T细胞是白癜风致病的自身反应细胞。

2. **黑素细胞自毁学说** 有学者认为白癜风的发病是由于其表皮黑素细胞功能亢进，致使其耗损而早期衰退，并可能是因为细胞本身合成黑素的中间物过度产生或积聚所致。黑素生物合成过程中的中间产物为单酚或多酚，而实验证明酪氨酸的儿茶酚或酚衍生物均能破坏培养的黑素细胞。目前白癜风发病率有逐年增高趋势，可能与工业上越来越多地生产、使用一些酚类化合物有关。

3. **精神神经化学学说** 精神神经因素和白癜风的发生关系密切。精神创伤、用脑过度、精神紧张等因素可使白癜风皮损扩大或复发。临床上常见到白癜风沿神经节段或皮节分布，在神经型白癜风中有神经纤维伸入到白斑与正常皮肤交界处的黑素细胞中，而这不见于正常皮肤。

4. 遗传因素　部分白癜风患者有家族史，白癜风可能是一种常染色体显性遗传，伴有不同的外显率的疾病。

综上所述，白癜风的发病是具有遗传素质的个体，在多种内外因素的激发下表现为免疫功能、神经精神等各方面的紊乱，导致黑素细胞破坏或酶系统的抑制使黑素体的生成过程障碍，最终色素脱失。

【临床表现】

该病无明显性别差异，任何年龄均可发病，以青壮年多见。皮损可发生于全身任何部位，多发于易受摩擦及暴露部位，如颜面部、颈部、腰腹部、骶尾部、前臂伸侧、掌跖与手指背部等，除皮肤损害外，口唇、阴唇、龟头及包皮内侧黏膜亦常累及。白斑常对称分布，也有些损害沿神经节段排列。初发于手部者有发展成肢端性白斑倾向；初发于脐部者有发展成泛发性白斑倾向。

初期皮损多为指甲至钱币大小圆形、椭圆形或不规则形皮肤色素减退斑，逐渐发展为境界清楚的色素脱失斑。少数白斑中可见毛囊性点状色素增强，后者可扩大并融合成岛屿状。白斑处除色素脱失外，无皮肤萎缩或脱屑。白斑上毛发可失去色素变白，也可一直保持不脱色。白斑数目不定，可局限于某一部位或自动消失，但大多数病例的白斑会逐渐增多，相互融合成大片呈地图状，甚至泛发全身。一般无自觉症状。

进展期正常皮肤受到压力、摩擦、烧伤、外伤等机械性刺激后可发生同形反应；稳定期皮损停止发展，边缘可出现色素增加。病程慢性迁延，一般夏季发展较快，冬季减慢或停止蔓延。在暴晒、精神创伤、手术等严重的应激状态下可迅速扩散，也可缓慢进展或间歇性发展，完全自愈者较少，是一种慢性进行性发展的疾病。

根据白癜风可能病因并结合白斑的形态、部位、分布范围和治疗反应等，将白癜风分为两型、两类、两期。

1. 两型　寻常型和节段型。

（1）**寻常型**：包括：①局限型：为单发或群集性白斑，大小不等，局限于身体某一部位。②散发型：为散在多发性白斑，常对称分布，白斑总面积不超过体表面积的50%。③泛发型：多由散发型发展而来。白斑相互融合成不规则大片，超过体表面积的50%以上。④肢端型：白斑初发于人体的肢端或末梢，如面部、手足指趾等部位。

（2）**节段型**：白斑沿某一皮神经节段支配的皮肤区域走向分布，呈节段性。

2. 两类　根据皮损处色素脱失情况，白斑分为完全性和不完全性两类。

（1）**完全性白斑**：为纯白色白斑，病变处黑素细胞消失，对二羟苯丙氨酸（DOPA）反应阴性，无黑素生成能力，采用药物内服外涂无效。

（2）**不完全性白斑**：脱色白斑中有色素点，病变处黑素细胞数目减少或功能减退，DOPA反应阳性，黑素再生能力尚存，药物治疗有效。

3. 两期　进展期和稳定期。

根据病情发展，白癜风又可分为进展期和稳定期。在进展期，原有白斑逐渐增多、扩大，境界模糊不清，易发生同形反应使病情加重。在稳定期，白斑停止发展，境界边缘色素加深。

【组织病理】

表皮黑素细胞及黑素颗粒明显减少，基底层多巴染色阳性的黑素细胞缺乏。在较早的炎症期可见表皮水肿，海绵形成，真皮内淋巴细胞和组织细胞浸润。后期脱色皮损内无黑素细胞。

【诊断与鉴别诊断】

根据后天性的色素脱失斑，无自觉症状可作出诊断。

本病主要与以下疾病鉴别：

1. **贫血痣（nevus anemicus）** 贫血痣为一种先天性局限性的血管发育异常的疾病。由于局部血管对儿茶酚胺的敏感性增强，使血管处于收缩状态，表现为先天性色素减退斑（图12-13），多在出生时即有，终身不变。贫血痣往往冬季重，夏季轻。用手摩擦局部，白斑不发红，而周围皮肤发红；玻片压之，周围正常皮肤失血与皮损呈相同的色泽难以区分。在Wood灯下检查，由于黑素细胞及黑素颗粒不减少，病变部位不清楚至消失。而白癜风是后天发病的色素脱失斑，皮损会增大或缩小，用手摩擦局部，局部白斑发红，周围皮肤与皮损有明显的分界。在Wood灯下，病变部位白色不消失，伴亮白荧光。

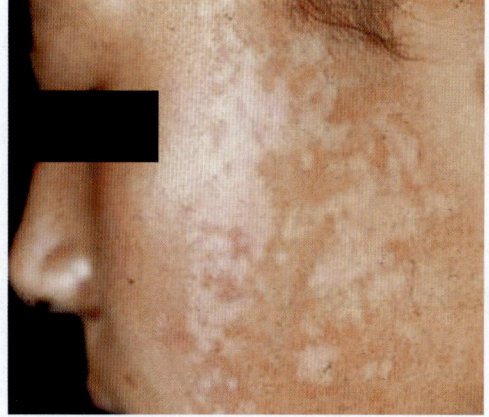

图12-13 贫血痣

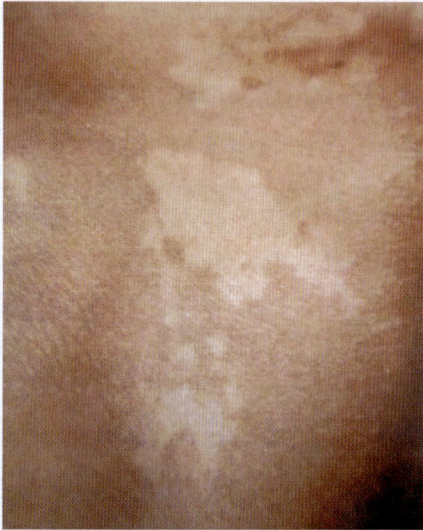

图12-14 无色素痣

2. **无色素痣（amelanotic nevus）** 无色素痣为一种先天性黑素小体合成和转运异常的疾病。表现为形状不规则的色素减退斑，周围无色素沉着带，常沿单侧皮神经分布（图12-14）。出生时或生后不久发病，持续终身不变，色素不能自动恢复。用手摩擦局部，局部皮损发红，周围皮肤与皮损有一定的界限。Wood灯下检查为黄白色，并无荧光。而白癜风是后天发病的色素脱失斑，周围有明显的色素沉着带，皮损会增大或缩小。用手摩擦局部，局部白斑发红，周围皮肤与皮损有明显的分界。在Wood灯下病变部位白色不消失，并伴亮白荧光。

临床上将无色素痣分为三型：①孤立型：为局限的、单发的白斑，可见于身体任一部位，皮疹为圆形或不规则形状。②节段型：皮疹呈带状或条纹状，沿皮节或沿Blasehko线节段性单侧分布，也可累及多个皮节。③系统型：又称涡漩型，白斑为多发的涡漩型或条索状。常累及躯干部位。包括胸、腹、背、臀，也可见于头部和颈部。可伴有毛发变白，但比例很小。皮损的位置和大小终生不变。Lee的调查表明大多数患者只有一处皮损，且绝大多数形状不规则，白斑边缘呈锯齿状或泼溅状，这一点是无色素痣不同于白癜风的一项重要特征。

3. **花斑癣（pityriasis versicolor）** 损害为圆形或卵圆形色素减退斑，表面多有鳞屑，好发于颈、躯干、上肢。真菌镜检阳性。

4. 炎症后色素减退（postinflammatory hypomelanosis） 该病是一种继发性色素减退症，有原发疾病如皮炎、湿疹、银屑病等，色素减退局限在原发疾病皮损部位，多为暂时性，可自行恢复。

【对容貌及身心的影响】

白癜风好发于颜面、手部等暴露部位，表现为明显的色素减退斑或色素脱失斑，且病程慢性，不易治愈，严重影响患者容貌，是一种常见的损容性皮肤病。白癜风大多无自觉症状，也不累及内脏器官，对身体健康无大影响。但是白癜风对患者社会心理的影响不容忽视。多数白癜风患者都存在不同程度的情绪低落、自卑感、焦虑，甚至抑郁、烦躁。面部、手部的皮损常常会使患者在社会交往中丧失自信心，总是处于紧张尴尬的境地，存在不同程度的社交障碍，严重影响患者的工作和生活，甚至会因此影响患者就业、婚恋等重要问题。

【治疗】

1. 一般治疗 患者应注意劳逸结合，心情舒畅，避免紧张忧郁，对患者进行心理疏导，宣传教育；平时尽可能少吃维生素C，因为维生素C能使DOPA醌还原成DOPA，中断了黑素的生物合成，另一方面，维生素C能减少肠道对铜离子的吸收，降低血清酮氧化酶活性，影响酪氨酸酶活性；宜多进食豆类及其制品；注意室外锻炼身体，避免暴晒，适度接收日光浴；进展期慎用刺激性药物，勿损伤皮肤，衣服宜宽大合身，避免机械性摩擦刺激。

2. 药物治疗

（1）内服药物

1）糖皮质激素：适用于炎症或免疫反应引起的白癜风，系统性用药适合进展期及泛发性白癜风，尤其是应激状态下皮损迅速发展者，可阻止其病情快速发展。可予泼尼松15mg/d，每日1~3次，连服1.5~2个月。起效后每2~4周递减5mg，直至隔日服5mg，维持3~6个月。治疗中应注意药物的禁忌证及不良反应。

2）中医中药：中医药治疗适用于各型各期的白癜风，疗效肯定。中医认为疏肝解郁、活血祛风是治疗该病的主要法则，同时应用有利于恢复和加速黑素细胞合成黑素的药物。①基本方：全当归9g，郁金9g，白芍9g，八月扎15~30g，益母草12~16g，白蒺藜12~18g，苍耳草12~15g，茯苓9~12g，灵磁石30g，随症加减。若不便于服用汤药，可服白驳丸、白蚀丸等，六味地黄丸、当归丸、归脾丸也有治疗作用。②其他：补骨脂、菟丝子、山栀子、白芷、潼蒺藜、乌梅、三季红等，任选一种，取30~50g，浸入75%乙醇或白酒100ml中，1~2周后取液外搽，每日1~2次。

（2）局部治疗

1）糖皮质激素：局部外用糖皮质激素适用于小于体表面积10%的白癜风，尤其是进展期。可根据皮损部位及年龄选择使用：面部及黏膜部位选用弱效激素，如0.05%地奈德霜、0.1%地塞米松霜；其他部位选中效至强效的如0.5%卤米松软膏、0.2%戊酸氢化可的松等；幼儿选弱至中效的，成人可用强效的。应避免长期、连续在同一部位涂药，以免发生痤疮样皮疹、毛细血管扩张、皮肤萎缩、毳毛增多等不良反应。

2）复方氮芥酊：每100ml 95%乙醇中含盐酸氮芥与异丙嗪各50mg。此药可作用于巯基，解除酪氨酸酶的抑制，加速黑素细胞产生黑素，起效较快，但本药局部反应强烈，因其光敏反应而使白斑扩大、蔓延的情况并不少见，故进展期白斑应慎用。也可在复方氮芥酊中加入糖皮质激素以降低其炎症反应，提高其治疗效果。

3）其他：近年来国外发现一些治疗白癜风的新药如卡泊三醇软膏、他卡西醇软膏、凯林凝胶、前列腺素E$_2$凝胶、他克莫司软膏等。

3. **手术治疗** 处于稳定期的局限性小面积白斑若应用药物疗法无效，特别是节段性者，可考虑外科或内外科联合疗法。外科治疗白癜风的方法有移植治疗、纹色法与皮肤磨削术三种，以移植治疗应用较广，又可分为组织移植与细胞移植。

（1）**组织移植**：即采用不同的取皮法从患者自身正常的皮肤处取下供皮并将其移植到白斑处的一种治疗方法。组织移植包括全厚层钻孔移植、薄层削皮移植、单株毛囊移植与负压发疱移植等。

（2）**细胞移植**：目前有两种，即表皮细胞悬液移植与培养的黑素细胞移植，后者是从患者皮肤中分离黑素细胞，借用细胞培养术来增殖黑素细胞的数量，然后将其移植到白斑处的一种手术。

在上述几种移植治疗中，薄层削片移植和负压吸疱移植成功率较高。

4. **美容治疗**

（1）**医学护肤品使用**：遮盖疗法是指用含染料的化妆品涂擦白斑处，使白斑颜色接近周围正常皮肤色泽的一种疗法。多因社交需要而使用，是一种美容疗法。本法可给患者带来自信，但常用会影响白癜风的治疗效果。

（2）**脱色疗法**：使用脱色剂外涂白斑边缘着色素过深的皮肤，使之变淡，接近于正常皮肤色泽，减轻色差，以达到美观的目的，又称逆向疗法。对白斑面积达80%且多种治疗无效的患者可行脱色疗法。脱色疗法所需的脱色时间较长，一般要10个月或更长时间，且少数病例脱色的部位还有可能诱发新的白斑，都是需要注意的问题。

（3）**物理治疗**

1）**窄波紫外线**：窄波紫外线（311nm NB-UVB）治疗白癜风，可取得与PUVA相似的疗效，且照射光毒性小，色素恢复较一致。长期照射皮肤无过度角化，疗程更短，安全性大。窄波紫外线作用机制与抑制局部T淋巴细胞和刺激黑素生成有关。

2）**单频准分子激光**：这是一种新型的紫外线光源（UVB308nm），又称靶式UVB。与传统的紫外线疗法相比，需要的治疗次数及累积照射剂量更少，仅使受累的皮肤暴露于照射光中，光速仅几厘米，疗效更安全，但对全身泛发者治疗耗时，比较困难。对进展期白癜风也可单独进行窄波紫外线及单频准分子激光治疗。

3）**光化学疗法**：即光敏剂加长波紫外线照射治疗疾病的方法，补骨脂素是光敏剂的代表。目前常用的有8-甲氧补骨脂素（8-MOP）或三甲基补骨脂素（TMP），药物的作用机制尚不清楚。光化学疗法分内服法与外用法两种。

内服法：适用于白斑大于20%体表面积的稳定期白癜风，内服药物后长波紫外线照射（PUVA）。8-MOP按0.3~0.6mg/kg或TMP按0.6~0.9mg/kg顿服，服药1.5~2小时后用UVA照射。每周2~3次，照射强度以发生红斑为宜，治疗期间忌食酸橙、芹菜、芥菜、欧芹、胡萝卜等食物，以免影响疗效。

外用法：用于12岁以上的稳定期白癜风患者，更适用于局限性白癜风。可外用0.1%~0.5%的8-MOP，涂药30~60分钟后照日光或UVA，需治疗数月。外涂药可避免内服药物所可能引起的一些不良反应，但因疗程长，仍需注意禁忌证及毒副作用。

第十一节　炎症后色素减退

炎症后色素减退（postinflammatory leukoderma）不是因为原发性黑素细胞结构或功能缺陷所导致的色素减少，而是后天获得性色素减少所致，临床上较为常见（图12-15）。

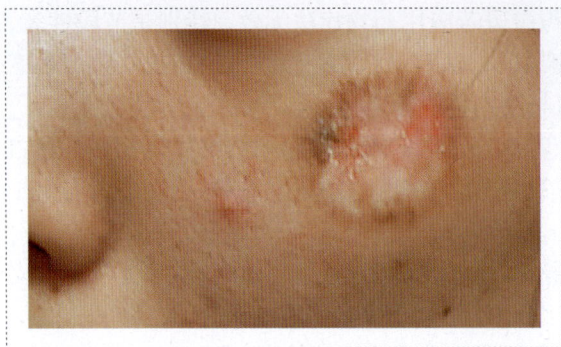
图 12-15　炎症后色素减退

【病因及发病机制】

其发病机制可能与以下因素有关：①黑素细胞缺乏；②黑素细胞运转异常；③化学物质对黑素的生物合成的抑制，及由于对抗紫外线作用的防护机制障碍等。

【临床表现】

炎症后色素减退是指在发炎部位皮肤出现继发性色素减少，常见于多种炎症性皮肤病。其发生机制可能是损害处黑素细胞消失，如溃疡或烧伤愈合后的瘢痕处，以及扁平苔藓和硬化萎缩性苔藓、红斑狼疮皮损处的色素减退斑；此外可能是由于角质形成细胞的分裂速度加快，黑素细胞内成熟黑素体转运到角质形成细胞内的数量相对减少，抑或角质形成细胞更换时间缩短，黑素体在角质形成细胞中的降解障碍，如脂溢性皮炎、单纯糠疹、玫瑰糠疹、银屑病与神经性皮炎后的色素减少可能与此有关。

某些感染性皮肤病，在病程中或治愈后于原发损害处常遗留色素减少斑，其发生原因同炎症后色素减少。花斑癣的色素减少是由于正圆形糠秕孢子菌能产生一种称为杜鹃花酸的物质，即壬二酸。该物质可抑制 DOPA 和酪氨酸酶起反应，从而达到抑制黑素生物合成的目的。电镜下可见黑素细胞内的黑素体小而不正常，且不能运送至周围的角质细胞中；也有认为色素减退是脂质氧化代谢产物增多，使黑素细胞受损、黑素聚合减少和黑素在整个角质形成细胞中分布异常所致。结核样型麻风的色素减少斑是因皮肤萎缩，表皮内黑素细胞的数量减少所致；二期梅毒疹的白斑为多发性、呈指甲片大小色素减退斑，边界不清。局限于颈与肩胛处，其脱色程度不及白癜风明显；此外，品他、雅司等也可发生色素减退。

【诊断与鉴别诊断】

在原发性皮肤病的基础上，出现的继发色素减退，临床上诊断不困难。

本病主要与以下疾病鉴别：

白癜风（vitiligo）： 白癜风往往突然发病，任何年龄均可发病。皮疹可见于任何部位，以暴露及摩擦部位多见，口腔、龟头、包皮黏膜等部位亦可累及。皮损为色素脱失斑，大小不等、形态各异，表面无鳞屑，部分皮损上的毛发也可变白。

【对容貌及身心的影响】

炎症后色素减退如果发生在暴露部位，即使原发病已控制或治愈，仍对美容有一定的影响。特别是皮损长时间不能完全消退时，也会给患者造成心理负担。

【治疗】

目前无特殊治疗方法，也可根据具体病情对症治疗处理，部分病例可自愈。

第十二节　单纯糠疹

单纯糠疹（pityriasis simplex）亦名"白色糠疹"，中医则称之为"桃花癣"。是一种发生于面部以浅表性干燥鳞屑性色素减退斑为特征的慢性皮肤病。常发于儿童和青少年，有时可见于成年人。本病临床相当常见，症状较轻。春季多见，也可见于夏初及冬季。

【病因及发病机制】

病因尚不明，认为是一种非特异性皮炎。日光照射、维生素缺乏、营养不良、肥皂浸洗刺激及糠秕孢子菌感染等可能为发病诱因。尤其是前者，在春季日光强烈，人们户外活动增加，某些特异体质者或皮肤干燥可患此病。

【临床表现】

常见于儿童，男性发病率多于女性，且在15岁以前随年龄增加而增多，皮损好发于面部，尤以两颊部多见，偶也可见于颈部及上臂。初发时表现为少量孤立的圆形或椭圆形淡红色或浅白色斑，境界不清，以后逐渐扩大或增多。皮损多为4~5个或更多，直径为1~4cm大小不等。表面干燥，并覆有少量灰白色细小鳞屑，基底炎症轻微。一般无自觉症状，或有轻微痒感。经数周至1年，部分患者鳞屑消失后仍遗留白色斑1年或更久（图12-16）。

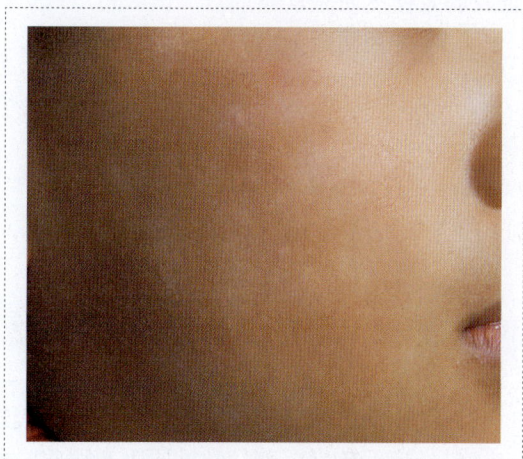

图12-16　单纯糠疹

【诊断与鉴别诊断】

根据好发于儿童，多发于春季，皮疹多位于面部、颈、肩、上臂等处，皮损为圆形或椭圆形色素减退斑，表面覆少量的细小鳞屑等可明确诊断。

本病主要与以下疾病鉴别：

1. 白癜风（vitiligo）　白癜风往往突然发病，任何年龄均可发病。皮疹可见于任何部位，以暴露及摩擦部位多见，口腔、龟头、包皮黏膜等部位亦可累及。皮损为色素脱失斑，大小不等、形态各异，表面无鳞屑，部分皮损上的毛发也可变白。

2. 花斑癣（tinea versicolor）　又称汗斑，是马拉色菌侵犯表皮角质层引起的表浅感染。好发于青壮年男性。皮损一般分布在颈、胸部、背部及腋窝等皮脂腺丰富的部位。皮损为境界清楚的指甲大圆形或类圆形，淡褐色、淡黄色或白色斑疹，表面覆有糠秕状鳞屑。冬重夏轻。真菌镜检可查到菌丝或孢子。

【对容貌及身心的影响】

病程较长，不治疗一般可持续数月，治疗有效但较慢。治愈后也易季节性复发。对肤色深的患者来说，是一美容问题。采用过激的治疗方法有时会出现皮肤过敏或损伤。如长期使用强效的皮质类固醇激素外用药还可能发生红斑丘疹、血管扩张、毛囊炎，或皮肤萎缩、色素沉着等激素性皮炎的副作用，增加治疗的难度。因此，过度治疗不但影响美容，还可增加患者心理负担。由于本病为自限性，发于面部者到青春期由于面部皮脂分泌后病情可自然痊愈，不留痕迹。

【治疗】

1. 一般治疗　应保持面部清洁，避免使用碱性过强的肥皂洗脸；皮肤干燥者可适当涂一些滋润性的护肤霜；也要避免过度暴晒，外出尽可能戴上遮阳帽、打伞或涂抹防晒霜；加强营养，补充多种维生素；大多数患儿饮食上有偏食史，所以，在治疗上除外用药外，还应强调纠正孩子的偏食习惯。本病预后良好，大多经数月或数年可自然痊愈。

2.药物治疗

（1）**内用药物**：可口服B族维生素。全身多发单纯糠疹者可以试服用特比萘芬或伊曲康唑治疗。

（2）**局部治疗**：外用硅霜、5%尿素软膏、2%水杨酸软膏、3%~5%硫黄霜、联苯苄唑乳膏及弱效糖皮质激素霜剂。

（3）**外用防晒剂**：详见敏感性皮肤。

（涂彩霞）

思 考 题

1. 简述黄褐斑的发病原因及治疗原则。

2. 简述颧部褐青色痣的临床表现及治疗。

3. 简述雀斑的发病机制及治疗。

4. 简述瑞尔黑变病的诱发因素、临床表现及治疗原则。

5. 炎症后色素沉着的常见原因有哪些？如何防治？

6. 简述太田痣的治疗原则。

7. 简述黄褐斑、颧部褐青色痣及太田痣的主要鉴别点。

8. 简述白癜风、贫血痣及无色素痣的主要鉴别点。

9. 简述白癜风的治疗原则。

| 第十三章 | 毛 发 疾 病 |

第一节 斑 秃

斑秃（alopecia areata）是一种可突发于身体任何长毛部位的自身免疫性、炎症性、非瘢痕性的毛发脱落性疾病，是最常见的皮肤病之一，约占皮肤科门诊初诊病例的2%。任何年龄均可发病，但约63%的患者初次发病在20岁之前，在中国8.4%病例有家族史，发病无男女差异。斑秃常呈局限性斑状脱发，局部皮肤正常，单发或多发。当头发全部脱落时称为全秃（alopecia totalis）；累及全身毛发时称为普秃（alopecia universalis）；沿发际分布扩展的称为匐行性斑秃（alopecia ophiasis）。斑秃有时表现为头发的急性弥漫性脱落，则称为急性弥漫性斑秃（acute diffuse and total alopecia）。

【病因及发病机制】

本病病因不明，认为是具有遗传易感性的个体在精神、环境因素的影响下发生的器官特异性的自身免疫反应。8.4%的患者有家族史，可能为常染色体显性伴可变外显率。与患者特应性体质、自身免疫反应、情绪应激、感染等有关。

患者体内可检出多种自身抗体，包括抗甲状腺、抗胃壁细胞、抗平滑肌、抗肾上腺抗体和抗核抗体等，但主要考虑为细胞免疫为主。将斑秃和普秃患者的病变皮肤移植至裸鼠后可以再生毛发，患者血清被动转移至裸鼠亦不能抑制这些毛发的生长，显示斑秃的发病机制涉及细胞免疫而非体液免疫。

【临床表现】

可累及所有毛发，包括终毛和毳毛，如头发、眉毛、胡须、汗毛等，其中头发最常受累。通常无症状，无意中发现脱发斑，但也有人有局部皮肤的感觉异常，包括瘙痒、触痛等。

典型的皮损表现为突然出现的境界清楚的圆形或卵圆形脱发斑，局部皮肤正常。如病情进展，在脱发区边缘可见"感叹号"状发，即长约2mm的发茬，其近端逐渐变细。此时边缘外观正常的毛发易于拔除而无痛感，称为拉发试验阳性。或以突然发生的头发大量脱落为主要表现，如仔细观察可见感叹号状发，随病程发展逐渐可出现大小不等的脱发斑（图13-1）。

脱发斑可单发或多发，大小不一，逐渐扩大。当头发全部脱落时称为全秃；累及全身毛发时称为普秃（图13-2）；沿发际分布扩展的称为匐行性斑秃；头发弥漫性脱落时，则称为弥漫性斑秃。与白发相比，黑发更易受累，首先脱落，故可出现"一夜白发"的现象。而毛发再生时也常为无色纤细的毛发，逐渐恢复至正常的粗细和色泽。

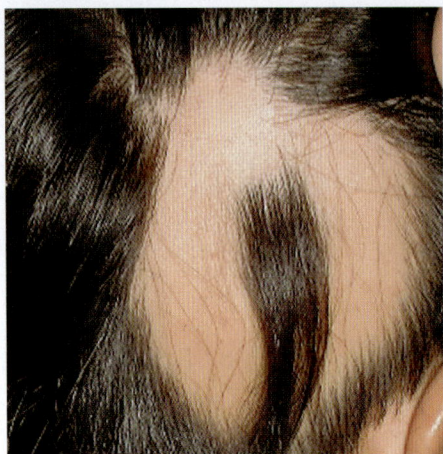

图13-1 斑秃典型脱发斑

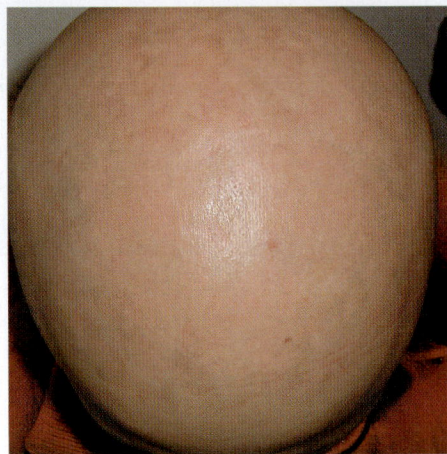

图13-2 普秃

本病可分成活动期、稳定期和恢复期三个阶段。活动期皮损不断扩大，可见感叹号状发，拉发试验阳性。稳定期时脱发斑大小无变化，无感叹号状发，拉发试验阴性。恢复期时可见新生的细绒毛，颜色淡或呈白色，逐渐变成正常粗细和颜色。有时可出现活动期皮损和恢复期皮损共存的现象。

本病尚可累及甲，多见于病情活动而脱发面积广者。常表现为顶针样甲，也可出现甲面粗糙、纵嵴等。本病可合并遗传过敏性疾病、自身免疫性疾病（如甲状腺功能亢进、白癜风、溃疡性结肠炎等）等疾病。

本病可自愈，尤其是局限性斑秃患者，多数可以在2年内自行恢复。但具有以下表现者预后不良：发病年龄早、脱发面积广、匍行性斑秃、具有甲损害或合并遗传过敏性疾病等。

【诊断与鉴别诊断】

被毛区域突然出现局限性毛发脱失斑，或头发突然大量弥漫性脱落，进行性发展，局部皮肤正常，可见感叹号状发，拉发试验阳性可诊断本病。

本病主要与以下疾病鉴别：

需与各种原因导致的瘢痕性秃发及其他非瘢痕性秃发相鉴别。详见表13-1。

【对容貌及身心的影响】

虽然斑秃对身体健康无影响，但是毛发的缺失对外观有极明显的影响，尤其是头发、眉毛的脱落，对患者的心理造成极大的压力，严重者不能正常地生活、工作，逃避一切社会活动。客观方面，外貌的异常也确实会对患者的择偶、求职和工作带来不利的影响。

【治疗】

1. **一般治疗** 由于本病病因不清，反复发作，尚无满意的预防和治疗手段。如果患者有明确的诱发因素（如精神紧张等），则可积极去除诱因。

本病多数可以自愈，即使严重而不愈者其身体健康也不受影响，故进行合理的心理疏导，仅予美容修饰即可，如假发假睫毛的佩戴、文眉等。对于一些病情进展或不能接受脱发、心理压力大的患者可采用药物治疗。

表13-1　不同原因所致脱发鉴别表

	病　因	发病过程	皮损特点	预　后
斑秃 （alopecia areata）	不明，可有精神应激	突然出现脱发斑或头发脱落迅速	局部皮肤正常，脱发斑境界清楚，可见感叹号状发，拉发试验阳性，可有顶针样甲	可完全恢复，但易复发
瘢痕性秃发 （scarring alopecia）	毛发扁平苔藓、盘状红斑狼疮或外伤等	缓慢或急性	局部皮肤异常，明显炎症或瘢痕，脱发斑不规则，没有感叹号状发，拉发试验阴性	永久性秃发
拔毛癖 （trichotillomania）	精神心理异常，多有焦虑	发展缓慢	局部皮肤正常或有毛囊炎，没有感叹号状发，拉发试验阴性	可完全恢复
梅毒性脱发 （syphilitic alopecia）	梅毒螺旋体感染，属于二期梅毒的表现	发展缓慢	虫蚀样脱发，没有感叹号状发，拉发试验阴性。伴或不伴二期梅毒的其他皮损	经正规治疗后可完全恢复
休止期脱发 （telogen effluvium）	营养不良、微量元素缺乏、内分泌疾病、贫血、精神紧张等	缓慢发展，多于诱因后2~3个月发觉	弥漫均匀稀疏，无脱发斑，没有感叹号状发，拉发试验阳性	去除诱因后可自行恢复
生长期脱发 （anagen effluvium）	化疗药物、放射治疗、重金属中毒等	发病快，多于治疗后1~2周内出现大量脱发	弥漫均匀稀疏至头发全部脱落，没有感叹号状发，拉发试验阳性	去除诱因后可完全恢复
雄激素性脱发 （androgenetic alopecia）	遗传性	进展缓慢	发生于顶部，头发稀疏细软，至秃发，有或无额部发际后移，枕部头发正常。没有感叹号状发，拉发试验阴性	脱发区域逐渐扩大
头癣 （tinea capitis）	真菌感染	逐渐发展	局部皮肤可见脱屑或有明显炎症，有断发	黄癣及脓癣遗留瘢痕，形成永久性秃发斑

2. 药物治疗

（1）**内服药物**：多选择口服泼尼松，初始剂量为30~40mg/d，毛发再生后逐渐减量，但在减量过程中或停药后易出现病情反复，而长期使用激素的副作用使其系统使用受到限制。有激素冲击治疗斑秃的报道，静脉注射甲泼尼龙250mg/次，每日3次，连用3天；每月口服1次泼尼松龙300mg、每周2次地塞米松5mg等，认为可有效治疗的同时减少激素的副作用发生几率。与精神等因素有关者，可给予镇静、安神药物配合治疗。还可口服复方甘草酸单胺片20~30mg/次，每日3次。

（2）**局部治疗**：0.25%~0.5%地蒽酚乳膏外用脱发处，30~60分钟后清除；宜选择强效皮质激素制剂外用；米诺地尔是一种非特异性毛发生长剂，对斑片型有效。可选择1%、2%和5%米诺地尔酊。

接触性皮炎诱导剂包括二硝基氯苯（1-chloro-2,4-dinitrobenzene，DNCB）、squaric

acid dibutylester（SADBE）、二苯基环丙烯酮（DPCP）2,3-diphenylcyclopropenone，DPCP因其无致突变性和溶液稳定而临床使用较广。2%DPCP致敏，2周后开始每周涂药1次，从0.001%开始，逐渐提高溶液浓度，直到出现轻微的接触性皮炎后保持浓度不变，在头发长出后可减少使用频率，12周起效，如24周无效则停药。

可选择醋酸氢化可的松25mg/ml、醋酸曲安西龙5~10mg/ml等，多点注射于皮下组织浅层。

斑秃治疗可根据脱发程度选择：脱发面积小于50%时，可选择皮质类固醇激素外用或皮损内注射，地蒽酚软膏短时接触治疗，米诺地尔溶液外用等；脱发面积大于50%时，可选择PUVA、接触性免疫治疗、系统使用皮质类固醇激素、环孢素等。

3. 美容治疗　采用光化学治疗（PUVA），液氮冷冻、梅花针点刺等物理治疗方法。

第二节　雄激素源性脱发

雄激素源性脱发（androgenetic alopecia）又称脂溢性脱发、早秃、谢顶、男性型脱发或女性型脱发等。这是一种雄激素依赖性的遗传性脱发，认为是多基因遗传，或常染色体显性遗传伴可变外显率。男女均可受累，青春期后逐渐出现，男性更多见，女性多以更年期前后开始出现明显的头发稀疏。

【病因及发病机制】

本病的发生受雄激素及遗传因素影响。青春期后体内的雄激素水平增加，其中睾酮在靶组织中由5-α还原酶转化成二氢睾酮，从而发挥相应的生物学效应。研究表明，雄激素源性脱发患者，其脱发区毛囊中5-α还原酶的含量和活性均高于其枕部毛囊，而选择性抑制5-α还原酶活性可一定程度上改善病情。说明二氢睾酮的合成与本病的发生有关。

女性患者脱发区中含有比男性多的芳香酶、3和17-脱氢酶等，推测妇女额部发际的维持可能与此区内较高浓度的雌激素有关。

敏感毛囊在二氢睾酮的作用下逐渐发生微小化，逐渐成为毳毛样毛囊，相应的头发变得细、短、颜色变淡，其生长期缩短，局部休止期毛囊的比例增加。除了雄激素的作用外，毛囊周围有一定的炎症浸润，长时间作用下可能导致毛囊的纤维化而出现不可逆的脱发。故本病的治疗应及早实施。

有研究显示，早期发生的严重的雄激素源性脱发和心血管疾病、胰岛素抵抗性疾病有一定的相关性。

【临床表现】

本病可于青春期后任何时期发生，一般男性早于女性。

有特征性的脱发部位，即顶部和冠状区，而枕部的头发质地和密度在脱发早中期经常是正常的（图13-3）。分为男性型脱发和女性型脱发。男性型脱发是指额部的发际线后退、顶部和冠状区的头发稀疏，发展至后期头皮仅有枕部发际处和耳上呈马蹄状头发残留。此型脱发多见于男性，故称为男性型脱发，但也可见于少数女性。女性型脱发指的是发际线无后退，顶部和冠状区的头发弥漫稀疏，多见于女性，也可见于少数男性。

脱发初期可能仅表现为脱发数量的增加，以后逐渐出现脱发区毛发变细、变短。受累区域休止期毛囊比例增加，拉发试验可阳性。后期毛囊可出现纤维化，受累区域头发全部脱落。

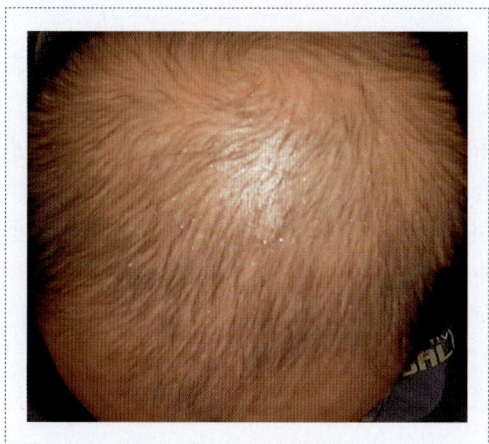
图13-3 雄激素源性脱发

【诊断与鉴别诊断】

根据患者青春期后逐渐出现头顶部头发发生毳毛样变化，伴或不伴额部发际线后退或消失，即可诊断本病。本病的诊断主要依赖于临床，必要时作毛发镜检、头皮活检。

对于伴有多毛症、痤疮和皮脂溢出或其他高雄激素血症表现的女性雄激素性脱发患者，应进行特殊的实验室检查和辅助检查，明确是否存在高雄激素血症、内分泌肿瘤等异常。

【对容貌及身心的影响】

本病发生年龄早，在青春期后即可发病，并随年龄逐年加重，最终可导致永久性的秃发，虽然对患者的身体健康无不利影响，但对患者的容貌影响明显，使得患者看上去比实际年龄大，此外由于社会文化的不同，对秃发者还会有某些偏见。这些因素对患者尤其是年轻患者的择偶、择业和社会活动产生一定的不利影响，对患者的心理造成极大的压力。

【治疗】

1. **一般治疗**　首先应使患者用正确的心态接受脱发的事实，建立合理的治疗期望值。

2. **药物治疗**　内服药物治疗。

药物治疗通过以下环节阻止毛囊的微小化进程：降低循环雄激素水平；抑制靶器官内二氢睾酮的产生；阻断雄激素受体；促进细胞增生。

可选择环丙孕酮、螺内酯、西咪替丁、非那雄胺等。非那雄胺选择性抑制Ⅱ型5-α还原酶的活性，减少二氢睾酮的产生，而不影响雄激素的其他生理作用，从而可以安全地用于男性患者，其他药物只能用于女性患者。米诺地尔溶液，常用2%~5%浓度，为非特异性的毛发生长促进剂。

3. **手术治疗**　手术治疗可以作为药物治疗的一个补充，在药物治疗控制病情的前提下进行。可以根据情况选择自体毛发移植术或与头皮缩减术、头皮扩张术联合实施。

4. **其他**　对于脱发面积大，时间长，其他治疗无效，或不愿接受治疗的患者，可以佩带假发。

第三节　多　毛　症

多毛症主要包括两大类，一类是与性毛分布有关的妇女多毛症，另一类是与性激素无关的多毛症。

一　妇女多毛症

妇女多毛症（hirsutism）指的是女性身体表面出现男性型的毛发分布，主要是指上唇、下颏、胸部、大腿内侧出现的终毛。这些毛发的生长受雄激素控制，正常情况下仅在青春期后的男性发生由毳毛向终毛的转变。

【病因及发病机制】

多毛是毛囊对雄激素刺激的一种反应，多数患者存在高雄激素血症。但有些患者体内雄激素水平在正常范围内，提示这些毛发的生长与毛囊对雄激素的敏感性升高有关。

雄激素作用的生理机制分为三个阶段：肾上腺和卵巢产生雄激素；在血液中运输（通过与血液中的运载蛋白——主要是性激素结合蛋白结合）；到达靶组织内进行细胞内修饰并与雄激素受体结合而发挥作用。在各个阶段的异常都有可能导致本病。多毛症的范围和严重程度取决于雄激素的含量和毛囊的反应能力，受遗传、种族和年龄等因素的影响。

多种疾病可导致高雄激素血症，最常见的是多囊卵巢综合征（PCOS）。此外卵巢肿瘤、先天性肾上腺增生（CAH）（21-羟化酶缺乏）、获得性肾上腺皮质疾病、生殖腺发育不全症、高泌乳素血症等也可导致。另外多种医源因素可导致妇女多毛症，如睾酮、达那唑、促肾上腺皮质激素、同化类固醇和雄激素性黄体酮等。

部分妇女多毛症患者有胰岛素抵抗，体外研究证实胰岛素能促进卵巢分泌雄激素并通过肝脏抑制性激素结合蛋白的合成而增加雄激素的作用。

【临床表现】

正常女性雄激素依赖性毛发随着年龄的变化会有所变化，例如阴部和腋部的毳毛在青春期后逐渐转化为终毛，而随着年龄增长这些终毛的生长逐渐减少，但面部终毛的生长却有所增加。

患有妇女多毛症的女性，在进入青春期后除了以上提及的变化，还会逐渐出现上唇、下颏、胸部、大腿内侧等部位毳毛向终毛转化。阴毛的分布也可类似于男性，即从阴阜部向上延伸至小腹。除此之外，还可伴有高雄激素血症的其他临床表现，包括月经稀少或无月经、生育能力下降或不育、雄激素源性脱发、阴蒂肥大、痤疮及男性体格等。

【诊断与鉴别诊断】

主要根据临床表现诊断。女性上唇、下颏、胸部、大腿内侧等部位出现类似于男性的终毛分布，伴或不伴高雄激素血症的其他临床表现。

对于育龄妇女患者，如果月经周期正常，长期以来有较轻的多毛，则可以不需要进一步特殊检查。但如果有雄激素水平升高的其他临床表现，具有中度至重度多毛的妇女患者，或其全身男性化病史较短，则需要进一步检查，确定雄激素水平升高的病因，以便对因治疗。

【对容貌及身心的影响】

毛发的异常分布对患者的影响大小受多种因素的影响，包括种族、文化和毛色的深浅。妇女多毛症患者除了毛发分布异常外，还可以有体格、声音的改变以及其他内分泌、代谢、心血管系统的异常，甚至有肿瘤的发生，严重影响容貌及身心健康，对患者的工作生活带来苦恼，甚至影响患者的就业、社交、婚育。因此，对妇女多毛症应该高度重视，达到治疗与美容的效果。

【治疗】

1. 药物治疗　包括口服避孕药（OC），促性腺激素释放激素类似物（GnRH类似物），糖皮质激素、抗雄激素物质（螺内酯、氟他胺、非那雄胺、醋酸环丙孕酮）、增强胰岛素敏感性药物（二甲双胍等）。

（1）口服避孕药（OC）：为首选。通过雌激素/孕激素的减少促性腺激素分泌进而减少卵巢雄激素产生、增加性激素结合蛋白水平而降低游离睾酮水平、抑制肾上腺雄激素产生而起到治疗作用。

（2）**GnRH类似物**：严重的高雄激素血症患者可口服长效GnRH类似物3.75mg/月，可有效抑制HPO轴（下丘脑-垂体-卵巢轴），增加FSH和SHBG水平并降低LH、睾酮和DHEAS水平。2~3个月药效可充分表现，常与雌激素-孕激素替代治疗或OC和一种雄激素阻滞剂联合使用。

（3）**糖皮质激素**：类固醇激素抑制ACTH依赖的肾上腺性雄激素的合成，用于治疗CAH，3个月内症状缓解。

（4）**抗雄激素药物**：与OC联合使用。75%患者临床症状缓解。单独使用可导致不规律子宫出血和排卵。治疗效果一般在18个月后出现。

（5）**螺内酯**：初始剂量50mg/次，每日2次，增加至300mg/d。6个月起效，与口服避孕药联合使用。也有报道与非那雄胺联合使用效果更好。每2~4周复查血清电解质水平。主要针对高雄激素血症的患者。

（6）**醋酸环丙孕酮**：通过降低循环LH水平而减少睾酮和雄烯二酮水平，并拮抗外周的雄激素作用。醋酸环丙孕酮2mg与炔雌醇35μg制成复方片剂，联合使用，一年出现疗效。

（7）**氟他胺**：为雄激素受体阻滞剂。250~500mg/d，125mg/d长期维持。注意检测肝功能情况。

（8）**非那雄胺**：为5α-还原酶抑制剂，5mg/d，可有效治疗妇女多毛症而副作用相对轻微。但因其潜在的致畸性及缺乏长期安全性资料而作为二线用药。

（9）**增强胰岛素敏感性药物（ISD）**：PCOS尤其是具有代谢和心血管危险因素的患者，可以使用ISD，包括二甲双胍、troglitazone和rosiglitazone。对于相当一部分PCOS患者，该类药物在治疗胰岛素抵抗的同时，可以改善多种激素紊乱状况，恢复月经周期。

2. 美容治疗

（1）**脱毛**：包括暂时性脱毛和永久性脱毛。

1）**暂时性脱毛**：包括刮剃、拔除（拔毛镊或蜡脱）或使用脱毛膏，脱毛后毛发可再生，尤其是拔毛在去除毛发的同时还会刺激毛囊进入生长期。此外，这些方法对皮肤有一定的伤害和刺激。

2）**永久性脱毛**：电解和激光是永久性的脱毛术，相对来说，电解术操作相对繁琐，用时较长，患者痛苦较大，而且有遗留点状瘢痕的风险。脉冲激光脱毛术通过选择性的光热分解原理，选择性破坏具有色素的毛囊，具有速度快、痛苦小、不留瘢痕的优点，但一般需要规律治疗3~5次才能达到永久性脱毛的目的。

（2）**修饰方法**：即将多余的毛发漂白，使其变得不明显。

二 多毛症

多毛症（hypertrichosis）是指毛发的密度或长度超过正常，有一定的种族、性别和年龄的区别。可以是周身的或局部的，涉及毳毛或终毛。可分为先天性和后天性（图13-4）。

（一）先天性多毛症

1. 全身性

（1）**先天性胎毛增多症**（congenital hypertrichosis lanuginosa）表现为广泛的过度生长的胎毛，于出生时或婴儿期的早期出现。根据人种不同，胎毛可以是淡黄色、灰色或灰黑色。该病发病率约1/100万，通过常染色体显性遗传伴不同的外显率。除了可能有牙齿萌出异常

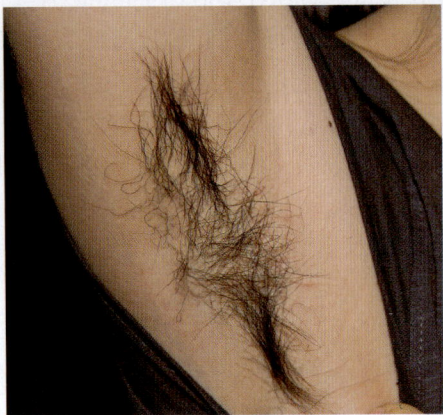

图13-4　多毛症

外，孩子是健康的。随着年龄的增长，这些毛发会持续存在、减少或增加。

（2）患有常染色体显性遗传的Ambras综合征或先天性泛发性多毛症的患者，其毛发要长得多而粗得多，在整个面部、耳部和肩部更为突出。常见面部变形和牙齿异常。

（3）X-连锁显性遗传的先天性泛发性多毛症患者的面部和躯干上部终毛过多，男性比女性严重。

（4）患有常染色体显性遗传的牙龈纤维瘤病（罕有常染色体隐性遗传）的患者常有多毛症，多发于面部、眉、四肢和上背部，伴有癫痫和智力缺陷。虽然牙龈纤维瘤通常发生在乳牙而不是恒牙，但多毛症可一直到青春期才出现。

2. 局限性，又称痣样多毛症　出生时或幼年发病，可单独存在或与痣共存，包括黑素细胞痣和Becker痣。骶尾部的局限性多毛症常伴有脊柱裂。还有肘部多毛症、耳廓多毛症、中节指骨多毛症等。

（二）获得性

1. 获得性泛发性多毛症　常见于壮年和老年人，可以是潜在恶性肿瘤的表现。已报道可继发于乳腺、肺、胆囊、胰腺、结肠、直肠、卵巢、子宫、膀胱恶性肿瘤和慢性组织细胞淋巴瘤。也有报道和自身免疫性肝炎相关者。另外获得性多毛症也是迟发性皮肤卟啉症、混合性卟啉症和先天性红细胞生成性卟啉症的特征性表现之一。内分泌功能障碍性疾病包括甲状腺功能亢进或甲状腺功能减低、Cushing综合征等也可导致多毛症。

有一些药物导致泛发性多毛症。如口服米诺地尔、二氮嗪、地伦丁、环孢素A等。

2. 获得性局限性多毛症　常发生于皮肤炎症或慢性刺激后。局部用药也可导致局限性多毛症，如米诺地尔酊、拉坦前列腺素滴眼液等。

【诊断与鉴别诊断】

需详细了解病史、用药史、家族史，进行全身体检和必要的实验室检查。

【对容貌及身心的影响】

位于外露部位的局限性多毛症和泛发性多毛症对患者的容貌产生或多或少的影响，从而影响心理状态、择业、交友和社会活动。

【治疗】

对于继发性多毛症以寻找病因治疗原发病为主，异常毛发可以自行消退。而对于原发性的多毛症则可选择各种脱毛方法，例如脉冲激光脱毛。面积小的局限性多毛症还可以选择手术切除。

第四节　白　发

毛发全部或部分变白或颜色变浅称为白发（whitening of hair）或灰发（graying of hair）（局限性白发或灰发poliosis，弥漫性白发或灰发canities）。根据其临床特点分为先天性白发和后天性白发，后天性白发又分为老年性白发（senile canities）、早年性白发（premature canities）和其他因素导致的白发。

【病因及发病机制】

毛发的颜色取决于毛皮质中色素颗粒的数量、大小和分布、色素性质和各种光学效应。毛囊的毛球中存在黑素细胞，可以合成黑素小体，并传递给组成毛皮质的角质形成细胞，使毛干呈现颜色。

先天性白发由于毛囊中黑素细胞的缺失、酪氨酸酶的缺陷、黑素合成转运机制缺陷等，使毛发没有颜色。如白化病、斑驳病等。

老年性白发或灰发是一种生理现象。黑素细胞在合成黑素的过程中会产生活性氧粒子。随着年龄的增长，相应的抗氧化系统受到损害，不足以清除这些活性氧粒子，积聚在细胞内形成氧化压力，使黑素细胞逐步退化，合成黑素小体减少，同时黑素小体向角质形成细胞的传递也发生缺陷，使得角质形成细胞中的黑素减少，最终毛球中的黑素细胞不能产生色素，毛发完全变白。这个衰退过程在一根毛囊中可能会逐步发展长达10年，故毛干不是突然全部变白的，在初期可出现同一根毛干开始为白色后又转为黑色或黑色转为白色的现象。

还有一些疾病会导致毛囊中黑素细胞损伤、抑制黑素细胞功能或影响黑素合成过程，从而引起头发变白或变灰。原因去除后白发可能逐渐恢复至正常颜色，如白癜风、恶性贫血等。

【临床表现】

1. 老年性灰发和白发　男性中白发通常先出现于颞部和鬓角，而女性通常先于发际周边。然后逐渐发展到顶部、枕部至整个头皮。有色素的毛发逐渐为色素少的毛发所替代，使整体呈现灰白色；随着无色素毛发的增多，整个头部毛发呈现银白色。胡须、眉毛和体毛的变白发生得要迟一些。白发的发生年龄、范围、程度在个体间有很大的差异，可能与遗传、营养、精神、环境等因素有关。一般约有25%的男女在20~35岁时已经出现少量白发，到45~55岁白发才明显（图13-5）。

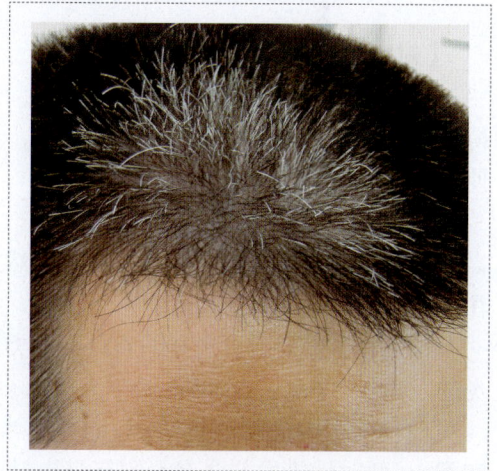

图13-5　白发

2. **早熟灰发**　如灰发开始于20岁之前，则称之为早熟灰发（premature canities），即所谓的"少白头"，存在家族性，可能为常染色体显性遗传。有些疾病也可导致早熟灰发，如恶性贫血、甲状腺功能亢进、心血管疾患、早老症、Rothmund-Thomson综合征等。有时儿童白发和肠道功能紊乱，缺乏氨基苯甲酸和泛酸有关。

3. **先天性白发**　可为全身性或局限性的。白化病患者的全身毛发均为白色，而大多数先天性白发为局限性，表现为一片或数片白发，常出生时即有，但亦可在出生后发生，见于斑驳病及Alezzandrini综合征等。

4. **其他因素导致的白发**　Vogt-Koyanagi-Harada综合征、白癜风的白斑上毛发可以变白，斑秃处初生的毛发可呈白色，结节性硬化症、神经纤维瘤和头皮带状疱疹的皮损上可有灰白色毛发，X线及核素照射后局部毛发可变白。这些疾病痊愈后白发可能逐渐恢复至正常颜色。

【诊断与鉴别诊断】

患者部分或全部毛发变白即可诊断白发，主要根据患者白发的分布特点、发生年龄、是否有皮肤或其他系统损害等，确定病因。

本病主要与以下疾病鉴别，主要是各种导致局限性白发的疾病的鉴别（表13-2）。

表13-2 不同疾病导致的白发

	病 因	发病年龄	白发特点	其他表现
Vogt-Koyanagi-Harada 综合征	发生于遗传易感个体的自身免疫	任何年龄	毛发白色，局部皮肤可呈白斑	可有发热、脑炎或脑膜炎，白癜风，双眼葡萄膜炎，斑秃，听力障碍
Alezzandrini 综合征	不明	青少年	单侧，同侧眼睛视力缺陷	单侧视网膜变性，可有两侧耳聋
斑驳病（piebaldism）	常染色体显性遗传	出生即有	额部中线处三角形白斑及白发	身体中心部位多发白斑，白斑中有正常色素岛
白癜风（vitiligo）	病因不明，自身免疫	后天性，任何年龄	发生于白斑之上	身体其他部位色素脱失斑，以手足、生殖器常见

【对容貌及身心的影响】

灰白或白色的头发使个体显得苍老，尤其是患有早熟灰发的个体看上去要比实际年龄大得多，从而对其心理有一定程度的影响，进一步影响其社会活动。此外，灰白色的头发可能使苍白或黄色的肤色显得更加不健康。

【治疗】

目前尚无有效的方法使白发发生自然逆转。注意身体健康，避免精神刺激因素，祛除潜在疾病。

根据美容需要，可选择适当的染发类型，但染发前须注意进行斑贴试验，避免接触性皮炎的发生。

现在使用的染发剂包括：暂时性、半永久性（低分子量的直接染料）和永久性（芳香胺类）。暂时性染发剂含有大的有机染料，不能穿过毛小皮，只能覆盖在毛干表面，经过洗涤即可去除。半永久性染料为可以穿过毛小皮的小分子染料，可以制成乳液或泡沫剂，在家中自行染发，能经受6~10次清洗。最常用的是永久性染发剂，利用前体物质在发干中发生氧化反应产生有颜色的分子从而使毛干着色。这种染色效果持久，但需不断对新生毛干进行染色。虽然有研究提出永久性染发剂（尤其是黑色）可能会增加某些肿瘤的风险，但尚未证实。故应注意皮肤有破损时避免染发、戴手套操作、染发剂尽量不接触皮肤以及染发后彻底清洗头发。

（杨淑霞 吴 艳）

思 考 题

1. 简述斑秃及雄激素性脱发的鉴别要点及治疗原则。
2. 对于一位青年白发患者，应考虑哪些诊断？各有什么特点？

┃ 第十四章 ┃ 日光性皮肤病 ┃

日光作用于机体所引起的异常反应有光毒性反应（light toxicity）和光变态反应（photoallergic）。

光毒性反应是一种非免疫性反应，其发病机制不清，可能与光化反应诱导生成的反应性氧离子损伤细胞膜和DNA有关。急性光毒性反应通常发生在皮肤组织中存有足量色基的部位，可发生于任何个体的暴晒部位，其临床表现为：在暴晒的局部发生境界清楚的红斑、水肿、水疱，伴有烧灼感和触痛，愈合后留有色素沉着和脱屑，局部皮肤在暴晒后数分钟到数小时发生反应，至数日达高峰。慢性光毒性反应是长期反复遭受日光暴晒的部位发生改变，如：皮肤皱褶、松弛、干燥、粗糙或萎缩、皮纹明显，有时可出现毛细血管扩张、角质增生等表现。

光变态反应是日光导致抗原形成的一种免疫性应答。光敏物质在光能作用下，可形成半抗原，进一步与皮肤蛋白结合形成完全抗原，后者刺激机体发生变态反应。首次接触光敏物质和被日光照射后，一般需要1~2日或更久才会发生炎症反应，再次接触日光照射，则发生炎症的速度会更快。皮疹不仅可发生在光照部位，也可发生在未被照射的部位。

光毒性反应和光变态反应的区别可见表14-1。

表14-1　光毒性反应和光变态反应的区别

	光毒性反应	光变态反应
发病率	高，任何人均可发生	只发生在少数过去已经被致敏的患者
致敏期	无	有
首次接触光照	即可发生反应	较少发生反应
对光照反应的时间	重复光照后，反应时间不缩短	重复光照后，反应时间缩短
发疹部位	非光照部位无皮疹	非光照部位偶见皮疹
病程	短，避免光照后不久皮疹消失	长，皮疹常持续数月或更长时间
色素沉着	显著	轻或无

光线性皮肤病的分类尚有争论，一般认为可分为以下几种：①受强烈的日光照射引起，如日晒伤。②由光敏感物质引起，如泥螺-日光性皮炎、植物-日光性皮炎；也可由化学物品或药物局部或系统使用引起，如化妆品或内服四环素、磺胺类药物、喹诺酮类药物等。③长期日光照射引起的皮肤慢性损伤。④与遗传缺陷相关，如种痘样水疱病。⑤与代谢异常相关，如烟酸缺乏症。⑥由日光照射促发或加重，如盘状红斑狼疮、毛囊角化病等。

发生日光导致的皮肤疾病后，首先也是最基本的措施是避免继续日光照射，恢复皮肤屏障功能。其次是局部外用药物；如病情较重，通常需要加用抗组胺药物、糖皮质激素或其他免疫抑制剂。需要注意的是长期局部外用糖皮质激素可导致局部毛细血管扩张、皮肤萎缩、多毛、色素沉着、感染等副作用，导致医源性皮肤损伤。系统使用糖皮质激素、抗组胺药等的副作用详见"内服药物"部分。

第一节 日 晒 伤

日晒伤（sunburn），俗称日光性皮炎（solar dermatitis），是人体皮肤被日光过度照射后发生的光毒性反应，表现为红斑、水疱、脱屑等改变，伴有瘙痒、疼痛等主观症状，皮疹消退后可有色素沉着等改变。

【病因及发病机制】

通常是由于日光中的UVA、UVB强烈照射，损伤皮肤的组织引起。此外，人的皮肤经过冬季后对日光的敏感性提高，冬春交替时的日光照射后也可引起日光性皮炎。日晒伤与UV破坏DNA及其修复机制、抑制皮肤细胞介导的免疫反应、皮肤角质形成细胞凋亡等有关。反复日光暴露导致的皮肤增厚可能与UV启动了皮肤角质形成细胞的增殖与存活机制有关。

【临床表现】

本病男女老少均可发生，一般来说女性多于男性，瘦型人多于胖型人，干性皮肤多于油性皮肤。多于夏秋季节或春夏交替时节发生。

临床表现为日光照射后数小时在曝光部位出现弥漫性红斑，颜色鲜红，伴有轻度烧灼感、热感及刺痛感，其程度因发病部位及日晒时间而不同，重者除皮肤红肿之外，可发生水疱、大疱、疼痛剧烈；水疱壁较紧张，疱液透明淡黄，水疱破后呈现糜烂面，并伴有倦怠、畏寒发热、头痛头晕、恶心呕吐、全身不适，甚至休克等症状，个别患者还可有眼结膜充血、眼睑水肿。日光性皮炎的临床表现一般于晒后次日达高峰期，1~2天后红肿减轻或出现暂时的色素沉着，约持续3天，如无感染等并发症，4~7天后水疱及糜烂面通常可以自行干涸结痂，常伴脱屑，遗留色素沉着或色素减退斑，全身症状随之消退（图14-1）。

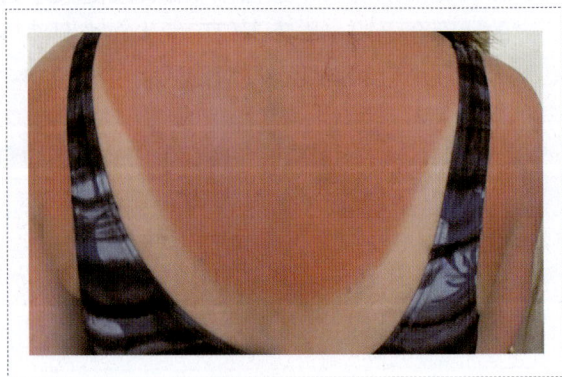

图14-1 日晒伤

反复日光照射后可出现慢性日光性损伤，如：皮肤呈现衰老变化，包括项部菱形皮肤、皮肤增厚、沟纹加深、干燥、粗糙、色素沉着、毛细血管扩张等，多见于农民、渔民、船员等长期接触日光的工作人员。

【诊断与鉴别诊断】

根据有日光照射史，日晒部位出现皮肤红肿、水疱、大疱，或呈暗褐色色素沉着斑，自觉烧灼感或有疼痛，不难诊断。

本病主要与以下疾病鉴别：

接触性皮炎（contact dermatitis）：通常有明确的接触刺激物史，非日光照射引起，可发生于任何季节，皮损通常局限于接触刺激物处，多为红斑，也可为水疱甚至大疱，自觉症状以瘙痒为主，去除接触刺激物后1~2天皮疹消退，很少出现全身症状。

【对容貌及身心的影响】

日光性皮炎通常发生于颜面、颈、双上肢暴露部位等人体美感直观部位，直接影响人体的外观美感，还可导致毛细血管扩张、皮肤增厚、粗糙、色素沉着等，直接破坏患者的容貌。日光性皮炎严重者可导致头痛头晕、恶心呕吐、全身不适、休克等症状，同时，如不加以重视，长期日光照射还可导致日光性角化、甚至癌变，严重影响身体健康。患者因颜面等暴露部位出现令人不适的皮损，会造成精神紧张、焦虑等心理影响，严重影响患者的工作及生活，如遗留色素沉着，还会影响就业、社交等。

【预防和治疗】

1. 一般治疗　可通过物理遮蔽及外搽防晒剂进行预防，具体使用方法及注意事项见"光生物学-皮肤光老化的预防"。

部分蔬菜、水果中的光敏物呋喃双香豆素（补骨脂素）可引起或加重日光性皮炎，因此避免食用含光敏物的蔬菜及水果。我国常见的含光敏性物质的蔬菜有：香菜、芹菜、胡萝卜、萝卜叶、菠菜、小白菜、油菜、苋菜、马齿苋、马兰头、荠菜、芥菜、芥末、灰菜、紫云英、莴苣、红花草、茴香等；水果有：无花果、酸橙等。此外，进食泥螺后再接受日光照射也容易发生日光性皮炎，因泥螺体内含有的光敏物卟啉进入人体后可吸收光，并引起皮肤晒伤反应，又称泥螺-日光性皮炎。

某些化妆品含有呋喃双香豆素，也会引起日光性皮炎，因此尽量选用安全性高的医学护肤品，以避免发生日光性皮炎；化妆品、染料、杀虫剂、消毒剂中添加的煤焦油可导致光毒性焦油皮炎，有光敏病史的人应避免使用。

有些药物如四环素、米诺环素、多西环素及氯噻嗪类利尿药、磺胺类、喹诺酮类药物等均能引起光敏反应及光毒性反应，有光敏病史的患者应避免使用这些药物，或者在使用这些药物后要严格避免日光直射，还要避免在室内被透过窗玻璃的日光照射，如果对于药物的特性不熟悉，平素有服用药物的患者发生日光性皮炎时要及时咨询医生。

尤其要注意的是，有不少个体的生活方式易引起日光性皮炎，如：频繁清洁皮肤或过重搓皮肤时，皮肤的正常结构被破坏，对外环境的抵抗能力降低；日常饮食中缺乏B族维生素等，因此，要避免以上不良的生活习惯。

2. 药物治疗

（1）内服药物：可口服小剂量的阿司匹林或吲哚美辛减轻症状；口服抗组胺药物可能有助于症状控制；也可服用小剂量的糖皮质激素，如泼尼松片10mg，每天3次，连续3~5天。如患者为水疱、大疱并伴有全身症状，则需要加大糖皮质激素的剂量，如：甲泼尼龙针40~80mg/d，并注意纠正患者的水、电解质失衡。

（2）局部用药：外用2.5%吲哚美辛溶液（纯乙烯醇、丙二醇、二甲基乙烯胺，比例为：19：19：2），每日2~3次，急性期红斑、水疱、大疱还可予生理盐水、呋喃西林、硼酸等湿敷，水疱、大疱消退或只有红斑等表现时，可局部外用糠酸莫米松、氢化可的松等软性糖皮质激素药膏。

3. 美容治疗　由于日光性皮炎皮肤屏障严重受损，因此，应选择医学护肤品缓解皮肤敏感，修复受损皮肤屏障，选用温和、无皂基的清洁剂清洁皮肤后，用具有抗敏、保湿作用的湿敷贴膜进行湿敷，约10~15分钟，然后外涂抗敏、保湿的化妆水，最后外涂具有抗敏、保湿、滋润功效的保湿霜。此外，待炎症消退后，长期使用SPF > 30、PA+++的防晒剂，每3小时外搽一次以避免日光性皮炎复发。

第二节　多形性日光疹

多形性日光疹（polymorphous light eruption，PLE）为反复发作的慢性、多形性皮肤损害，其发生与日光照射有关，各种族和各皮肤类型的人均可受累。

【病因及发病机制】

PLE发病机制未明，通常认为与UV的光氧化反应、光超敏反应、遗传等有关。

UVA是该病的主要致病原因，也有研究表明部分PLE患者的发病与UVB有关，在UV作用下，机体发生光氧化反应，产生氧自由基，与许多生物分子起反应，攻击体内不饱和小分子，使蛋白质变性，胆固醇和脂肪酸氧化，DNA断裂，从而导致细胞表面受体改变甚至组织损伤坏死，产生临床症状。

近年来的研究倾向于该病与UV诱导的免疫异常有关，1942年Epstein提出本病的发病机制可能是皮肤经引起光毒性反应的光能照射后，形成光合产物，这些物质在患者中作为抗原，激发细胞超敏反应，即迟发型超敏反应。同时，日光能导致T细胞活化和T细胞亚群比例的某些改变，推测T淋巴细胞参与了多形性日光疹病理过程的某一阶段，提示细胞免疫反应在本病中所起的作用。

部分PLE患者具有家族遗传倾向，另有同卵双生姐妹同时发病的报道，表明遗传因素在多形性日光疹的发病中也起作用。国内学者何黎等进行了38例PLE患者HLA-DQB1、DPB1等位基因的检测，推测HLA-DQB1*050301可能是PLE的易感基因，进一步证实了PLE有一定遗传性；同时还证实，PLE患者皮肤屏障功能受损。

此外，内分泌、微量元素含量的改变、妊娠等与PLE也有关。

【临床表现】

本病好发于儿童以及中青年女性，多在春夏之交时节发病，秋冬减轻或痊愈。皮损好发于日光暴露部位，如上胸V形区、颈部、前臂伸侧、肩和小腿，面部、唇和眼睑是儿童常见受累部位。非暴露部位少见，病程长病情顽固者亦可累及非暴露部位。

临床上皮损表现为多形性，丘疹（或红斑丘疹）最常见，也可出现丘疱疹、湿疹样、红斑性和斑块型等改变（图14-2），斑块型皮疹在老年患者中多见，可伴有硬结、丘疹、红斑、脱屑等改变。特定患者的皮疹形态常固定不变，即对个体而言皮损常单一或以一种为主。皮疹可在日晒后数十分钟内发生也可在数日后发生，最常发生于日晒后14天，在初始的24小时内通常有加重倾向，如避免进一步光照，7~10天皮损消失，不留痕迹，也有的患者病程长达3~5个月，通常与日光反复刺激有关。

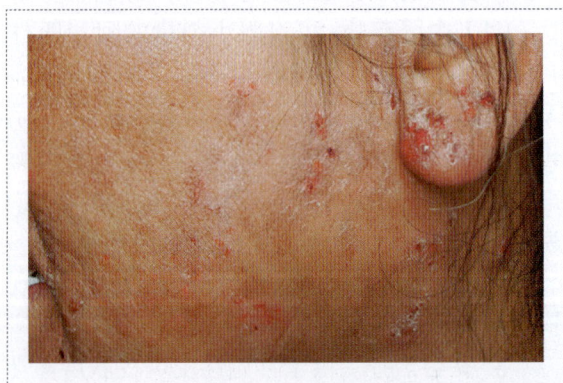

图14-2　多形性日光疹

根据皮损形态分为下列四型：①湿疹型：皮肤潮红、肿胀，表面可见密集的针头至米粒大小丘疹、水疱、糜烂、结痂及脱屑，似湿疹样外观，有时呈苔藓样变，自觉剧痒；②多形红斑型：皮疹为大小不等、边界清楚的红色或暗红色水肿性丘疹，边缘稍隆起；③痒疹型：皮疹为红斑、米粒至绿豆大丘疹、结节，有时可呈风团样皮疹，病程较久可呈苔藓样变和色素沉着；④斑块型：皮疹多位于日晒部位，为红色或暗红色浸润性斑块，严重而时间长久者，可有周围毛细血管扩张和皮肤异色症等改变。皮疹消退后有色素沉着，自觉剧痒。

【紫外线红斑反应试验】

PLE患者接受超红斑剂量紫外线照射后常出现异常反应，这些异常反应有：①红斑反应高峰出现时间比正常人晚，正常人在12~24小时出现高峰，患者常在48小时后出现高峰；②对红斑反应的强度明显高于正常人；③红斑持续的时间比正常人长，正常人红斑反应持续3~5天可消退，PLE常持续到8天以上；④红斑反应开始消退时，红斑表面出现丘疹；消退后无明显色素沉着。

【诊断与鉴别诊断】

根据患者多为女性，皮疹多发生于暴露部位，慢性过程并与季节有明显的关系，标准光试验不能发现异常的最小红斑量，紫外线红斑反应试验呈异常反应等，可诊断该病。

本病主要与以下疾病鉴别：

1. 湿疹（eczema） 皮损发生的部位与日光照射及季节变化没有明显的相关性。

2. 红斑狼疮（lupus erythema） 皮疹为持久红斑，中间轻度萎缩，边缘堤状隆起，表面有角化性鳞屑，可以有毛囊口扩大，以及萎缩性瘢痕和毛细血管扩张等改变。皮疹无明显季节性。

3. 神经性皮炎（neurodermatitis） 丘疹扁平，与皮纹走行一致，与光照射无关，无季节影响，而与精神、神经因素、睡眠等有关。

【对容貌及身心的影响】

本病好发于面、手足背等暴露部位，出现丘疹、丘疱疹、水疱，甚至有糜烂、渗液等症状，直接破坏患者的外观美感。大多数患者同时伴有明显的瘙痒，且反复发作，使患者易产生焦虑、烦躁的情绪，而这些情绪又会加重该皮肤病的皮疹。瘙痒影响患者的睡眠，降低患者的免疫能力，可诱发其他疾病，同时，如治疗不得当，患者没有养成防晒的习惯，则会发展为慢性光化性皮炎、网织细胞增多性皮炎，甚至发生癌变，严重影响患者的身体健康。

【治疗】

1. 一般治疗 同"日光性皮炎"，详见本章第一节。

2. 药物治疗

（1）内服药物：抗组胺药物盐酸羟嗪、苯海拉明、多塞平等可用于止痒；咪唑斯汀具有抗组胺、抗炎作用，与非甾体抗炎药如：阿司匹林合用，有较强的抗炎功效，可合用治疗本病；羟氯喹有抗光敏作用，口服0.1g，每日2次；也可选用非特异性抗炎药沙利度胺，50~300mg/d，持续2~3个月，后两药起效较慢，可在冬季服用，以防春季发病，但须注意两药的副作用及禁忌证；口服胡萝卜素，150~180mg/d，可降低皮肤对日光的敏感性，促进皮疹消退；必要时可加用小剂量糖皮质激素。

（2）局部治疗：可外用强效糖皮质激素软膏，局部激素照射或封包疗法也可促进皮疹消退，长期反复局限发作，可试用他克莫司软膏。

3. 美容治疗

（1）使用医学护肤品： PLE常呈反复性、慢性病程，外搽具有保湿、滋润的医学护肤品以恢复皮肤屏障，同时，它是一种与光有关的疾病，外涂防晒霜非常重要，应严格坚持防晒，防晒原则见日晒伤。

（2）物理治疗： 局部的丘疹结节可尝试用电灼等物理手段去除，或用激光磨削治疗轻度增厚的斑块型皮疹。手术后必须注意避免感染，口服糖皮质激素等综合措施，避免复发或加重。

（3）光脱敏治疗： 较严重的患者，可预防性地使用光脱敏治疗，以促进角质层增厚、皮肤晒黑及免疫学作用，从而提高对紫外线的耐受性，窄波UVB副作用小于PUVA或UVB，已逐渐在临床广泛使用。

第三节　慢性光化性皮炎

慢性光化性皮炎（chronic actinic dermatitis，CAD）是一组以慢性光敏感为特征的疾病谱，好发于中老年男性，在曝光和非曝光部位出现慢性、持续性皮炎改变，包括：持久性光反应（persistent light reactivity，PLR）、光敏感性湿疹（photosensitive eczema）、光敏性皮炎（photosensitivity dermatitis，PD）。这些疾病在临床表现、组织病理学上有一定的相似性，且可相互转化，有学者认为它们是同一个疾病的不同表现形式或病程的不同阶段的表现。其基本特点为：持久性、慢性、湿疹样皮疹，无确定的光敏剂接触史；对UVA和（或）可见光的最低红斑剂量降低；组织学上表现为慢性皮炎，但有可能转化为光线性网织细胞增生（actinic reticuloid，AR），伴有或不伴有淋巴瘤的特征。

【病因及发病机制】

近年来CAD的发病率在不断增加，其发病机制目前还不完全清楚，通常认为和遗传、环境、机体免疫因素都有关。紫外线（UV）和光敏物是引发本病的重要因素。

以往认为UV照射皮肤直接损伤抗原呈递细胞，减少其数量及影响其呈递功能，可诱导皮肤对抗原的免疫抑制。另外几种推测则凸显UV与皮肤抗原相互作用的重要性：①紫外线改变皮肤中正常的蛋白质特性，形成一种新抗原，不断刺激免疫系统引起迟发型超敏反应；②外源性光敏物与皮肤正常组织蛋白质结合形成特异抗原，持久存在于皮肤中，使患者呈现慢性持久性光敏性反应；③某些原有皮肤疾病基础上发生日光照射，使皮肤的内源性蛋白质具有抗原性。大多数学者都接受其主要是一个迟发型超敏反应，认为抗原经紫外线作用后引起皮肤局部的过敏，随后慢性炎症过程中淋巴细胞从血管外渗到炎症处，不断产生新抗原，通过持续刺激免疫系统而引起迟发型超敏反应。这或许可以解释脱离或去除光敏物后，机体仍然存在慢性持久性光过敏状态。国内学者的研究结果表明CAD患者的表皮和真皮内浸润的单个核细胞主要为T细胞，而且主要为Tc细胞。

其他如体质情况、色氨酸代谢障碍等均对本病有影响。中老年患者皮肤防护紫外线氧化刺激能力减弱，清除外来变应原能力下降，对日光的敏感性增加。也有作者认为本病原因是由于皮肤成纤维细胞对紫外线的易感性增强所致。

【临床表现】

本病好发于50~70岁男性，皮损好发于面、颈、双手等曝光部位，严重者还可累及非暴露部位，颈部好发部位以颈后乳突附近的颈侧及颈后部常见（图14-3），男性患者头顶部发稀疏区常累及，前臂伸侧也常见。急性期表现为暴露部位弥漫性、水肿性红斑，丘疱疹及轻度渗出；慢性期为暗红色、苔藓样、扁平肥厚的丘疹，散在或集聚成斑块，表面无鳞屑及渗出，反复发作后呈现浸润增厚的斑块，严重者偶可呈红皮病倾向。

本病病程慢性，皮损常终年不愈。病史较长者，往往不能明确提供光诱发皮炎以及夏天发作频繁的病史。

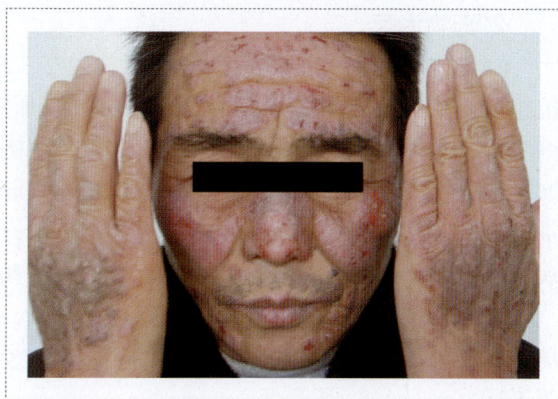

图14-3 慢性光化性皮炎

【组织病理】

皮肤组织病理变化主要视损害存在时间和活动性而有所不同。早期表现为非特异性皮炎改变，如表皮灶性或弥漫性角化不全，无或轻度棘层增厚，表皮嵴稍增宽、伸长，常见表皮内海绵形成；真皮血管周围有淋巴细胞浸润，并可侵入表皮层。晚期发展为AR，呈皮肤T细胞淋巴瘤样或假性淋巴瘤表现，真皮血管周围细胞浸润范围较广、数量较多，灶性分布或密集成片，浸润细胞有淋巴细胞、组织细胞、嗜酸性粒细胞和肥大细胞，并出现不典型淋巴细胞以及Sézary样细胞。

【诊断与鉴别诊断】

根据好发于中老年男性及以下几条进行诊断：①持久性皮炎或湿疹，可伴有浸润性丘疹和斑块，曝光区皮损较多，但非曝光区亦可见皮损；②最小红斑量测定对UVB异常敏感，部分对UVA和可见光也敏感，光激发试验和光斑试验可呈阳性；③组织病理改变类似于慢性湿疹和（或）假性淋巴瘤。

本病主要与以下疾病鉴别：

1. 湿疹样皮炎 无明确光敏史，皮损分布泛发对称或以接触部位为主，最小红斑量测定对UVB无异常反应。

2. 暂时性光反应（temporarily response to photo） 指外源性光敏性接触性皮炎和光敏性药疹等，在避免光敏物后的1~2周内仍有光敏反应，之后能迅速好转痊愈，不存在持久性光反应，患者在这段时间内对UVA可有异常敏感，光斑贴试验阳性，但对UVB的敏感性正常。

3. 多形性日光疹（polymorphous light eruption） 有较明确的光敏史，疾病呈急性间歇性发作，有较明显的季节性和波动性，多见于中青年女性，皮损仅累及曝光区。光生物学测定一般均阴性，但少数对UVB和（或）UVA也敏感。

【对容貌及身心的影响】

本病好发于面、颈、手背等暴露部位，出现丘疹、丘疱疹、水疱，甚至有糜烂、渗液、苔藓变等症状，影响患者容貌，特别是呈"狮面状"外观，更增加了患者对容貌的担忧。由于该病反复发作，病程较长，对紫外线异常敏感，甚至在室内都要防晒，严重影响患者的生活质量及心理健康，使患者易产生焦虑、烦躁的情绪。本病为病谱性疾病，如治疗不当或反复发作可逐渐发展为AR或皮肤癌，严重影响患者的身体健康。

【治疗】

1. 一般治疗 同"日光性皮炎"，详见本章PLE章节。

2. 药物治疗

（1）**内服药物**：口服大剂量烟酰胺（1.2~1.5g/d）或小剂量羟氯喹（0.2~0.4g/d），并辅以抗组胺药和B族维生素，常有一定效果。口服糖皮质激素对一些患者有效，但长期使用有一定的副作用，因此，需限制其应用，急性加剧期，可加用小剂量糖皮质激素，如：泼尼松20~30mg/d。严重者可选用沙度利胺（150~300mg/d）、雷公藤（20mg，每天3次），免疫抑制剂如硫唑嘌呤（100~150mg/d）、环孢素A等。环孢素A是最后的治疗方法，即使对最严重的病例也有效，但该药有急性、慢性毒性，且停药后容易复发。

（2）**局部治疗**：局部外用强效糖皮质激素，效果较好。近年来，有尝试吡美莫司或他克莫司软膏外用，获得较好的疗效。需要注意他克莫司软膏可引起部分患者局部红斑、烧灼感等不适。

3. 美容治疗　同"多形性日光疹"，详见本章第二节。

第四节　光线性肉芽肿

光线性肉芽肿（actinic granuloma）又名环状弹性纤维溶解性巨细胞肉芽肿，是一种由于长期遭受日光暴晒所引起的慢性肉芽肿，1975年由O'Brien提出。该病在热带或亚热带多见，我国也有该病的报道。

【病因及发病机制】

本病的发病机制尚有争论，可能与长期受紫外线照射后引起弹力纤维变性，变性弹性纤维上的一种弱抗原决定簇所诱发的细胞免疫应答有关。

【临床表现】

以中年以上农民多见，夏季发病较多，男女发病率无差异，也有报道认为女性发病率高于男性。皮疹好发于额、颈、胸、上肢等暴露部位，常常表现为与环状肉芽肿相似的环形斑块，初起为单个或群集的小丘疹或结节，呈肤色、正常皮色或暗红色，渐渐扩大增多形成斑块，中央凹陷呈环状或不整齐，边缘堤样隆起，具有珍珠样光泽（图14-4）。环的直径可超过4cm以上，数目3~5个至数十个不等，质地较韧，表面无鳞屑或角化，各环可相互融合，不发生溃疡。病程慢性，可迁延数月到数年。多无自觉症状，或有轻微瘙痒。部分病例可自行缓解，预后佳。

【组织病理】

主要是以弹性纤维溶解性肉芽肿为主，即在病变浸润区内的弹性纤维消失，并被巨噬细胞吞噬。初起皮疹表皮正常，陈旧皮疹表皮萎缩。环状皮疹的周围皮肤真皮内有大量弹性纤维变性、变粗、卷曲，HE染色呈蓝色（正常的弹性蛋白和胶原纤维染成红色）。环状皮疹隆起部位有异物巨细胞吞噬变性的弹性纤维现象。在大的异物巨细胞间，有较小的巨细胞、组织细胞、浆细胞和淋巴细胞。皮疹中部有少数孤立的变性弹性纤维。皮肤附属器和皮下组织均无明显改变。

【诊断与鉴别诊断】

根据好发于面颈部等曝光部位的大小不等、淡红或暗

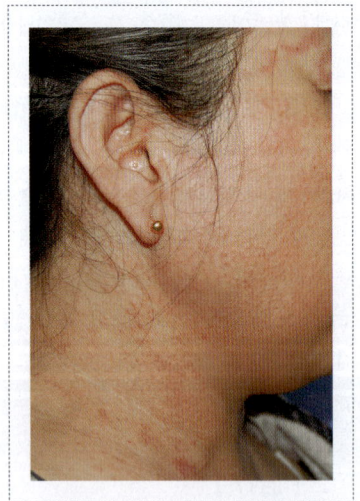

图14-4　光线性肉芽肿

红色堤状隆起的环状损害及组织病理可诊断该病。

本病主要与以下疾病鉴别:

1. **环状肉芽肿 (granuloma annulare)** 临床表现相似,但病理变化不同,真皮中部有胶原变性,罕有巨细胞。

2. **结节病 (sarcoidosis)** 结节呈淡红、青红或红褐色,压诊见淡黄褐色,表面覆细小鳞屑,皮疹消退后留淡褐色色素沉着。常伴发眼、骨骼或其他内脏病发。Kveim试验阳性。结节病病理表现与光线性肉芽肿相似,但后者的炎症表现更明显。

3. **类脂质渐进性坏死 (necrobiosis lipoidica)** 皮疹与日晒无关,好发于小腿伸侧,为黄红色不规则浸润斑块。病理上有巨细胞,细胞内无弹性纤维颗粒。

【对容貌及身心的影响】

该病患者大多无自觉症状,其对机体的影响主要是损害患者的容貌美感及由此带来的心理压力。

【治疗】

1. **一般治疗** 同"日光性皮炎",详见本章第一节。

2. **药物治疗**

(1) **内服药物**:口服羟氯喹,200~400mg/d;烟酰胺0.9~3g/d,有一定疗效。维A酸治疗也有效,部分患者对己酮可可碱反应良好,但停药后易反复。

(2) **局部治疗**:可外用糖皮质激素或维A酸类软膏。

3. **美容治疗**

(1) **使用医学护肤品**:同日晒伤。

(2) **物理治疗**:可尝试用冷冻、磨削等方法。

（郑　敏）

思　考　题

1. 简述日晒伤的诊断、治疗原则及预防。
2. 简述多形性日光疹及慢性光化性皮炎的鉴别诊断要点及治疗原则。
3. 简述光线性肉芽肿的诊断要点。

| 第十五章 | 感染性皮肤病 |

广义的感染性皮肤病包括各种病原菌，细菌、病毒、真菌等引起的皮肤病。病毒性皮肤病中，同一病毒的不同亚型导致的皮肤病临床表现、皮损性状往往不同，如HPV-2型病毒引起的常为寻常疣，而HPV-1引起的则为主要发生于足底的趾疣，由HPV-11,16,6引起的则为尖锐湿疣，发生于生殖器部位，属于性传播疾病。本章主要介绍各型病毒性皮肤病、真菌性皮肤病（面癣、孢子丝菌病）及细菌性皮肤病（脓疱疮）。病理标本采取溃疡的渗出液、脓液及痂皮（脓液及痂皮中病理体很少）、组织块、脓肿或囊肿的穿刺液等，可作直接涂片、革兰染色或PAS染色观察菌体形态，或用上述标本接种在SDA上观察菌落生长过程和形态。阳性即可确诊。必要时做动物接种，观察其致病性及所致病理变化。

第一节 扁 平 疣

扁平疣（verruca plana）又称青年扁平疣，由人类乳头瘤病毒引起的皮肤的扁平丘疹损害。

【病因及发病机制】

本病是由乳头状瘤病毒HPV-3，14，15等感染引起的皮肤赘生物。HPV为乳头瘤空泡病毒科A属成员，属小DNA病毒，直径52~55nm，呈20面体，无包膜；病毒基因组为闭合环状双链DNA，其早期转录产物包括E_1、E_2、E_3、E_4、E_5、E_6、E_7等蛋白，晚期转录产物包括L_1和L_2两种蛋白；早期转录产物主要是功能蛋白，参与病毒复制、晚期转录产物则构成病毒衣壳蛋白。HPV寄生在细胞核内，并主要在核内复制，人是其唯一宿主，皮肤和黏膜复层鳞状上皮细胞是其靶细胞，可引起细胞增生，诱导细胞永生化和转化。HPV可分为70多个型别，不同型别有其较为特征性的好发部位，与致病性和临床表现类型有关。

【临床表现】

扁平疣好发于青少年，男女同样发病，好发于面部、手背、颈、胸、前臂部等暴露部位（图15-1）。本病大多起病突然，皮疹特点为皮色、淡红色或淡褐色高出皮肤表面的扁平丘疹，米粒到绿豆大小，圆形或多角形，表面光滑，质地柔软，境界清楚，皮疹数目较多，常散在或密集分布，搔抓后可出现自体接种现象（Koebner现象），皮疹沿抓痕呈串珠状排列。慢性病程，可在数周或数月后突然消失，亦可多年不愈。愈后不留瘢痕。一般无自觉症状，偶有微痒。

【组织病理】

表皮明显角化过度和棘层肥厚，表皮嵴仅轻微延长，一般无角化不全。表皮上部细胞广泛的空泡形成，空泡化细胞的核位于细胞的中央，有不同程度的固缩。其中一些核呈深

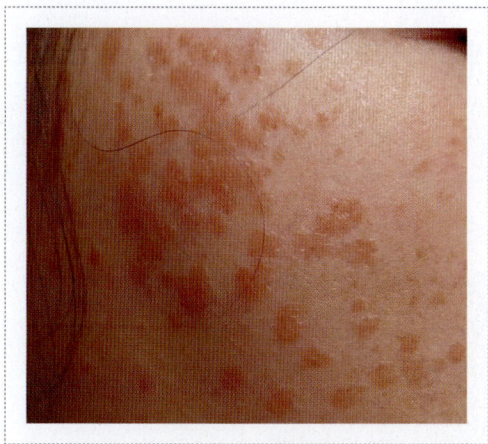

图 15-1　扁平疣

嗜碱性。颗粒层均匀增厚，角质层细胞因空泡形成而呈明显的网篮状。有些扁平疣基底层内含有大量的黑素，真皮内无特异变化。

【诊断与鉴别诊断】

根据青少年多发，皮损部位多发于颜面、手背等处，皮损特点为正常皮色或浅褐色的扁平丘疹，局部被搔抓时沿抓痕可呈串珠状排列或密集成片分布等特点可以诊断。

本病主要与以下疾病鉴别：

汗管瘤（syringoma）：汗管瘤皮疹为皮色或稍带黄色的半球形丘疹，表面有蜡样光泽，质中，直径 1~2mm，也可更大，密集而不融合，好发于双下眼睑，也可发生于胸、腋窝、腹部和外阴等部位，无 Koebner 现象。组织病理示真皮上部可见多数嗜碱性上皮细胞聚集成小团块，呈实体条束状，形如逗号或蝌蚪状。多数中央有一管腔，管壁由 2 层扁平立方形细胞组成，腔内充以 PAS 阳性耐淀粉酶的嗜伊红无定形物质，或淡蓝灰色变性物质。

【对容貌及身心的影响】

本病病程长，皮损主要在颜面，严重影响皮肤外观，易使患者产生心理压力。如果外用糖皮质激素乳膏，可造成皮损的扩散，如果使用强剥脱剂，或不适当物理祛除方法，可造成皮肤感染及瘢痕形成。

【治疗】

1. 一般治疗　避免搔抓，预防自身接种传染。定期煮洗毛巾、浴巾，清洗日晒生活用品，阻断间接传染途径。对治疗要有耐心、有信心，调动机体的免疫功能。扁平疣治疗常常需要看到局部有炎症反应，治疗效果才明显，通常治疗的时间为 1~3 个月。

2. 药物治疗

（1）内服药物：对皮疹数目较多或经久不愈者可选用。泛昔洛韦、多抗甲素片、左旋咪唑 150mg/d，分 3 次口服，服 3 天停 4~11 天，连用 3 个月；转移因子 2~4ml/d 或隔日 1 次肌内注射，3 周为一疗程；聚肌胞 2~4ml 肌注，隔日或每周 2 次；卡介苗多糖核酸 1mg 隔日 1 次肌内注射，连用 3 周为一疗程；干扰素 100 万~300 万 U/次，皮下或肌内注射，隔日 1 次或每周 3 次，疗程 4~6 周，这些药物通过抑制病毒繁殖、调节机体免疫力起作用。

（2）局部治疗

1）扁平疣种植术：为一自身免疫疗法，能明显提高机体细胞免疫功能，有利于疣体消除或显著降低复发率。

2）外用药物：适用于皮疹较大或不宜使用物理治疗者，治疗方法较多，如：0.025%~0.1% 维 A 酸软膏、鸦胆子仁、肽丁胺软膏或氟尿嘧啶软膏（常遗留色素沉着，面部慎用）、阿昔洛韦软膏、板蓝根注射液外涂等。

3. 美容治疗

（1）使用医学护肤品：治疗扁平疣的外用药物往往都比较刺激皮肤，容易使皮肤产生敏感，因此可使用抗敏保湿霜进行辅助治疗以缓解外用药物带来的不良反应。

（2）其他：对皮疹数目较少者可选用液氮冷冻、CO_2 激光、微波、光动力、电离子等治疗。

第二节 丝 状 疣

丝状疣（filiform warts）是由人类乳头瘤病毒（HPV）所致的病毒感染性疾病，外形如丝的小赘生物，俗称线瘊。

【病因及发病机制】

由HPV-2感染造成的皮肤赘生物，为寻常疣的一种特殊类型。

【临床表现】

多见于女性，好发于眼睑、颈项、颏部和头皮等部位。皮损表现为褐色或淡褐色，细长、柔软带蒂的赘生物，数目从数个到数百个不等，有传染性且影响美观（图15-2）。皮疹为单个细软的丝状突起，呈皮色或淡褐色，似小钉倒立在皮面上。一般无自觉症状。

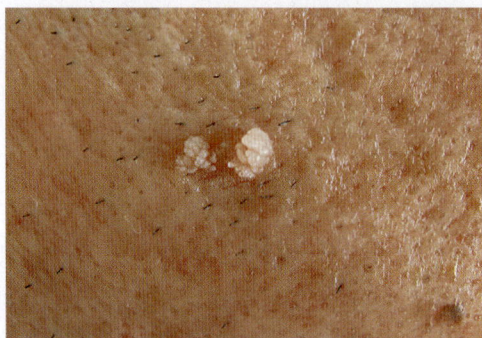

图15-2　丝状疣

【诊断与鉴别诊断】

根据好发于颈部、眼睑、额部，皮损呈细丝状，顶端角化，长度一般不超过1cm，正常皮色或棕灰色的赘生物可作出诊断。

【对容貌及身心的影响】

丝状疣好发于颈部、眼睑和额部等暴露部位，常影响患者面部容貌。

【治疗】

采用电灼或CO_2激光治疗。

第三节　单 纯 疱 疹

单纯疱疹（herpes simplex）是一种由单纯疱疹病毒所致的病毒性皮肤病。中医称为热疮（图15-3）。

【病因及发病机制】

本病是由DNA病毒单纯疱疹病毒（herpes simplex virus，HSV）所致。人类是HSV的唯一自然宿主，幼年时对此病毒普遍易感。人类单纯疱疹病毒分为两型，即单纯疱疹病毒Ⅰ型（HSV-Ⅰ）和单纯疱疹病毒Ⅱ型（HSV-Ⅱ）。Ⅰ型主要引起生殖器以外的皮肤、黏膜（口腔黏膜）和器官（脑）的感染。Ⅱ型主要引起生殖器部位皮肤黏膜感染。Ⅰ型感染较Ⅱ型常

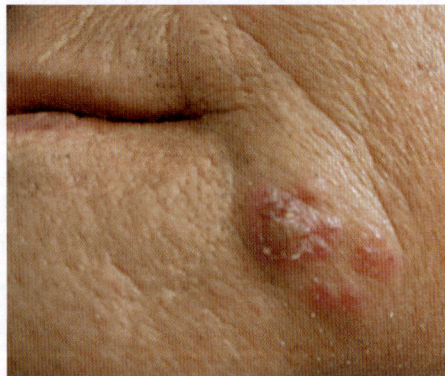

图15-3　单纯疱疹

见。此两型可用荧光免疫检查及细胞培养法相鉴别。病毒经呼吸道、口腔、生殖器黏膜以及破损皮肤侵入体内，潜居于人体正常黏膜、血液、唾液及感觉神经节细胞内。原发性感

染多为隐性，大多无临床症状或呈亚临床表现，仅有少数可出现临床症状。可分为4期，即：①初期：病毒在局部繁殖并侵入血液循环，形成原发性病毒血症。此时大多数易感器官虽可受累，但病变甚微。②进展期：血液循环中病毒消失，感染器官细胞内病毒大量繁殖，临床表现加重。③极期：细胞内病毒释放引起病毒血症，病变加重。④恢复期：循环抗体升高，病毒血症消失，病变逐渐痊愈。

原发感染发生后，病毒可长期潜伏于体内。正常人群中约有50%以上为本病毒的携带者。HSV在人体内不产生永久免疫力，每当机体抵抗力下降时，如发热、胃肠功能紊乱、月经、妊娠、病灶感染和情绪改变时，体内潜伏的HSV被激活而发病。研究证明，复发性单纯疱疹患者可有细胞免疫缺陷。一般认为HSV-Ⅱ型与宫颈癌发生有关。

【临床表现】

1. **原发型单纯疱疹**　即初次感染HSV病毒，约90%的人无不适感，仅少数人可发生倦怠、发热等全身症状和皮肤、黏膜上发生单处或多处水疱，由于病毒侵犯部位和损害程度不同，临床表现主要有以下几型：

（1）**疱疹性齿龈口腔炎**（herpes gingivostomatitis）：是最常见的原发型单纯疱疹。可发生于任何年龄，以1~5岁儿童多发。特征是在口唇、颊黏膜、上腭等处发生水疱和糜烂，同时齿龈潮红肿胀，易出血，局部炎症明显。可伴有全身症状，如发热、倦怠、食欲缺乏等。3~5日后症状减轻，总病程约2周。

（2）**生殖器疱疹**（genital herpes）：多由性交感染，属性传播疾病，男性在阴茎、龟头发生小水疱迅速变为糜烂面。女性于外阴阴道发生同样损害，在生殖器附近的皮肤可有散在性水疱。腹股沟淋巴结肿大压痛。

（3）**单纯疱疹病毒性脑膜炎**：临床表现同其他病毒性脑膜炎，属重型单纯疱疹。临床上常见有发热、头痛、精神紊乱、昏迷等。感染部位常见于脑干和颞叶，死亡率高。皮肤常无疱疹损害，但多有鼻炎及咽炎病史。患者血清中特异性抗体增高，脑脊液检查早期粒细胞升高，后期单核细胞升高，红细胞和蛋白阳性。脑脊液中不能分离出病毒，脑组织中发现病毒。

（4）**新生儿播散性单纯疱疹**（neonatal disseminated herpes simplex）：系出生时感染疱疹病毒而产生，属重型单纯疱疹。临床表现不一，可无症状，可局限于皮肤、眼或口腔等，亦可播散性感染造成心、肝、肺、中枢神经系统受累，病死率可达96%。

（5）**其他**：如Kaposi水痘样疹、接种性疱疹、疱疹性角膜结膜炎等均属原发型。儿童多见，成年人少见，仅见于严重营养不良、肿瘤、免疫功能低下、长期应用免疫抑制剂者。

2. **复发型单纯疱疹**　原发感染后，在某些诱发因素如高热、急性传染病、月经期、局部刺激等影响下复发，且在同一部位有多次复发倾向。根据发病部位不同临床表现亦不同，常较原发感染的症状轻，且无全身症状。原发型单纯疱疹的各类型均可复发，且复发多见于成人，尤其是青年多见，在儿童期极少见复发型单纯疱疹。

临床多见者为局限性单纯疱疹，最常发生在面部，尤其是在口周及唇，其次为生殖器疱疹，其他部位极少，罕见发生于颜面部。局部开始有灼痒紧张感，随即出现红斑，在红斑或正常皮肤上出现簇集性小水疱群，疱液清澈透明，可变混浊，破溃后出现糜烂、渗液、结痂，也可继发化脓感染，此时附近淋巴结可肿大。病程1~2周可自愈。愈后可遗留暂时的色素沉着斑。

【诊断与鉴别诊断】

大多数的单纯疱疹病毒感染如口唇疱疹、疱疹性齿龈口腔炎等可根据皮肤黏膜交界处的簇集性水疱群，皮损局部有灼热感，病程短、反复再发等特点作出诊断。

本病主要与以下疾病鉴别：

1. **三叉神经带状疱疹（trigeminal nerve zoster）** 皮疹多数沿三叉神经或面神经的分支分布，单侧带状分布，常伴有阵发针刺样神经痛。

2. **脓疱疮（impetigo）** 散在性脓疱，其周围红晕明显，有黄色结痂。多见于儿童暴露部位，夏秋季节多见，涂片或培养有细菌。

3. **固定型药疹（fixed drug eruption）** 病前有服药史，皮损为水肿性紫红色斑，表面可出现大疱，复发多出现在固定部位，常见于口周及外阴等皮肤黏膜交界处，愈后留有色素沉着。

【对容貌及身心的影响】

单纯疱疹尤其是面部及口唇部位的单纯疱疹症状明显，一般以红斑水疱为主，伴有烧灼感，由于影响美观，且容易复发，给患者带来痛苦。如果不及时治疗，易并发细菌感染。如治疗不当，易引起播散。

【治疗】

单纯疱疹治疗目的为缩短病程、防止继发感染及减少复发。可用药物治疗。

1. **内用药物**

（1）**抗病毒治疗**：对严重泛发性疱疹除给予支持疗法外，可口服阿昔洛韦，200mg/次，每日5次，连服5~7天；也可静脉滴注，5mg/（kg·次），每8小时1次，共5天（浓度1~6mg/ml，1小时内注射完毕）；口服伐昔洛韦300mg，每日2次；肌注聚肌胞2mg，每日一次，10天为一疗程，可减轻症状，抑制病毒扩散，但不能控制复发。

（2）**对症治疗**：继发细菌感染时需全身应用抗生素。脑炎时应降低颅内压，防治脑水肿。

（3）**免疫疗法**：可试用丙种球蛋白、左旋咪唑、转移因子等。

2. **局部治疗** 以干燥、收敛和预防感染为主。外用1%氯锌油、阿昔洛韦乳膏等，继发感染时可用0.1%依沙吖啶溶液湿敷、0.5%新霉素软膏等。忌用糖皮质激素类霜剂或软膏。疱疹性角膜结膜炎可局部使用0.1%碘苷滴眼液。

第四节　带状疱疹

带状疱疹（herpes zoster）是由水痘-带状疱疹病毒引起的急性炎症性皮肤病，中医称为"缠腰火龙"、"缠腰火丹"。民间俗称"蛇丹"、"蜘蛛疮"（图15-4）。

【病因及发病机制】

水痘-带状疱疹病毒（varicella-zoster virus，VZV）为球形，外有包膜，内含双链DNA病毒，仅有一个血清型，有亲神经和皮肤的特性，人是其唯一自然宿主。此病毒在不同免疫力的人群中表现为两种不同的疾病。在无或低免疫力的人群，如婴幼儿中引起原发感染，即为水痘。初次感染水痘时，病毒可以潜伏形式长期存在于脊神经或脑神经的神经节细胞中，当机体抵抗力下降时再度激活，病毒从一个或数个神经节沿相应的周围神经到达皮肤，引起复发感染，即带状疱疹。患水痘后能再发带状疱疹，但带状疱疹治愈后很少复发，这与前者发病后产生不完全免疫及后者发病后产生完全持久性免疫有关。带状疱疹常呈散发性，与机体免疫功能有关。老

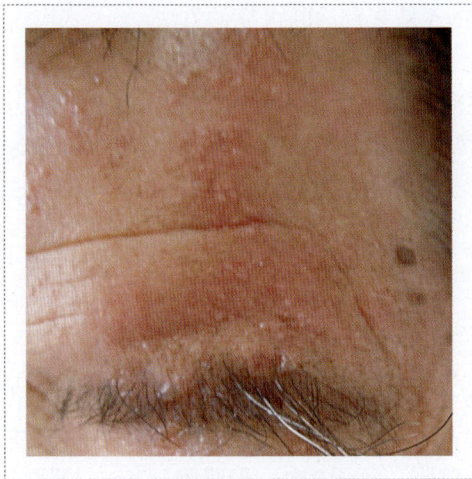

图 15-4 带状疱疹

年人，系统性红斑狼疮、淋巴瘤、白血病以及较长期接受皮质激素、免疫抑制剂和放射治疗的患者，较正常人明显易感，且病程迁延，病情较重，后遗神经痛也较突出。

【临床表现】

好发于中老年人，发病率随年龄增大而呈显著上升趋势。身体较差、长期服用类固醇皮质激素或免疫抑制剂者多见。好发部位为肋间神经及三叉神经可支配的皮肤区域。出疹前常有轻度全身症状，如低热、全身不适、食欲缺乏等。在将要发疹的局部可出现瘙痒、灼热、神经痛及皮肤感觉过敏；亦可无前驱症状直接发疹；少数患者发疹后才出现痛或痒感。在全身或局部前驱症状后 1~4 天，发病部位初起不规则片状红斑，继而出现集簇性的粟粒至绿豆大小的丘疹、丘疱疹，迅速变为水疱，疱液澄清，疱壁紧张，周围有红晕，成带状排列，数日内疱液由透明变混浊化脓或部分破裂，露出糜烂面，后干燥结痂。痂皮脱落后可留有暂时性红斑或色素沉着，若无继发感染，愈后不留瘢痕。可伴邻近淋巴肿大及疼痛。病程 2~4 周。患者常伴有疼痛，为阵发性针刺样疼痛，部分患者神经痛会延续 1 个月以上，称为后遗神经痛。

特殊临床表现：

1. **眼带状疱疹（herpes zoster ophthalmicus）** 多见于老年人，疼痛剧烈，可累及角膜形成溃疡性角膜炎。

2. **耳带状疱疹（herpes zoster oticus）** 系病毒侵犯面神经及听神经所致，表现为外耳道或鼓膜疱疹。膝状神经节受累同时侵犯面神经的运动和感觉神经纤维时，可出现面瘫、耳痛及外耳道疱疹三联症，称为 Ramsay-Hunt 综合征。

3. **带状疱疹后遗神经痛（postherpetic neuralgia，PHN）** 皮损部位疼痛多在皮损完全消退后或 1 个月内消失，超过 1 个月以上不消失者，称为带状疱疹后遗神经痛。

4. **其他不典型带状疱疹** 由患者机体抵抗力差异所致，可表现为顿挫型（无皮损仅有神经痛）、不全型（仅出现红斑、丘疹而不发生水疱即消退）、大疱型、出血性、坏疽型和泛发型（同时累及 2 个以上神经节产生对侧或同侧多个区域皮损），病毒偶可经血液播散产生广泛性水痘样疹并侵犯肺和脑等器官，称为播散型带状疱疹。

【诊断与鉴别诊断】

根据患者皮损为单侧神经分布的红斑，上有簇集成群水疱，不超过躯体中线，神经痛明显可诊断。

本病主要与以下疾病鉴别：

1. **单纯疱疹（herpes simplex）** 好发于皮肤与黏膜交界处，分布无一定规律，水疱较小易破，疼痛不显著，多见于发热（尤其高热）过程中，易在同一部位多次复发。

2. **接触性皮炎（contact dermatitis）** 常有接触史，皮疹局限于接触部位，与神经走行无关，自觉烧灼、剧痒，无神经痛。

3. **其他** 在带状疱疹的前驱期及无疹型带状疱疹中，神经痛显著者易误诊为肋间神经痛、胸膜炎及急性阑尾炎等急腹症，需加注意。

从水疱液中分离病毒或检测VZV、HSV抗原或DNA是鉴别诊断可靠的方法。

【对容貌及身心的影响】

颜面的带状疱疹多为病毒侵犯三叉神经所致，疼痛明显，严重者还可出现面瘫，甚至引起颅内感染，皮疹消退后还可能遗留神经痛、色素沉着，因此对患者的身体及心理影响极大，应该予以高度重视，综合运用多种治疗手段早期干预，以期达到治疗效果。

【治疗】

本病有自限性，治疗原则为抗病毒、止痛、消炎、防治并发症。

1. 药物治疗

（1）内用药物

1）抗病毒：口服阿昔洛韦（无环鸟苷），200mg/次，每天5次，连用7天；静滴阿昔洛韦5mg/kg，每天3次，连用5~10天。更昔洛韦，5mg/（kg·次），每日2次静脉注射，每次注射时间应超过1小时，连用7天。泛昔洛韦，300mg，口服，每天2次。聚肌胞，2mg，肌注，隔天1次。干扰素：300万U，肌注，每天1次。

2）营养神经：口服或肌注B族维生素，如维生素B_1、B_{12}及甲钴胺等。

3）止痛：可口服去痛片等镇痛药，或非甾体类药物，如：布洛芬缓释片300mg口服每天2次。口服无效者可做神经阻滞治疗。

4）糖皮质激素：如无严重并发症或禁忌证如肺结核、细菌感染、糖尿病、高血压、溃疡等，早期口服糖皮质激素可减轻炎症及疼痛。急性期用药可减少后遗神经痛的发生率，但有可能导致疾病播散，免疫反应差的患者不能应用。一般口服泼尼松，10mg/次，每日2次，疗程7~15天。

（2）局部治疗：早期红斑水疱，可外用收敛性的药物如炉甘石洗剂；有糜烂、坏死，可以0.1%依沙吖啶溶液作湿敷，外用抗菌素软膏。利福平涂膜剂有保护、抗菌作用。眼局部可使用碘苷眼药水、阿昔洛韦眼药水、外涂抗生素眼药膏。阿昔洛韦软膏每日3~4次涂患部。

2. 物理治疗 紫外线照射，有促进炎症吸收、缩短病程的作用；后期神经痛可用红外线、音频电疗法及氦氖激光等。

第五节 脓 疱 疮

脓疱疮（impetigo）是一种常见的急性化脓性皮肤病，俗称"黄水疮"。具有接触传染和自体接种感染的特性，易在儿童中流行。夏、秋季节气温高、湿度大，使病原菌易侵入皮肤繁殖，为本病好发季节（图15-5）。

【病因及发病机制】

本病致病菌主要为凝固酶阳性的金黄色葡萄球菌或乙型溶血性链球菌单独或混合感染。病原菌主要侵犯表皮，引起化脓性炎症；凝固酶阳性噬菌体Ⅱ组71型金葡菌可产生表皮剥脱毒素，引起毒血症及全身泛发性表皮松解坏死；抵抗力低下患者可引起菌血症或败血症；少数患者可诱发

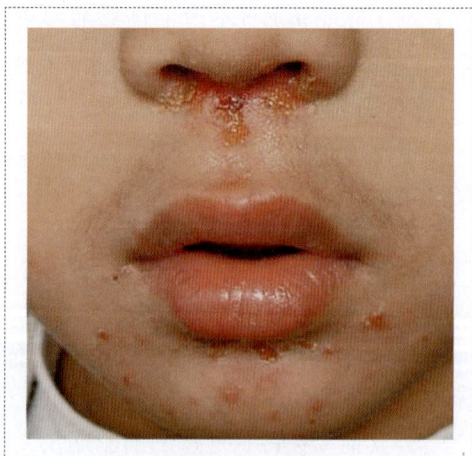

图15-5 脓疱疮

肾炎或风湿热。婴幼儿皮肤较薄，免疫力较差，感染致病菌后易全身扩散，危害性较大。

【临床表现】

本病临床可分为5种类型：寻常型脓疱疮、大疱型脓疱疮、深脓疱疮、毛囊性脓疱疮及葡萄球菌性烫伤样皮肤综合征。

1. **寻常型脓疱疮**（impetigo vulgaris） 主要由溶血性链球菌或与金黄色葡萄球菌混合感染所致。儿童多见。好发于颜面、口周（尤其口角周围）、鼻孔周围、耳廓周围以及四肢暴露部位。皮损初发为红色斑疹以及在红斑的基础上形成的薄壁水疱，后迅速转变成脓疱，周围有明显的红晕，脓疱破溃后，其渗液干燥形成黄色的厚痂，一般6~10天自然脱落而愈，不留瘢痕。重者可并发淋巴结炎、发热及其他的全身症状。此型可继发急性肾炎。

2. **大疱型脓疱疮**（impetigo bullosa） 主要由噬菌体Ⅱ组71型金葡菌感染所致。多见于儿童。好发于暴露部位，如面部、躯干及四肢。一般无全身症状，患儿自觉瘙痒，常因搔抓而不断将病菌接种到其他部位，发生新的皮疹，使病程迁延。初起为散在的水疱，1~2天内水疱迅速增大到指头大或更大，疱液初起清澈，呈淡黄色，随即疱液混浊化脓，脓汁沉积于疱底，呈半月形积脓，成为本型脓疱疮的特征之一。疱壁较薄，易于破裂，破溃后，可露出鲜红色湿润的糜烂面，干燥后，形成黄色的脓痂。重症者可有高热，伴淋巴结和淋巴管炎，甚至引起败血症。部分可诱发急性肾炎。

3. **深脓疱疮**（ecthyma） 俗称臁疮，主要由β-溶血性链球菌所致，有时合并金黄色葡萄球菌感染。多累及营养不良的儿童或老人。皮损初起为胫前、足背水疱或浆液性疱疹，在数日内增大形成脓疱，疱破后结成灰褐色黏着性厚痂，去除厚痂可结表浅的浅碟状溃疡，边缘高起，约数周结痂痊愈。自觉痒感、疼痛。皮损附近淋巴结可肿大，可有发热，少数可形成坏疽而累及深部组织；自体接种可引起多处发病。

4. **毛囊性脓疱疮**（Bockhart's impetigo） 又称Bockhart脓疱疮、表浅性脓疱性毛囊炎，主要由金葡菌感染所致，可由虫咬、搔抓、其他皮肤病诱发。皮损为发生于头皮、面部、口周及四肢毛囊口的薄壁、半球状、易破的黄白色小脓疱，脓疱周围有红晕。有轻度瘙痒。7~10天痊愈、不留瘢痕。

5. **葡萄球菌性烫伤样皮肤综合征**（staphylococcal scalded skin syndrome，SSSS） 此综合征多见于婴儿和儿童，很少见于成年人。引起该病的金黄色葡萄球菌产生表皮松解毒素，作用于桥粒芯糖蛋白，引起表皮松解，成人罕见的原因可能是由于有较强的分解代谢毒素能力。皮损初起为面、颈、腋窝及会阴部的压痛性红斑，并迅速蔓延至四肢和躯干，但掌跖和黏膜部位很少受累，继而红斑基础上发生弛缓性水疱，尼氏征阳性，水疱逐渐增大并易破裂，露出潮湿的红斑基底，似烫伤样，续之结痂；口周、眶周也可受累，脱痂后可留有放射状裂隙。愈后不留瘢痕。一般1~2周可痊愈，预后良好，但严重者也可引起败血症甚至死亡。

【诊断与鉴别诊断】

根据发病年龄多见于儿童及幼儿，皮损部位好发于颜面、四肢等暴露部位；皮疹特点为丘疹或水疱、脓疱、黄痂可诊断。

本病主要与以下疾病鉴别：

1. **丘疹性荨麻疹**（papular urticaria） 其特征是在风团样红斑上出现丘疹或水疱，好发于躯干、四肢，成批出现，瘙痒剧烈，一般无脓疱及脓痂。

2. **水痘**（varicella） 多发于冬春季节，伴轻微的全身症状，皮疹为向心性分布，以米粒至豌豆大的圆形水疱为主，同时可见斑疹、小丘疹和结痂，口腔黏膜常受累。

3. SSSS尚应与非金葡菌所致的中毒性表皮坏死性松解症（TEN）进行鉴别 后者大多由药物过敏所致，无家族史，主要见于成人，皮损类似多形红斑，触痛较轻，尼氏征仅见于皮损处，常有口腔黏膜损害。

【对容貌及身心的影响】

脓疱疮各型皮损好发于颜面、口周、鼻孔周围、耳廓及四肢等暴露部位，皮损多出现糜烂、黄色厚痂、大疱及脓疱，对皮肤破坏较大，且病情进展较快，多发于婴幼儿，对接触者尤其是患儿家属心理影响极大。但本病愈后一般不留瘢痕，对长期皮肤美容影响较少，主要是发病初期应积极治疗，避免感染扩散，造成其他并发症。

【治疗】

要重视脓疱疮的早期治疗，因为病情延长可能引起肾炎，甚至有时感染扩散，引起败血症、肺炎、脑膜炎等。

1. **一般治疗** 注意个人卫生，加强对婴幼儿的护理，衣被、尿布应勤洗，洗后用开水烫消毒。及时治疗各种瘙痒性皮肤病。患者要适当隔离，室内注意通风散热。

2. **药物治疗**

（1）内服药物：对于皮损广泛全身症状较重者（如SSSS），应及时应用抗生素治疗，首选耐青霉素酶青霉素。病情轻者可用青霉素V 1.0g/d，分4次口服；重者可选用氟氯西林1.0g/d，分4次口服或肌注；近年来耐甲氧西林金葡菌感染率增高，亦可考虑选择万古霉素30mg/（kg·d），分3次静滴，儿童用量酌减；或选择金葡菌敏感的头孢类抗生素；必要时依据药敏实验选择用药。对重症和SSSS患者应注意水、电解质平衡，必要时输注血浆、全血或丙种球蛋白。关于糖皮质激素使用问题意见不一，在病情凶险、中毒症状严重时，可在足量、有效抗生素应用的同时，予以短疗程、中等剂量的糖皮质激素，以泼尼松为例，可按1mg/（kg·d）给药，在症状明显改善后迅速减量停药。

（2）局部治疗：以杀菌、消炎、止痒、干燥为原则。疱壁未破者可外搽1%樟脑、10%硫黄炉甘石洗剂，每日数次，疱壁已破形成糜烂面或结痂者，可先以0.1%依沙吖啶溶液湿敷，敷后外用0.5%新霉素软膏、莫匹罗星软膏、环丙沙星软膏等。SSSS治疗应加强眼、口腔、外阴护理，注意创面干燥。

（杨　森）

思　考　题

1. 简述扁平疣的病因及治疗原则。
2. 简述单纯疱疹的临床表现及治疗原则。
3. 简述带状疱疹的病因、临床表现及治疗原则。
4. 简述脓疱疮的病因、临床分类及治疗原则。

第十六章 血 管 瘤

第一节 鲜 红 斑 痣

鲜红斑痣（port wine stain，PWS）又称葡萄酒样痣或毛细血管扩张痣，是扩张的毛细血管所组成的较扁平而很少隆起的斑块，属于先天性毛细血管畸形。

【病因及发病机制】

鲜红斑痣发病的确切机制尚不清楚，一般认为是机体在胚胎发育时出错所导致的。常在出生时或出生后不久出现，病灶面积随身体生长而相应增大，终生不消退。发病率在新生儿中为0.3%~0.5%。

鲜红斑痣的发病常为散发性，但也有鲜红斑痣家系的报道，为常染色体显性遗传。部分患者为后天发病，诱因可能是外伤、口服避孕药及长期日晒。鲜红斑痣皮损处毛细血管扩张，但内皮细胞外观正常，免疫组化染色（包括Ⅷ因子、纤维结合素和基底膜蛋白等）也无法区分皮损处的毛细血管和正常真皮中毛细血管的差别。然而，S100染色显示皮损处支配真皮浅层血管的交感神经神经末梢显著减少，可能和血管张力的改变及血管扩张有关系。

【临床表现】

鲜红斑痣多发生于婴儿或儿童，男女发病率均等。皮损好发于面、颈和头皮，大多为单侧性，偶为双侧性，有时累及黏膜（图16-1）。大部分鲜红斑痣的位置都非常表浅，平均深度为0.46mm。新发的皮疹表现为境界清楚的红斑，身体任何部位都可累及，但90%发生于头颈部，尤其是三叉神经的第一支和第二支。

鲜红斑痣皮损开始时为粉红色，随年龄的增长逐渐呈现深红色甚至紫红色。皮损的颜色与血管的深浅及粗细没有相关性。血管逐渐扩张迂曲，皮损颜色加深，增厚，呈现鹅卵石样外观，继而出现结节。研究表明到46岁时，约有三分之二的患者会出现皮损增生，结节形成。开始出现增生肥厚

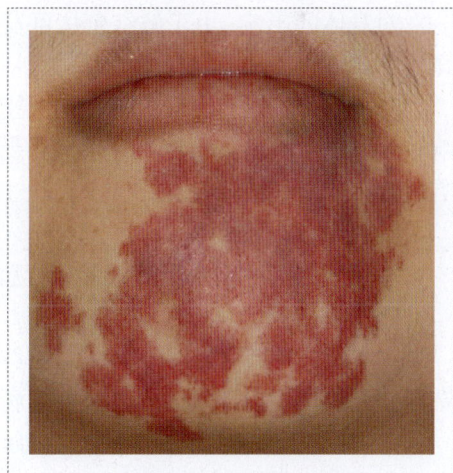

图16-1 鲜红斑痣

的年龄平均为37岁。结节易破溃出血。即使在婴儿期，斑片上也可出现化脓性肉芽肿。鲜红斑痣的皮损终生存在，很少自然缓解。鲜红斑痣可伴有皮损下的皮肤、软组织和骨的肥大。

除影响容貌和美观外，鲜红斑痣可伴发青光眼（若鲜红斑痣累及三叉神经眼支和上颌

支，则患青光眼的几率为45%），皮损破溃出血和继发感染。9.5%的面部鲜红斑痣患者会伴有眼及神经系统的异常。鲜红斑痣皮损受累面积越大，越容易并发神经、眼或其他系统的异常。如整个V1区受累，则并发眼及神经系统异常的几率为78%。在活体血管显微摄影下观察，鲜红斑痣表现为两种类型：

1. 迂曲、表浅而扩张的血管襻（斑点型）。

2. 浅表的平行的血管丛扩张（环形）。

部分皮损具有两个型别的特点。第一型鲜红斑痣对脉冲染料激光治疗的反应更好，因为第二型皮损的位置相对较深而且扩张的血管和平行的血管丛之间有交通支。

【组织病理】

真皮上、中部可见群集扩张的毛细血管及成熟的内皮细胞，随年龄增长，毛细血管扩张也增加，可延及真皮深层和皮下组织，但无内皮细胞增生。周围有排列疏松的胶原纤维，管腔内充满红细胞。但婴儿期无明显异常，成人期仅见乳头下层血管扩张。

【诊断与鉴别诊断】

根据出生时即有或出生后发生于面、颈部的鲜红色或暗红色斑片，随身体增长而扩大，不自然消退等特点可作出诊断。

本病主要与以下疾病鉴别：

1. 早期的婴儿血管瘤（congenial hemangioma） 须观察皮损的发展变化才能作出正确判断。血管瘤的发展非常快。

2. 婴儿鲜红斑痣（infant port wine stain） 又名单纯痣、鲑鱼斑、中线毛细血管扩张痣等，常累及额中部、鼻、上唇、枕部头皮或眼睑。常为淡粉色，比鲜红斑痣的颜色要淡。在大多数情况下，皮损到1~2岁即逐渐变浅或消失。然而，枕部和腰部的皮损可终生不退。

【对容貌及身心的影响】

对容貌的影响：颜面是人体美感最直观的部位，鲜红斑痣发生于面和颈部，呈现鲜红色，与正常肤色形成明显颜色反差，影响容貌。治疗不当产生的瘢痕，也会给患者造成毁容的伤害。

对身体的影响：由于鲜红斑痣可发生于四肢，在小腿和足部可出现疼痛性紫蓝色结节或斑块，并可破溃，影响身体健康。

对心理的影响：严重影响外观，甚至影响患者生理功能。对患者的心理和社交活动的影响较大，最常见的是自尊心、自信心受损，社交障碍，对患者的工作生活带来苦恼，甚至影响就业、社交和婚育等。

【治疗】

1. 手术治疗 适用于较大的血管瘤或内脏血管瘤。

2. 美容治疗

（1）激光治疗（laser therapy）：鲜红斑痣的治疗目的在于在不损伤表皮的前提下，利用选择性光热作用原理最大限度地破坏病变处的血管。

1）脉冲染料激光（pulsed dye laser，PDL）：是治疗鲜红斑痣的金标准。波长为577nm、585nm或595nm，可被氧合血红蛋白选择性地吸收，对表皮的其他成分损伤很小。虽然氧合血红蛋白的最佳吸收峰为420nm，但该波长穿透太浅，不能达到真皮的血管。与585nm的波长相比，595nm对氧合血红蛋白的吸收特异性有所下降，但后者比前者穿透更深，所以更适于位置较深的血管。脉宽一般选择在0.45~40ms，儿童鲜红斑痣血管非常细，最佳的脉宽为0.5ms，较粗大的血管则需要较长的脉宽。能量密度一般为5~10J/cm^2。为缓解疼痛，可在术前外涂表面麻醉剂（30~40分钟）并封包。治疗终点为皮损颜色变深，紫癜。常见的副作用为水疱和大疱、炎症后色素沉着、色素减退、皮肤敏感和瘢痕。

脉冲染料激光尤其适合于儿童鲜红斑痣皮损中较细小的毛细血管，对增生性或结节性皮损疗效较差。且随治疗次数的增加颜色变浅。研究表明平均治疗2.5次，总改善率为75%。一般来说，5~10次治疗能得到改善或根除。表浅的皮损清除得较快，1~2次治疗即可改善95%。成人鲜红斑痣对脉冲染料激光治疗的反应不如儿童，而且约有20%对治疗抵抗。首次治疗改善率大约在50%左右。

早期治疗的好处包括：①改善更快，所以需要的治疗次数少；②皮损面积小，所以总脉冲数少；③对麻醉的要求小。

2）倍频Nd：YAG激光：使用穿透力更强、脉宽更多的1064nm的Nd：YAG激光治疗顽固性和肥厚性鲜红斑痣是可行的。虽然皮肤血管和色素对于1064nm Nd：YAG激光的吸收程度和585nm激光类似，但是在1064nm时吸收的绝对值和散射系数较低。鲜红斑痣的病灶一般位于真皮内3~5mm，而脉冲染料激光只能穿透至1~2mm处，所有对于清除深处的病灶来说，使用更长波长的激光是可行的。长脉宽Nd：YAG激光很少引起紫癜，但容易造成水疱和瘢痕。常用的脉宽为10~50ms，能量密度为40~120J/cm^2。治疗间隔为1~2个月，大约需要4~10次治疗。

3）双波长激光：双波长激光包括中脉冲染料激光和长脉宽Nd：YAG激光，脉冲染料激光的波长与氧合血红蛋白的吸收峰较为接近，故特异性很强，但由于波长短、穿透浅，无法有效地治疗深部粗大的血管，所以疗效有限且容易复发。如能量过大会引起紫癜。后期的鲜红斑痣通常会伴有软组织增生，其病灶位置更深，因而更难得到有效治疗。随着病灶的发展和接受激光辐射次数的增多，患处的血管壁会变厚。所以在接受多次脉冲染料激光治疗后，皮肤组织对后续的治疗产生抵抗作用。Nd：YAG激光穿透更深，更适于皮肤结节或深红色、紫红色的鲜红斑痣的治疗。但它不是氧合血红蛋白的特异吸收光谱，能量加大后容易产生瘢痕，治疗窗窄（有效剂量接近损伤剂量）。

血管性疾病的光学特性会随着激光的照射而发生变化，当脉冲染料激光的能量大于5J/cm^{2}时，氧合血红蛋白即转化为正铁血红蛋白。后者为褐色，对1064nm有更大的吸收峰。因此，双波长激光通过序贯式发射模式，先发射脉冲染料激光，让氧合血红蛋白瞬间转化为正铁血红蛋白，再发射Nd：YAG激光。这种双波长的激光发射模式，大大提高了治疗的特异性和有效性，又减少了紫癜和瘢痕的发生率。

一般的组合方式是：脉冲染料激光脉宽0.5~10ms，能量密度4.0~9.0J/cm^2；1064nm激光脉宽为15~40ms，能量密度20~60J/cm^2。两种激光的输出间隔为500~1000ms。两次治疗的间隔为6~8周。具体情况根据病灶的实际形态学特征和治疗反应而定。治疗过程中需要全程风冷。如有麻醉需要，可外用复方利多卡因霜（2%利多卡因＋2%的丙胺卡因）。治疗后会出现疼痛、红斑、水肿、水疱、大疱、色素异常、瘢痕等治疗副作用。

4）532nm倍频Nd：YAG激光：是复发性鲜红斑痣的一种可选方案。其缺点是波长较短所以穿透深度不够，而且副作用较多，如：暂时性色素异常或皮肤瘢痕（因为黑素对532nm激光的竞争性吸收很高）。因而532nm激光仅限于对顽固鲜红斑痣的治疗，应尽量使用较长的脉宽（小于血管的热弛豫时间）以避免紫癜。

5）强脉冲光（intense pulse light，IPL）：强脉冲光为宽光谱的以脉冲方式发出的强光。尽管脉冲染料激光是治疗鲜红斑痣的金标准，但强脉冲光也可发挥很好的治疗效果，包括对于脉冲染料激光治疗已经抵抗的皮损。如使用LumenisOne，则单脉冲的治疗参数为：滤光片560nm/590nm/640nm，脉宽4~10ms，能量密度12~20J/cm²；双脉冲的治疗参数为：滤光片560nm/590nm，脉宽3.5~4.0ms，能量密度17~30J/cm²；治疗间隔20~30ms；三脉冲的治疗参数为：滤光片560nm/590nm，脉宽3.5~4.0ms，能量密度17~40J/cm²；治疗间隔20~40ms。

（2）激光术后皮肤护理：具体方法见"黄褐斑"。

（3）其他

1）放射治疗：用浅层X线照射对毛细血管瘤治疗有效果。

2）冷冻治疗：液氮冷冻，可根据皮损大小和形状，选择适当的治疗方法，多用于毛细血管瘤，但此方法易留瘢痕。

3）光动力治疗（photodynamic therapy，PDT）：光动力治疗是鲜红斑痣的一个治疗选择，也可能会成为未来鲜红斑痣的发展方向。

光动力治疗的治疗原理是当光敏剂被注入血管后，可在血液中形成较高的浓度，一定时间内血管内外有较大的浓度差，光敏剂可迅速被血管内皮细胞选择性集中吸收，血管内皮细胞吸收的光敏剂远远高于真皮血管外间质和表皮细胞，此时对患者给予适当剂量特定波长的激光照射，该处血管内皮细胞因吸收光敏剂较多可产生强烈光敏反应，产生活性氧（如单态氧），起到细胞毒性作用，使血管内皮细胞损伤，血管壁破坏，而真皮血管外间质与表皮细胞因不含或较少含有光敏剂，故不产生或仅产生轻微的可恢复的光敏反应，从而既有效地破坏畸形毛细血管网，又能完好地保留其上的表皮及周围的表皮组织。

光敏剂一般选用血卟啉衍生物（HpD）、血卟啉单甲醚（HMME）等。推药前应做皮试，阴性者方可注射光敏剂。治疗时HpD或HMME按4.5~5.5mg/kg的剂量，静注后立即以激光照射。传统光源是Ar⁺激光，也可用氩离子泵染料激光（630nm）、铜蒸气激光（511/578nm）或倍频Nd：YAG激光（532nm）。照射时应保持扩束头与照射平面垂直，注意光斑的大小，密切观察照射区的变化情况，结合患者年龄、肤色等因素，准确掌握照射时间（照射时间一般为35~60分钟）。HpD-PDT治疗后避光1个月，HMME-PDT治疗后仅需避光1~2周。待治疗区创面修复后可进行第二次治疗，两次治疗间隔一般为1个月左右。

光动力学治疗鲜红斑痣以儿童粉红色皮损最理想，紫红色肥厚皮损疗效较差。激光照射时间过长有遗留瘢痕的可能。与HpD-PDT相比，HMME-PDT具有术后反应轻、愈合期短、安全度大、避光期短等优点。

第二节　草莓状血管瘤

草莓状血管瘤（strawberry nevus, hemangioma）又称毛细血管瘤（capillary hemangioma）或单纯性血管瘤（hemangioma simplex），是新生儿最常见的肿瘤，主要由毛细血管和小静脉构成的良性肿瘤。

【病因及发病机制】

草莓状血管瘤的病因和细胞来源均不清楚。细胞可能源在胎盘组织、内皮前体细胞和间充质干细胞。发生的原因可能是：胚胎内将发育为血管的组织，未与正常发育中的血管系统相连结，留在较表浅的皮肤上，这些血管组织就发育为血管瘤。又因血管瘤较常见于早产儿或低体重新生儿，所以有人推测血管瘤与胚胎发育不成熟有关。

【临床表现】

血管瘤往往在出生一个月时才出现，女性患儿是男性的3倍（图16-2）。高加索人种发病率较高。80%的草莓状血管瘤为单发孤立的肿瘤。60%累及头颈部；25%累及躯干，尤其是肛周和女阴处；15%累及四肢。可累及皮肤、黏膜和其他软组织，如肝脏、胃肠道，喉，中枢神经系统，胰腺，胆囊，胸腺，脾，淋巴结，肺，膀胱和肾上腺。

血管瘤外形各异，可以是圆顶形、圆凸形、斑片样、瘤样或几种形态的综合。初起为红色的斑点，迅速增大，至1~2岁停止生长，慢慢自愈。其生长特性与肿瘤的大小、深度、形态和质地有关。因其形如草莓，故名。除发生于皮肤外，也可累及皮下组织和肌肉组织，一般不侵犯骨组织。发生于皮肤或肌肉组织的血管瘤可损伤血管引起继发感染或溃疡。

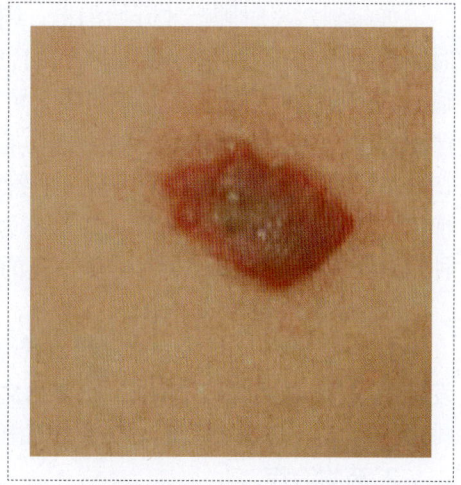
图16-2 草莓状血管瘤

血管瘤在增生期会出现溃疡（5%~11%）和感染，常见于易受摩擦部位，如唇部和肛周生殖器。皮损破溃后易出血。如血管瘤范围较大，有时会累及下方的骨，致骨变形。鼻尖的血管瘤常导致鼻软骨的变形。眼睑部位的血管瘤会影响视力。大的血管瘤可阻塞气道影响呼吸。

如果血管瘤位置较深，其上的皮肤可以是正常外观。颜色与深度有关，靠近表面的呈现鲜红或猩红色，位于深层的呈现紫色、蓝色或肉色。常伴有放射状的毛细血管扩张和表浅静脉。

血管瘤由增生的、团块状内皮细胞构成，一般经历增长期和自动消退期。刚出生时，为快速增生期，尤其是肿瘤发生后的3~6个月生长最快。自然消退始于6~12个月，50%的儿童到5岁时肿瘤消退，最终到9岁时，大部分血管瘤都可自愈。

【组织病理】

生长期可见增生的毛细血管，内皮细胞明显增生，胞体较大，呈不规则圆形或椭圆形，胞质染淡伊红色，胞核呈不规则椭圆形。其内皮细胞大而多层，在某些明显增生区域内，呈实性索状或团块状，管腔很小而不清楚。分化成熟时，部分毛细血管扩张明显，退变期毛细血管变性，以后发生纤维化。

【诊断与鉴别诊断】

根据出生后数周开始出现，数月内增长迅速，1~2岁后逐渐退化，皮损表现为好发于面部的暗红或鲜红色草莓状软肿物等特点可作出诊断。如诊断不清，可取组织进行常规染色和特殊染色（如碱性成纤维细胞生长因子、血管内皮生长因子等）。

本病主要与以下疾病进行鉴别：

1. 鲜红斑痣（port wine stain） 为压之褪色的鲜红斑片，不突出皮肤表现，一般在出生时即明显可见，不会自然消退。病理检查可见毛细血管扩张，血管内皮细胞无异常增殖。

2. 海绵状血管瘤（cavernous hemangioma） 为隆起的鲜红或紫红色肿瘤，压之可缩小，去压后又复原状，多在出生时即出现，不会消退。病理改变为真皮下部和皮下组织内有很多大小不等的血窦，衬以单层内皮细胞，血管内皮细胞无明显异常增殖。

【对容貌及身心的影响】

如果到六岁时肿瘤才开始消退，则38%的患者会形成瘢痕，不能完全恢复。如果到六岁时肿瘤还没有开始消退，那么80%的患者会有美容问题，发生于面和颈部或治疗不当产生瘢痕时，给患者造成毁容的伤害。由于可发生在躯干部及四肢，外伤后可破溃，影响身体健康。严重影响外观，甚至影响患者生理功能，对患者的心理和社交活动的影响较大。儿童一般在18~20个月时开始形成自我认知。血管瘤可能对心理发育造成一定的影响。做父母的会感到愧疚、失望和孤独。患儿常见的心态为生气、失望，自尊心、自信心受损，社交障碍等。这种感觉会对整个家庭成员都造成不良的影响。

【治疗】

1. 一般治疗　大部分草莓状血管瘤都可以自愈，不需要治疗。传统的治疗都是针对有并发症的皮损，如溃疡，感染，反复出血，皮损引起颜面变形，影响生理功能如呼吸、饮食及排泄等。当然也有家长无法接受面部出现的皮损，强烈要求治疗。

2. 药物治疗

（1）内服药物

1）糖皮质激素：如果血管瘤对糖皮质激素敏感（30%~60%），则疗效迅速而显著。一般予以泼尼松2~3mg/（kg·d）。待肿瘤体积缩小时可快速减量。治疗周期一般为4~6周。副作用很小，激素停用后即可恢复。如果血管瘤对激素不敏感，加大泼尼松用量至5~6mg/（kg·d）可能反而刺激肿瘤的生长。由于血管瘤的增长期可持续到6~12个月，所以如果糖皮质激素停药过早，可能会出现肿瘤的复发。

糖皮质激素的治疗计划还可以为：起始剂量3~5mg/（kg·d），持续2~4周待皮损控制时换为隔日疗法，给药日剂量加倍，2周内次日的剂量递减至停药。如果皮损不增长，则泼尼松的剂量每2周递减5mg。总疗程持续6~10个月。要注意其系统性副作用。

2）干扰素：是血管瘤治疗的二线选择。已知干扰素能抑制血管平滑肌细胞和毛细血管内皮细胞，从而抑制血管生成。治疗期间需监测肝功能和血象。长期使用能引起甲状腺和神经系统的并发症。

（2）局部治疗：硬化剂局部注射于血管底部，每周或隔周1次，每次0.1~0.5 ml，常数次后见效，常用硬化剂为5%鱼肝油酸钠溶液或1%~10%柳酸盐溶液。

3. 手术治疗　如血管瘤增长迅速，手术切除的风险较大，如出血或损伤头颈部的正常结构等。因此，只有皮损危及生命或影响正常生理功能，对患者的心理造成极大影响时，才考虑手术治疗。手术治疗可以去除萎缩性或增生性瘢痕、松弛的皮肤和退行后未完全消除的纤维-脂肪样组织。在退行期进行手术切除还可减少血管瘤出血的风险。

4. 美容治疗

（1）激光/光治疗：对于血管瘤的增长期和退行期均有效。治疗草莓状血管瘤的激光或其他光源必须能够穿透至皮损处的血管（585nm的激光的穿透深度为0.6~1.2mm），有足够大的能量（大于6J/cm^2）和足够长的脉宽（0.5~10ms）。

1）闪光灯泵谱脉冲染料激光（585nm和595nm）：为最常用的激光，由于穿透较浅，比较适于治疗表浅的草莓状血管瘤，能减慢、阻止血管瘤的增生，加速退行期肿瘤的消退，安全性和特异性都很高。对于位置较深的皮损，可采取重复光斑进行治疗。也可以先用玻璃片压迫肿瘤，把浅表血管中的血排空，这样减少浅部皮损的吸收，使激光能穿透至深部皮损处的血管。接着取下玻璃片，针对浅表的皮损再次进行激光治疗。PDL适合于治疗伴发溃疡的血管瘤，经过1~3次治疗，溃疡面即愈合迅速。单次PDL治疗后2周内，70%的溃疡能够愈合。PDL对于陈旧的单纯的结节状血管瘤无效。一般能量密度为$6.0~6.5J/cm^2$，光斑重叠10%~15%，治疗终点为整个皮损颜色均匀变黑，治疗间隔为2~4周。治疗时机要尽可能早。副作用主要表现为水肿和紫癜（可持续7~14天），暂时性色素改变和表浅的瘢痕。

2）Nd：YAG激光：Nd：YAG能穿透至2~8mm，适合于治疗深在性和结节性血管瘤。但由于非特异性地被血红蛋白外的其他色基吸收，所以容易出现副作用，如：水肿和瘢痕。所以治疗前必须权衡利弊。为减少副作用的发生，对表皮的冷却和保护至关重要。

3）双波长激光：序贯性地发射脉冲染料激光和长脉宽Nd：YAG激光，治疗效果较单独使用两种激光有所提高，而且避免了紫癜和瘢痕的风险。

4）二氧化碳激光：可选择超脉冲二氧化碳激光对血管瘤进行磨削，适于治疗黏膜部位较大的肿瘤。因易引起瘢痕，不推荐用于皮肤上的血管瘤。

5）强脉冲光：除单色光源外，非相干的宽光谱的强脉冲光也能有效地用于血管瘤的治疗。一般常使用的滤光片为550nm、560nm、570nm或590nm。可选择双脉冲或三脉冲，脉宽3.0~6.0ms，脉冲延迟30~50ms，能量密度根据治疗反应调整。可重复治疗1~3遍。治疗间隔2~4周。

（2）激光术后皮肤护理：具体方法见"黄褐斑"。

第三节　海绵状血管瘤

海绵状血管瘤（cavernous hemangioma）是出生时即出现的低血流量的血管畸形，又称为静脉畸形。大多数静脉畸形呈海绵状，故名。关于海绵状血管瘤的本质仍然存有争议，近年来的研究日益倾向于其性质为先天性的血管畸形。

【病因及发病机制】

1. 遗传因素　研究显示家族性海绵状血管瘤多见于西班牙裔，为常染色体显性遗传。其突变基因位于染色体7q长臂的q11q22。

2. 血管组织发育异常或畸形　在胚胎发育过程中由于血管组织受到刺激发育异常或畸形而致，特别是在血管胚胎发育的网状阶段，如果扩大的血管聚成团，并趋向融合在一起就可以表现出海绵状血管瘤。一般在出生时或出生后不久即能看到。

3. 常规放疗、病毒感染、外伤、手术、出血均可诱发海绵状血管瘤　血管组织局部坏死后血管扩张形成空泡状，其周围血管充血扩张致使区域性血液循环停滞，致使血管形成海绵状扩张。海绵状血管瘤体积增大可能是病灶内反复少量出血及栓塞所致。

4. 内分泌因素的改变　对血管瘤的生长有一定影响，妊娠期或口服雌激素会使血管瘤迅速增大而出现症状。

【临床表现】

出生时或生后不久发生，男女无差别，好发于头、面、颈部，四肢、躯干次之。除常见于皮肤及皮下组织外，偶见于黏膜下，也可发生在肌肉、骨骼或内脏器官内。皮损为大而不规则，柔软的皮下肿块，呈圆形或不规则形（图16-3）。位置较表浅的海绵状血管瘤，局部皮肤膨隆，高低不平，呈结节状或分叶状，边界不清楚，质软而有弹性。皮面呈现蓝色或浅紫色，可见曲张的血管。海绵状血管瘤位置较深而不波及皮肤者，除局部显现形态

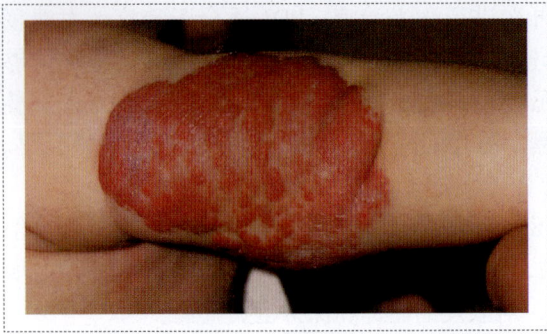

图 16-3 海绵状血管瘤

不规则的轻、中度膨隆外，肤色并无明显改变。海绵状血管瘤也可见于黏膜下层，黏膜表面呈暗蓝色改变。肿物有压缩性，其体积大小可随体位改变而发生变化。海绵状血管瘤还可发生于肌肉组织内，称为肌间血管瘤，以股四头肌最常累及，易被误诊；有时累及骨骼，表面粗糙不平，如虫咬状，累及骨髓腔者，X 片中可见骨小梁被破坏后的多腔空泡样征象。上、下颌骨的海绵状血管瘤发病率虽不高，但应予重视，有时因拔除一个松动的牙齿可导致致命性的大出血。当血管瘤受外界刺激时，可引起血管周围组织炎性反应，患者自觉皮肤发热、肿胀、疼痛，或在病灶表面发生破溃。有血栓或静脉石形成时，也可出现局部疼痛，疼痛往往为一过性，短则一天，长则数周，以后自行缓解。在受外伤或表面破溃感染时，可引起出血危险。多数海绵状血管瘤是局限性的，少数弥漫地累及大片组织，如四肢的海绵状血管瘤，是血管瘤治疗中的难点。海绵状血管瘤的一种严重类型，即为伴有血小板减少和紫癜者，称为 Kasabach-Merritt 综合征。此外，还有两种少见的先天性疾病可伴发多发性海绵状血管瘤，即 Maffucci 综合征：除血管瘤累及皮肤和皮下组织外，并发软骨和血管的先天性发育畸形，往往表现为多发性的海绵状血管瘤伴发一侧肢体末端，如指（趾）骨和掌（跖）骨的骨软骨瘤。另一种为蓝色橡皮奶头样痣（blue rubber-bleb Nevus）：这是一种少见的皮肤、肠血管瘤综合征，属于常染色体显性遗传。患儿出生时即有海绵状血管瘤，以后增大、增多为橡皮奶头样中间凸起的独特形态，中心为深蓝色，质软，一般仅为针头或小米大，但最大的可达到 3cm 以上。体表的这种血疱少可单发，多则达数百个，有时胃肠道尤其是小肠内可广泛累及，破裂时则引起黑便与贫血，甚至还累及肝、脾、胸膜等内脏和中枢神经系统。

【组织病理】

肿瘤位于真皮深层和皮下组织内，由大而不规则的腔隙组成，其似静脉窦，腔内壁衬以单层内皮细胞，很少增生，外围则由厚薄不一的纤维组织包绕。有的腔壁较厚，是由外膜细胞增生所致。腔内含有红细胞和纤维蛋白性物质。有些大血管腔隙内皮细胞增生，形成乳头状结构，突向管腔。在小的腔隙内可见血栓或钙化。

【诊断与鉴别诊断】

根据出生时即出现，病情随年龄而增长，无自觉症状，好发于颜面、颈及头部，隆起或稍隆起皮肤表面，呈蓝色或紫红色；压之可缩小，去压后恢复原状等特点，结合组织病理，通常不难诊断。

本病主要与以下疾病鉴别：

草莓状血管瘤（strawberry nevus）：根据出生后数周开始出现，数月内增长迅速，1~2 岁后逐渐退化，皮损表现为好发于面部的暗红或鲜红色草莓状软肿物等特点可鉴别。

【对容貌及身心的影响】

海绵状血管瘤的危害，取决于它的生长部位、大小及组织成分。如果血管瘤生长在面部，必然要影响美容，严重者可使面部五官畸形，治疗不当引起瘢痕，给患者造成毁容的伤害。在颈部、咽喉部容易因进食而导致破溃，可危及患者生命；在功能部位，如眼球、舌头、手指、足趾、阴茎、阴蒂及关节等，可影响这些部位的功能。如果血管瘤巨大，无论生长在什么部位都会严重危害患者的健康，此外血管瘤还可发生感染、溃疡、出血甚至恶变，这些都会严重危及患者的生命。严重影响外观，甚至影响患者生理功能，对患者的心理和社交活动的影响较大，最常见的是自尊心、自信心受损，社交障碍，对患者的工作生活带来苦恼，甚至影响就业、社交和婚育等，因此海绵状血管瘤必须治疗。

【治疗】

海绵状血管瘤可发生在人体任何部位，包括内脏，兼有扩张性及浸润性生长的特点，既能毁容又可造成器官的功能障碍，应尽早采用各种方法积极进行治疗。

1. **一般治疗** 广泛累及肢体的海绵状血管瘤，往往通过局部的反复切除而难以有所改善，甚至由于血流动力学的平衡状态被打破后，周围畸形血管网代偿扩张的现象可能反复发生。对此类病例，可姑息地采用压迫疗法，即用弹力绷带长期包扎压迫，从足部到大腿根部，可在一定程度上延缓进一步扩张并减轻症状。

2. **药物治疗** 主要是硬化剂局部注射，其原理为硬化剂注入瘤体后，诱发血管内膜炎症，促使管腔闭塞，瘤体缩小或消退。常用于中、小型海绵状血管瘤的治疗。常用硬化剂如鱼肝油酸钠、尿素、平阳霉素等化疗药物，及高渗氯化钠、中药制剂等。硬化剂应直接注入瘤体内或其基底，不可过浅以免表面皮肤坏死，也不可误入邻近肌肉组织以致肌肉萎缩、僵硬，使其功能受到影响。

3. **手术治疗**

（1）**手术切除**：对于局限性的血管瘤可以安全切除，效果也理想。较大或估计较深的血管瘤，如经术前静脉造影、超声及磁共振检查，充分了解病灶的分布和血流动力学情况，准确估算失血量并确定补充方法后，手术根治有时也是有可能的。对一些范围很大、部位较深的海绵状血管瘤，也可考虑部分或大部分切除，待术后再结合其他治疗，创面可以采用植皮或皮瓣修复。体位或压缩试验明显的病例，提示血窦的直径较大，尤其是病灶面积大而深在的颌面部病例，单纯切除可能导致大出血，故在术前应进行必要的准备，如铜针治疗等，使病灶内血液凝固后，再行手术治疗。为减少术中出血，海绵状血管瘤瘤体巨大范围广泛者可先行硬化剂注射或铜针留置等非手术方法使瘤体缩小后再行手术。

（2）**铜针留置**：铜针置入瘤体后，电荷的作用使血液中的固体成分凝集于铜针四周诱发血栓形成，闭塞血管瘤内血窦和与之相通的血管，瘤体消退。铜针留置法安全、创伤小，费用低廉，对有多条较大血管与之相通的海绵状血管瘤手术难度大，效果差，采用铜针留置治疗可获得满意的效果。

4. **美容治疗**

（1）**激光治疗**：由于激光穿透深度有限，对位置较表浅、交通支少者疗效较好，而对位置较深、有广泛交通支者疗效较差。临床上治疗效果较好的激光有长脉宽1064nm Nd：YAG激光和双波长激光。其中，585nm的激光为血红蛋白特异性吸收，可穿透至真皮1.2mm处，而极短的脉宽可破坏毛细血管且不导致周围组织热损伤，一般不留瘢痕。使用低于紫癜阈值的治疗参数即可将氧合血红蛋白转化为高铁血红蛋白和微血凝块，从而将1064nm激光的吸收率提高了3~5倍，继而降低1064nm激光治疗的能量，提高治疗的安全性。且由于吸收和穿透深度增加更优化了治疗海绵状血管瘤的效果。

（2）**激光术后皮肤护理**：具体方法见"黄褐斑"。

第四节　樱桃样血管瘤

樱桃样血管瘤（cherry angioma）又称老年性血管瘤（senile angioma），皮损为小的局限性的红斑，由扩张的血管组成。

【病因及发病机制】

对于樱桃样血管瘤的病因知之甚少。樱桃样血管瘤是由扩张的小静脉增生形成的。

【临床表现】

本病常见于老年人。可发生于身体的任何部位，尤其多见于腹部。樱桃样血管瘤的形态多样，初起时为较小的红斑，可发展成较大的顶部膨隆的丘疹或多角形丘疹。典型的皮疹为红色，但有时也会呈紫红色（图16-4），当血栓堵塞血管腔后，皮疹变成深棕色或几近黑色，可能会被疑诊为恶性黑素瘤。

【组织病理】

早期损害，乳头下层可见许多管腔狭窄的新生毛细血管和主要由内皮细胞排列而成的小叶。以后毛细血管逐渐扩张，可见许多中度扩张的毛细血管衬以扁平的内皮细胞。间质水肿，胶原纤维均质化。表皮可轻度萎缩，表皮崤消失，并常围绕着血管瘤的大部分，犹如领圈状。

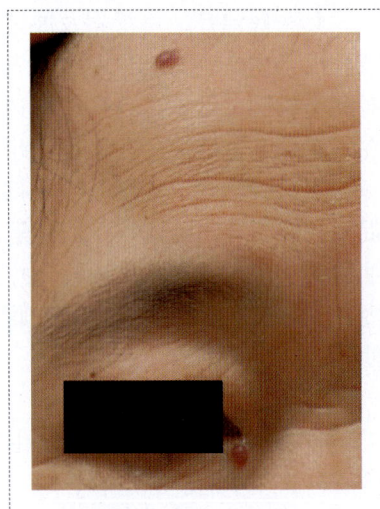

图16-4　樱桃样血管瘤

【诊断与鉴别诊断】

根据发生于老年人躯干的鲜红色或樱桃色丘疹可进行诊断。如仅靠临床特征难以确诊，可以取活检进行病理检查。

本病主要与以下疾病鉴别：

1. **蜘蛛痣（spider nevus）**　较大时与较小的老年性血管瘤相似，但本病皮损周围没有扩张的毛细血管，可以鉴别。

2. **化脓性肉芽肿（pyogenic granuloma）及杆菌性血管瘤病（bacillary angiomatosis）** 化脓性肉芽肿内皮细胞增生非常明显，而樱桃样血管瘤则不明显；杆菌性血管瘤病其中可观察到肉芽肿碎屑和上皮样内皮细胞。

【治疗】

1. **物理治疗**　樱桃样血管瘤的治疗包括化学剥蚀术、电灼术及刮除术。

2. **激光治疗**　可选择的激光包括：超脉冲二氧化碳激光（较小的皮损）、氩激光、倍频532nm KTP激光、Nd∶YAG激光、IPL、双波长激光等。使用KTP激光和Nd∶YAG激光治疗后皮疹表面可能会结痂，使用激光治疗终点为紫癜。

3. **激光术后护理**　具体方法见"黄褐斑"。

第五节　毛细血管扩张症

毛细血管扩张（telangiectasis）是指肉眼能够看见的浅表的皮肤血管。至少10%~15%的成人和儿童面部有明显的毛细血管扩张。

【病因及发病机制】

所有类型的毛细血管扩张症都和血管活性物质的释放有关。诱因有慢性光损伤、乙醇、缺氧、雌激素和皮质类固醇激素（外用或系统性应用），化学物质，各种细菌和病毒的感染，多重物理因素，最终导致毛细血管和小静脉的新生。损伤和来自于手术切除、整容术或鼻成形术后的压力也能促进新血管的形成而导致毛细血管扩张。有些家系表现为常染色体显性遗传。

【临床表现】

面部毛细血管扩张症无年龄及性别差异。扩张的毛细血管直径一般为0.1~1.0mm，为扩张的小静脉、毛细血管或小动脉。来源于小动脉的毛细血管扩张直径较小，鲜红色，一般不突出于皮肤表面（图16-5）。来源于小静脉的毛细血管扩张较粗大，蓝色，常突出于皮表。来源于毛细血管襻的毛细血管扩张起初较细小，红色，但逐渐变大，呈现紫色或蓝色，因为随着静水压的升高静脉回流增多。根据临床表现，毛细血管扩张可分四型：单纯型或线条型、分支型、蜘蛛痣型及结节型。

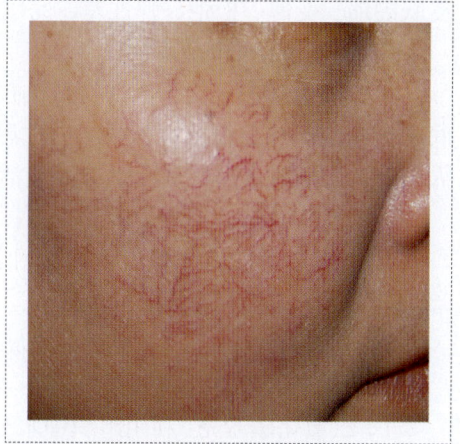

图16-5　毛细血管扩张症

面部及下肢较常见的为红色线条型和分支型，尤其是鼻子、颊中部和下巴。结节型常常是遗传性疾病的一种皮肤表现，如Osler-Weber-Rendu病，也可见于胶原血管病。玫瑰痤疮的典型皮肤表现之一是毛细血管扩张，较深血管的扩张和细小血管数量的增加可表现为面部红斑和潮红。Civatte皮肤异色症是由慢性、过度日晒引起的一种临床症状。它表现为网状棕色色素、散在的和融合的血管扩张以及下面部、颈部和前胸部的明显的毛细血管扩张。

【诊断与鉴别诊断】

根据面部扩张的毛细血管，压之褪色可作出诊断。

本病主要与以下疾病鉴别：

1. 毛细血管扩张性红斑狼疮　为红斑狼疮少见的类型，可能与日光敏感和自身免疫机制所致的血管改变有关。

2. 持久性斑疹性毛细血管扩张症（telangiectasia macularis eruptive perstans）　为色素型荨麻疹的特殊类型。

3. 毛细血管扩张性环状紫癜（purpura annularis telangiectosis）　病因不明，多见于成年人下腿部。属淋巴细胞围血管性毛细血管炎所致。为黄红色环状、斑点状、针尖大瘀斑及血管扩张，可延续数年。

先天性毛细血管扩张症主要与以下疾病进行鉴别：

1. 遗传性出血性毛细血管扩张症（hereditary haemorrhagic telangiectasia）　为常染色体显性遗传，无性别差异，青春期后多见。皮损好发于手背、面部、阴囊。其周可见蜘蛛痣样星状损害。也可见于唇、舌、鼻部黏膜、颊或齿龈等。皮损发生部位伴出血为其特点。

2. 共济失调毛细血管扩张症（ataxia-telangiectasia）　为常染色体隐性遗传。2~3岁发病，特点为小脑共济失调，眼与皮肤的毛细血管扩张。初发于球结膜，以后扩展到眼睑、面颊、耳廓、颈、肘窝，同时伴有眼球震颤。常有咖啡斑、白发及早老症。

3. **先天性大理石皮肤毛细血管扩张症（cutis marmorata telangiectasia congenita）** 初生时表现为全身性广泛网状青斑，并发蜘蛛痣及血管角皮瘤。此现象可消退。

4. **蜘蛛痣（spider nevus）** 可为先天性也可为获得性。前者多见于小儿，后者多见于肝病及妊娠妇女。

5. **泛发性原发性毛细血管扩张症（generalized essential telangiectasia）** 多于儿童期或青少年，开始发病初发于腿下部，后延及大腿、臀、腹、上臂，可泛发全身。无系统性病，皮肤萎缩、变薄、松弛、弹性差，易引起毛细血管扩张，多在面部和下肢。

【对容貌及身心的影响】

扩张的毛细血管位于面部明显的位置，常引起关注。女性患者寻求厚厚的化妆和遮瑕粉底来掩盖红斑和毛细血管扩张。男性患者和青少年因面部毛细血管扩张和成簇的斑点而被别人误解为酗酒和害羞，从而影响社交活动。

【治疗】

1. **一般治疗** 首先应查明病因和诱因，在治疗毛细血管扩张的同时也应对原发病进行治疗。

2. **美容治疗**

（1）激光治疗

1）二氧化碳激光：利用组织中水分对二氧化碳激光的吸收进行治疗。但由于该激光无选择性，在破坏病变处血管的同时，也将正常皮肤一起剥脱掉，故不推荐在临床使用。

2）氩激光：激光的输出能量为0.8~2.9W，照光时间为50ms、0.2s和0.3s，光斑直径为0.1mm和1mm。疗效很好，但副作用较明显，包括点状凹陷性瘢痕、色素减退、色素沉着、皮损复发等。

3）铜蒸气/铜溴激光：铜蒸气或铜溴激光的波长为578nm（黄色）和511nm（绿色），是一种"准连续激光"。由20nm的子脉冲组成一串长脉冲（每秒钟15000个子脉冲）。这种脉冲串的组织作用方式类似连续激光。但也可分割为20~50ms的脉冲或使用扫描装置。当脉宽为20~50ms时，就不会超过毛细血管扩张的热弛豫时间，可以安全用于毛细血管扩张的治疗，疗效优于氩激光，与脉冲染料激光相当。术后表面会形成微痂。

4）脉冲染料激光：经过1~2次治疗，改善率即可超过50%。超过97.5%的患者经过多次脉冲染料激光治疗后，会获得好的疗效。血管管径越粗，越需要长的脉宽和多次治疗。治疗部位血管颜色会变成蓝紫色，一般7~14天左右自行消退，无瘢痕形成等副作用。

5）长脉宽Nd∶YAG激光：如果血管的直径较粗，位置较深，则需要穿透更深的激光，如Nd∶YAG激光。因其对血红蛋白的吸收只有脉冲染料激光的十分之一，故需要十倍以上的能量密度才能达到同样的作用。但是增大能量容易产生瘢痕等副作用，所以在选择长脉宽Nd∶YAG激光时，一定要注意保护表皮，降低皮温以免烫伤。

6）双波长激光：双波长激光治疗毛细血管扩张的优势在于能够在紫癜阈值下进行有效治疗，降低形成瘢痕的风险。

7）强脉冲光：为治疗大面积面部毛细血管扩张症的有效方法。尤其适于治疗面部潮红和细小的毛细血管。对于明显的毛细血管扩张、粗大的血管，尽管IPL依然有效，但PDL和Nd∶YAG是更好的选择。

（2）激光术后皮肤护理：具体方法见"黄褐斑"。

第六节　蜘蛛状毛细血管扩张症

蜘蛛状毛细血管扩张（spider telangiectasia）又称为蜘蛛痣（spider nevus），是获得性良性血管疾病，在健康成人和儿童中的发病率为10%~15%。大部分皮疹与内科疾病无关。许多妇女在孕期或口服避孕药的阶段发病，产后或停止服药后6~9个月多能自愈。患有肝脏疾病的患者并发的蜘蛛痣常为多发且较显著。蜘蛛痣的皮疹由中央的小动脉和向四周放射状分布的细小的血管构成，中央的小动脉类似蜘蛛的躯干，周围放射状的细小血管类似蜘蛛的腿，由此得名。

【病因及发病机制】

蜘蛛痣不属于血管的增生，而是原有血管的扩张。肝硬化、肝癌或其他肝脏的疾病容易引起蜘蛛痣快速发病，多发且明显。常常可检测出血液中雌激素水平较高。如果蜘蛛痣伴发肝掌、指甲苍白且末端充血带，则需考虑肝硬化。患者常伴有脾大、腹水、黄疸和震颤。患有肝病的儿童往往可检查到多发的蜘蛛痣。不过无肝病的儿童也可出现超过5个的蜘蛛痣。

【临床表现】

多见学龄前儿童和学龄儿童。发病高峰为7~10岁。在15岁以前，大约40%的女孩和32%的男孩都至少会发现一个皮疹，可持续数年。皮疹多发生于面颈、躯干上部、手臂；儿童多见于手背和指背。蜘蛛痣通常为鲜红色，中央为较小（直径小于1mm）的红色丘疹，四周为放射状排列的数条小血管（图16-6）。整个皮疹的直径为0.5~1cm。按压皮疹可使其消失，松手后可看到血液由中央小动脉向四周小血管的再灌注。有时能触及中央小动脉的搏动。皮疹常见发生于颜面，眼睑下方或颧骨部位。其余好发部位为手、前臂和耳。孕妇和肝病患者同时伴发肝掌。如果患者有严重的内脏疾病，则蜘蛛痣往往多发。

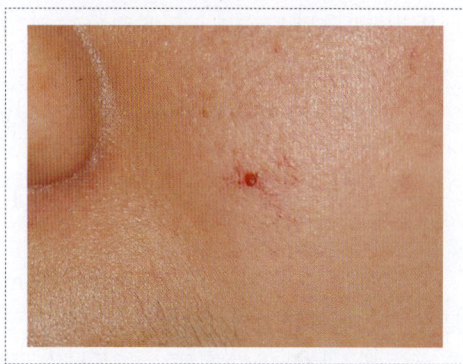

图16-6　蜘蛛状毛细血管扩张症

【组织病理】

病变中央为一条上行的动脉，其管壁可见平滑肌，或者在内皮细胞和内弹力膜之间含有血管球细胞。动脉上行至表皮下扩大成薄壁的壶腹，纤细的动脉分支以壶腹为中心向四周放射，再分成许多毛细血管。

【诊断与鉴别诊断】

根据典型损害表现为由中央的小动脉和四周放射状分布的细小的血管构成，中央小动脉按压后可变白，解除按压后，血液由中央动脉迅速向周围的线状血管充填可作出诊断。

本病主要与以下疾病鉴别：

毛细血管扩张症（telangiectasis）：皮损表现为簇状细小扩张的毛细血管丛，呈紫红色或鲜红色点状、线状或分支状，无搏动现象。

【对容貌及身心的影响】

蜘蛛痣常发生于面部，而且很少自行消退，治疗不当可以起瘢痕，故对人的外貌形象造成一定的压力。当皮疹处的血管呈放射状向外扩张，或变厚时，常能引起患儿或患儿家长的担忧而寻求治疗。

【治疗】

1. 一般治疗 大部分儿童的蜘蛛痣都能自愈，所以无需特殊治疗。但是完全消退可能需要数年。对年轻女性，一般于生产后或停药避孕药后6~9个月皮损多能自愈。伴有肝病的蜘蛛痣，其发展与消退往往和肝脏功能的改变相关联。

2. 美容治疗

（1）激光治疗

1）脉冲染料激光： 1次治疗的治愈率即可高达70%，2~3次基本治愈。治疗时先集中在蜘蛛痣的中心发射1~2次PDL，能量密度6.5~7.7J/cm²，如果蜘蛛痣直径大于5mm，则还需沿着放射状向外生长的血管继续治疗，光斑重叠10%。即使对于成人的蜘蛛痣，PDL也能取得很好的治疗效果。副作用包括紫癜和暂时性色素改变。

2）532nm倍频Nd：YAG： 治疗蜘蛛痣的有效方法之一。常用的治疗参数为：3~4mm直径的光斑，脉宽10ms，能量密度：12~14J/cm²。

3）长脉宽Nd：YAG激光： 一般先针对中央的丘疹进行1~2个光斑的治疗。大多数情况下，呈放射状分布的外周的血管会随同消失。如果没有，则沿着血管的走行进行治疗。

4）双波长激光： 也可安全、高效地用于蜘蛛痣的治疗。

5）强脉冲光： 治疗蜘蛛痣非常有效。治疗前可根据皮损面积和形态在白纸、白板中阃除与皮损相一致的面积，再进行治疗。一般选择双脉冲，脉宽2.5~3.0ms，脉冲延迟25~40ms。一次即可见到显著的改善。

（2）激光术后皮肤护理： 具体方法见"黄褐斑"。

第七节　化脓性肉芽肿

化脓性肉芽肿（pyogenic granuloma；granuloma pyogenicum）又称血管扩张性肉芽肿，是一种获得性的血管真性肿瘤，有别于炎性肉芽肿，化脓性肉芽肿这种命名是"错误"的，该疾病既不是感染性疾病，也不是肉芽肿疾病。

【病因及发病机制】

确切的病因和发病机制尚不清楚。以往认为创伤是首要病因，但大样本的研究表明只有7%的皮损继发于创伤后。推测创伤、内分泌变化、病毒原癌基因、下方细微的动静脉畸形、血管内皮生长因子、细胞遗传学异常都可能在化脓性肉芽肿的发病中起到一定的作用。化脓性肉芽肿常在近期受损的部位进展迅速，故可能代表了血管或纤维组织对损害的应答。

【临床表现】

可发生于任何年龄，在性别上无明显差别。常发生于身体容易外伤的部位，如面部、头皮、手指、足、躯干上部等（图16-7）。化脓性肉芽肿常孤立单发，直径0.5~2mm，鲜红色易碎的多角形丘疹或结节，有蒂。可以几毫米大小，也可以数厘米大（平均直径6.5mm）。表面柔软，可自发出血或受到外伤后出血，继发糜烂、溃疡，表面为肉芽肿样，覆盖着棕黑色的痂。皮损突然发生，

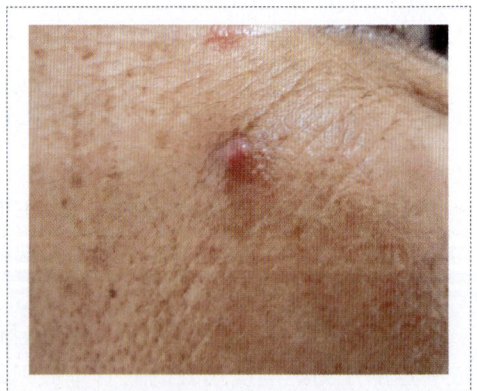

图16-7　化脓性肉芽肿

发展迅速，常累及头颈、四肢和躯体上部。如果不予治疗，最终会萎缩，纤维化。

化脓性肉芽肿还可为节段性分布的、皮下和静脉内的、药物（如维A酸、蛋白酶抑制剂和化疗药物）诱发的亚型。妊娠肉芽肿可能是本病的异型，发生于孕妇的口腔，特别是牙龈。

【组织病理】

隆起肿瘤周围正常表皮组织向内生长，形成一收缩带，似领圈状，内皮细胞增生，常呈分叶状排列。在损害成熟区域，内皮细胞聚集成实体状，大多数区域可有腔隙形成，从裂隙状到明显扩张不等。多数管腔内皮细胞增生、肿胀，并突向管腔。也可无腔隙形成。早期损害没有明显炎症反应。较陈旧的损害常继发炎症改变。

【诊断与鉴别诊断】

根据任何年龄、任何部位均可发病，继发于创伤后的肉芽肿性皮损可以诊断。如诊断困难，可病理取材进行证实。

本病主要与以下疾病鉴别：

草莓状血管瘤（strawberry nevus）：根据出生后数周开始出现，数月内增长迅速，1~2岁后逐渐退化，皮损表现为好发于面部的暗红或鲜红色草莓状软肿物等特点可作出诊断。

【对容貌及身心的影响】

化脓性肉芽肿好发于面部，摩擦或外伤后易出血，严重影响日常生活。一旦溃疡后容易形成瘢痕，会对容貌造成长久的影响。由于可发生肢端等暴露部位，极易摩擦或外伤后破溃、出血，影响身体健康。对患者的工作生活带来苦恼等，所以患者或患儿家长一般积极寻求治疗。

【治疗】

1. **一般治疗**　如果有明确的创伤性诱发因素，需要去除病因。因孕妇在生产后肿瘤常能自然消退，且怀孕期间肿瘤易复发，所以对于孕妇的化脓性肉芽肿，一般建议在生产后再予治疗。

2. **药物治疗**　局部药物治疗。

外用咪喹莫特软膏和维A酸类软膏可用于化脓性肉芽肿的治疗。

切除后复发且带有卫星灶的皮疹可局部注射或系统应用糖皮质激素。巨大的皮疹还可皮损内注射博来霉素。

3. **手术治疗**　可完整切除、刮除、钻孔去除皮损。如果是刮除，还应在基底部进行电干燥，以降低复发的可能性。硬化疗法、化学烧灼（如硝酸银、三氯醋酸）、冷冻疗法均有效。

4. **美容治疗**

（1）**激光治疗**：多种激光已成功用于化脓性肉芽肿的治疗。

1）**氩激光和二氧化碳激光**：治疗化脓性肉芽肿有效，治疗终点为皮损变成灰白色，如需再次治疗则间隔3~4周。

2）**脉冲染料激光**：IPL治疗化脓性肉芽肿的疗效很难预测。大部分情况下，皮损太厚，IPL很难穿透达到有效治疗部位。可用玻璃板压迫肿瘤，使得激光能够达到深层血管，再拿掉玻璃板，治疗浅部皮损。IPL治疗需要在原位重叠光斑，直到颜色变为灰白为止。这种光热作用为非选择性，与连续性氩激光、铜蒸气激光及577nm的染料激光没有差别。

3）**双波长激光**：已经在化脓性肉芽肿的治疗中取得了显著的疗效。既增加了激光的特异性吸收，又加强了穿透深度。一般需要1~3次治疗。

（2）**激光术后皮肤护理**：具体方法见"黄褐斑"。

第八节　血管角化瘤

血管角化瘤（angiokeratoma）也称血管角皮瘤，是一种以真皮上部毛细血管扩张和表皮角化过度为特征的皮肤病（图16-8）。

【病因及发病机制】

血管角化瘤的病因和发病机制尚不清楚。可能的病因为遗传因素、怀孕、创伤、皮下血肿和组织乏氧。

【临床表现】

血管角化瘤在临床上可分为5型：

1. Mibelli血管角化瘤（angiokeratoma of Mibelli）又称肢端血管角化瘤，呈常染色体显性遗传，常发生于儿童或青少年，女性多见。发病前先有冻疮史，有报道同一家族中有数人同时患有此病。好发于指、趾背面及肘、膝伸侧，偶见于指关节及掌、跖和耳部。一般对称分布，损害有两种：一为针头至粟米大斑疹

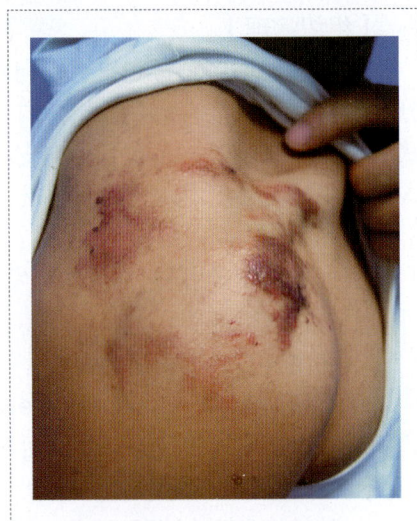

图16-8　血管角化瘤

或丘疹，数个至数十个，表面粗糙、角化、呈紫色或暗紫色，压之有时可褪色。另一为结节，皮损1~5mm大小，暗红或紫红色圆形丘疹，表面呈疣状。中央常见扩张毛细血管或血痂，外伤后易出血。无明显自觉症状。

2. Fordyce血管角化瘤（Fordyce's angiokeratoma）　又称阴囊型血管角化瘤（angiokeratoma of the scrotum），多见于中老年人，好发于阴囊，偶见于阴唇。常随年龄增长而增多。阴囊部多发性圆顶状丘疹，直径1~4mm。皮损为多发性小血管性丘疹，2~4mm大小。早期皮损为红色软性丘疹，质软，压之可缩小；晚期呈淡蓝色或紫色角化性丘疹，质硬，有轻度疣状增生。往往沿浅表静脉或阴囊皮纹排列成线状，皮损表面常光滑，有时少许脱屑。有时损害发生于阴茎或龟头，发生于小腿、股部和球结膜者罕见。一般无明显不适，偶有轻度痒感。损伤后易出血。常伴有附睾肿瘤、疝、精索静脉曲张、口腔黏膜静脉曲张和阴囊弹力纤维缺陷等。

3. 孤立性血管角化瘤（solitary angiokeratoma）　可能由外伤引起，好发于年轻人，多见于下肢。早期皮损呈鲜红色柔软丘疹，以后变为蓝黑色，坚实性角化过度性丘疹，大小2~10mm。皮损为单个，偶有数个，无自觉症状，可误诊为恶性黑素瘤。

4. 局限性血管角化瘤（angiokeratoma circumscriptum）　是血管角化瘤中最少见的类型。多发生于出生时，少数见于儿童期。好发于小腿和足部，偶见于背部和前臂。早期皮损为淡红色丘疹构成的单个或偶尔数个团块和充有血液的囊性结节，以后融合成不规则形或线形斑块，表面角质增生，呈疣状。如果出现斑块时，则往往呈线状排列。斑块随患者增长而增大，并出现新的皮损，大小常仅数厘米，偶有相当大者。临床上，局限性血管角化瘤和局限性淋巴管瘤常很相似，皮损表面有些浅表结节呈囊状，囊性结节内含有血液，而另一些则会有淋巴液，这种损害介于两者之间称为中型。此型血管角化瘤可与阴囊型血管角皮瘤并发，或伴有口腔静脉曲张，也可与鲜红斑痣或海绵状血管瘤肥大性鲜红斑痣并存。

5. 弥漫性躯体血管角化瘤（angiokeratoma corporis diffusum）　病因为缺乏α半乳糖苷

酶。为罕见的遗传性疾病。多见于儿童和少年。主要是皮肤和内脏小血管内有脂质沉着，具有特征性的皮损——弥漫发生的血管角化瘤样损害，伴心血管及肾损害。

【组织病理】

表皮角化过度或不规则棘层肥厚，乳头瘤样增生，其下毛细血管明显扩张，管腔内含有红细胞，可见血栓形成，真皮深层和皮下组织内也可见血管扩张、充血、内皮细胞增生，甚至海绵状血管瘤。有时可见充满淋巴液和充满血液的管腔混杂。

【诊断与鉴别诊断】

根据病史及临床表现结合病理检查血管角化瘤通常不难诊断，应注意并发其他血管肿瘤或病变的可能性。血管角化瘤属于良性皮损，但在外观上和恶性黑素瘤不易鉴别。故需要去除或切除后做病理以确诊。

Mibelli血管角化瘤、Fordyce血管角化瘤和孤立性血管角化瘤的组织象基本相同，它们不是真性血管瘤，而是毛细血管扩张。可见角化过度，棘层肥厚，真皮浅层扩张的毛细血管完全被伸长的表皮突包绕。

局限性血管角化瘤，见程度不等的角化过度、乳头瘤病和不规则棘层肥厚。其下方见非常扩张的毛细血管腔隙，或被乳头瘤性表皮所包绕。大多数病例所有腔隙均仅含红细胞，但偶见充有淋巴液的薄壁腔隙。有些扩张的毛细血管内尚见血栓。

弥漫性躯体血管角化瘤，真皮乳头层血管扩张，形成衬有内皮细胞、并充满血液的腔隙，其周围由角化亢进和棘层肥厚的表皮包绕。

【治疗】

1. 手术治疗　如果皮疹数量少，可选择手术切除。如果皮疹为多发，则可以选择电灼或冷冻等方法。

2. 美容治疗

（1）激光治疗

1）对于增殖、角化不很明显的皮损，可选择铜蒸气激光、倍频532nm KTP激光、Nd∶YAG激光、脉冲染料激光、双波长激光、强脉冲光等进行治疗。

2）对于有疣状增殖明显、过度角化的皮损，可选择超脉冲CO_2激光进行治疗。高能超脉冲CO_2激光烧灼气化是一种简便有效的方法，常规消毒、局部麻醉后，以5~10W功率对准角化血管瘤表面疣状角化处扫描式照射，在对其表面进行烧灼的同时，激光产生的热随即向皮损下部传导，使其基底部血管也被凝固，烧灼完毕，用湿棉球将表面炭化组织拭去，即可见黄白色均匀的真皮组织，表示血管瘤已消除。倘若拭去炭化物后基底部有出血现象，可用稍低功率密度激光再予光凝，至止血。对阴囊型血管角皮瘤，操作时可用手指捏起皮损，独个烧灼气化。

（2）激光术后护理：具体方法见"黄褐斑"。

（李远宏）

思 考 题

1. 简述鲜红斑痣治疗原则。
2. 简述草莓状血管瘤的治疗原则。
3. 简述海绵状血管瘤和草莓状血管瘤的鉴别要点。
4. 简述樱桃样血管瘤的治疗。
5. 简述面部毛细血管扩张症的治疗原则。

| 第十七章 | 皮 肤 肿 瘤 |

皮肤肿瘤是常见病、多发病。临床上最常用的分类方法是根据其对人体的危害程度分为良性肿瘤和恶性肿瘤。依据肿瘤的组织来源，可将皮肤肿瘤分为上皮组织（如鳞状上皮、腺上皮等）肿瘤、间叶组织（如纤维组织、肌肉组织、脂肪组织等）肿瘤、淋巴网状组织肿瘤（如皮肤淋巴瘤等）、神经组织肿瘤（如神经瘤、神经纤维瘤等）、皮肤脉管组织肿瘤（如血管瘤、淋巴管瘤等）等。皮肤良性肿瘤一般病程较长、生长缓慢、表面光滑、可有完整包膜、不发生转移、手术切除后一般不复发、一般不危及生命，而皮肤恶性肿瘤多呈侵袭性生长、表面常破溃、常发生局部或远处转移、手术不易切除干净且容易复发、有威胁生命的可能。

本章按良性皮肤肿瘤、癌前期皮肤肿瘤和恶性皮肤肿瘤进行分类叙述。

第一节　良性皮肤肿瘤

一　色素痣

色素痣（pigmented nevi），又称黑素细胞痣（melanocytic nevi）或痣细胞痣，系黑素细胞增生形成的良性肿瘤。本患者常见，几乎每人都有，只是存在数量差异。临床上可分为后天性痣、先天性痣，病理上则可分为交界痣、皮内痣和混合痣。部分色素痣可恶变，其他皮肤损害也可呈现痣样改变，在诊断时值得注意。

【病因及发病机制】

本病为常染色体显性遗传，属发育畸形。黑素细胞来源于神经嵴，在胚胎发育过程中向表皮移行，由于偶然性异常造成黑素细胞在表皮内的局部集中，形成色素痣。随年龄增长，表皮内的痣细胞逐渐向真皮移入。痣细胞痣在早期多为交界痣，以后可发展成为皮内痣和混合痣。因痣细胞向真皮移入的过程是连续的，故交界痣、混合痣和皮内痣之间并无明确界限。

【临床表现】

1. 后天性痣　包括普通的痣细胞痣、Spitz痣和发育不良痣等。

（1）痣细胞痣（nevocytic nevus）：大多数发生于儿童或青少年，青春期数目达高峰。可发生于身体任何部位，最常见于头颈部。单发或多发，多者可达数十个。皮损可表现为斑疹、丘疹、乳头瘤状、疣状、结节状或带有蒂。皮损大小不一，一般直径不超过6mm，边界清楚，边缘整齐。部分痣的表面见有黑毛。痣的颜色可表现为褐色、棕色、蓝色或黑色，也可为肤色、淡红色等。一般早期为黑褐色斑疹，随年龄增长，皮损逐渐发展成褐色半球形丘疹。痣细胞成熟后多数处于稳定状态，无自觉症状。部分色素痣皮损可退化甚至脱落，但发生于面部的一般无消退趋势（图17-1）。

根据痣细胞的分布，病理上可将其分为交界痣、皮内痣和混合痣。三种痣在临床上并无明确界限。一般在儿童，皮损呈扁平、颜色较深者提示为交界痣；在青少年，皮损稍隆起、表面有毛者多为混合痣；成年后，皮损呈丘疹、球形或有蒂者多为皮内痣。

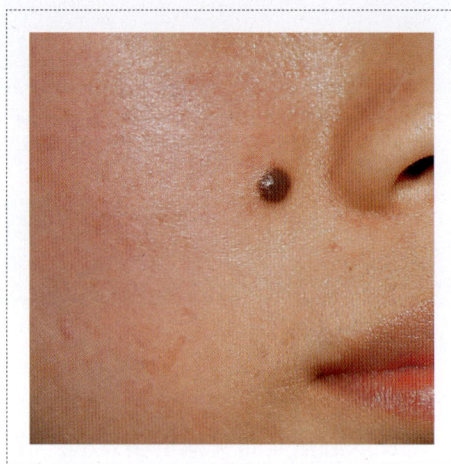

图17-1　痣细胞痣

（2）**Spitz痣**（Spitz nevus）：又称良性幼年黑素痣。多见于青少年面部，其次见于躯干及四肢。皮损单发或多发，多为单发的坚实结节。呈半球形、粉红色或褐色，表面光滑，界清。外伤后表面可有鳞屑、结痂或糜烂。数毫米至数厘米大小，平均直径8mm。Spitz痣临床表现为良性过程，成年后常发展为皮内痣。病理表现可呈交界痣、皮内痣或混合痣。痣细胞常为梭形痣细胞或上皮样痣细胞。在梭形痣细胞中有时可见核分裂象，应注意与恶性黑素瘤鉴别。

（3）**发育不良痣**（dysplastic nevus）：有恶变可能，发病常有家族遗传倾向。通常较普通的痣细胞痣为大，一般5~15mm。好发于躯干、肢体，面部次之。单发或多发，颜色不均匀，可呈棕黄色、褐黑色或红色，边界不清或不规则。组织病理表现为交界痣或混合痣，痣细胞可呈现出非典型性特征。

2. 先天性痣　有恶变倾向，少数可并发颅内黑素细胞增多症。与普通痣不同，出生时即有皮损。临床上可分以下两型。

（1）**先天性巨痣**（congenital giant nevus）：少见，皮损常大于20cm，为褐至黑色斑块，表面不平，常有粗黑毛，如兽皮状。发生于躯干、四肢或头颈部（图17-2）。

（2）**先天性小痣**（congenital nevus）：发病率较先天性巨痣高，皮损一般为数厘米大小。为褐色或黑褐色，色泽均匀，界限清楚，可呈斑状或稍隆起斑片状，部分表面有黑毛。先天性痣的组织病理可为混合痣或皮内痣，但痣细胞团块向下伸展较深，甚至可达皮下脂肪层（图17-3）。

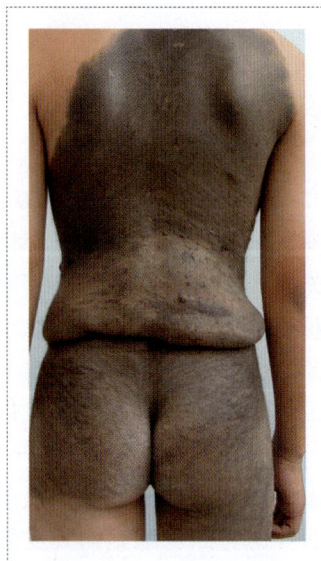

图17-2　先天性巨痣

【**组织病理**】

痣细胞在皮损中一般聚集成巢，内含黑素。由于细胞的成熟程度不同，可分为数种形态的痣细胞，主要为透明痣细胞，也可见上皮细胞样痣细胞，偶见梭形痣细胞。

1. 交界痣（junctional nevus）　主要为透明痣细胞，痣细胞巢位于表皮内，基底膜以上，以表皮突内最多。

2. 皮内痣（intradermal nevus）　多为上皮样痣细胞，痣细胞位于真皮内，呈巢状或条索状，在黑素细胞巢和表皮之间常有明显的正常区域。下部的痣细胞色素较少。

3. 混合痣（compound nevus）　具有交界痣和皮内痣的双重特点，痣细胞巢在表皮和真

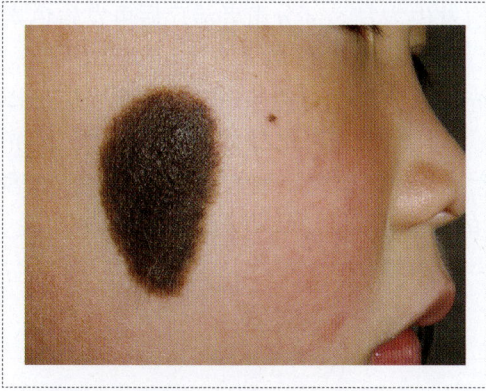

图17-3 先天性小痣

皮内均可见到，主要由透明痣细胞和上皮样痣细胞组成。痣细胞尚可扩展至真皮下部及皮下脂肪组织。

【诊断与鉴别诊断】

根据病史及临床表现，可作出诊断，但色素痣的分型有赖于病理检查。应与色素性基底细胞癌（pigmented basal cell carcinoma）、恶性黑素瘤（malignant melanoma）等鉴别。

某些类型或受摩擦部位的色素痣有恶变可能性，对可疑者应切除后行组织病理检查。如出现以下现象应考虑恶变：①青春期后出现新的色素损害；②疼痛不适；③色素明显加深，周围出现红晕；④不明原因出血或溃疡；⑤周围出现卫星状损害；⑥附近淋巴结肿大。

【对容貌及身心的影响】

色素痣一般对健康无影响，但由于较常分布于面颈部，故一定程度上影响自身美感，严重者尚可造成心理障碍。色素痣的皮损数目越多、面积越大、颜色越深者对美容影响越大。色素痣若治疗不当，可形成皮肤瘢痕，影响美观，也可能因反复受物理因素刺激后发生恶变。

【治疗】

对明显影响美观的色素痣或有治疗需求时应予以治疗，此外有恶变可能的色素痣应尽量去除，当有恶变征象时则必须手术切除，同时行组织病理检查。痣细胞痣原则上均应选择手术切除，对于局限性浅表性的色素痣可考虑使用激光和液氮冷冻等物理治疗。对于治疗的评价，除完整去除色素痣皮损外，美容效果也是衡量成功与否的主要标志。

色素痣采用手术切除，既可彻底去除皮损，避免对其反复刺激造成恶变，还可获取组织标本进行病理学检查。手术后的美容效果与手术操作及缝合技术有很大关系，遵循美容手术的操作规范可以获得很好的美容效果。值得注意的是其他皮肤病如恶性黑素细胞瘤、基底细胞癌或皮肤痣样损害误诊为色素痣的情况时有发生，因此提倡手术切除后送组织病理学检查。

1. **手术治疗** 手术切口方向应根据色素痣的部位，以尽量减少切口瘢痕的原则来选择。一般有以下几种选择。①Langer皮纹线：该线与皮肤内部弹力纤维的走行方向一致，常与皮肤表面的自然纹理一致。②轮廓线：沿头面部器官及外观形态的轮廓做切口线，在视觉上不明显。常用的有发际线、眉上下缘、眼睑缘、鼻唇沟、鼻孔缘、唇缘、下颌缘、耳廓前缘等。③隐蔽线：切口选择在外观不易被看见的部位，如发际内、睑结膜、鼻孔内、耳后等。

色素痣的手术切除应遵循无菌、无痛、无创、无出血、无张力的基本原则。沿色素痣皮损边缘做切口，应注意完整切除，不要遗漏。切开时应一次切开至真皮下，避免来回锯式切开。切开时刀刃稍斜向内侧，可使缝合缘轻度隆起，以防日后因弹力纤维牵拉作用产生的创缘增宽。皮下剥离时尽量直视下锐性剥离。钳夹或电凝止血时避免损伤皮肤表面。缝合选择细针细线，创缘对合平整，必要时分层缝合以减少张力。小的色素痣切除后可直接缝合。对于较大的色素痣切除后，可用邻近转移皮瓣修复手术创面。皮肤扩张器亦可应用于较大色素痣的手术治疗。

2. **美容治疗** 仅限于面积小、皮损表浅的色素痣治疗，皮内痣和混合痣不选用此方法。液氮冷冻时根据皮损的具体情况选择浸冷式医用冷刀或医用棉签。应准确掌握每个皮损的冻融时间和次数，以局部发生水肿性红斑而无水疱发生为宜。部分患者治疗后可发生色素沉着，一般在数月内消退。

色素痣的激光治疗可选用汽化型激光或脉冲激光，或两者结合使用。汽化型激光应选择对组织热损伤较轻的激光类型（如铒激光，2940nm）。脉冲激光可选择Q开关翠绿宝石激光（755nm）或Q开关Nd：YAG激光（1064nm），这类激光对靶组织周围的热损伤较轻，美容效果明显。若色素痣的类型判断不准确而使用不当的激光治疗，容易出现色素残留或复发、瘢痕、反复物理刺激等问题。

三 汗管瘤

汗管瘤（syringoma）是一种向表皮内小汗腺导管分化的肿瘤，又名汗管囊腺瘤、疹性汗腺瘤等。

【病因与发病机制】

部分患者有家庭史，以常染色体显性遗传方式遗传。有研究发现，患者小汗腺的活性增强，导致表皮内的小汗腺导管上皮细胞过度分化。此外，汗管瘤好发于女性，青春期加重，在妊娠期、月经期或使用雌激素时皮损可增大，提示与内分泌有关。根据免疫组化检测，本病表达一系列小汗腺酶，如亮氨酸氨肽酶、琥珀酸脱氢酶和磷酸酶，提示汗管瘤是向小汗腺末端导管分化的畸形。

【临床表现】

汗管瘤好发于青春期和青春期后，女性多见。多数患者皮损位于下眼睑或上下眼睑，其他部位如面颊、腋窝、腹部、外阴亦可发生。皮损为肤色或淡黄色丘疹，表面光滑，有光泽，直径1~2mm。皮损数目数个至上百个不等。本病属慢性病程，一般不会自行消退，病程可长达数十年。一般无自觉症状，位于女性外阴汗管瘤常有瘙痒。发疹性汗管瘤发生于年轻人，皮损分批大量出现，好发

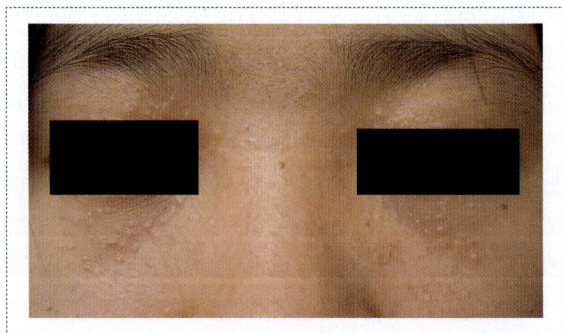

图17-4　汗管瘤

于躯干屈侧，弥漫或单侧、线状分布。其他特殊类型包括局限于头皮呈线状或痣样分布，可致瘢痕性秃发；局限于远端肢体；扁平苔藓样和粟丘疹样等型（图17-4）。

【组织病理】

肿瘤位于真皮网状层内，镜下可见多个囊性扩张的导管和实体性细胞条索，位于纤维性或透明硬化的基质中。最具特征的表现是一端呈导管状，另一端呈实体细胞索，如逗号样或蝌蚪样。在接近表皮处，可有囊性导管腔，腔内充以角蛋白，形成与粟丘疹相似的角蛋白囊肿。

根据青春期女性眼周出现半球形隆起性的肤色、淡黄色或褐黄色丘疹，密集而不融合；病程慢性，且无自行消退可作出诊断。

本病主要与以下疾病鉴别：

1. **扁平疣（verruca plana）**　主要发病于青少年，多见于面部和手背，但下睑不是好发

部位。皮损表面光滑，质硬，粉红、淡黄、浅褐或正常肤色的芝麻至黄豆大小的扁平丘疹，散在或融合成群。一般无症状，偶有疼痛感。可自行消失，组织病理可以确诊。

2. **睑黄瘤**（xanthelasmata） 是一种常见的黄瘤病，好发于眼睑近内眦部。皮疹为浅黄至橘黄色、扁平柔软的斑片或稍隆起的斑块，针头到黄豆大，常对称分布，病程持久，可相互融合。中年人多见，常伴有高脂蛋白血症。

3. **毛发上皮瘤**（trichoepithelioma） 临床特点为多发、对称、正常肤色的小结节或半球形丘疹，好发于面部的鼻唇沟。始发于儿童或青年，呈常染色体显性遗传。组织病理检查可以明确诊断。

【对容貌及身心的影响】

汗管瘤常位于面部尤其是眼周，严重影响美观，给人造成很大精神压力和情绪影响。此病属慢性病程，一般终生不会自行消退。大多汗管瘤多年静止无变化，当人出现精神创伤、过度劳累、月经期或内分泌失调等人体免疫力降低的时候，皮疹可增多增大或数个融合成一个大的结节型汗管瘤，使治疗难度加大，治疗时间加长，造成患者的心理障碍。如治疗手段选择不当，可能遗留明显瘢痕，影响美观。

【治疗】

对生命没有影响，可以不予治疗，一旦影响外观容貌时，可采用下列治疗方法：

1. **药物治疗** 局部药物治疗。

可选用维A酸类（阿达帕林、维A酸等）或20%尿素霜外用，使表皮脱落减轻症状，但效果不如物理治疗理想。一般不作为首选治疗。

2. **物理治疗**

（1）**激光治疗**：可选用铒激光或CO_2激光，CO_2激光联合三氯醋酸治疗也可取得满意效果。铒激光热损伤小，治疗眼周汗管瘤有较好美容效果。

（2）**高频电烧灼治疗**：常规消毒后，在局部浸润麻醉下，用治疗针在每个汗管瘤皮损顶部中央快速插治一遍。

（3）**其他疗法**：如电解法、液氮冷冻、磨削等。

三 粟丘疹

粟丘疹（milium）是一种良性或潴留囊肿，起源于表皮或其附属器，可发生于任何年龄，可分为原发和继发两型。

【病因与发病机制】

原发性无明确发病原因，为自行发生，有些患者有遗传因素；继发性多伴发大疱性皮肤病或炎症性疾病，如大疱性表皮松解症、皮肤卟啉症等。外伤后引起的粟丘疹往往发生于擦伤、搔抓部位和面部炎症性发疹以后，也可发生于皮肤磨削术后。

【临床表现】

粟丘疹多发于女性，皮疹常为多发性，表现为白色或淡黄色圆形小丘疹，直径1.0~2.0mm，无自觉症状，以针挑破之，可挤出少量白色角质物，是其特征（图17-5）。乳白色或黄色，针尖至粟粒大小，顶部尖圆，上覆以极薄的表皮，类似米粒埋入皮内。原发型好发于眼睑、面颊、颞部等，成年人也可发生于生殖器，婴儿通常限于眼睑及颞部。继发型多发于耳廓、手背、前臂及外伤、皮肤磨削术后相应部位。个别损害可有钙盐沉积，

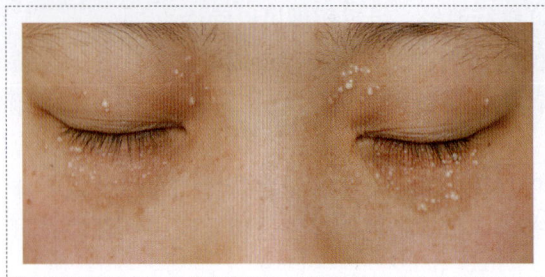

图17-5 粟丘疹

硬如软骨，损害增大时呈暗黄色。

【组织病理】

在组织学上类似微小的漏斗囊肿，含有几层角化的复层鳞状上皮和颗粒细胞层。原发性粟丘疹起源于皮脂腺导管口水平，近毛囊漏斗的最下部，呈小的囊肿，组织结构与表皮囊肿相似，但形态较小。继发型粟丘疹可从任何上皮结构发生，如毛囊、汗腺导管、皮脂腺导管或表皮，而水痘后继发的粟丘疹大多起源于小汗腺导管。

【诊断与鉴别诊断】

根据面部好发、皮损特点为白色粟粒大小丘疹，诊断不困难。

本病主要与以下疾病鉴别：

1. **传染性软疣（molluscum contagiosum）** 传染性软疣由传染性软疣病毒引起，典型损害为表皮细胞增生形成的丘疹，肉色或粉红色，圆形或半球形，表面有蜡样光泽，中心脐凹状，组织病理显示细胞质内有包涵体。

2. **汗管瘤（syringoma）** 损害多见于眼周，尤其是下眼睑的内侧，为半球形隆起性丘疹，如用针挑没有物质排出。

【对容貌及身心的影响】

数量较少的粟丘疹患者，对美容影响较小。多发性粟丘疹，常常对患者面部容貌产生影响，尤其是发生于眼睑周围的皮疹，往往成为患者就诊的原因，需要积极进行处理。

【治疗】

本病为良性小囊肿，一般无自觉症状，故不需要治疗。如有美容需要时，可手术治疗。可用针或11号尖刀片挑破或切开囊肿，去除角质心，亦可用多功能电子治疗仪等电灼去除。对于多发性粟丘疹，可外用维A酸、电烙术或电干燥法治疗，也可用激光治疗。

四 睑黄瘤

睑黄瘤（xanthelasma）是黄瘤病的一种类型，好发于眼睑内眦部，表现为黄色或橙色的斑疹及结节，严重影响美观。其他类型黄色瘤可发生于皮肤、肌腱或腱鞘，该病发生与脂质代谢障碍有关，约25%的患者血中的胆固醇增高。

【病因与发病机制】

睑黄瘤发病的主要原因为高脂蛋白血症，但部分血脂正常患者亦可罹患该病。皮损主要是含脂质的组织细胞在皮肤内沉积所形成的，患者有时伴有血脂增高、高脂蛋白血症、动脉粥样硬化等，故认为它是系统内脂质代谢障碍的外在皮肤表现。

【临床表现】

睑黄瘤是黄色瘤中最常见的类型（图17-6）。好发于上眼睑内眦部，一般两侧对称，亦可单发或多发。皮损表现为黄色或橙色斑、斑块、丘疹或结节，质软稍高于皮肤，边界清楚，常有2.0~3.0mm，皮损也可互相融合，有时损害覆盖大半个眼睑，甚至向上下眼睑外侧发展而蔓延成马蹄形，严重影响面部美观。睑黄瘤可长期存在，且有扩大的趋势，无自觉症状。

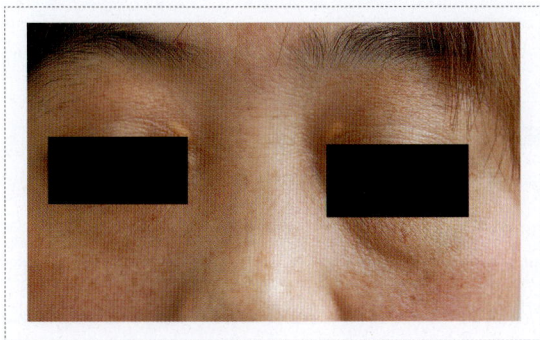

图 17-6　睑黄瘤

【组织病理】

黄瘤病各型组织形态学相近似,主要因为真皮内可见散在或成团的泡沫细胞,或黄瘤细胞呈群集浸润,表皮正常或压迫性变薄,常见 Touton 多核巨细胞,淋巴细胞、中性粒细胞、嗜酸性粒细胞很少或无。睑黄瘤中含胆固醇酯较多,猩红染色呈淡褐红色,偏振光显微镜下呈双折光性,在陈旧性皮疹中,多数泡沫细胞被纤维化组织代替,但睑黄瘤不发生纤维化。

【诊断与鉴别诊断】

根据皮损好发内眦,特殊的黄色及橙色、质地柔软等典型皮损特点,必要时结合血脂检查,不难诊断。

本病主要与以下疾病鉴别:

1. 眼睑汗管瘤（syringoma palpebrarum） 汗管瘤是一种小汗腺的错构瘤,好发于青年女性,常见下睑皮肤发病,皮损表现为米粒大小圆形或类圆形扁平丘疹,表面呈蜡样光泽,呈肤色或淡黄色,一般无自觉症状。

2. 毛发上皮瘤（trichoepithelioma） 为常染色显性遗传病,有家族史,青春期少年发病多见,皮损表现为针头至豌豆大小头、半透明坚实丘疹,鼻周多见,一般无自觉症状。

【对容貌及身心的影响】

睑黄瘤主要发生在眼睑等面部最直观的部位,对眼部的美观影响较重。严重时尚影响患者心理,产生焦虑等负面情绪。伴有高脂血症的睑黄瘤患者,若不及时治疗原发疾病,还可发生糖尿病、冠心病及动脉粥样硬化等疾病,威胁健康。

睑黄瘤皮损采用手术切除时,还应注意选择最佳方法修复创面,否则易致眼睑畸形;用激光或冷冻等物理治疗时,若治疗不当亦可造成瘢痕形成,影响美观。

【治疗】

1. 一般治疗 对大部分黄瘤患者不是针对黄瘤,而是针对高脂蛋白血症和伴发的疾病,因此,应注重全身状况的治疗与调节,以获得最佳的疗效。高血脂患者采用低脂饮食,增加蛋白摄入量;必要时配合降脂治疗,可口服降血脂药,如考来烯胺、藻酸双酯钠等;同时积极治疗原发病。

2. 局部治疗

（1）物理治疗:可采用汽化型激光、液氮冷冻、电灼、电凝等方法治疗。物理治疗时应注意控制治疗深度,以避免皮肤瘢痕形成,宜分次治疗。可用 35% 三氯醋酸局部涂抹行剥脱治疗,治疗时注意保护周围正常皮肤。

（2）封闭治疗:可采用肝素钠行皮损内注射。将肝素钠注射液（12500 单位制剂）皮损内注射,使黄色瘤皮损轻度隆起成为橘皮样变,每次注射量 0.2ml 左右,注射量取决于肿瘤的大小。每周注射一次,10 次为一疗程。文献报道治愈率可达 90% 左右。

3. 手术治疗 手术是治疗睑黄瘤的常用方法,对于皮损面积较小者可手术切除后直接缝合;皮损面积较大者,切除后用局部皮瓣进行修复手术创面或进行中厚、全厚植皮术。眼睑皮肤松弛患者,在切除皮损同时可行上睑整形术。

五 疣状痣

疣状痣（verrucous nevus）又称线状表皮痣或表皮痣（epidermal nevus），常为单侧线状排列的乳头状增生性皮损，系由局限性表皮发育异常所致，严重者可影响患者身心健康。

【病因与发病机制】

可能系常染色体显性遗传，与角质形成细胞的基因突变有关，由于表皮细胞发育过度，导致表皮局限性发育异常。研究发现，疣状痣患者存在角蛋白1基因突变，还有研究发现，在有面部畸形的疣状痣患者中出现了成纤维细胞生长因子受体3基因突变。在患者的一些细胞系，发现指示遗传镶嵌现象的染色体断点。也有报道，泛发型患者以显性遗传方式呈家族性发病，同一家族成员可发生大疱型先天性鱼鳞病样红皮病。这两种病的皮肤组织病理变化相似，它们可能是多向性显性基因的不同表现。

【临床表现】

通常出生时至10岁以内发病，偶见于青少年期发病。男女均可发生。皮损一般沿Blascko线纵形分布，常沿肢体分布，到达肢端，在躯干呈横向或曲线状排列。一般为单侧分布，亦有双侧或多条线状分布。疣状痣的皮损常为淡黄色至棕黑色角化丘疹，逐渐扩大呈密集疣状斑块，触之表面较硬。疣状痣发展缓慢，至一定阶段后即静止不变。本病一般无自觉症状，皮损发展时可有瘙痒感（图17-7）。

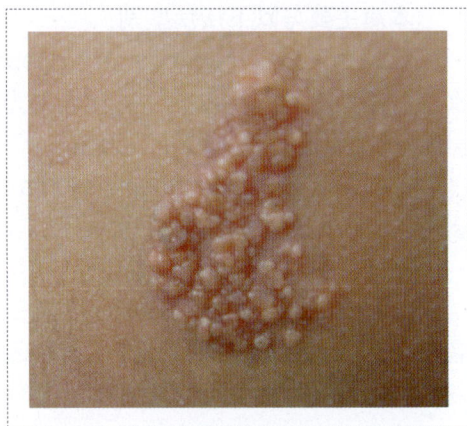

图17-7 疣状痣

根据临床表现可分三型：①局限型：皮损局限一处或一侧，常呈线状排列，也称为单侧痣。②泛发型：皮损多发，单侧或双侧分布，严重者泛发全身。豪猪状鱼鳞病为其最严重型，若合并其他先天性畸形，如牙齿、骨骼畸形和中枢神经系统疾患，则称为表皮痣综合征。③炎性线状疣状痣：系一种良性表皮增生，组织病理与银屑病相似。自觉瘙痒，常因搔抓表面有脱屑和结痂。

【组织病理】

组织学改变为表皮角质层和生发层增生，大部分患者表现为角化过度、棘层肥厚和乳头瘤样增生，少数表现为松解型角化过度。

【诊断与鉴别诊断】

根据幼年发病、皮损多为单侧线状隆起性疣状损害等特点可以诊断。

本病主要与以下疾病鉴别：

1. **线状苔藓（lichen striatus）** 好发于儿童，一般无自觉症状，病情有自限性。皮损由苔藓样小丘疹组成，呈连续或断续的线状排列，常分布于一侧上肢或下肢。

2. **线状扁平苔藓（linear lichen planus）** 好发于成人，自觉剧痒。皮损为紫红色多角形扁平丘疹，表面可见Wickman纹。多分布于一侧肢体上呈带状排列。组织病理检查具有特征性。

3. **线状银屑病（linear psoriasis）** 好发于成人，自觉瘙痒。皮损虽呈线状，但仍具寻常型银屑病的临床特点。组织病理检查具有特征性。

【对容貌及身心的影响】

本病一般不影响健康，但极少数患者可以伴有其他器官畸形，甚至出现皮肤恶变。发生在面、颈等暴露部位的疣状痣患者，不仅影响容貌，而且给人们的生活质量、社交、工作就业、婚育等都带来极大的困扰，造成不同程度的心理障碍。因此，对疣状痣应该加以高度重视，采用手术、激光和药物等多种手段早期治疗，达到治疗与美容的效果。

【治疗】

本病尚无理想的治疗方法，应该根据病变范围来选择治疗方案。本病极罕见情况下，皮损可自行消退。当皮损突然迅速增大、出现结节或溃疡时，应做活检以排除恶变。

1. **药物治疗** 对于泛发型患者可酌情选用口服和外用药物治疗。

（1）**口服药物**：面积大的系统性损害可试服阿维A酸或阿维A酯。

（2）**外用药物**：可选用维A酸类（维A酸、他扎罗汀、阿达帕林等）、地蒽酚、α-羟酸、氟尿嘧啶、鬼臼毒素外用，使表皮脱落减轻症状。

2. **手术治疗** 手术切除是疣状痣的首选治疗方法。根据皮损的分布范围、位置、大小不同而选择不同的手术方法。多数带条状分布的皮损可切除后直接缝合，必要时用皮瓣转移或全厚皮片植皮修复，大面积皮损可采用皮肤软组织扩张器的方法修复。切除时应深达脂肪层，以减少复发机会。

3. **物理治疗**

（1）**激光治疗**：对于小面积的皮损，可选用汽化型激光（如CO_2激光）一次性治疗。皮损面积较大时，可采用分次激光术。最常见的不良反应是瘢痕形成和色素沉着。

（2）**磨削治疗**：对于面颈部的小面积皮损，患者不愿手术切除时，可以选择皮肤磨削术。操作时根据皮损类型，分别采用点磨、圆磨或片磨。一般磨削至有点状出血和少量渗出为宜。

（3）**其他疗法**：如高频电离子、液氮冷冻、33%三氯醋酸化学剥脱等方法。采用这些方法应准确掌握治疗深度，否则易引起瘢痕和色素沉着。

六　软纤维瘤

软纤维瘤（soft fibroma）又名纤维上皮性息肉、皮赘，是一种有蒂的良性肿瘤，诊断靠病理检查。中老年人多发，尤以围绝经期后妇女多见，亦可见于妊娠妇女。

【病因及发病机制】

病因及发病机制不清。有学者认为本病为反应性增生，某些病例可能与局部轻微损伤有关。部分皮赘患者血甘油三酯增高，认为可能是高甘油三酯血症的一种皮肤标志。还有人认为本病是肠息肉的一种皮肤标志。

【临床表现】

本病常见于中老年人，尤以围绝经期后妇女多见。好发于颈部及腋下。皮损一般表现为多发性皱纹状小丘疹，肤色或浅褐色，质地柔软（图17-8）。临床通常分为三型：①丝状型：

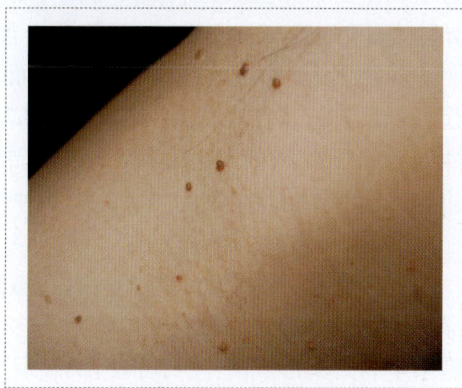

图17-8　软纤维瘤

单发或多发性丝状软纤维瘤，呈丝状增生的柔软突起，表皮角化明显，宽约2mm，长约5mm，常见于颈侧面；②有蒂型：可发生于面部、胸背乃至腋窝，多见于躯干下部、腹股沟区等，一般为单个有蒂，呈息肉样突起，质软，表面光滑，直径约10mm，或更大，常为正常肤色或色素增加；③丘疹型：多见于颈部，质软，可见色素加深，表皮过度角化，直径1~2mm，好发于颈部和腋下。软纤维瘤一般伴随症状不明显，当蒂部扭转，可致局部感染，出现肿、痛等症状，严重者可能导致坏死。

【组织病理】

肿瘤由疏松结缔组织、纤维细胞、胶原纤维等组成。丘疹型，表皮乳头瘤样增生，角化过度，棘层规则肥厚，可见角质囊肿；丝状型，表皮乳头瘤样增生，棘层中度肥厚，真皮内可见扩张的毛细血管或充血，部分损害中可以发现有痣细胞；有蒂型，表皮变薄，基底细胞较平而且色素加深，真皮内可有脂肪细胞，如果脂肪丰富者，称之为脂肪纤维瘤。

【诊断与鉴别诊断】

根据老年人发生于颈部或腋下皱纹状、丝状或者息肉样的肤色或浅褐色小丘疹，表面光滑，质地柔软，不难作出诊断。

本病主要与以下疾病鉴别：

脂溢性角化病（keratosis seborrheica）：常见于中老年男女，好发于躯干部，特征性皮损表现为黄棕色、褐色、油腻、表面粗糙不平的丘疹，质中偏硬，常无自觉症状。

【对容貌及身心的影响】

软纤维瘤好发于面颈部且常多发，由于发生在暴露部位，不易遮蔽，影响美观。对美观要求较高者，常需积极治疗。

【治疗】

1. **局部治疗**　选用五妙水仙膏等点涂患处，直至脱落。

2. **物理治疗**　可用液态酚或三氯醋酸局部涂擦腐蚀瘤体；也可用液氮冷冻、电凝或激光等方法进行治疗；较大皮损局麻下可用电干燥治疗。

3. **手术治疗**　对皮损较大的行手术切除。

七　异物肉芽肿

肉芽肿（granuloma）系指慢性炎症中，伴有单核吞噬细胞系统的细胞增生和聚集而形成的组织块。临床上根据刺激因子的来源可将肉芽肿分为感染性、非感染性和来源不明三类。异物肉芽肿（foreign-body granuloma）属于非感染性肉芽肿。

异物进入人体后，多被代谢排泄而不引起任何反应，但有时吸收到某些部位的组织中引起沉积反应，或在皮肤上引起局部反应。广义上的异物包括：金属性异物如铍、锆，非金属性异物如石蜡、玻璃、石英等，植物和纤维如棉线、丝线、淀粉等，内生性结晶物质如尿酸盐等，这些异物均可引起相应的肉芽肿性反应，故异物肉芽肿的种类繁多。

【病因及发病机制】

异物肉芽肿是异物引起的一种过敏反应，发生于有异物过敏素质者。异物进入人体到肉芽肿发生，一般时间较长，皮疹常为多发，形态亦可多样。由于组织对异物的反应，吞噬细胞增生和聚集形成肉芽肿，但组织病理上一般见不到异物被吞噬现象。

【临床表现】

从异物进入人体到发生皮疹的时间一般较长，可由数月到数年不等，如硅化物（水泥、砂石、玻璃等）可于10年左右方可出现皮疹反应，皮损表现因异物的种类、性质及侵入方式不同而异，常见有丘疹、结节、斑块、色素沉着、炎症反应及炎症细胞浸润等，局部皮肤颜色可呈红色或紫红，亦可为正常肤色，皮损坚硬，不可能自行消退。少数因炎症反应强烈而致组织坏死，可自行破溃排出异物或坏死物。

异物性肉芽肿种类繁多，如硅油肉芽肿、铍肉芽肿、硅土肉芽肿、毛发肉芽肿、植物肉芽肿、淀粉肉芽肿等。临床上还可见由注射美容填充材料如液状石蜡、液体硅胶油、聚丙烯酰胺水凝胶、胶原等引起的异物肉芽肿（图17-9）数月才于注射部位及其周围出现结节、斑块。皮损持续存在，结节和斑块质地较硬，无压痛，表面皮肤外观正常，有时可形成溃疡。

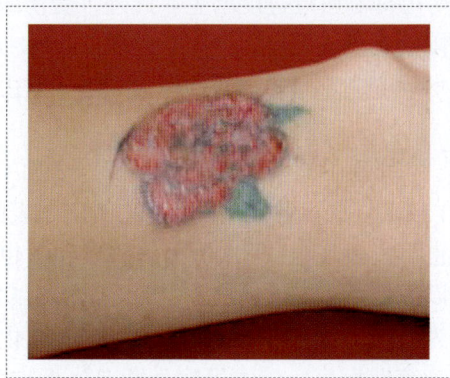

图17-9 植物性肉芽肿（文身染料所致）

【组织病理】

由于进入体内的异物不同，组织病理改变也有差异。一般可见到结核样结节，由上皮样细胞构成，巨细胞和干酪样坏死可有可无，一般见不到异物被吞噬现象。

【诊断与鉴别诊断】

详细询问病史，尤其是外伤史、接受美容治疗史，在本病的诊断中具有重要意义。根据典型临床表现、详细病史，一般诊断不难。但对于病史不明确或故意隐瞒病史的患者，则诊断主要依靠组织病理学检查。

【对容貌及身心的影响】

不同部位的异物肉芽肿对美容的影响程度不尽一致，但发生于面部的异物肉芽肿往往可引起患者巨大的精神压力，尤其是为追求美而接受不正规医疗美容导致的肉芽肿，往往形成多个高出面部皮肤的肿块，严重时可造成面部表情僵硬，影响患者的自信与社会交往，给患者造成巨大的精神创伤。

【治疗】

及时去除异物是预防和治疗异物性肉芽肿形成的最佳手段，治疗原则是小面积的可直接切除缝合，大面积的可以切除后植皮。如损害小而无自觉症状，又不影响美观和功能者，可不予处理。手术治疗虽然较彻底，但会造成二次损伤，因此手术要尽可能地避免并发症的产生。

数量较多、体积较小且不适宜手术者，可局部注射皮质类固醇激素。对于明显肉芽增生的患者，也可尝试采用浅层X线照射治疗。

八 面部瘢痕

瘢痕（scar）形成是皮肤损伤达到一定程度后组织修复的必然结果。从外观看，瘢痕可以分为增生性瘢痕与萎缩性瘢痕。面部的瘢痕不仅影响美观，还可能导致眼、耳、鼻、口等器官变形，使患者产生心理障碍，从而降低生活质量。

【病因及发病机制】

瘢痕的形成和演变过程受多种内在因素和外在因素的影响。瘢痕疙瘩常有家族遗传性，在有色人种的发生率明显高于白种人。细胞因子与瘢痕疙瘩生成有关，如TGF-β、PDGF、bFGF、IGF-1及IL-4、IL-6、IL-11、IL-13等可促进瘢痕疙瘩纤维化，IFN-α和IFN-γ、TNF-β等可抑制瘢痕过度增生。此外，受伤的部位、损伤的深度、伤口的张力、伤口局部有无异物、慢性刺激或感染等因素，均可影响瘢痕的形成。面部瘢痕常由外伤、痤疮、水痘、感染、手术等造成。如耳垂处的瘢痕疙瘩，常由穿耳钉所致。

【临床表现】

增生性瘢痕组织隆起于皮肤表面（图17-10）。萎缩性瘢痕既可以平于皮肤表面，也可以表现为凹陷；既可以为红色，也可以为皮色。多数情况下，增生性瘢痕初始为红色，经过一段时间后或渐渐转化为萎缩性瘢痕，或体积缩小渐变为近皮色。如果是瘢痕体质，增生性瘢痕往往持续性生长，形成瘢痕疙瘩。表现为高出皮面的隆起性斑块，形态有时呈蟹足状，斑块往往超出原有损伤部位，早期成鲜红色，晚期为暗紫色，与周围正常皮肤界限清楚。各类瘢痕在早期常有明显的痒痛，增生性瘢痕

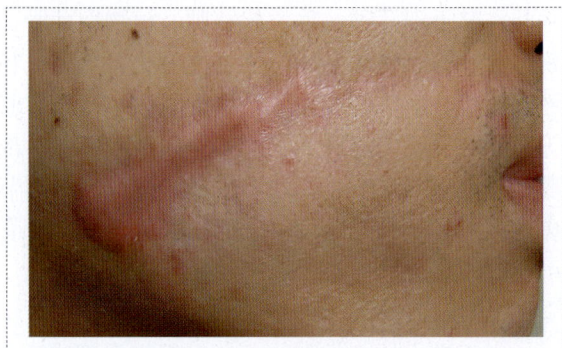

图17-10 面部增生性瘢痕

有自然消退趋势，随消退而痒痛减轻。瘢痕疙瘩常持续性生长，治疗后也易复发（图17-11、17-12）。

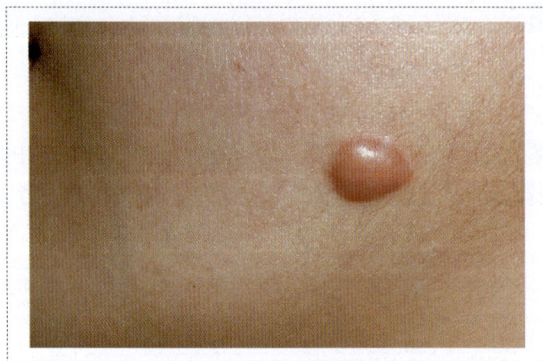

图17-11 面部瘢痕疙瘩

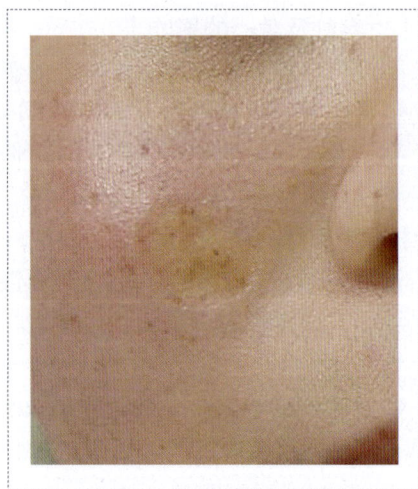

图17-12 面部凹陷性瘢痕

【诊断与鉴别诊断】

根据病史和临床表现，面部瘢痕容易诊断。

增生性瘢痕（hypertrophic scar）和瘢痕疙瘩（keloid）应进行鉴别。可以根据瘢痕的症状、好发部位、形态质地、生长趋势等方面进行鉴别（表17-1）。

表 17-1 增生性瘢痕与瘢痕疙瘩诊断要点

	增生性瘢痕	瘢痕疙瘩
形态质地	色泽鲜红或暗红，略高出皮面，与周围皮肤平滑过渡	暗红色质硬肿块，高出皮面，肿块常超过原来的损伤范围，常成蟹足状生长
症状	痒痛较重，常有抓痕	红色部分瘢痕痒重并时有疼痛
生长趋势	经过半年至一年后，瘙痒减轻、皮损可自然消退	持续生长，一般无自然消退趋势
好发部位	皮肤任何部位	常发生于面颊部、耳部、胸肩等特殊部位
皮肤外科治疗	有效	困难，需综合治疗，易复发

【对容貌及身心的影响】

发生在面部的瘢痕严重影响着人的外貌，尤其是眼、耳、鼻、唇等周围皮肤的瘢痕，可以导致器官的变形。面部特殊部位的瘢痕可以使重要器官牵拉畸形导致功能障碍，造成身体影响。面部瘢痕对心理影响也很大。从心理发展过程分析看，外貌异常会影响人的性格和个性的正常发展。每个人的内心都有着对自己身体的影像，在心理学上称为体像，它是一种自我心理感受。童年期存在面部瘢痕等皮肤美容缺陷的人，受到周围的不良刺激，在体像的形成过程中与真实的体貌就会产生偏差，心理就会失去平衡产生心理障碍。面部畸形的轻重程度与患者的心理异常程度无关，患者心理上的"瘢痕"比面部的瘢痕更为可怕。

【治疗】

治疗面部瘢痕首先应正确判断瘢痕的种类、状态、具体形态，以及患者的需求。治疗方法可分为非手术治疗和手术治疗。非手术治疗包括外用药物、药物注射、激光、磨削、局部放射治疗、加压治疗等；手术治疗主要是手术切除瘢痕，切除后可根据情况选择直接缝合、皮瓣修复、皮肤移植、皮肤扩张技术等进行修复。瘢痕疙瘩常需综合治疗，以降低复发率。

1. 药物治疗 通过瘢痕内注射药物可以使凸起的瘢痕组织变平萎缩。常用的药物有糖皮质激素类、抗组胺类、抗肿瘤类以及生物制剂等。常用于增生性瘢痕和瘢痕疙瘩的治疗。

2. 美容治疗

（1）激光治疗：对增生性瘢痕采用585nm染料激光，该激光能对较小的血管产生封闭作用，对胶原组织有凝固作用，可以达到止血、减少渗出和促进胶原增生的作用。对浅表凹陷性瘢痕可采用汽化型的铒激光、超脉冲CO_2激光、点阵激光等，可对瘢痕进行汽化和精确打磨。

（2）放射治疗：X线、电子束等可以治疗瘢痕疙瘩和增生性瘢痕。手术前及术后早期照射，可以减少成纤维细胞的数目，从而减少胶原纤维的合成。

（3）磨削：主要用于轻度的凹陷性瘢痕，对较大较深的瘢痕效果不理想。可选用微晶磨削、砂轮磨削。

（4）硅凝胶膜贴：硅凝胶膜贴敷瘢痕处可以缓解瘢痕症状，促进瘢痕组织成熟软化。

3. 手术治疗

（1）增生性瘢痕的治疗

1）面部线状增生性瘢痕：面部线状增生性瘢痕多为外伤所致，而且瘢痕的走行常不与面部皮纹或面部松弛皮肤张力线一致。手术时建议先将瘢痕彻底切除，然后分层缝合，注意减张与皮肤对合，必要时采用Z成形或多Z成形以改善瘢痕张力状态。术后可行硅胶封包。

2）痤疮后形成的增生性瘢痕：痤疮形成的增生性瘢痕多表现为红色结节，有时互相交联、彼此搭桥现象。治疗时应首先切除瘢痕彼此间交联的部分。如果多个增生性瘢痕融合成大结节，建议先行糖皮质激素瘢痕内注射。

3）耳廓瘢痕疙瘩：单纯手术几乎均会复发，手术只是创造预防瘢痕的条件，术后还要配合局部糖皮质激素注射、浅层放疗。手术后压迫抗张也很重要。当耳廓瘢痕疙瘩蒂较小时，可以直接全部切除，然后将蒂部缺损直接缝合。如果瘢痕疙瘩的蒂较宽，建议先将瘢痕疙瘩大部分切除，再将残留部分的瘢痕组织剔除，保留外面正常厚度皮肤，最后修剪保留的皮肤，用其覆盖缺损。从本质讲，后者是"瘢痕去核法"的一种改良。对于非耳垂部位的耳廓瘢痕疙瘩，还可以根据大小行耳廓楔形切除，再闭合。缺损闭合前，可在切缘真皮层多点注射糖皮质激素。术后放疗要求在24小时内完成首次治疗，其后连续4~5天。

（2）**萎缩性瘢痕的治疗**：较大面积的萎缩性瘢痕建议采用磨削术磨削瘢痕与正常皮肤的交界，往往需要多次治疗，每次间隔4周以上。中小面积的萎缩性瘢痕可以考虑切除再重新缝合。缝合时一定要注意正确实施皮内缝合，表皮缝合要松弛，而且表皮保持外翻且对合整齐。

有时萎缩性瘢痕与增生性瘢痕并存，而且由于增生性瘢痕形成交联，可以出现局部有两层皮肤的情况，即增生性瘢痕覆盖在萎缩性瘢痕之上。此时建议先治疗增生性瘢痕，再处置萎缩性瘢痕。

如果萎缩性瘢痕面积较大，且其平面与周围正常皮肤平面落差显著，可以考虑游离萎缩性瘢痕边缘，将瘢痕边缘与周围正常皮肤缝合在同一个平面上，待恢复一段时间后再行二次成形，尽量淡化瘢痕与周围正常皮肤的边界。

总之，瘢痕的治疗是一项系统工程，往往不是单一方法能够取得满意治疗效果的。治疗前，一定要让患者对治疗效果有合理的期待值，而且要对治疗效果显现的时间及漫长复杂的治疗过程有充分的心理准备。治疗时，要遵循先有创后微创、先粗后细、先增生性瘢痕后萎缩性瘢痕循序渐进的治疗原则。

九　表皮囊肿

表皮囊肿（epidermal cyst）又名表皮样囊肿、毛囊漏斗部囊肿、角质囊肿。是一种良性皮肤肿物，临床常见。

【病因及发病机制】

本病起源于毛囊漏斗部上皮。一般认为表皮囊肿形成是由于炎症或外伤，如针刺或四肢摩擦、压迫，将表皮或附属器上皮植入真皮而发病。亦可因先天性组织发育异常所致。

【临床表现】

是最常见的皮肤囊肿之一。好发于儿童、青壮年头面部，老年少见。可发生于全身任何部位。囊肿常为单个或数个，直径0.5~5cm的半球形隆起突出于皮面的囊性肿物。囊内主要内容物为角质，可破溃化脓。囊肿破裂或剖开后常有难闻味道。生长缓慢，无自觉症状，极少恶变（图17-13）。

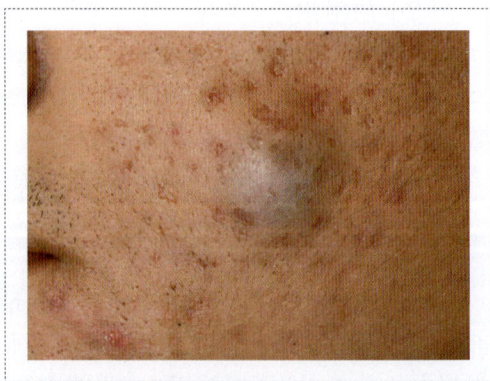

图17-13　表皮囊肿

在Gardner综合征时，可在头面部出现多发性表皮囊肿，其他体征为结肠息肉、多发性骨瘤和其他软组织肿瘤。

【组织病理】

肿瘤位于真皮内，囊壁为表皮样结构，即由基底细胞、棘细胞、颗粒细胞层组成，囊内容物为板层状或网篮状角质物。连续切片有时可见囊壁与表皮相连部分。囊肿破裂可引起异物反应。

【诊断与鉴别诊断】

根据儿童、青壮年头面部的半球形隆起皮面的囊性肿物，囊内主要内容物为角质，可破溃化脓；生长缓慢，无自觉症状不难诊断。

本病主要与以下疾病鉴别：

1. **脂囊瘤（steatocystoma）** 常为多发，好发于胸部剑突及其周围，囊壁破溃后可挤出脂滴样油状物。

2. **脂肪瘤（lipoma）** 常位于躯干、四肢皮下，数个至数十个不等，数厘米直径大小，个别可伴有疼痛，组织病理为无包膜的脂肪团块。

【对容貌及身心的影响】

表皮囊肿虽可发生于全身任何部位，但较常见于头面颈等部位，又常见于儿童和青壮年，故对美容有一定影响，要求治疗的患者也较多，应给予积极有效的治疗。囊肿增大后产生占位，可挤压周围正常组织。伴有炎症的表皮囊肿可破溃化脓，导致瘢痕形成。较大的表皮囊肿手术切除后，若囊腔闭合不佳亦可造成明显的切口瘢痕。故应在体积较小时治疗，有炎症的表皮囊肿应待炎症消退后手术治疗。

【治疗】

1. **手术切除** 梭形切口完整切除囊肿或沿表面切口完整剥离囊肿，但囊肿较大者应注意闭合好摘除囊肿后遗留的空腔间隙，避免死腔形成。

2. **穿刺** 囊壁挤出内容物，然后用止血钳或刮匙摘除（刮除）囊壁，填塞油纱换药直至愈合。

➕ 脂囊瘤

脂囊瘤（steatocystoma）又名多发性皮脂囊瘤（多发性脂囊瘤）（steatocystoma multiplex），是一种常染色体显性遗传的皮肤病，实为一种错构瘤。

【病因及发病机制】

本病源自皮脂腺导管的囊肿，属皮样囊肿的一种变型。发病与遗传有关，多呈常染色体显性遗传。往往有家族史，有家族史者出生时即可有皮损，并可并发其他外胚叶异常。

【临床表现】

本病较少见。可发生于各种年龄，但更多见于青春期男性。好发于胸部剑突及其周围，也可见于头面、上臂及躯干、男性阴囊等处，极少数泛发全身。常为多发，甚至达数百个，少数单发。典型损害为直径2mm~2cm以上的皮色、淡黄色或淡蓝色囊性结节，质地中等或稍有弹性。小瘤体往往位于皮下，大瘤体常高于皮面且柔软，无自觉症状。阴囊处皮损可发生钙化。囊壁破溃后可挤出白色奶酪状物质或脂质小滴样油状物。本病可伴发其他先天性外胚叶发育异常如鱼鳞病、先天性厚甲等（图17-14）。

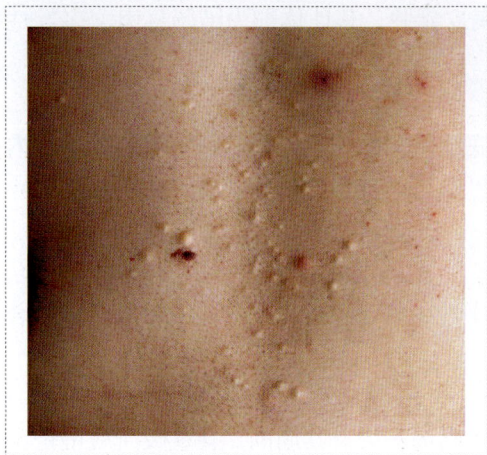

图17-14　脂囊瘤

【组织病理】

肿瘤位于真皮内，囊壁为复层鳞状上皮，表面有一层薄的致密的角质层，有时囊壁被挤压仅剩一二层上皮。囊壁内或囊壁附近可见皮脂腺小叶。囊内容物为皮脂，可见少许角质物或毛干。

【诊断与鉴别诊断】

根据青春期男性发生于胸部剑突及其周围、多发、直径2mm~2cm的皮色、淡黄色或淡蓝色囊性结节，质地中等或稍有弹性，无自觉症状，可作出初步诊断；确诊依靠组织病理。

本病主要与以下疾病鉴别：

1. **表皮囊肿**（epidermal cyst）　好发于儿童、青壮年头面部，囊肿常为单个或数个，很少有多发者，直径为0.5mm~5cm的半球形隆起皮面的囊性肿物；囊内主要内容物为角质，可破溃化脓。

2. **皮样囊肿**（dermoid cyst）　一般出生或5岁以内发生，皮损以面部多见，为直径1~4cm的半球形隆起的囊性肿物。

【对容貌及身心的影响】

脂囊瘤虽多发生于胸腹部，但也可累及颈部及阴囊。颈部皮损常暴露体表，影响外观。阴囊皮损虽在隐蔽部位，但亦可对患者心理造成较大影响。对美容及心理影响较大者，需积极治疗。

【治疗】

一般无需治疗。如需治疗多采用手术剥离，但属于对症治疗，仍有复发风险。瘤体小者，梭形切口完整切除或表面切口完整剥离瘤体，然后缝合切口。瘤体很小时可不予缝合，瘤体大者切除或剥离后应注意避免遗留死腔。

十一　皮脂腺痣

皮脂腺痣（sebaceous nevus）是好发于头面部的局限性先天性表皮发育障碍，以皮脂腺增生为特点。又称器官样痣（organoid nevus）、皮脂腺错构瘤（sebaceous hamartoma）、先天性皮脂腺增生（congenital sebaceous hyperplasia）等。本病是一种表皮、真皮及表皮附属器所构成的器官样痣，但通常其主要成分为皮脂腺。

【病因及发病机制】

皮脂腺痣为一种先天性发育异常，以皮脂腺增多为主，表皮、真皮和其他皮肤附属器也参与形成。皮脂腺痣往往并发其他附属器肿瘤，并有顶泌汗腺存在，提示皮脂腺痣是从原始上胚芽衍化而来，而且单纯皮脂腺成分罕见，通常表皮、顶泌汗腺及毛囊均参与皮脂腺痣的形成，故属于器官样痣。另外，原始上皮胚芽细胞、基底细胞及黑素细胞均来源于外胚层，因此皮脂腺痣继发或合并此类良恶性肿瘤的概率相对较高。

【临床表现】

皮脂腺痣出生时或出生不久发病，男女均可发生。最常见于头皮和面部，亦可见于颈部、躯干。皮损呈局限性稍隆起的斑块或结节，淡黄或黄褐色，边缘清楚。头皮皮损处可部分或完全秃发。常为单个，偶见多发或泛发；头面部以外皮损可呈线状排列。在本病的发展过程中，表现有所不同。婴幼儿期，由于皮脂腺尚未完全发育，因此皮损隆起不明显，表现为一局限性表面无毛的淡黄色斑块，表面光滑呈蜡样外观；青春期开始，皮脂腺逐渐增大，故皮损肥厚呈结节状、分叶状或疣状，可伴有密集乳头瘤样隆起；到了老年期，皮脂腺呈肿瘤样增生，皮损多呈棕褐色、疣状，质地较硬，常继发或合并其他皮肤附属器良恶性肿瘤（图17-15）。

临床上可分为三期。第一期为幼年期，表现为黄色至橘黄色的斑块，略高出皮面，呈圆形、卵圆形或线形，表面平坦或呈颗粒状，无毛发。第二期为青春期，斑块厚度增加，明显隆起，表面呈黄色结节或疣状增生，无毛发。第三期为成年期，皮损可出现多种良恶性肿瘤，皮脂腺痣并发肿瘤现象多见于头面部皮损。最常见的是基底细胞上皮瘤，其次为乳头状汗管囊腺瘤；少见的有皮脂腺腺瘤、透明细胞汗腺瘤、汗管瘤、顶泌汗腺囊腺瘤、鳞状细胞癌、角化棘皮瘤等。皮脂腺痣通常并发一种肿瘤，但极少数情况下可并发两种甚至更多种肿瘤。

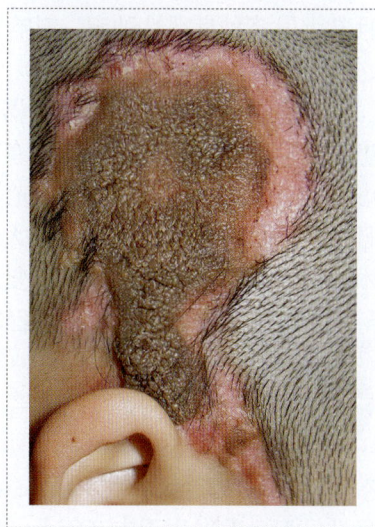

图17-15　皮脂腺痣

【组织病理】

不同临床时期的皮脂腺痣，其病理变化有所不同。在婴幼儿期主要表现为分化不全的毛囊结构，常见类似胚胎期毛囊的未分化细胞索。皮脂腺发育不良，大小和数目较少，不能辨认出顶泌汗腺。表皮轻度增生，甚至原始毛囊滤泡缺如或仅出现较多发育不良的细小皮脂腺。到青春期则可见大量成熟或接近成熟的皮脂腺，无皮脂腺导管，而且直接与毛囊漏斗相连。表皮呈疣状或乳头瘤样增生肥厚，可见棘层肥厚、皮脂腺过度增生，可见明显的顶泌汗腺。此时毛囊仍很小，偶见未分化的细胞胚芽。而老年期表皮多呈疣状增生，皮脂腺则呈肿瘤样增生，病变周围见有大的毛囊，而病变处则无。

【诊断与鉴别诊断】

根据幼年起病，皮损主要在头面颈部的黄色或棕褐色斑块，即应考虑此病。如组织学上发现皮脂腺组织增多，或伴有表皮、真皮或表皮附属器的发育异常，则可确诊。

本病主要与以下疾病鉴别：

1. **乳头状汗管囊腺瘤**（syringocystadenoma papilliferum）　皮损表面湿润，有分泌物和结痂，病理为表皮囊状凹陷，囊壁和绒毛状突起衬以两行细胞的特点加以区别。

2. **皮脂腺增生**（sebaceous hyperplasia）　老年性皮脂腺增生，多发生于中年以上患者面部，损害常为数个散在丘疹，镜下成熟皮脂腺小叶增生，围绕着中央导管，位置极浅，表皮常萎缩。皮脂腺腺瘤患者平均年龄超过60岁，常为单个半球形丘疹，质硬，边界清楚，直径小于1cm，组织病理提示缺乏器官样结构，无清楚的皮脂腺导管结构存在，由多个皮脂腺小叶构成，呈分叶状。

3. **皮脂腺腺瘤**（sebaceous adenoma）　多发生于中年以上女性，好发于面部，损害一般为单个，实质上为向皮脂腺分化的基底细胞癌。瘤中基底样细胞为主要成分，而皮脂腺细胞较少，常无正常皮脂腺小叶结构。

【对容貌及身心的影响】

皮脂腺痣皮损主要发生在头面部，尤其是在青春期明显增大，且常伴有秃发，影响容貌。患者也会因为头面部的皮损而产生社会心理问题，最常见的是自尊心、自信心受损，尴尬、抑郁、紧张、社交障碍，甚至影响患者的婚育等。皮脂腺痣尚可因治疗不彻底时病情反复，且常继发多种良恶性肿瘤，影响身体健康，一旦确诊，应积极治疗。

【治疗】

尽管皮脂腺痣多并发附属器良性肿瘤，但它好发于头面部，并且可明显增大，严重影响患者的容貌，因此一般主张青春期前治疗，如果损害去除不彻底仍可复发。皮损较小者可考虑冷冻、电灼、电干燥术、激光等非手术疗法，但缺点是治疗不彻底，易复发或继发新生物，且头皮部位治疗后仍秃发。较大者主张手术治疗，手术切除要足够深，达顶泌汗腺部位。手术创面采用皮瓣修复，皮瓣修复较困难者需采用头皮或皮肤扩张术。由于多数手术在局部麻醉下即可完成，且风险小、疗程短、痛苦轻、复发率低，患者乐于接受。

十二 老年性皮脂腺增生

老年性皮脂腺增生（senile sebaceous hyperplasia）是老年皮肤内皮脂腺增生所致，属于良性病变。常发生于中老年人，病因不明。本病又称老年性皮脂腺痣或腺瘤样皮脂腺增生。

【病因及发病机制】

老年性皮脂腺增生是老年皮肤内正常皮脂腺增大所致。其病因尚不明确，许多因素可诱发，如物理性损伤、细菌感染、体内雄性激素水平过高、用药不当（如长期服用某些激素类药物）、长期紫外线照射等。

【临床表现】

本病常发生于50岁以上中年和老年人面部，皮损尤其好发于前额和颊部。有少数人外阴部可发生，主要见于男性阴茎、阴囊，女性大阴唇。皮损表现为高出皮面的淡黄色小结节，直径2~3mm，质软，中央有浅脐窝，表面有或无毳毛。可单发或多发，球形或分叶状。个别病例表面可有点状角化。如不治疗，可长期存在。本病无明显自觉症状（图17-16）。

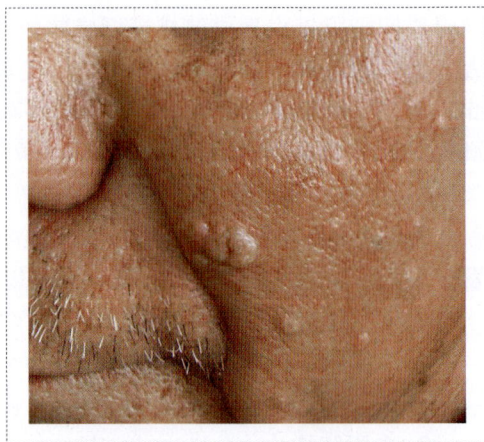

图17-16 老年性皮脂腺增生

【组织病理】

多数皮损由一个单独增生肥大的皮脂腺构成，皮脂腺中央导管短粗，周围有许多皮脂腺小叶成群地围绕，呈葡萄串状。开口于病变中央凹陷处的表皮。如做连续切片，则可见所有的皮脂腺小叶都与此导管相连。临床上大的皮损则可由几个增大的皮脂腺组成，并含有几个导管，每个导管也绕有群集的皮脂腺小叶。大多数的皮脂腺小叶均已成熟，但有些在其周围仍可见一行以上未分化的生发细胞。皮脂腺的位置较浅，常与表面萎缩的表皮相连。

【诊断与鉴别诊断】

根据中老年好发，皮损常为面部散在的黄色小结节，组织学上显示皮脂腺增生即可诊断。

本病主要与以下疾病鉴别：

1. **皮脂腺痣（sebaceous nevus）** 皮脂腺痣发生于出生时或出生后不久，为淡黄色或黄褐色疣状或乳头瘤样增生性斑块，中央无脐窝。组织病理显示病变组织中央无大的导管，皮脂腺直接与毛囊漏斗相连，因此临床上看不到脐窝，而且在皮脂腺的下方常可见顶泌汗腺，表皮呈疣状或乳头瘤样增生。

2. **鼻赘（rosacea hypertrophica）** 皮损边界不清。组织病理可见大的皮脂腺和导管，但没有过度增大的皮脂腺小叶包围着中央呈囊性扩张的导管，与周围组织分界不清，而且常见异物肉芽肿。

3. **早熟性皮脂腺增生（precocious sebaceous hyperplasia）** 早熟性皮脂腺增生有常染色体显性遗传倾向，发病时间较早，常于发育期或20~30岁期间发病。好发于面部，特别是下颏部，损害为黄色丘疹，直径1~2mm，簇集成片，个别皮损中央有脐窝。病理表现为皮损处有成熟的皮脂腺，处于增生状态，淋巴细胞浸润少见。而老年性皮脂腺增生则是围绕皮脂腺导管排列的成熟皮脂腺小叶。

其他需要鉴别的还有胶样粟丘疹、表皮囊肿及皮脂腺腺瘤等。个别病例尚需要与皮脂腺癌、单发性肥大细胞增生病及黄色瘤等鉴别，通常做病理检查即可确诊。

【对容貌及身心的影响】

老年性皮脂腺增生皮损主要发生在头面部，皮损多发时常影响美观。除此之外，由于皮损无自觉症状，故一般不影响身体健康。因本病多见于50岁以上的中老年男性，因此对患者心理影响多不明显，但对于对美观要求较高的中老年患者，也应给予积极的处理。

【治疗】

一般无需治疗。影响外观时可采用手术切除。其他方法如冷冻、电灼、化学剥脱、激光等也可试用。有人用雌激素治疗，可获得暂时疗效。

十三　脂溢性角化病

脂溢性角化病（seborrheic keratosis，SK）又称老年疣、老年斑、基底细胞乳头瘤，是一种老年人最常见的表皮良性肿瘤，目前已被证明是单克隆性质而不是表皮增生，其特点是基底样细胞增生，伴有不同程度的鳞状细胞分化。好发于60岁以上的男性，50岁以下则非常罕见，且大多患者为绝经期妇女。该病病因不明，可能与年龄、日晒、慢性炎症刺激、人乳头瘤病毒感染等有关。一般无需治疗。

【病因及发病机制】

脂溢性角化病病因和发病机制还不十分明确。有些研究认为此病与年龄有关，多见于60岁以上的老人，而且日晒在疾病发生过程中也发挥了重要作用，然而也有学者持有异议。也有研究认为人乳头瘤病毒（human papilloma virus，HPV）可能是其发病原因，尽管患者本身并无HPV感染的临床表现。HPV表达阳性的脂溢性角化病大多发生在生殖器部位，非生殖器部位的脂溢性角化病中HPV常表达阴性，因此有学者认为这些HPV表达阳性的脂溢性角化病可能为尖锐湿疣。还有研究提示脂溢性角化病可能为一些恶性肿瘤的皮肤表现，如胃癌或结肠癌等。表现为短期内皮损迅速增多（Leser-Trélat征），然而肿瘤与脂溢性角化病之间的关系尚未完全证实，因为也有这类脂溢性角化病自然消退的报道。

【临床表现】

本病好发于40岁以上，男女发病率无明显差别。皮损可发生于体表任何部位，最常见于头皮、面、颈、躯干、上肢，通常不累及掌跖部位。初起损害为一个或多个皮色或浅褐色的扁平丘疹或斑块，呈圆形、椭圆形或不规则形，表面光滑或略呈乳头瘤状，1mm至数厘米大小不等。随着病情发展，损害缓慢增大，变厚，且数目增多，颜色加深，形成境界清楚的疣状斑块，质地较为油腻，表面可呈乳头瘤样增生，呈褐色或棕黑色，表面常覆油腻性鳞屑。有时损害呈圆顶状，表面光滑，有时伴有炎性的晕或呈湿疹样表现（Meyerson现象）。多无自觉症状，但少数有痒痛感。病程缓慢，通常难以自行消退，极少发生癌变。灰泥角化病（stucco keratosis）是本病的变型之一，皮损以灰白色角化过度性丘疹为特征，好发于老年人的四肢末端部位（图17-17）。

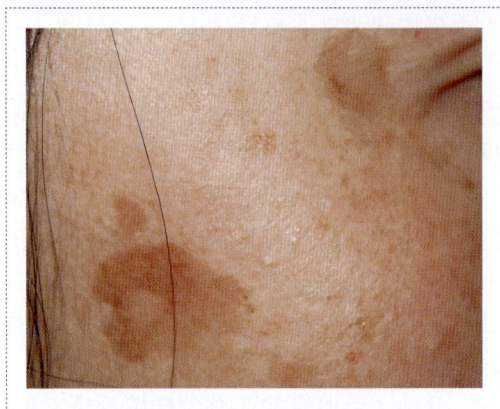

图17-17　脂溢性角化病

【病理表现】

基本病理表现为角化过度，内含假性角囊肿。棘层增生肥厚，内含基底样细胞及鳞状细胞。肿瘤病变基底位于同一水平面上，呈乳头瘤样增生，两端与正常表皮相连。

病理上可分为三型，即角化型、棘层肥厚型及腺样型。有时可见表皮内巢称为克隆性脂溢性角化病（Borst-Jadassohn现象），有时皮损仅稍高出邻近表皮，为扁平脂溢性角化病，基质中偶可见到淀粉样物质沉积。有些损害有大量角囊肿，并常伴有致密炎症细胞浸润，称为"激惹型脂溢性角化病"。腺样型脂溢性角化病可有明显色素，但假性角质囊肿不明显。

【诊断与鉴别诊断】

根据中老年颜面部和躯干出现境界清楚，圆形或椭圆形的褐色或黑褐色的丘疹或斑疹，皮损表面可见毛囊角栓形成，可作出初步诊断，组织病理检查可确诊。

本病主要与以下疾病鉴别：

1. 黑素瘤（melanoma）　多为表面光滑，周边红晕、浸润。

2. 日光性角化病（solar keratosis）　多位于曝光部位，鳞屑性红斑，境界不清为特征。

3. 色素性基底细胞癌（pigmented basal cell carcinoma）　多为中央凹陷或溃疡形成，边缘参差不齐并向内卷起，肿瘤周边表皮血管扩张等特征可鉴别。

【对容貌及身心的影响】

本病皮损不能自愈，且随着年龄的增长皮损会逐渐增多。由于皮损多见于头面、颈部、手背等露出部位，对容貌影响较大。本病多发生于老年人，会给较年轻患者予以老化的感觉，患者会因此产生心理问题，给工作生活带来苦恼。虽然一般不会引起恶变，有时因搔抓等不良刺激，会引起局部皮肤的感染，有毁损皮肤的可能。罕见的有发生基底细胞癌的可能。在患者有要求，并且有条件的情况下应给予适当的处理。

【治疗】

脂溢性角化病一般不需要治疗，若临床出现症状或患者有美容的需求可以给予治疗。治疗前应排除基底细胞癌等恶性病变。

冷冻疗法对于一般的脂溢性角化病疗效较好，部分损害可能需要数次治疗。冷冻治疗后可能留有炎症后色素沉着或色素减退。另外可用电干燥法、刮除术、激光等治疗。

皮损较大时可考虑手术削除。手术刀紧贴皮损基底，平行于皮面，削除皮损，层次不要太深，以见点状出血为佳。手术切除亦可作为一种选择，手术时并不需扩大损害的切除范围，但是手术切除可能会遗留明显的瘢痕。不能明确为典型的脂溢性角化病皮损，或疑诊恶性黑素瘤等恶性肿瘤时，应予以切除后行病理检查。

另外，局部可以用氟尿嘧啶治疗。

（邓　军　方　方　李　航　陈晓栋）

第二节　癌前期皮肤肿瘤

日光角化病（solar keratosis）又称为光线性角化病（actinic keratosis，AK），好发于曝光部位，一般被认为是一种癌前病变，也有人认为它本身就是鳞状细胞癌的一型。

【病因及发病机制】

病因不明。有文献报道50岁以上的白种人有50%以上患有光线性角化病。长期紫外线照射被认为是最重要的诱发因素，长期紫外线照射后，表皮细胞的DNA受到损伤，干扰了皮肤自身的稳定性，部分损伤的DNA未能得到修复，从而发生光线性角化病。另外X射线也是致病因素之一。近年来也有研究在AK中作HPV序列检测，但迄今尚无相关的证据证明HPV参与AK的发生。

【临床表现】

光线性角化病好发于暴露部位，如面部、头皮部、四肢远端和手臂，部分可发生于上背部，而增生性光线性角化病这种临床亚型则主要在手掌或足底发生。皮损一般开始表现为毛细血管扩张性红斑，米粒至蚕豆大小，形态不规则，然后逐渐发展为黏着性白色疣状增生物，随着病情的发展，皮损表面有很难被去除的棕黄色鳞屑覆盖。在一些患者中，光线性角化病可伴有轻微的疼痛或感觉迟钝。皮损通常为多发性，可同时或相继发生。在几乎所有的光线性角化病的病例中，周围的皮肤也可发现有光化性皮肤损伤的一些迹象（图17-18）。

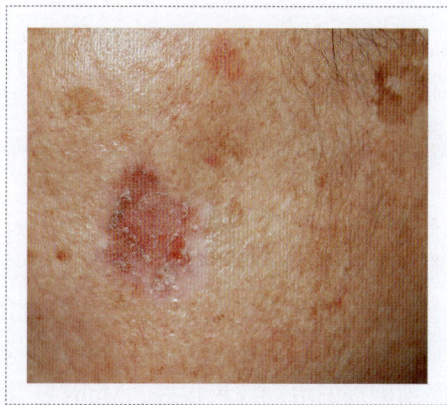

图17-18　日光角化病

未经治疗的光线性角化病中有10%~20%的病例在皮损发生后的10~20年会发展为侵袭性鳞状细胞癌，鳞状细胞癌在手部的发生率甚至高于50%。但也有未经治疗的光线性角化病自然消退。

【病理表现】

角化过度，间有灶性角化不全，基底层和（或）基底层上细胞异形，排列紊乱，有时可见表皮突呈"芽蕾状"增生，在真皮浅中层弹性组织嗜碱性变。

【诊断与鉴别诊断】

根据发生于中老年暴露部位的米粒大小毛细血管扩张性红斑，逐渐发展为黏着性白色疣状增生物，不难作出诊断，结合病例改变可确诊。

本病主要与以下疾病鉴别：

1. **脂溢性角化病（seborrheic keratosis）** 褐色丘疹或斑片周围无红晕，表面可有油腻性鳞屑，易剥离且无出血，皮疹多发，非暴露部位也有。

2. **鲍温病（Bowen disease）** 皮疹轮廓更不规则，有明显的基底部红斑。

【对容貌及身心的影响】

光线性角化病主要发生在曝光部位，对美观的影响较大，且会随着日晒时间的增加逐渐加重，甚至癌变，不仅影响了美观，同时可能威胁到患者的身体健康。因此，对患者的身心健康都会造成影响，应该受到足够的重视，一旦确诊，应积极治疗。

【治疗】

1. **手术疗法** 首选手术治疗，一般认为光线性角化病需完整切除病变组织，至少距离边缘0.2cm，切除的深度达到皮下组织，术中可予以氟尿嘧啶溶液湿敷创面。较小的皮损切除后创面可以直接缝合，较大的皮损切除后可应用局部皮瓣转移或皮片移植修复。

2. **美容治疗** 冷冻疗法是一种有效方法。一般冷冻时间为5秒，共两个冻融周期。为避免瘢痕形成应准确掌握冻融时间。老年患者的多发性光线性角化病（尤其在头皮和前额部），手术和冷冻治疗有禁忌证的患者亦可选用放射疗法，疗效持久，且美容效果较好。还可以选择性地应用刮除术或激光治疗。光动力学疗法也被认为是一种有效的方法，但其复发率较高。

3. **药物治疗** 局部应用氟尿嘧啶乳膏，这种方法通常伴有剧烈疼痛的炎症反应，但不留瘢痕。免疫调节剂5%咪喹莫特霜外用，每周3次，需连续使用6~8周或更长时间。另外，严格的日光防护和局部维A酸治疗下光线性角化病可消退。

（陈晓栋）

第三节　恶性皮肤肿瘤

一　基底细胞癌

基底细胞癌（basal cell carcinoma，BCC）又称基底细胞上皮瘤（basal cell epithelioma），是最常见的皮肤恶性肿瘤之一。它由多潜能基底样细胞异常增生形成，生物学行为特点是单一灶性连续性缓慢侵袭性生长。换言之，基底细胞癌细胞形态很像基底细胞，临床上通常以原发灶为中心，连续性向四周侵袭扩散，破坏组织，很少发生转移。正是由于上述特点，基底细胞癌的治疗效果很好，Mohs显微描记手术治疗原发性基底细胞癌5年治愈率达到98%，治疗复发性基底细胞癌5年治愈率可以达到93%。

【病因及发病机制】

基底细胞癌的发生与多数恶性肿瘤一样是综合因素的结果。从内因角度讲，基底细胞癌与特种信号传导通路异常有关，这一通路上很多基因的异常都可以成为基底细胞癌发生的机制，其中以PTCH基因突变最为常见。内因往往需要结合外因才能发挥作用。常见外因包括过度日光暴露、砷等重金属在皮肤局部的沉积等。

【临床表现】

基底细胞癌多见于老年人，但文献报道亦有不少中青年患者，而且中青年患者的误诊率更高，所以对于年轻患者的可疑皮损，应做组织病理学检查。基底细胞癌皮损好发于头面部，四肢躯干也可受累，不同部位的皮损特点略有差异。皮损的基本特点是珍珠样边缘隆起、中央糜烂或结痂，这是诊断时的重要依据。根据肿瘤的形态，基底细胞癌可以分为以下几个亚型。

1. **结节溃疡型**　此型最为常见，多发生于头面部。皮损小至米粒大，大者可如蚕豆。结节表面可以很光滑呈皮色，但是多数情况下中央有溃疡、结痂。通常边缘珍珠样隆起比较明显（图17-19）。

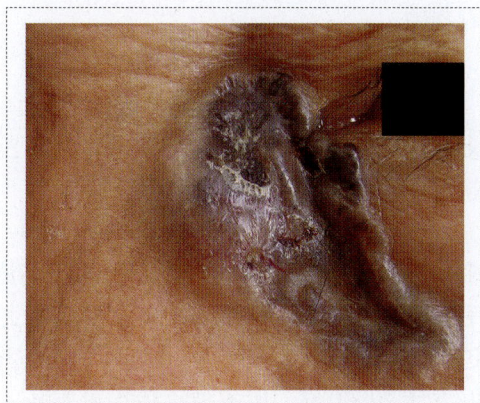

图17-19　结节溃疡型基底细胞癌

2. **色素型**　该型与结节溃疡型基本一致，只是由于有色素使皮损呈现黑褐色，很容易与色素痣混淆。对于后天获得性有破溃或珍珠样隆起边缘的肿物，要高度怀疑色素型基底细胞癌。

3. **浅表型**　较为少见。好发于躯干，多表现为红色斑块性肿物，特点是中央多见破溃、结痂，周边堤状隆起或珍珠样边缘隆起。

4. **硬斑病样型**　非常少见。多表现为瘢痕样斑块，界限不清，可伴中央的破溃、结痂。

【组织病理】

此瘤的组织病理学特点为：不对称，可与表皮相连，有时破溃，边界大都清楚，有些呈浸润性生长，边界不规则。瘤细胞在瘤团块周边排列成栅栏状，中央无一定排列方式。其细胞具有特征性，细胞核大，呈卵圆形或长形，胞质较少，而且各个细胞的胞质常常界限不清，因此这些细胞核好像埋在合浆的团块内。其胞核与表皮基底细胞类似，但细胞之间无细胞间桥。胞核表现非常一致，无异型性。核有丝分裂象极少见。偶在基底样细胞之间见瘤细胞的胞核深染，或多核或畸形，但与其生物学行为无明显关系。

间质结缔组织增生，成纤维细胞较多，包绕在肿瘤实质周围。间质可有黏液变性，常有较明显的淋巴细胞浸润。由于黏蛋白在标本固定和脱水过程中发生收缩，因此间质常常收缩，结果在HE染色切片内，部分或全部瘤岛与周围间质分离，产生收缩间隙，这种收缩间隙虽然只代表制片过程中一种人工现象，但在基底细胞癌中却具有特征性，可以有助于与其他肿瘤鉴别。

基底细胞癌的组织病理学分型与临床分型并不完全对应一致。通常可以分为结节型、微小结节型、浅表型、硬斑病样型和腺样型。临床上的结节溃疡型和色素型基底细胞癌在病理上多表现为结节型和微小结节型，组织学特点是大小形态相似的嗜碱性粒细胞聚集成多个巢，巢外周细胞呈栅栏状排列。结节型与微小结节型没有明确的区分指标，后者癌细胞巢的体积较小，而且常常累及真皮的中层或深层。浅表型的癌细胞巢与表皮相连，只累及真皮浅层。硬斑病样型侵袭很深，瘤体多由一层或两层癌细胞形成条索，这些条索散布在有硬化表现的真皮结缔组织中，条索与结缔组织之间可有裂隙。腺样型是指癌细胞巢内形成管状、腺样结构。

基底细胞癌病理分型对治疗有指导意义。一般认为浅表型和结节型基底细胞癌累及较浅，侵袭性相对弱，预后较好。而微小结节型和硬斑病样型侵袭深，破坏性强，手术后复发率高。

【诊断与鉴别诊断】

对于后天获得性肿物，如果发现其上有破溃结痂，边缘隆起，要高度怀疑基底细胞癌。行活检病理检查是诊断基底细胞癌的"金标"技术。在病理上，最重要的三个特点是：①嗜碱性基底样细胞聚集成多个巢；②癌巢周边细胞呈栅栏状排列；③癌巢与周围结缔组织间常有裂隙。

本病主要与以下疾病鉴别：

1. **色素痣（pigmented nevus）** 大多数发生于儿童或青少年，最常见于头颈部，单发、多发或成批发生，皮损可表现为斑疹、丘疹、乳头瘤状、疣状、结节或带有蒂，皮损直径不超过6mm，边界清楚，边缘整齐。

2. **毛发上皮瘤（trichoepithelioma）** 又名多发性丘疹性毛发上皮瘤、囊性腺样上皮瘤及多发性良性囊性上皮瘤，是一种源于多潜能基底细胞向毛发结构方向分化的良性皮肤肿瘤。毛发上皮瘤主要分两型：①多发型毛发上皮瘤：好发于幼年女性面部特别是鼻唇沟的皮色半透明、半球形的坚实丘疹或结节，随病程进展，皮损数目逐渐增多。②单发型毛发上皮瘤：好发于20~30岁，但各种年龄均可发病。面部好发，皮损常为正常肤色的结节，质地坚实，很少破溃，直径一般小于2cm，偶可见较大病例。可并发大汗腺腺瘤。

【对容貌及身心的影响】

基底细胞癌多发于头面部，如果不治疗，可以缓慢破坏人体组织最终毁容，一旦侵袭重要组织，还可危及生命。位于头面部较大的基底细胞癌，手术切除后常需皮瓣或皮片修复，术后对美容也有一定影响。

【治疗】

由于基底细胞癌是单一灶性连续性侵袭生长的肿瘤，理论上讲只要切除干净就可以根治。正因为基底细胞癌治疗效果良好，所以正确诊断该病及正确选择治疗方法意义重大。

1. **手术治疗** 手术切除是治疗基底细胞癌的首选手段，其中又以Mohs显微描记手术为金标技术。Mohs显微描记手术不仅提高了肿瘤切净率，而且能够在保证切净肿瘤的基础上使切口最小，有利于切口的成形修复。颜面部基底细胞癌、复发性基底细胞癌、高侵袭性病理类型的基底细胞癌尤其应该实施Mohs显微描记手术。目前欧美国家都针对基底细胞癌广泛开展Mohs显微描记手术，我国从2004年以后也逐步普及了Mohs显微描记手术。Mohs显微描记手术已成为皮肤外科领域最具特色的术种。如果没有条件开展Mohs显微描记手术，被迫选择普通手术切除肿瘤时，通常外扩3~4mm切除肿瘤。无论采取何种方法切除肿瘤，都要随访患者5年以上，如果发现复发，要及早再次手术。值得注意的是，复发性肿瘤往往细胞学侵袭范围显著大于肉眼判断的范围，所以手术治疗前一定要与患者沟通好，让患者预知手术切口可能很大，可能对外观容貌有所影响。

手术切除基底细胞癌5年治愈率一般在90%以上。复发性基底细胞癌的预后相对较差。

2. **放射治疗** 反复复发的基底细胞癌，或者肿瘤侵袭了一些特殊部位，术后应追加放疗。

3. **其他治疗** 由于自身原因无法耐受手术，或者因为肿瘤累及特殊部位难以实施手术，还可选择其他一些方法，如冷冻等。近年来针对浅表型基底细胞癌实施光动力治疗，以及外涂咪喹莫特治疗较浅表的基底细胞癌都取得了令人满意的效果。

鳞状细胞癌

皮肤鳞状细胞癌（squamous cell carcinoma，SCC）简称鳞癌，是一种来源于表皮上层角质形成细胞的恶性肿瘤，也是人类最常见的非黑素性恶性皮肤肿瘤之一。绝大多数鳞癌都有已知的相关易感因素，如从光线性角化病和鲍温病发展而来。鳞癌在临床上表现为一大类谱系性疾病：轻者仅出现浅表性损害，易于治疗，预后良好；严重者表现为高度浸润的肿块，出现转移并可导致死亡。

【病因及发病机制】

1. 肿瘤易感因素

（1）**前驱性损害**：绝大多数的鳞癌都是由一些前驱性皮损发展而来，如光线性角化病、鲍温病、砷角化病、疣状表皮发育不良、黏膜白斑等。

（2）**紫外线照射**：紫外线辐射被认为是鳞癌发生最重要的致病因素，其暴露程度与鳞癌发病率呈线性相关。随着地理纬度的降低，该地区鳞癌的发病率将显著增加。

（3）**接触性致癌物**：有为数众多的职业性和环境致癌物，例如砷、芳香剂、碳氢化合物等都易诱发鳞癌。长期接触杀虫剂和农药同样也可能导致鳞癌的发生。此外，吸烟和酗酒与口腔内鳞癌有着密切的关系。

（4）**免疫抑制**：长期的免疫抑制可能导致鳞癌发病率的增加，病变部位也主要是那些光暴露部位。有报道称，接受肾移植的患者发生鳞癌的机会比普通人增加了18倍，病变多发生于慢性免疫抑制治疗开始之后的3~7年，其中涉及最多的是皮质类固醇激素、硫唑嘌呤和环孢素等药物。在白血病和淋巴瘤患者当中，鳞癌的发生率同样增加，而且更具侵袭性。

（5）**瘢痕和溃疡性炎症**：慢性炎症尤其是那些伴发溃疡和瘢痕形成的病变，均可导致鳞癌的发生，最常见的如烧伤后瘢痕、静脉淤积性溃疡、盘状红斑狼疮、口腔扁平苔藓等。

（6）**病毒感染**：在某些类型的鳞癌中，人类乳头瘤病毒（HPV）的感染起到了一定的作用。疣状癌与多种类型的HPV感染有关。头颈部和甲周的鳞癌通常与HPV16相关。大部分的疣状表皮发育不良患者与HPV5感染有关，而最终将有1/3患者发展为鳞癌。

（7）**遗传性疾病**：有许多的遗传病易诱发鳞癌，例如着色性干皮病、播散性浅表性光线性汗孔角化症、先天性口腔内角化不良以及营养不良性大疱表皮坏死松解症等。

2. 分子生物学机制

（1）**基因学改变**：在对口腔及头颈部鳞癌进行的大量研究中发现，染色体的缺失通常发生于第3、9、11和17号同源染色体，通常包含9p21和17p13位点，这两个区域也正是肿瘤抑制基因p16 I^{NK4A}和p53分别定位的标记点。

（2）**p53与鳞癌相关性**：持续的紫外线照射可引起细胞DNA的损伤，并引发了角质形成细胞的凋亡，这一过程需要肿瘤抑制基因p53的参与。凋亡过程清除了那些已经发生基因突变的恶变前细胞，从而在抑制肿瘤发生中起到关键的保护作用。在角质形成细胞中，紫外线辐射使p53的表达上调，后者能延长细胞周期，使受损的DNA得到充分的修复，或者促进凋亡程序清除受损严重的细胞。p53功能的减弱可导致以细胞凋亡为基础的防御机制的破坏，使光损伤细胞得以幸存而进入新一个紫外线辐射细胞周期。持续的紫外线辐射引发的基因突变造成p53和其他基因进一步的功能缺失，随之而来的便可能是更为严重的凋亡抑制和细胞分裂的加速，并最终导致鳞癌的发生。

p53基因突变在鳞癌中很常见，绝大多数表现为p53杂合子的缺失和剩余等位基因上的孤立性突变。在光线性角化病和原位鳞癌等一些鳞癌的前驱性损害中，75%的病例都被发现存在*p53*的突变。在同一类型的皮损中，p53突变的角质形成细胞通常位于那些面积更大和接受更多紫外线辐射的部位。除了突变之外，在那些受HPV感染的角质形成细胞中，p53的功能也受到了一定的抑制。由致癌性HPV编码的E6蛋白与p53结合使其迅速降解，从而阻断了p53介导的凋亡途径，这也是HPV感染诱发鳞癌的主要机制。

（3）**其他凋亡调节蛋白的作用**：在鳞癌中还发现了一些其他种类的凋亡调节蛋白的功能

失调。在外阴部鳞癌中，凋亡抑制蛋白Bcl-2与肿瘤的转移有关。在口腔鳞癌中，抗凋亡基因BAG-1的表达与淋巴结转移有关。此外，凋亡抑制蛋白survivin被发现同时存在于鳞癌及其前驱损害中，并与肿瘤侵袭性相关。

【临床表现】

鳞癌好发于中老年人，在年龄超过40岁的人群中发病率显著增加，男性患者的发病率明显高于女性患者（图17-20）。皮损好发于光暴露部位，少数为非暴露部位，多继发于原有皮损的基础上。鳞癌在临床上最常表现为一个实质性的、皮色或红斑性的角化性丘疹或斑块，其他可表现为溃疡、结节、疣状及脓肿等。肿瘤边界欠清，随着范围的扩大，瘤体逐渐增大隆起且硬度增加，中央部常出现破溃、出血、结痂，并伴有腥臭脓性分泌物和坏死组织，污秽不堪。肿瘤逐渐生长可侵犯邻近组织并最终发生转移。以下介绍几种特殊部位和特殊类型的鳞癌。

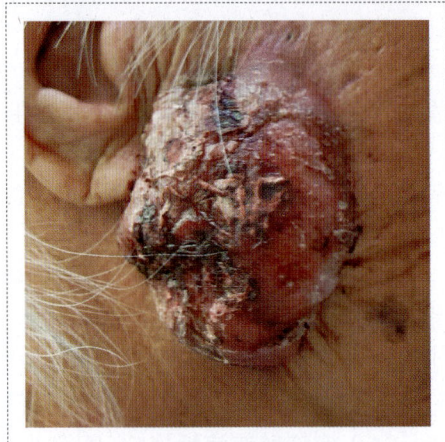

图17-20　鳞癌

1. **口腔鳞癌**　口腔内的鳞癌通常发生在那些长期吸烟及大量饮酒的男性患者中，好发于腭部和舌部。绝大多数皮损由黏膜红斑病发展而来且通常没有症状，可表现为持续性红色粗糙斑片或者柔软的颗粒状斑块，并最终发展成实质性结节状肿块。另有一部分口腔内鳞癌可表现为扁桃体周围脓肿。

2. **下唇鳞癌**　下唇部鳞癌常继发于光线性唇炎、黏膜白斑病、盘状红斑狼疮等，从起初粗糙不平的丘疹或斑块缓慢发展成结节性肿块。皮损可表现为持续性的细小皲裂或溃疡伴有局限性的鳞屑或痂皮。肿瘤境界不清，侵犯周围神经后可出现疼痛及感觉异常。

3. **外生殖器鳞癌**　女性外阴部鳞癌通常发生于大阴唇前方，早期表现为小的疣状结节或糜烂性红斑。绝大多数皮损伴有瘙痒和出血等，少部分皮损则无任何症状。男性阴囊部位鳞癌起初表现为小的疣状皮损伴瘙痒，随着体积的增大而易破碎。阴茎鳞癌通常发生在那些包皮过长且局部卫生条件较差的男性。增殖性红斑是阴茎鳞癌一种特殊的前驱性损害，特征性表现是柔软的天鹅绒样红色斑片。此外阴茎鳞癌的发生还与尖锐湿疣、包茎以及硬化萎缩性苔藓等疾病有关。

4. **瘢痕性鳞癌**　生长在瘢痕组织的鳞癌往往发生于损伤之后的数十年，而这些部位的皮肤组织已经完全破坏并伴有持续性的糜烂。绝大多数皮损位于下肢有慢性化脓性溃疡或静脉淤积性溃疡的部位。由于周围质硬瘢痕组织的掩盖，肿瘤组织往往很难发现而逐渐生长成结节状肿块，但是位于慢性窦道内的鳞癌通常不形成肿瘤结节。

5. **疣状癌**　这一类型的鳞癌在临床上包括了多种实体肿瘤，它们的共同特点是缓慢生长的外生性肿块，外观呈菜花样，好发于受到慢性刺激的部位，临床上易与巨大型疣相混淆。根据生长部位分成不同的亚型。I型是指好发于老年男性吸烟患者口腔内的肿瘤，被称为口腔疣状癌，占所有口腔肿瘤的2%~12%，好发于颊黏膜、舌、牙龈等部位。II型为肛门生殖器型，好发于男性龟头、阴囊以及两性肛门周围，少数发生于女性外阴。III型又称为穿掘性上皮瘤，好发于老年男性足跖部，伴有恶臭，通常侵犯第一跖骨表面的皮肤，易形成窦道而表现为洞穴样外观。IV型发生于头皮、躯干和四肢等其他部位。

【病理表现】

鳞癌是侵袭性癌，可见癌组织向下生长，突破基底膜带并侵入真皮。瘤组织呈不规则的团块状或束条状，由正常鳞状细胞和非典型的鳞状细胞组成，前者分化好，而后者分化不好形成癌细胞。已分化的鳞状细胞胞体较大，呈多边形或不规则形，胞质丰富，部分胞质透明呈空泡化，有细胞间桥，胞核大小及染色深浅不一，并可见巨核、多核和有丝分裂象。由于癌细胞是向角化方向分化的，常见角化珠及较多角化不良细胞。未分化或低分化的鳞癌细胞体积较小，无细胞间桥，呈梭形，胞质很少，核深染，有较多不典型有丝分裂象，其中无角化不良细胞。

鳞癌的组织学分型取决于细胞分化的程度。低等级的鳞癌由均匀一致的细胞构成，类似于成熟的角质形成细胞，有细胞间桥和角蛋白形成。高等级鳞癌则由非典型细胞构成，细胞间桥消失，角蛋白合成极少或缺失，癌细胞与正常细胞间质境界不清。目前通常采用由 Broders 提出的分级标准，根据未分化细胞所占比例将鳞癌分成 Ⅰ~Ⅳ 级：< 25% 为 Ⅰ 级，25%~50% 为 Ⅱ 级，50%~70% 为 Ⅲ 级，> 70% 为 Ⅳ 级。

鳞癌有多种组织学亚型。在假腺样鳞癌中存在微小管状结构并有棘突松解细胞。在透明细胞鳞癌中，由于细胞质水肿和液泡的积聚使肿瘤细胞呈现透明样外观。在梭形细胞鳞癌中，肿瘤细胞呈梭形改变。印戒细胞癌是一种少见的亚型，它的特征是由角蛋白和大的空泡组成的同心环状结构，内质网显著膨大。在疣状癌中，浅表部分与疣类似，有明显的棘层肥厚和乳头瘤样增生，肿瘤向深层侵犯，压迫胶原束。

【诊断与鉴别诊断】

鳞癌的诊断往往需要通过皮肤病理学检查。临床上若在原有皮损的基础上或外表正常皮肤上发生质地较硬的结节或斑块，边缘隆起并向周围扩展，生长迅速，尤其是位于光暴露部位，应考虑鳞癌的可能，有必要进行组织活检以确定其性质。进行病理活检时取材要有足够的深度以区分侵袭性鳞癌和原位癌。

鳞癌在肉眼上需要与多种疾病相鉴别，良性增生物包括疣、脂溢性角化病、色素痣、化脓性肉芽肿、角化棘皮瘤、小汗腺汗孔瘤、着色真菌病等。其他的恶性肿瘤包括基底细胞癌、鲍温病、恶性黑素瘤、麦克尔细胞癌等。

在组织学上，高分化鳞癌需与寻常疣、倒置性毛囊角化病以及假性上皮瘤等鉴别。部分假腺样鳞癌形成血管样管腔，腔内有红细胞，而易与血管肉瘤混淆。透明细胞癌需与附属器肿瘤相鉴别。低分化鳞癌应与纤维肉瘤、恶性黑素瘤、麦克尔细胞瘤等相鉴别。在大多数情况下，通过对不同角蛋白的特殊染色能够将鳞癌与其他肿瘤相区分，但是在某些疑难病例中，需要借助电镜技术来最终确诊。

高危险度鳞癌是指那些容易复发和转移的鳞癌，包括以下一些情形：①肿瘤直径大于 2cm；②肿瘤浸润深度超过 4mm 以及 Clark 分级 Ⅳ 或 Ⅴ 级；③肿瘤侵犯骨骼、神经及肌肉；④发生于耳部和唇部的鳞癌；⑤位于瘢痕内的鳞癌；⑥Broders 分级 Ⅲ 或 Ⅳ 级；⑦患者具有自身免疫缺陷；⑧炎症反应轻微的鳞癌。

【对容貌及身心的影响】

鳞癌最大的威胁是危及生命，对美容的影响相对不重要。位于头面、四肢等暴露部位的鳞癌，对患者美观有较大影响，且肿瘤常溃烂有恶臭，影响与他人交往和患者自身的护理。鳞癌患者如常担心远处转移，可造成沉重的心理负担，甚至悲观厌世。较大的手术治疗，术后可形成明显瘢痕或影响器官功能。

【治疗】

临床上对鳞癌可选择多种治疗手段，包括常规手术切除、放射治疗、Mohs显微描记手术以及一些非手术性剥脱技术，应根据具体病变情况灵活选择运用。其中非手术性剥脱技术，诸如电干燥和刮除法、液氮冷冻、CO_2激光、光动力疗法等，适用于治疗位于浅表的皮损，故通常不用于侵袭性鳞癌的治疗。

1. **手术切除**　常规手术切除是绝大多数原发性鳞癌的首选治疗方法。当肿瘤的直径小于2cm时，扩大切除4mm。而大于2cm的鳞癌或者具有以下特征的鳞癌：组织学分级Ⅱ、Ⅲ和Ⅳ级，发生于头皮、耳部、眼睑、鼻部和唇部，以及侵犯皮下组织的肿瘤，则要求至少扩切至周围6mm或者行Mohs显微描记手术。

Mohs显微描记手术可以提高治愈率并尽可能地减少组织损伤，其适应证主要包括：鳞癌浸润程度较深、有局部放疗史、肿瘤侵犯邻近组织、免疫抑制患者、复发或较大的肿瘤、肿瘤临床境界分辨困难、肿瘤生长于高复发率部位（耳部及唇部）、肿瘤位于影响外观及功能的重要部位（鼻尖、唇部、眼睑、耳部及外生殖器）。

2. **放射治疗**　放射治疗主要包括X线治疗和镭治疗。它可以单独适用于那些年老体弱、有手术禁忌证的患者、头面部结缔组织不多部位的肿瘤。特别是分化较差，但尚未侵犯骨骼、软骨或未发生转移者；或者已侵犯骨骼、软骨或转移到淋巴结的肿瘤。尤其是对外耳道鳞癌效果较好。放射治疗也可以作为辅助治疗手段用于治疗手术无法切除的围神经鳞癌、术后残留的微小病灶以及预防肿瘤的转移。

3. **高危险度鳞癌的治疗**　对于那些经常规治疗效果不佳的顽固性高侵袭性鳞癌，可以尝试口服氟尿嘧啶以及使用β-胡萝卜素、干扰素、维A酸类药物等。头颈部鳞癌患者需行CT或MRI检查以确定有无神经受累。当出现淋巴结转移时，应进行彻底的淋巴结清扫和放疗。唇部的高危险度鳞癌可行选择性颈淋巴结切除。对于未发现淋巴结转移时，一般不需要预防性淋巴结清除，但需参考肿瘤病变分化程度而定。

4. **鳞癌患者的随访**　当患者被确诊患有鳞癌后，应时刻警惕其他部位出现新的皮损。患者接受治疗后应定期随访，每次进行详细全面的皮肤黏膜检查，判断原治疗处肿瘤有无复发迹象，并且进行淋巴结检查，了解有无远处转移征象。

三　恶性黑素瘤

恶性黑素瘤（malignant melanoma，MM）简称恶黑，是一种起源于皮肤、视网膜、脑膜甚至是胃肠道的黑素细胞、恶性程度较高的恶性肿瘤，其中源自皮肤的原发性肿瘤占了绝大部分。目前MM的发生率在日益增加，因此，应当不断提高对MM的防范意识和警惕性，以期早期诊断、治疗和预防。

【病因及发病机制】

MM的病因还不是十分明确，可能是多种不同的因素之间相互作用的结果。遗传因素、紫外线（UV）、职业暴露等均可能参与MM的发生。有8%~12%的患者具有阳性家族史。有一个一级亲属患恶性黑素瘤的白种人罹患该病的危险性至少是阴性家族史者的2.24倍。迄今已发现，与恶性黑素瘤相关的遗传异常包括染色体1p、6q、9p、10q和11q在内的等位基因的缺失。

此外，恶性黑素瘤的个人史是一种重要的高危因素。所有恶性黑素瘤有大约4.5%的患者在发现第一个原发性恶性黑素瘤的同时或以后出现第二个恶性黑素瘤。

一段时间以来，人们已经知道MM高发人群有一定的外表特征。如浅肤色、高密度雀斑、浅色的眼睛和头发等。但最重要的高危因素还是普通黑素细胞痣、非典型黑素细胞痣和日光性雀斑样痣的数量。

很多研究表明MM和日晒史有关，尤其是在儿童期的日晒史，成人则与间歇的阳光暴露（如周末或假期旅游）有着很强的联系。20岁以前的日晒促成了获得性痣（普通的和非典型的）的发生，而以后的日晒则导致了日光性雀斑样痣的发生。原癌基因的活动和肿瘤抑制基因的丢失被认为是恶性黑素瘤的起始机制。恶性黑素瘤的进展机制包括体细胞突变的积累，而体细胞突变的积累至少部分地与阳光暴露，包括细胞因子和生长因子的自分泌和旁分泌循环的发展，以及细胞表面抗原的改变有关。而且，针对恶性黑素瘤抗原的免疫应答被认为可以解释疾病自然进程中的广谱的变异的原因。T细胞和抗体是针对恶性黑素瘤的免疫应答的重要成分。

【临床表现】

目前认为MM主要有四型，即浅表扩散性黑素瘤（SSM）、结节性黑素瘤（NM）、雀斑样痣恶性黑素瘤（LMM）、肢端/黏膜雀斑痣样黑素瘤（ALM/MLM），它们有一定的流行病学和组织学的差异（图17-21）。

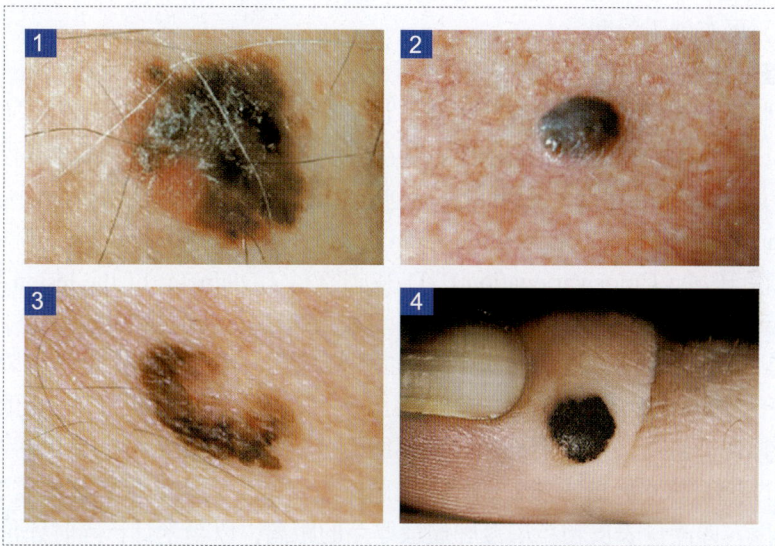

图17-21 临床上不同类型的MM（1. SSM；2. NM；3. LMM；4. ALM）

1. 浅表扩散性黑素瘤（SSM） 是Ⅰ、Ⅱ、Ⅲ型皮肤的人最常见的类型。女性的SSM最常位于下肢，而男性的SSM则最常位于背部。患者常常在50多岁甚至更年轻的时候发病。损害可能出现在正常皮肤上或先前的良性黑素细胞的损害上。SSM临床表现为不规则斑，界限清楚，颜色可为褐色、红色和灰色。

2. 结节性黑素瘤（NM） NM的特征是缺少明显的水平生长阶段。它可能在正常皮肤或痣上出现，从开始的时候就浸润生长，生长迅速，转移发生比较早。通常对称分布、界限清楚，可能有极少的色素、甚至无色素，容易误诊。由于这种肿瘤生长迅速、表皮萎缩和血供不足，常发生溃疡和出血。该类型恶性黑素瘤的预后差。

3. 雀斑样痣恶性黑素瘤（LMM） 通常发生于60~70岁的老人，多见于有日光性损伤的颜面部，很少见于手背。约有一半的恶性雀斑样痣数年后发展成侵袭性的LMM。恶性雀斑样痣开始只是一个小的色素斑，缓慢生长成为直径达10cm以上的不规则的非浸润性斑，色素分布不均、边缘不清。最终，部分损害出现浸润，其上发生结节。

4. 肢端雀斑痣样黑素瘤（ALM） 在所有的皮肤类型和种族中的发生率几乎相等。亚洲或非洲血统的恶性黑素瘤患者中的大部分属于这一型。这种亚型与UV暴露无关。它位于掌跖部、指趾的掌侧表面、甲下或甲周。从临床上来看，损害表现为色素不均匀的斑，表面通常平坦。

黏膜雀斑痣样黑素瘤（MLM）是一种罕见的类型，它与ALM有许多相似之处，有人认为这两种黑素瘤是一种类型。MLM的损害位于口腔或鼻黏膜、结膜、咽、女阴、阴道、阴茎和尿道末端等这些部位。这些部位的恶性黑素瘤可快速转变为侵袭性生长和广泛性转移，预后差。

【病理表现】

表皮和真皮内可见较多分散或巢状分布的恶性黑素瘤细胞，沿水平和垂直方向扩展，深达真皮和皮下。恶性黑素瘤细胞呈异型性，细胞大小、形态不一，胞核大，可见到核分裂象及明显核仁。胞质内可含有颗粒，对多巴和酪氨酸酶呈强阳性反应。恶性黑素瘤细胞可呈多样性，以梭形细胞和上皮样细胞为主。抗S-100蛋白及抗HMB-45蛋白单克隆抗体进行免疫过氧化酶染色，可有助于诊断。

【诊断与鉴别诊断】

黑素瘤的临床和组织学诊断通常较困难，许多病例只有把临床和病理结果结合起来才能作出明确诊断。这是因为在临床上的良性病变在组织学上可疑为恶性，反之亦然。

关于MM诊断的临床标准一般可概括为"ABCDE标准"：A-形状和色素分布的不对称（Asymmetry in shape and color distribution）、B-边界不规则（Border irregularity with coast-like outline）、C-颜色斑驳（Color variegation）、D-皮损直径（Diameter of the lesion）＞6mm、E-隆起（Elevation）。

关于恶黑的病理活检，目前普遍认为如可能应当从原发部位全部切除（距离边缘1~3mm），这给准确皮肤病理检查和分级提供了一个完整的条件。如果完全切除后创面无法关闭，则可选择切开活检，但后者的风险还不能十分确定。需要提醒的是，切开取材时必须选择皮损的最厚处，即发展最成熟的部分。一般不主张刮片病检。组织标本需要连续切片以确定肿瘤的厚度，即测量表皮颗粒层至肿瘤最厚点的距离，以毫米计，同时评价疾病的分期，后者决定进一步的手术范围和患者的预后。

【对容貌及身心的影响】

恶性黑素瘤对生命健康的威胁大于对美容的影响。恶性雀斑样痣常位于面部，对美容有影响。甲下恶性黑素瘤亦对美容有影响。患者常担心远处转移而心理负担较重。手术局部常需皮瓣或皮片修复，或采用截指（趾）术式，术后对外观影响较大。

【治疗】

2002年美国癌症联合委员会（AJCC）根据肿瘤厚度、有无溃疡、淋巴结受累数和大小以及有无远处转移等修订了MM的分期标准。其中Ⅰ期和Ⅱ期是原发性MM，仅为肿瘤厚度的差异；淋巴结受累进入Ⅲ期，远处转移则为Ⅳ期。

1. 手术治疗 一旦病理学确诊，局部大范围切除是主要的治疗手段。切除的范围主要取决于肿瘤的厚度，并且已经标准化。对于肿瘤厚度≥4.0mm者，由于淋巴结转移和远处转移的风险明显增加，故盲目地扩大切除范围并不能改变预后，一般距肿瘤边缘2.0cm的切除范围已足够。手术创面可根据病变部位和大小选择直接缝合、游离皮片、任意皮瓣和带蒂转移皮瓣等进行修复（表17-2）。

表17-2 恶性黑素瘤的切除范围

肿瘤厚度	切除范围（距离肉眼的皮损或病理瘢痕边界）
原位MM	0.5~1.0cm
≤1.0mm	1.0cm
1.01~2.0mm	1.0~2.0cm
2.0~4.0mm	≥2.0cm
≥4.0mm	≥2.0cm

对已确定局部淋巴结受累的患者，需要对累及范围内的淋巴结进行治疗性根除术。选择性淋巴结切除（ENLD）目的在于早期监测，根除隐蔽的微转移灶，并可作为肿瘤分期的依据。然而ENLD的实用性在MM手术中尚存在争议。

2. **辅助治疗** 随着MM的分期日益准确，对那些虽无远处转移，但复发风险较高，如Ⅱ、Ⅲ期的MM患者，术后应考虑给予系统的辅助治疗。对Ⅳ期MM患者，术后5年生存率尚不到25%，目前尚无任何随机、双盲对照的临床研究来证实任何一种药物或药物联合疗法能够提高生存率。

药物治疗包括：

（1）**IFN-α2b**：大剂量IFN-α2b疗法1996年被FDA批准用于治疗ⅡB或ⅡC以及Ⅲ期的MM，上述分期的MM五年的复发和死亡率超过40%。大量临床研究证实术后辅以大剂量IFN-α2b治疗可使ⅡB或ⅡC以及Ⅲ期MM复发率降低20%~30%，生存率提高30%。具体方案分两个阶段，即静脉诱导阶段和皮下维持阶段。开始4周，每周5天，给予最大耐受剂量20 000 000IU/m²体表面积，静脉注射；随后11个月，每周3次，给予10 000 000IU/m²体表面积，皮下注射。毒副作用包括：急性的全身症状如发热、关节痛、头痛、恶心，以及慢性疲劳、食欲缺乏、消瘦、骨髓抑制，少数患者会出现严重的抑郁症等。

（2）**IL-2**：1998年获得FDA批准用于治疗Ⅳ期MM。具体方案是：第1~5天和第15~19天时，给予600 000U/kg或720 000U/kg，静脉注射，每天3次。尽管有16%患者对该疗法有反应，主要表现为自身免疫现象，如出现甲状腺功能减退、甲状腺功能亢进、抗磷脂抗体综合征以及白癜风样色素脱失等，但由于大剂量IL-2存在许多严重的毒副作用，如低血压、毛细血管渗漏综合征、心肌炎、暂时性的肾功能不全以及导管相关性脓毒病等，因此要求临床医生严格选择患者，并且做好处理可能并发症的准备。

（3）**细胞毒药物**：在所有细胞毒药物中，达卡巴嗪（DTIC）对于MM患者来说仍是最有效的，15%~20%的患者对该药治疗有反应。具体用法：每3~4周一疗程，剂量1g/（m²·d），连用5天；平均4疗程。而且该药副作用轻微，仅表现为恶心和呕吐，故可用于门诊患者。治疗过程中同时给予止吐药可缓解上述副作用。DTIC也可与其他细胞毒药物如他莫昔芬联用，或与IFN-α2b联用。但目前临床尚无证据显示联合疗法优于DTIC单用。近来有将DTIC、顺铂、IL-2和IFN-α2b联合使用，亦称生物化学疗法。

（4）**肿瘤疫苗**：现已设计出多种针对MM的保护性疫苗，包括GM$_2$-神经节苷脂-MM疫苗、脱落MM抗原疫苗、Canvaxin（多价全细胞疫苗）、M-Vax（二硝基酚结合的自体肿瘤疫苗）和Melacine（由黑素瘤细胞溶解产物与佐剂Detox混合后的疫苗）等。但疫苗的疗效，以及与IFN-α2b联合使用时的协同作用尚有待进一步研究。

3. **恶性黑素瘤的术后随访** 需特别指出的是，患者术后仍然存在局部和远处复发的风险，以及新出现的MM，故术后应特别警惕新发的皮损。术后密切随访，定时体检，做全身皮肤黏膜的检查、淋巴结触诊，腹部和淋巴结超声、全胸片、正电子发射体层摄影（PET）以及实验室化验，包括血清S-100、乳酸脱氢酶、清蛋白、血红蛋白等的检查，对Ⅱ期或更早期者有价值。

（李　航　陈晓栋）

思　考　题

1. 简述不同类型色素痣的治疗方法。
2. 简述汗管瘤和扁平疣的鉴别要点。
3. 简述增生性瘢痕与瘢痕疙瘩的鉴别要点。
4. 简述脂溢性角化病的治疗。
5. 简述日光性角化病的临床表现及治疗原则。
6. 基底细胞癌的生物学行为特点是什么？为何说Mohs手术是其最佳手术方式？
7. 简述鳞状细胞癌的发病机制及治疗原则。
8. 简述恶性黑素瘤的临床诊断要点。

| 第十八章 | 免疫性皮肤病 |

免疫性皮肤病是免疫系统对自身机体的成分发生免疫反应，造成损害而引发疾病。常见的免疫性皮肤病有：红斑狼疮、硬皮病、皮肌炎等。

第一节 红斑狼疮

红斑狼疮（lupus erythematosus，LE）多见于15~30岁的女性，是一个累及全身多系统，病程迁延反复的自身免疫性疾病，也是一种常见的损容性皮肤病。根据临床特点不同，分为盘状红斑狼疮（discoid lupus erythematosus，DLE）、亚急性皮肤型红斑狼疮（subacute cutaneous lupus erythematosus，SCLE）、系统性红斑狼疮（systemic lupus erythematosus，SLE）、肿胀性红斑狼疮（lupus erythematosus tumidus，LET）等亚型。

一、盘状红斑狼疮

盘状红斑狼疮（DLE）是红斑狼疮中最轻的一个亚型，临床表现为持久性盘状红斑，主要侵犯皮肤（图18-1）。

【病因及发病机制】

本病病因不明，日光暴晒为盘状红斑狼疮的诱因，可能是在特异遗传背景下由药物、感染、物理和内分泌等多种因素参与的免疫反应异常为特征的一种皮肤病。

【临床表现】

任何年龄段的人群均可发生，但以20~40岁的中青年人最为好发，女性患者

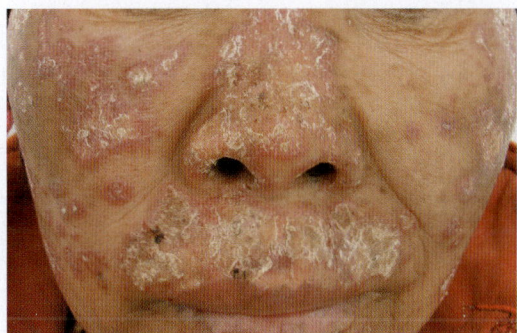

图18-1 盘状红斑狼疮

约为男性的2倍。好发于面部，特别是两颊和鼻背，其次发生于口唇、耳廓和头皮等处。皮损为持久性的盘状红斑，境界清楚，表面毛细血管扩张，同时附着黏着性鳞屑，若用力揭下鳞屑，可见其下方有角质栓。疾病发展过程中，皮损中心逐渐萎缩伴色素减退，而周围皮损色素加深。口唇黏膜可以出现小片状糜烂和溃疡，绕以紫红色晕（生于头皮、眉毛处的盘状红斑，因毛囊破坏导致不可逆的瘢痕性秃发）。

皮损也可超出头面部累及其他部位，数目大于6处时称为播散性盘状红斑狼疮（DDLE）。

有10%的患者出现不同程度的全身累及，表现为低热、关节痛、白细胞减少和抗核抗体阳性。约5%的患者可发展为SCLE或SLE。

【组织病理和免疫病理】

组织病理检查表现为角化过度伴角化不全、毛囊角栓、表皮萎缩、基底细胞液化变性、真皮血管及附属器周围有灶性、有时甚至较密集的淋巴细胞浸润，胶原纤维间可有黏蛋白沉积，晚期炎性浸润减轻，基底膜增厚，胶原增多，硬化明显，皮肤附属器减少或消失。

直接免疫荧光检查约90%患者皮损真皮-表皮交界处带有IgG、IgM、C3等免疫物质的沉积，正常皮肤为阴性。

【诊断与鉴别诊断】

根据典型皮损加组织病理可以确诊。

本病主要与以下疾病鉴别：

1. **脂溢性皮炎（alopecia seborrheica）** 皮损为附有油腻性鳞屑的红斑或淡红斑，好发于头皮、面部、前胸等皮脂腺旺盛的部位，有不同程度的瘙痒。

2. **白癜风（vitiligo）** 盘状红斑狼疮继发色素脱失斑要与之鉴别，此病无一定好发部位，为黑素细胞减少或消失，边界多有色素加深。

【对容貌及身心的影响】

盘状红斑狼疮发生于面部，且皮损往往持续存在，因此对容貌有着直接影响。盘状红斑狼疮皮损愈合后可出现继发性瘢痕形成、色素减退及毛发脱落，对容貌造成难以恢复的影响。盘状红斑狼疮皮损对局部治疗疗效欠佳，局部应用糖皮质激素软膏，特别是局部注射容易产生注射部位萎缩和色素改变。

【治疗】

1. **一般治疗** 应树立治疗信心，避免过度劳累及受凉、感冒或其他感染，增强机体抵抗力，注意补充营养，由于该病具有光敏性，因此，尽量减少日晒，外出时注意戴防晒帽，同时使用防晒霜。

2. **药物治疗** 本病以系统治疗为主，应早期（未形成永久性瘢痕及色素改变之前）治疗。

（1）**内用药物**：①抗疟药：如羟氯喹200~400mg/d治疗本病常有效，长期使用需进行眼底检查。②其他：还可选用氨苯砜、沙利度胺、雷公藤总苷等药物，对顽固性病例应早期口服甲氨蝶呤（MTX）治疗。

（2）**局部治疗**：外用糖皮质激素，但应避免长期在颜面部位使用，可导致局部出现多毛、继发皮肤萎缩、毛细血管扩张等不良反应。外用他克莫司软膏是目前一种疗效和安全性可能优于糖皮质激素的理想选择。

皮损浸润明显的还可局部注射糖皮质激素，如复方曲安奈德、倍他米松等，但应严格掌握剂量和次数，以免形成萎缩性瘢痕。

3. **美容治疗**

（1）**抗敏保湿**：具体方法见"敏感性皮肤"。

（2）**防晒**：本病属光线加剧性皮肤病，防晒对疾病控制及预防非常重要。具体方法见"敏感性皮肤"。

二 亚急性皮肤型红斑狼疮

亚急性皮肤型红斑狼疮（SCLE）属DLE和SLE的中间型，又称浅表性播散性狼疮、亚急性播散性狼疮、环状红斑、银屑病样狼疮等。本病特点为反复发生的环形红斑或丘疹鳞屑性皮疹，在所有LE病例中占10%~15%（图18-2）。

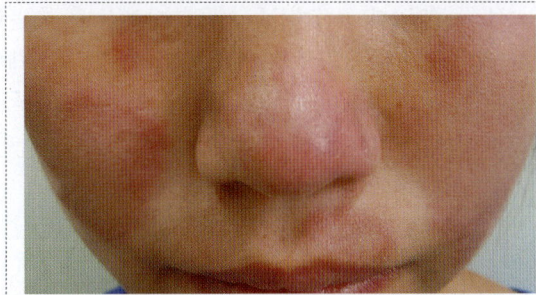

图18-2 亚急性皮肤型红斑狼疮

【病因及发病机制】

病因不明，患者家族中本病发生率明显增高，这提示本病发病与遗传因素有关。具有遗传素质的个体，加上某些外因（日光、紫外线照射）和内因（精神刺激）的作用下通过神经免疫内分泌网络，导致自身组织细胞抗原性发生改变，发生免疫反应而致病。

【临床表现】

本病女性多见，中青年为主。皮损好发于面、颈、上肢伸侧、手、足等曝光部位，唇、颊黏膜偶可累及。主要有两种：

1. **环状红斑型** 好发于面部，亦可在身体躯干部位，初起为水肿性丘疹，逐渐扩大呈环状、多环状或不规则形，暗红色，表面平滑或覆有少许鳞屑。

2. **丘疹鳞屑型（银屑病样型）** 躯干四肢为主，初起为小丘疹，逐渐扩大成斑块，覆有明显鳞屑，似银屑病样或糠疹样，不伴毛囊性角栓和黏着性鳞屑。皮损通常只出现一种，亦可两种并存，持续数周或数月可自行消退，愈合不留瘢痕，但可在原处或其他部位复发。全身症状可有发热、关节痛或关节炎、肌痛及浆膜炎等，光敏感也较常见。但很少累及肾脏和中枢神经系统。实验室检查有70%~80%的患者抗Ro（SSA）/La（SSB）抗体阳性，此外还有ANA阳性、类风湿因子阳性，个别患者有血清补体降低。

【组织病理和免疫病理】

组织病理：与DLE相近，基底细胞层液化变性更显著，但无明显的角化过度、毛囊角栓、毛囊角栓和基底膜增厚，炎症浸润比DLE轻。

直接免疫荧光检测皮损，约60%患者真皮表皮交界处有IgG沉积，呈连续性、不规则颗粒型，无皮损处检测约30%（＋）。

【诊断与鉴别诊断】

典型皮损加组织病理，ANA滴度大于1∶80，Ro（SSA）/La（SSB）阳性可以确诊。

本病主要与以下疾病鉴别：

1. **离心性环形红斑（erythema annulare centrifugum）** 单个或多个环状、弧状或多环状红斑，边缘略隆起，逐渐向外扩展，中央趋于消退。一般无明显的全身症状，缺乏亚急性皮肤型红斑狼疮的组织病理及实验室异常。

2. **银屑病（psoriasis）** 丘疹鳞屑型要与此病鉴别，根据组织病理、血清抗体可以相互区别。

【对容貌及身心的影响】

本病皮损具有非固定性、浅表性、复发和缓解交替发生的特征。皮损复发时波及全身各个部位，虽然皮损愈合后不留瘢痕，但有长期的皮损甚至永久的皮肤色素减退和消失，损坏人的容貌，影响正常生活、婚姻、工作和社交。

【治疗】

1. 一般治疗　疾病活动期应注意休息，缓解期可适度工作，避免饮酒、过度疲劳、受凉感冒或其他感染；避免在烈日下暴晒，采取防晒措施。本病既无盘状红斑狼疮所特有的固定性及慢性瘢痕形成，也无系统性红斑狼疮的严重多系统损害，预后较好。在治疗过程中对患者交代病情，以免造成对疾病认识的误解，给患者带来不必要的心理压力和思想包袱。

2. 药物治疗

（1）内用药物：缓解期的防治措施与盘状红斑狼疮基本相同。一旦疾病活动或病情恶化，必须系统用药：

1）糖皮质激素：为首选药物，一般多用中小剂量，如泼尼松20~40mg/d，疾病控制后缓慢减量，维持剂量多为5~10mg/d，避免减药太快，根据病情需要调整用药量。

2）沙利度胺：对大部分患者有效，初量100~150mg/d，一般2~3周后出现疗效，副作用有困倦、口干、多发性神经炎及致畸等。

3）其他：羟氯喹、氨苯砜、雷公藤制剂和其他免疫抑制剂也可适当选用。

（2）局部治疗：环形红斑型一般不需特殊外用药物治疗，丘疹鳞屑型可外用糖皮质激素，应注意激素长期使用带来的局部副作用。外用0.1%他克莫司软膏是目前的一种新选择。

3. 美容治疗

（1）抗敏柔润保湿：丘疹鳞屑型以躯干四肢多见，皮肤干燥、脱屑，因此，在药物治疗的同时，应使用抗敏柔润保湿霜舒缓皮肤刺激的同时滋润皮肤。

（2）防晒：具体方法见"敏感性皮肤"。

三　系统性红斑狼疮

系统性红斑狼疮（SLE）是LE中最为严重的一型，可累及全身多系统和器官，患者血清中可检出多种自身抗体。绝大多数发病时就有多系统损害，少数患者由DLE、SCLE发展形成，部分患者还同时伴有其他结缔组织病，形成各种重叠综合征。系统性红斑狼疮在女性人群中发病率为1/2000，该病男女比例为1：5~9，也见于儿童和老人，男女比例大约是1：2（图18-3）。

【病因及发病机制】

系统性红斑狼疮的病因尚不完全清楚，现在发现与本病发病有关的因素有：

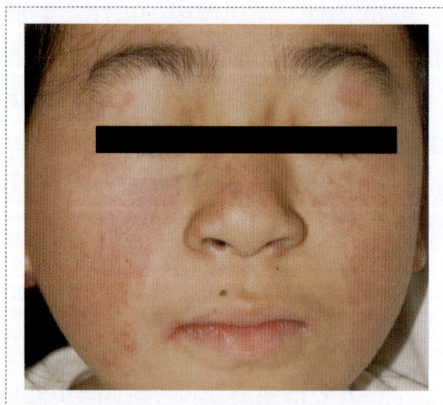

图18-3　系统性红斑狼疮

1. 遗传因素　遗传是系统性红斑狼疮发病的重要因素，具有红斑狼疮遗传因素的人，一旦遇到某些环境中的诱发条件，就会引发本病。据调查，黑种人、亚洲人患系统性红斑狼疮高于白种人，有家族史者系统性红斑狼疮发病率可高达5%~12%，同卵双生中发病率高达69%，而异卵双生与同家族群相差不大。

2. 感染因素　SLE患者的肾小球内皮细胞和皮损中找到包涵体及类包涵体物质，血清中抗病毒抗体滴度增高，SLE动物模型NZB/NZW小鼠组织中可分离出C型病毒（慢病毒），并在肾小球沉积物中测得C型病毒相关抗原的抗体。故认为SLE的发病与某些病毒（特别是慢病毒）持续而缓慢的感染有关。

3. 内分泌因素 系统性红斑狼疮多发于育龄妇女，在系统性红斑狼疮患者中无论男女均有雌酮羟基化产物增高。SLE动物模型NZB/NZW鼠中雌性鼠病情较雄性重，用雄激素治疗可使病情缓解，而用雌激素治疗可使病情恶化，提示雌激素在发病中有影响。

4. 环境因素 环境因素是直接诱发系统性红斑狼疮的因素，包括物理方面和化学方面。物理因素如紫外线照射、化学因素如药物等，可以诱发和加重系统性红斑狼疮。

【临床表现】

主要影响年轻女性，发病高峰在15~40岁。

1. 系统性红斑狼疮常见皮损 ①面部红斑呈蝶形分布，日晒加重；②盘状红斑；③指（趾）尖、甲周红斑、紫癜、溃疡、坏死、结节，有触痛，甲周梗死，鱼际、小鱼际红斑；④额部毛发枯萎，变细，易折断；⑤口腔黏膜及上颚黏膜、鼻黏膜溃疡。

2. 关节痛 一般不伴有关节及骨的损害和畸形。

3. 肾脏损害 表现为双侧下肢水肿，高血压，肾功能不全，不同程度的蛋白尿、血尿和管型尿。

4. 血液系统 贫血、白细胞减少、血小板减少等。

5. 肺部 咳嗽、胸痛、呼吸困难等，检查发现间质性肺炎、胸膜炎、胸腔积液等。

6. 心脏 心包炎、心包积液、心肌炎等。

7. 神经精神系统 常见为头痛、意识障碍、感觉障碍、运动障碍、癫痫发作、注意力分散、记忆差、躁狂、抑郁、焦虑和癔症等。

8. 消化系统 食欲缺乏、恶心、呕吐、腹痛等。

9. 全身症状 发热、乏力、体重下降等。

实验室检查提示患者常有贫血，白细胞和血小板减少，或表现为全血细胞减少，血沉异常增快。肾损害者有程度不等的尿检查异常，如蛋白尿、血尿，严重肾损害者血中尿素氮和肌酐升高。

免疫学检查显示患者血中存在多种自身抗体。抗核抗体（ANA）在病情活动时几乎100%阳性；抗双链DNA（ds-DNA）抗体对诊断的特异性较高，与疾病活动和肾脏损害密切相关；抗Sm抗体约在30%SLE中呈阳性，因其特异性高，又称为本病的特异性抗体。除上述自身抗体外，SLE患者血中还可检到多种其他自身抗体。

【组织病理和免疫病理】

红斑狼疮的病理形态因病情、病变部位而异，变化较大。常见的有如下几种：

1. 皮肤病理改变 皮肤病理改变与DLE基本相同，但早期水肿性红斑可能无特异性。SLE的组织病理学变化有基底细胞液化变性、真皮浅层水肿、胶原纤维间黏蛋白沉积及小血管血管炎改变如管壁纤维蛋白样物质沉积、红细胞外渗。血管和附属器周围的炎症细胞浸润不如DLE致密。

2. 血管病变 表现为小血管（小动脉或微动脉）的坏死性血管炎。

3. 肾脏病变 系统性红斑狼疮有肾及尿检异常的患者，活组织检查其特征性改变为苏木精小体及肾小球基膜呈线圈样改变。

4. 其他 在滑膜、浆膜均有纤维蛋白样物质沉积，有细胞增生及小血管类纤维素坏死。

皮肤狼疮带试验可见到真表皮交界处免疫球蛋白和C3沉积，呈粒状、球状或线状排列成黄绿色荧光带。正常皮肤暴露部阳性率为50%~70%，皮肤病损部可达90%以上，在非曝光部位出现阳性狼疮带试验者多系病情严重，或伴有肾炎、低补体血症者。

【诊断与鉴别诊断】

诊断：根据美国风湿协会1982年修订的系统性红斑狼疮诊断标准，具备以下11条中4条以上者，即可诊断为系统性红斑狼疮：①蝶形红斑；②盘状红斑；③光敏感；④关节炎或多关节痛；⑤黏膜溃疡；⑥浆膜炎；⑦肾脏损害；⑧中枢神经系统病变；⑨血象减少；⑩免疫学异常（抗dsDNA抗体、LE细胞、抗Sm抗体及梅毒血清假阳性反应）；⑪抗核抗体阳性。美国风湿协会1997年对该标准进行了修订，去掉了LE细胞，加入抗心磷脂抗体阳性，其余各项不变。

本病主要与以下疾病鉴别：

1. 类风湿性关节炎（polyarthritis destruens；rheumatoid arthritis）　主要表现为关节疼痛，肿胀，晨僵等，伴关节畸形，血清类风湿因子增高。

2. 酒渣鼻（rosacea）　发生于鼻部及双侧面颊，可以表现为红斑、毛细血管扩张、丘疹、结节、囊肿和鼻赘，免疫学检查阴性。

【对容貌及身心的影响】

"红斑狼疮"这一病名是从西方医学拉丁文（lupus erythematosus）翻译而来。1828年，法国皮肤科医生贝特（Biett）首先报道了这样一个患者：面部出现像被狼咬过后不规则的水肿性红斑，中间凹陷，边缘凸起，表面光滑，有时带有鳞屑，他把这种皮肤病称为"红斑狼疮"，认为是一种严重损容性皮肤病。系统性红斑狼疮是红斑狼疮各类型中最为严重的一型，典型者出现跨鼻梁和两侧面颊的红斑，俗称"蝴蝶斑"。系统性红斑狼疮患者头发脆性增加，枯黄易折断，头发脱落参差不齐，又称"狼疮发"，影响患者容颜。另外，长时间甚至终身的激素及免疫抑制剂治疗，直接导致多种容貌问题如肥胖、体型改变、多毛、卵巢功能衰竭等，严重影响身心健康。少数患者因为承受不了容貌改变带来的巨大压力而自杀，或者自行停用药物，导致疾病加重和恶化。

【治疗】

1. 一般治疗　急性活动期应卧床休息。慢性期或病情已稳定者可适当参加工作，心理治疗很重要。患者应定期随访，避免诱发因素和刺激，特别要避免日晒。对治疗期间应用糖皮质激素而引起的肥胖，要告知患者：随着病情好转，激素逐步减量，这种肥胖会逐渐消退。

2. 药物治疗　主要是系统用药，外用药物几乎无效。

（1）原发病治疗：对内脏损害为主的患者采用"下台阶"疗法，即用强有力的治疗措施首先控制病情发展，稳定后再逐步减量。对皮肤损害为主的患者采用"上台阶"疗法，先用副作用小的治疗方案，如果皮损仍顽固，再选择第二线方案。

常用的系统药物有：

1）糖皮质激素：是目前治疗本病的主要药物，伴有内脏受累的患者应早期应用糖皮质激素。用法有两种：①常规剂量，如泼尼松0.5~1.0mg/（kg·d）；②大剂量糖皮质激素冲击治疗：应用于暴发性或顽固性狼疮肾炎和有中枢神经系统病变时，泼尼松250~500mg/d静脉滴注，3日后减半，而后再用常规量维持。应注意激素治疗中的副作用如继发糖尿病、高血压、骨质疏松、无菌性骨质坏死、肥胖、多毛、痤疮、水肿、血钾降低、胃及十二指肠溃疡等。

尽管糖皮质激素对系统性红斑狼疮具有肯定疗效，但并不是用量越大，疗效越好。当病情只有轻度活动时，宜用中小剂量如泼尼松30~45mg/d，如果盲目加大用量，其疗效不会增加，但其副作用肯定增多，必然会对患者容貌产生负面影响。当病情稳定后，要及时减量，逐步达到每日或隔日一至两片激素量维持，这样才能尽量减少激素对容貌的影响。

2）免疫抑制剂：如环磷酰胺，主张早期使用，特别是对狼疮肾炎患者，用法主要有两种：①冲击治疗，每月单次静滴1g，连用至6~8g；②小剂量隔日方案，200mg隔日使用。毒副作用主要是骨髓抑制、性腺萎缩、致畸、出血性膀胱炎、脱发等。

3）非甾体类抗炎药：是系统性红斑狼疮伴发热、关节痛、肌痛的常规药物。

4）抗疟药：如羟氯喹200~400mg/d，对皮疹，光敏感有较好的疗效，是皮肤表现为主的患者的首选药物。但长期体内积蓄可引起视网膜退行性变，应每6~12个月检查眼底。

5）其他药物：如左旋咪唑、抗淋巴细胞球蛋白（ALG）、丙种球蛋白等，有精神症状者选用5-羟色胺、奋乃静、氟哌啶醇等药物。

（2）及时治疗面部痤疮：因患者长期使用糖皮质激素治疗，会刺激皮脂腺的增生，同时引起机体抵抗力下降，因此，容易形成面部痤疮。在皮疹初发时，尽量使用外用药物，白天使用无刺激性的医学护肤品如清痘修复精华液或清痘控油凝露，晚上使用药品如过氧化苯甲酰凝胶、阿达帕林凝胶、异维A酸凝胶等。因维A酸药物的光敏性，注意白天禁用维A酸类外用药物，并慎用口服维A酸药物，病情严重时可口服抗生素如米诺环素、多西环素等。

3. 美容治疗　具体方法见"DLE"。

第二节　皮　肌　炎

皮肌炎（dermatomyositis，DM）表现为特征性皮肤损害伴横纹肌的炎症，为自身免疫性结缔组织病之一，本病世界各地均有发病，但发病率并不高，估计发病率为（0.05~0.84）/10万人，随着对本病认识和诊断水平的提高，近年发病率呈上升趋势（图18-4）。

【病因及发病机制】

此病确切病因尚不清楚，可能与病毒感染、机体免疫异常对自我的异常识别以及血管病变有关，三者亦可能有相互联系，例如横纹肌纤维的慢病毒感染可导致肌纤维抗原性的改变，被免疫系统误认为"异己"，从而产生血管炎而发生本病。

1. 免疫学研究　鉴于患者血清免疫球蛋白增高，肌肉活检标本示微小血管内有IgG、IgM和C3以及补体膜攻击复合物沉积，其沉着的程度与疾病活动性相关。

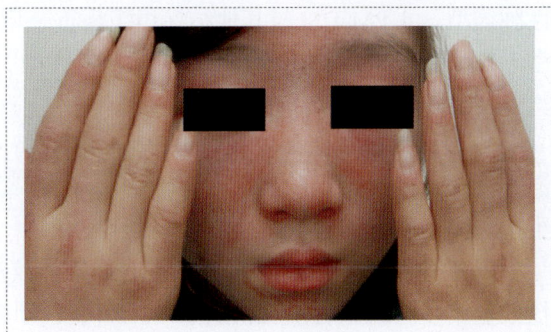

图18-4　皮肌炎

Arahata和Engel证实在DM的炎症性病灶中有B淋巴细胞的显著增多，提示局部体液免疫增强，但有学者认为这些抗体的沉积是肌肉损伤的后果而非其原因。也有学者发现患者周围血淋巴细胞在加入横纹肌抗原后其转化率以及巨噬细胞移动抑制试验较对照组高，且与其活动度成正相关。本病与SLE和硬皮病等有许多共同的临床和免疫学异常：如部分病例可找到LE细胞、抗核抗体和类风湿因子检测阳性，用荧光抗体技术在表皮基底膜血管壁可见免疫球蛋白沉积，且血清中发现有抗多发性肌炎抗原-1（简称抗PM-1）和抗肌凝蛋白抗体，故提出自身免疫疾病学说。

2. 感染学说　近年来有学者将患者的肌肉和皮损做电镜观察发现肌细胞核内，血管内皮细胞、血管周围的组织细胞和成纤维细胞胞质和核膜内有类似粘病毒或副粘病毒的颗粒。有报道从一名11岁女孩病变肌肉中分离出柯萨奇（Coxsackie）A9病毒，故提出感染学说。在小儿皮肌炎患者发病前常有上呼吸道感染史，抗链球菌"O"值增高，用抗生素合并糖皮质激素治疗可获良效。

3. 血管病变学说　血管病变特别在儿童型DM曾被描述，任何弥漫性血管病变可以产生横纹肌的缺血，从而引起单个纤维的坏死和肌肉的梗死区。在DM/PM特别是儿童患者中有毛细血管的内皮细胞损伤和血栓形成且有免疫复合物沉积在肌肉内血管中。

【临床表现】

皮肌炎多见于成年男女，男女之比为1∶3，大部分缓慢起病，个别发病较急，大多数患者先有皮疹或皮疹与肌炎同时发生。

1. 皮肌炎的皮肤损害表现　①特征性皮损为融合性的紫红色斑块，可痒或不痒，发生在眶周暴露部位，日晒后加重。尚可发生于颊部、颈部V区、头皮、颈后部、肩部及上臂、前臂、手和指的伸面；②在骨性突起部位的融合性紫红色斑丘疹（Gottron征）具特征性；③指关节伸侧干燥、鳞屑性丘疹，甲周毛细血管扩张及破损的甲小皮也是诊断皮肌炎的重要线索；④与恶性肿瘤相关的皮损称为恶性红斑，表现为头面和颈胸部有火激红斑和毛细血管扩张，呈V形分布。另外，同时出现色素减退和色素加深呈花纹状分布的皮肤异色病样改变。有红斑、色素增加、色素减退亦称皮肤"三色"改变，主要发生在前胸或后背，常与恶性肿瘤相关。

2. 肌肉症状　主要表现为四肢近端肌痛、肌无力、出现抬臂困难，上、下台阶困难，蹲下后站起困难。

3. 呼吸肌受累　常表现为胸闷，呼吸困难。

4. 心脏　可继发心肌炎，可能引起顽固性心力衰竭而致死。

5. 其他症状　不规则发热、反复肺部感染、关节肿胀等。

本病又分为6种类型：①多发性肌炎（PM）型。②皮肌炎（DM）型。③PM-DM伴发恶性肿瘤型。④PM-DM与其他结缔组织病重叠型。⑤儿童型PM-DM：又分两型，Ⅰ型：Banker型（致死型）；Ⅱ型：Brunsting型（比较良性型）。⑥无肌病型皮肌炎。

【组织病理】

1. 皮肤病理改变　皮肤病理改变无明显特异性。表皮轻度棘层增厚与萎缩，基底细胞空泡变性，真皮浅层水肿，散在炎性细胞浸润，真表皮交界和真皮浅层血管周围有PAS阳性纤维蛋白样物质沉积。

2. 肌肉组织学改变　轻者仅有肌纤维横纹消失，肌浆透明变性，肌纤维粗细不均，内膜核数量增多。严重者出现横纹肌纤维断裂、颗粒或空泡变性坏死、吞噬、再生以及单核细胞的浸润。

【诊断与鉴别诊断】

1982年Maddin提出了PM及DM的诊断标准，一直沿用至今。其内容如下：①肢带肌（肩胛带肌、骨盆带肌以及四肢近端肌肉）和颈前屈肌呈对称性软弱无力，有时尚伴有吞咽困难或呼吸肌无力；②肌肉活检显示病变的横纹肌纤维变性、坏死、被吞噬、再生以及单个核细胞的浸润等；③血清肌酶谱（CK、AST、LDH、ALD等）增高；④肌电图有肌源性损害；⑤皮肤特征性皮疹，包括上眼睑紫红色斑和眶周为中心的水肿性紫红色斑；掌指关节和指关节伸面的Gottron丘疹；甲根皱襞毛细血管扩张；肘膝关节伸面，上胸部V形鳞屑性红斑和皮肤异色病样改变。判定标准：①确诊为皮肌炎：符合前3~4项标准以及第5项标准。②确诊为多发性肌炎：符合前4项标准，但无第5项标准。③可能为皮肌炎：符合前4项标准中的2项标准以及第5项标准。④可能为多发性肌炎：符合前4项中的3项标准，但无第5项表现。在成人特别是40~50岁以上患者，必须详细地检查有无肿瘤伴发。

本病主要与以下疾病鉴别：

1. 系统性红斑狼疮（systemic lupus erythema，SLE） 肌肉症状相对较轻，但易产生肾脏、血液系统等内脏受损，血液中可检测到多种自身抗体。

2. 系统性硬皮病（Systemic Scleroderma） 可能有轻度的肌肉炎症，但患者有明显的皮肤弹性改变，表现为四肢末端或躯干有对称性的皮肤弹性明显降低。

3. 风湿性多肌痛症（polymyalgia rheumatica） 通常发生在40岁，以上肢近端发生弥漫性疼痛较下肢为多，伴全身乏力，患者不能道出疼痛来自肌肉还是关节，没有肌无力，由于失用可有轻度消瘦，血清肌酶正常，肌电图正常或轻度肌病性变化。

4. 嗜酸性肌炎（acidophilia myositis） 其特征为亚急性发作肌痛和近端肌群无力，血清肌酶可增高，肌电图示肌病变化，肌肉活检示肌炎伴嗜酸性细胞浸润，有时呈局灶性变化，为嗜酸性细胞增多综合征病谱中的一个亚型。

【对容貌及身心的影响】

皮肌炎典型皮损为双上眼睑水肿性紫红色斑，蔓延到眶周，俗称"熊猫眼"；面、颈和上胸部V形区有红斑；手掌表皮萎缩，呈紫红色，像"沾满机油"；其他皮损还有毛细血管扩张、皮肤异色症和红皮病样表现等，均严重影响患者的容貌，产生不良心理影响和社会影响。皮肌炎患者因为长期服用糖皮质激素，大量的脂肪堆积于面、颈、背部，形成"满月脸"、"水牛背"，而四肢肌肉则出现萎缩，使整个体形极不匀称。女性患者多见胡须生长，变粗变黑，对美容也产生重大的影响。

【治疗】

1. 一般治疗 尽量避免日光直接照射，外出时戴帽子、手套、穿长袖衣服或打伞等；忌食辛辣刺激食物，保持心情舒畅，适度运动，树立战胜疾病的信心。坚持长期、系统、正规、合理的激素和免疫抑制剂为主的治疗方案，才能达到最好疗效。

2. 药物治疗 主要是全身用药治疗。

（1）糖皮质激素：应用原则方法基本同系统性红斑狼疮，但其初始用量往往相对于系统性红斑狼疮要适当加大，病情控制后逐渐及时减量，这样才能尽量减少糖皮质激素的副作用对美容的影响。

一般成人剂量泼尼松约为1mg/（kg·d），重症病例或初始剂量无效者，可增至1.5mg/（kg·d）；对特殊重症病例也可采用大剂量糖皮质激素冲击疗法（即泼尼松量250~500mg/d静脉滴注，连续3天，以后再改用常规剂量泼尼松）；儿童起始剂量通常相对成人剂量要大些，为1.5mg/（kg·d）。

（2）免疫抑制剂：如甲氨蝶呤、环磷酰胺和硫唑嘌呤应早期与糖皮质激素联合使用，协同激素迅速控制疾病发展，有利于激素及时减量。

（3）其他：非甾体类抗炎药物、蛋白同化剂如苯丙酸诺龙、抗疟药和维生素E等亦可辅助治疗。另外，应及时补充氨基酸，三磷酸腺苷、辅酶A和能量合剂，有利于肌力的恢复。

3. 美容治疗 日常使用防晒产品；皮损干燥者使用抗敏保湿霜；色素减退者，使用遮瑕膏。

4. 运动疗法　在恢复期鼓励患者进行速度缓慢的主动运动。还可酌情采用按摩、推拿水疗、透热电疗等，以防止肌肉萎缩和挛缩。对功能丧失患者进行康复治疗训练。

第三节　硬　皮　病

硬皮病（sclerosis）是以局限性或弥漫性皮肤增厚和纤维化，并累及心、肺、肾、消化道等内脏器官的结缔组织病。女性发病率为男性的3~4倍。

【病因及发病机制】

该病病因不明，可能与下列因素有关：

1. 遗传　在硬皮病患者中，某些HLA-Ⅱ类抗原表达较正常人明显增高。

2. 化学品与药物　如聚氯乙烯、有机溶剂、硅、二氧化硅、环氧树脂、L-色氨酸、博来霉素、喷他佐辛等可诱发硬皮病与内脏纤维化。

3. 免疫异常　本病的发生与免疫紊乱密切相关，存在体液免疫和细胞免疫异常，在患者血清中可查到特异性抗Scl-70自身抗体。

4. 结缔组织代谢异常　本病特征性改变是胶原产生过多，皮肤中胶原含量明显增多。

5. 细胞因子的作用　某些细胞因子参与本病的发生，如转化生长因子、表皮细胞生长因子、血小板衍生生长因子等。

6. 血管异常　大多数硬皮病患者均表现有雷诺现象，病理学显示小动脉和微血管内膜增厚、管腔狭窄或闭塞。

【临床表现】

各年龄均可发病，但以20~50岁为发病高峰。根据皮损范围及是否有系统损害一般分为局限性和系统性两型：①局限性硬皮病：包括硬斑病、带状硬皮病、点滴状硬皮病；②系统性硬皮病：包括肢端型硬皮病、弥漫型硬皮病。

（一）局限性硬皮病（图18-5）

1. 硬斑病　多发生在腰、背部，其次为四肢及面颈部，表现为圆形、椭圆形或不规则形的水肿性斑片，初呈淡红或紫红色，经数周或数月逐渐扩大硬化，变为淡黄色或象牙色，局部无汗、毛发脱落，数年后转化为白色或淡褐色萎缩性瘢痕。

2. 带状硬皮病　好发于儿童和青年，女性多于男性，病变沿肋间和一侧肢体呈带状分布，可为单条或数条，演变过程同硬斑病。

3. 点滴状硬斑病　多发于颈、胸、肩背等处，约绿豆至硬币大小，呈集簇性线状排列。

（二）系统性硬皮病

肢端型和弥漫型的主要不同点在于肢端型始发于手、足、面部等处，受累范围相对局限，进展速度较缓，预后较好。而弥漫型始发于躯干，迅速发展到四肢，治疗效果较差。

两型的临床表现相似：

1. 皮肤　可分为水肿、硬化和萎缩三期。

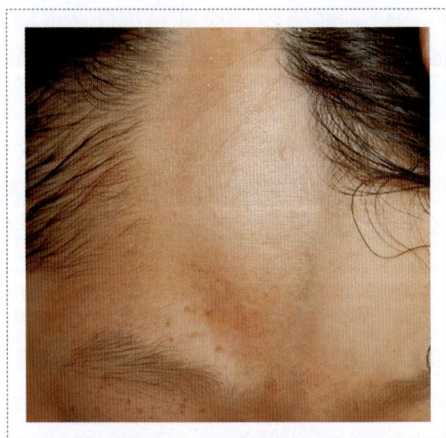

图18-5　局限性硬皮病

（1）**水肿期**：皮肤紧张变厚，皱纹消失，肤色苍白或淡黄，皮温偏低，呈非凹陷性水肿。肢端型水肿常先从手、足和面部开始，向上肢、颈、肩等处蔓延。在弥漫型中，则往往由躯干部先发病，然后向周围扩展。

（2）**硬化期**：皮肤变硬，表面有蜡样光泽，不能用手指捏起。根据受累皮肤部位不同，可产生手指伸屈受限、面部表情固定、张口及闭眼困难、胸部紧束感等症状。患处皮肤色素沉着，可间杂色素减退斑，毛发稀少，同时有皮肤瘙痒或感觉异常。

（3）**萎缩期**：皮肤萎缩变薄如羊皮纸样，甚至皮下组织及肌肉亦发生萎缩及硬化，紧贴于骨骼，形成木板样硬片。指端及关节处易发生顽固性溃疡，并有患区少汗和毛发脱落现象。少数病例可出现毛细血管扩张。

上述皮肤损害在各种硬皮病中很普遍，但也有无皮肤症状的硬皮病存在。

2. **肌肉**　受累并不少见，症状包括肌无力、弥漫性疼痛。有些病例似多发性肌炎的临床表现，肌肉受累明显者可继发肌萎缩。

3. **骨和关节**　先有关节的红肿痛者约占12%，在病程中伴发关节改变的占46%。

CREST综合征：包括钙质沉积（calcinosis）、雷诺现象（Raynaud phenomenon）、食管蠕动异常（esophageal dysmotility）、指（趾）皮肤硬化（sclerodactyly）及毛细血管扩张（telangiectasia），为系统性硬皮病的一个类型，预后较好。

【组织病理】

1. **局限性硬皮病**　早期显示明显的炎症。真皮网状层增粗的胶原纤维之间及血管周围有中等量炎细胞浸润，主要为淋巴细胞和组织细胞，也有浆细胞。晚期炎症不明显，表皮正常，真皮网状层胶原纤维增粗、密集和强嗜伊红性，乳头层胶原纤维均质化。小汗腺显著萎缩，周围脂肪减少或消失。真皮和皮下组织可有血管内皮细胞肿胀和管壁水肿。

2. **系统性硬皮病**　组织象与局限性硬皮病相似。但是，在早期皮损，真皮胶原纤维束肿胀、淡染，炎细胞浸润较轻。在晚期，血管病变较严重，真皮和皮下组织的血管内膜明显增厚，管腔狭窄甚至闭塞。部分晚期病例可见皮下组织有钙质沉积。

【诊断与鉴别诊断】

1. 局限性硬皮病根据典型皮肤改变即可诊断，必要时结合病理改变。

2. 系统性硬皮病　美国风湿病学会1980年Masi诊断标准：具有下列1项主要或2项次要标准，可以确诊。

（1）主要标准：近端硬皮病，手指和掌指关节以上皮肤对称性增厚、绷紧和硬化。这类变化可累及整个肢体、面部、颈及躯干（胸和腹部）。

（2）次要标准：①手指硬皮病：上述皮肤改变仅限于手指。②手指的凹陷性瘢痕或指垫（指肚）组织消失：缺血所致的指尖凹陷或指垫组织消失。③双侧肺基底纤维化：标准胸片上显示双侧网状线形结节阴影，以肺的基底部分最为明显；可呈弥散状斑点或"蜂窝肺"外观，这些改变不能归因于原发性肺部病变。其他有助于诊断的表现：雷诺现象，多发性关节炎或关节痛，食管蠕动异常，皮肤病理学显示胶原纤维肿胀和纤维化，免疫检查ANA、抗Scl-70抗体和着丝点抗体（ACA）阳性。

本病主要与以下疾病鉴别：

1. **斑状萎缩（atrophia maculosa）**　皮损大小不一，呈皮色或青白色，微凹或隆起，表面起皱，触之不硬。

2. **萎缩性硬化性苔藓（atrophic lichen sclerosus）**　皮损为淡紫色发亮的扁平丘疹，大小不一，常聚集分布，但不融合，表面有毛囊角质栓，有时发生水疱，逐渐出现皮肤萎缩。

3. 成人硬肿病（scleredema adultorum） 皮损多从头颈开始向肩背部发展，真皮深层肿胀和僵硬。局部无色素沉着，亦无萎缩及毛发脱落表现，有自愈倾向。

4. 混合结缔组织病（mixed connective tissue disease） 患者具有系统性红斑狼疮、硬皮病、皮肌炎或多发性肌炎等病的混合表现，包括雷诺现象，面、手非凹陷性水肿，手指呈腊肠状肿胀，发热，非破坏性多关节炎，肌无力或肌痛等症状。U1RNP的抗体均可呈高滴度阳性反应。

【对容貌及身心的影响】

局限性硬皮病出现局部皮肤硬化，色素改变，后期出现皮肤萎缩，发生于前额正中部者，皮损常向头皮延伸呈刀砍形，局部皮肤显著凹陷，某些病例可合并颜面偏侧萎缩，严重影响患者容貌。

系统性硬皮病侵犯颜面可使表情丧失呈假面具样，鼻尖细小，耳轮变薄，口唇薄且收缩成放射状沟纹，指关节受累可呈爪形手，肘膝关节屈曲挛缩，指趾甲受累则易碎，脱落。皮损缓慢进展最终导致局部毁容性损害，给患者生活、工作带来极大的影响。

【治疗】

1. 一般治疗 建议患者适当运动，注意保暖。早期控制病情是预防毁容性损害的关键，特别是早期口服糖皮质激素，一般能迅速控制病情。

2. 药物治疗

（1）内用药物

1）糖皮质激素：在疾病的发展期，无论是系统性或局限性硬皮病，应早期口服糖皮质激素（30~45mg/d）控制病情的迅速扩展，2~3个月后逐渐减量。

2）血管活性剂：用于扩张血管，降低血黏度，改善微循环。主要药物有：丹参注射液、胍乙啶、甲基多巴、低分子右旋糖酐等。

3）结缔组织形成抑制剂：能干扰胶原分子间连锁，抑制胶原的生物合成和积贮。主要药物有：青霉胺、秋水仙碱、积雪苷等。

4）免疫抑制剂：如硫唑嘌呤、苯丁酸氮芥、环磷酰胺等，对关节、皮肤和肾脏病变有效。与糖皮质激素合并应用，可提高疗效和减少激素用量。

5）中药：如积雪苷。

6）其他药物：维生素E、复合磷酸酯酶片，以及丙酸睾酮等均可酌情配合选用。

（2）局部治疗：在皮损肿胀期和硬化期，可外用糖皮质激素软膏，但应避免长期使用，特别是在萎缩期不宜用，同时可选用他克莫司软膏和积雪苷霜，肝素钠软膏等交替使用。在颜面部皮损局部治疗中，局部注射糖皮质激素应慎用，以免造成萎缩和色素减退斑。

3. 手术治疗 对颜面部稳定期局限性萎缩可选用手术切除萎缩区域，再采用美容针线缝合。

4. 美容治疗 包括音频电疗、按摩和热浴等，开始每日治疗1~2次，每次持续20~30分钟，待病情好转后可隔日1次，治疗时间适当延长。

第四节　淋巴细胞浸润症

皮肤淋巴细胞浸润（Jessner's lymphocytic infiltration）是由Jessner和Kanof在1953年报道的一组以真皮淋巴细胞浸润，但不形成淋巴样滤泡为病理特征的皮肤病，故又称为Jessner-Kanof综合征（Jessner-Kanof Syndrome）或Jessner皮肤淋巴细胞浸润症。本病的特点为紫红色或黄红色浸润性斑块，好发于面部，病程经过良性，常伴有自发性缓解和复发。女性好发，据统计在20岁以前发病者均为女性。此外，还有家族性发病的报道（图18-6）。

【病因及发病机制】

病因不明，有人认为本病为慢性盘状红斑狼疮的亚型，而另一些人则认为本病是皮肤淋巴细胞瘤的一个类型。

【临床表现】

本病发病年龄多在20~50岁之间，以40岁左右最多见。皮损好发于面部，特别是颧部和额部，有时也见于背部、胸前及其他部位。初起为小红斑，向周围扩大，形成红色高起的斑块，中央常消退，境界清楚，类似盘状红斑狼疮，但皮损表面光滑，无毛囊角栓，消退后不留瘢痕，也不发展为红斑狼疮。皮损数目不等，可单发也可多发，有时泛发。多持续数日、数周或数月后消退，有时还可在同一部位或其他部位再发。另外，20%患者在情绪波动时、日晒后皮损加重。约有半数患者自觉瘙痒，偶尔可有触痛。病程迁延，病情时好时坏，如此反复多年后可自然消退，常见的是在5~10年后病情完全缓解，病程最长者可达24年之久。预后良好，一般不会转变成恶性淋巴瘤。

【组织病理】

组织病理最突出的改变是在真皮血管及皮肤附属器周围有大量淋巴样细胞浸润，有时还可侵入皮下脂肪层，一般不累及表皮。此外，浸润细胞还有少数组织细胞及浆细胞成分。

【诊断与鉴别诊断】

根据临床及病理特点即可诊断，本病为少见皮肤病，在临床遇到疑似病例，需要及时行病理活检以明确诊断。

【对容貌及身心的影响】

本病好发于面部，皮损范围较大，严重影响人的外貌，尤其是眼、耳、鼻、唇等周围皮肤的皮损，可以导致面部容貌发生扭曲，给患者生活带来不便。外貌异常会影响人的性格和个性的正常发展，产生心理障碍。

【治疗】

羟氯喹（200~400mg/d）能迅速控制本病发展。慎用冷冻治疗，以免造成瘢痕。慎用皮质类固醇激素外用和皮损内注射，以免造成药物的局部副作用。

（谢红付）

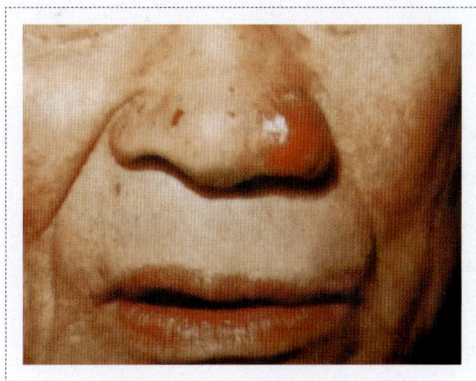

图18-6　淋巴细胞浸润症

思 考 题

1. 分别简述DLE、SCLE、SLE的皮损特点、诊断要点及治疗原则。
2. 简述皮肌炎的临床分型及诊断要点。
3. 简述局限性硬皮病的临床表现及治疗原则。
4. 简述淋巴细胞浸润症的临床表现及治疗原则。

| 第十九章 | 皮肤科常见急症 |

第一节 药　疹

药疹（drug eruption）是药物通过口服、吸入、注射等各种途径进入人体后，引起的皮肤、黏膜的炎症反应，严重者可累及机体其他系统，又称为药物性皮炎（dermatitis medicamentosa）。由药物引起的非治疗性反应，称为药物反应或不良反应，药疹是其中一种表现形式。

【病因及发病机制】

随着药物种类的增多，药疹的发生率逐渐增长。临床上易引起药疹的药物有：①抗生素类：包括半合成青霉素（如阿莫西林）、四环素类、磺胺类；②解热镇痛药：如阿司匹林、保泰松、对乙酰氨基酚等；③镇静催眠药及抗癫痫药：如苯巴比妥、卡马西平等；④抗痛风药：如别嘌醇；⑤血清制剂及疫苗：如狂犬病疫苗等。此外，中草药引起者也有报道。

个体因素：不同个体对药物反应的敏感性差异较大，其原因包括遗传因素（过敏体质）、某些酶的缺陷、机体病理或生理状态的影响等。同一个体在不同时期对药物的敏感性也可不相同。

药疹的发病机制复杂，可通过变态反应或非变态反应性机制发生。

1. 变态反应　多数药疹由变态反应机制引起。有些药物是大分子物质，为完全抗原，如血清、疫苗及生物制品等。但更多的药物为低分子量化合物，为半抗原，必须与机体内的载体蛋白等共价结合后才能成为完全抗原，才具有抗原性来激发免疫反应。

一般变态反应性药疹的发生机制有四种类型，不同类型引起不同的临床表现（表19-1）。

药物原形、药物代谢产物和药物中的赋形剂及杂质均可引起变态反应，并且药物的免疫性反应相当复杂，因此，常常一种药物可引起不同类型的变态反应，出现不同的皮疹和症状；不同的药物亦可引起同一类型的变态反应，出现相同的皮疹和症状。

变态反应性药疹的共同特点有：①仅少数具有过敏体质者发生，多数人不发生反应；②病情轻重与药物的药理及毒理作用、剂量无关，小剂量的药物即可引起药

表19-1　不同类型药疹临床表现

变态反应类型	临床表现
Ⅰ型变态反应	荨麻疹、血管性水肿及过敏性休克
Ⅱ型变态反应	溶血性贫血、血小板减少性紫癜、粒细胞减少
Ⅲ型变态反应	血管炎、血清病及血清病样综合征
Ⅳ型变态反应	湿疹样药疹、麻疹样药疹、剥脱性皮炎

疹；③有潜伏期，初次用药4~20天后出现临床症状，已致敏者如再次服药，则数小时内即可发生；④临床表现复杂，皮损多样，但对于某一患者而言常以一种表现为主；⑤存在交叉过敏及多价过敏；⑥停止使用致敏药物后病情常好转，糖皮质激素治疗有效。

有些药物（如磺胺及其衍生物、吩噻嗪类、四环素类、补骨脂类及某些口服避孕药等）具有光敏性，在紫外线照射下才发生反应，所引起的变态性药疹称为光变态反应性药疹。

2. 非变态反应

（1）**免疫效应途径的非免疫活化**：此反应由药物直接刺激发生，临床上出现类似变态反应的表现。如阿司匹林可诱导肥大细胞脱颗粒释放组胺引起荨麻疹。

（2）**药物过量由于不同个体对药物的吸收、代谢或排泄速度存在差异**：故在常规剂量使用时也可发生此种反应，如甲氨蝶呤引起口腔溃疡、出血性皮损及白细胞减少等。多见于老年人和肝、肾功能不全者。

3. 蓄积作用 如碘化物、溴化物可引起痤疮样皮损，砷剂引起的色素沉着等。

此外，还有遗传性酶缺乏、药物相互作用导致代谢改变等均为非变态反应因素。

【临床表现】

1. 全身症状 常急性起病，轻症者多无全身症状，重症者在起病前后均可出现不同程度的全身症状。发热一般出现在用药后1周左右，短者1~2天，长者持续数周。可单独发生，也可与皮疹同时发生。多为弛张型，也可为稽留型，重者可达40℃以上。

瘙痒是药疹最常见和最明显的自觉症状。重症药疹如中毒性表皮坏死松解型药疹以疼痛和触痛为主。

此外，一些患者还可出现恶寒、头痛、恶心、乏力等。

2. 皮肤黏膜损害 药疹的皮损表现多种多样，临床上按皮损形态可分为下面几种。

（1）**麻疹型或猩红热型药疹**（morbilliform drug eruption and scarlatiniform drug eruption）：较为常见，皮损呈鲜红色斑或米粒大小的红色斑疹，密集、对称分布，以躯干部为主，黏膜、掌跖也可累及。多由解热镇痛药、氨苄西林等抗生素、巴比妥类、抗风湿药等药物引起。可伴有高热、头痛、全身不适等症状。一般在用药1周内发生。停药1~2周后出现糠秕样脱屑而愈。

（2）**荨麻疹型药疹**（urticaria reaction）：表现为急性荨麻疹或血管性水肿，多由青霉素、阿司匹林、血清制品、疫苗等引起。可伴有发热、恶心、呕吐、腹痛及呼吸困难等。少数患者可出现血清病样综合征（有发热、关节痛、淋巴结肿大、血管性水肿、蛋白尿等表现）和过敏性休克症状。长期微量接触致敏药物可表现为慢性荨麻疹。

（3）**固定型药疹**（fixed drug eruption）：皮疹为圆形或椭圆形水肿性紫红色斑块，甲盖至钱币大小，境界明显，常为一个至数个，重者可发生大疱。消退后留暗褐色色素沉着斑，经久不褪。再次服药后常于原处出疹。损害多发生于皮肤黏膜交界处，黏膜处易发生糜烂。本型药疹常由磺胺、四环素、解热镇痛药、巴比妥类等药物引起（图19-1）。

（4）**多形红斑型药疹**（erythema multiforme-like reaction）：典型皮损为靶形红斑，即小指盖

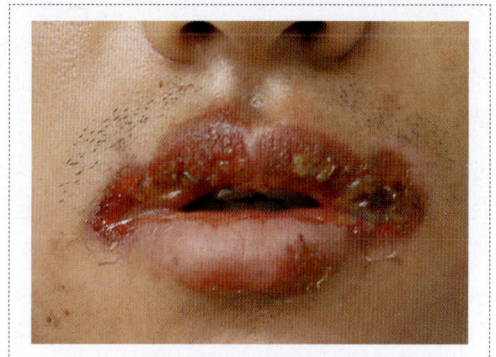

图19-1 固定型药疹

大小的圆形或椭圆形水肿性红斑，中心呈紫红色，可出现水疱。常发生在口腔、外生殖器及肛门黏膜及周围，亦可见于躯干、四肢。自觉疼痛。伴有高热、肺炎、肝肾功能障碍等，称为重症多形红斑型药疹，即Stevens-Johnson综合征，是一种重症药疹。此型常由磺胺类、巴比妥类、水杨酸类及青霉胺等引起（图19-2）。

（5）中毒性表皮坏死松解型药疹（toxic epidermal necrolysis-like reaction）：属重症药疹，死亡率高。发病急剧，常有高热（40℃左右），全身中毒症状明显。皮疹为弥漫分布的紫红或暗红色斑片，触痛明显，上有大小不等松弛性水疱、大疱，尼氏征阳性。大疱极易破裂出现大片糜烂。口腔、眼、支气管、食管黏膜以及肝、肾等内脏器官均可累及。如不及时治疗，可出现电解质紊乱、肝肾衰竭、感染等，危及生命。本型可由磺胺类、解热镇痛药（保泰松、氨基比林）、巴比妥类药物、别嘌醇、破伤风抗毒血清等引起（图19-3）。

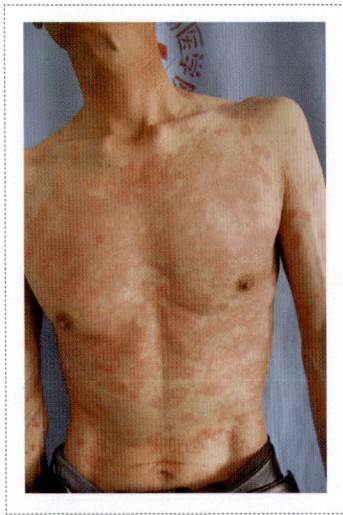

图19-2　多形红斑型药疹

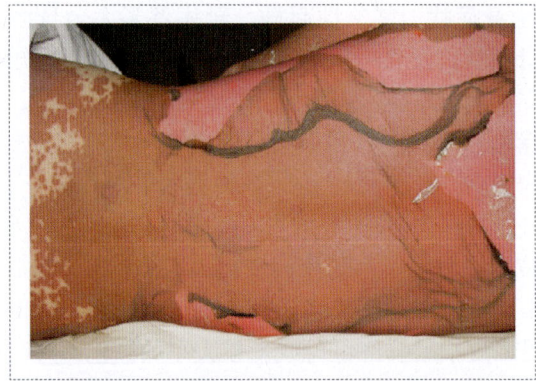

图19-3　中毒性表皮坏死松解型药疹

（6）剥脱性皮炎型药疹（exfoliative dermatitis-like reaction）：又称红皮病型药疹，属重症药疹。初发皮疹为麻疹样或猩红热样皮损，发展迅速，逐渐融合，全身呈水肿性红斑，严重时有浆液性渗出。随之全身皮肤大片叶状脱屑，手足部呈手套、袜套状剥脱，头发、指（趾）甲亦可脱落。眼部症状表现为结膜充血、畏光，重者出现角膜溃疡。口腔发生糜烂者影响进食。全身淋巴结可肿大。可并发黄疸性肝炎、肾脏损害、支气管炎、败血症、心力衰竭等，血白细胞常升高。本型药疹可由磺胺、巴比妥类、苯妥英钠、氯丙嗪、砷剂、金制剂等引起。

药物超敏综合征（drug-induced hypersensitivity syndrome，DIHS），又称药疹伴嗜酸性粒细胞增多和系统症状（drug rash with eosinophilia and systemic symptoms，DRESS）综合征，或药物引起的迟发性多器官超敏综合征（drug-induced delayed multiple organ hypersensitivity syndrome，DIDMOHS），是具有发热、皮疹及内脏受累三联症状的急性、潜在致死性、特异性不良药物反应。用药后2~8周发病，起病急，病情重。临床表现主要为皮疹、发热及内脏损伤。皮疹开始为斑丘疹，常伴瘙痒和淋巴结肿大（以颈部淋巴结肿大常见），病情逐渐发展，可形成红皮病或严重的剥脱性皮炎。皮疹初发于面部、躯干上部及上肢，渐发展至下肢。眼周、口周及颈部红斑水肿基础上针尖大小的脓疱是DRESS早期的典型表现。皮疹一般不累及黏膜。发疹之前或之后出现发热，一般在38~40℃之间。内脏损害包括肝、肾、心脏、肺等的损害，其中以肝脏损害重且常见，部分患者可死于肝衰竭。肾损害主要表现为间质性肾炎，有肾小管受累，30%的患者可出现急性肾衰竭而需透析治疗。肺脏受累约占15%，表现为间质性肺炎。常见引起DIHS的药物有抗癫痫药（如苯巴比妥、苯妥英钠）、抗生素（如磺胺类、米诺环素、β-内酰胺类）、氨苯砜、别嘌醇、柳氮磺吡啶等。

（7）**湿疹型**（eczema-like eruption）：皮疹为急性、亚急性或慢性湿疹样皮损。自觉剧烈瘙痒。常见引起的药物有磺胺类、青霉素、链霉素、抗组胺药等。

（8）**紫癜型药疹**（purpuric drug eruption）：较少见。表现为皮肤紫癜、瘀斑、血疱、坏死等，可伴发热、关节痛、肝大、血小板减少等。可由苯巴比妥、苯妥英钠、磺酰脲类、吲哚美辛、链霉素、新霉素、碘化钾等引起。

（9）**痤疮样型**（acneiform eruption）：皮损与寻常型痤疮相似，多于服药后1~2个月发生。主要由碘剂、溴剂、皮质类固醇激素等引起。

（10）**其他**：除了上述类型外，还有一些少见类型，如光感性药疹、系统性红斑狼疮样药疹、扁平苔藓样药疹和银屑病样发疹等。

【诊断和鉴别诊断】

本病根据明确的服药史、一定的潜伏期及典型临床表现，排除具有类似皮损的其他皮肤病及传染病，可进行诊断。

由于本病表现多样，故鉴别诊断较复杂。

本病主要与以下疾病鉴别：

1. **麻疹型或猩红热型药疹应与麻疹或猩红热等发疹性传染病相鉴别** 猩红热起病急，有2~4天的潜伏期，寒战、发热，皮疹于发病后24小时左右迅速出现，24小时内遍及全身，疹间皮肤潮红，皮疹1周后开始脱屑，2~4周后脱净，不留色素沉着。此外，还可有杨梅舌；咽及扁桃体显著充血，亦可见脓性渗出物；颈部及颌下淋巴结增大、触痛等其他系统表现。

2. **大疱性表皮松解型药疹应与葡萄球菌性烫伤样皮肤综合征**（staphylococcal scalded skin syndrome，SSSS）**相鉴别** SSSS主要见于婴儿，皮损表现为弥漫性红斑，红斑基础上可出现松弛性大疱，尼氏征阳性，患者血白细胞和中性粒细胞增高，脓液细菌培养为金黄色葡萄球菌或溶血性链球菌。

3. **生殖器部位的固定型药疹破溃时应与生殖器疱疹**（genital herpes）**等相鉴别** 生殖器疱疹初起时表现为簇集性丘疹、丘疱疹和水疱，2~4天破溃形成糜烂或溃疡，后结痂自愈，愈后不留色素沉着。

【对容貌及身心的影响】

发生在面部的药疹，可表现为红斑、丘疹、丘疱疹、水疱、大疱，可伴有红肿、渗液，水疱破溃后呈糜烂面，极大地影响患者的容貌，愈后可留下色素沉着、瘢痕，给患者造成损容性的伤害。多形红斑型药疹如不及时治疗，可发展至Stevens-Johnson综合征，甚至发展至TEN；猩红热型药疹如不及时治疗，可发展至红皮病型药疹，这些重症药疹可危及生命。发生在口腔黏膜的药疹，可影响进食，对患者的身体健康亦有一定的影响。药疹引起的瘙痒、疼痛等不适，在一定程度上影响患者的生活质量。重症药疹患者病情重，进展迅速，影响患者的治疗积极性和治疗的信心。某些药疹恢复后留下的色素沉着、瘢痕等损容性改变对患者的生活、工作、社交均会产生影响。

【治疗】

药疹确诊后首要治疗是立即停用一切可疑药物，然后根据病情轻重进行相应处理。

1. 轻型药疹

（1）内服药物：一般给予抗组胺药、维生素C等口服或注射，必要时给予中等剂量泼尼松（30~60mg/d）口服或注射，病情缓解后逐渐减量至停药。

（2）局部治疗：可依据湿疹各期的治疗原则用药，如若以红斑、丘疹为主，可外用洗剂、霜剂等；以糜烂、渗出为主可用3%硼酸溶液湿敷，伴感染者，可用1：5000~1：10000高锰酸钾湿敷。

2. 重型药疹　如重症多形红斑型药疹、剥脱性皮炎型药疹、大疱性表皮坏死松解症型药疹。治疗原则为及时抢救、减少并发症、缩短病程、降低死亡率。

（1）早期、足量使用糖皮质激素：氢化可的松300~400mg/d，或地塞米松10~20mg/d，甲泼尼龙80~120mg/d加入5%~10%葡萄糖溶液1000~2000ml中静滴，可配合维生素C2~3g/d。病情如在3~5天内未得到控制，应加大剂量（增加原剂量的1/3~1/2）；待无新发皮损或原发皮损颜色转淡、体温下降后可逐渐减量。

（2）静脉注射免疫球蛋白（IVIG）：其作用机制包括以下几方面：免疫球蛋白能直接提供中和性抗体和抗毒素，从而发挥抗病毒和抗细菌感染的作用；免疫球蛋白与单核吞噬细胞系统膜上的IgG Fc受体结合，使带有自身抗体的靶细胞和组织免受单核吞噬细胞系统的破坏；免疫球蛋白可与补体表面的Fc受体结合，阻断补体介导的炎症反应；IVIG可调节体内单核细胞和巨噬细胞合成或释放细胞因子和炎症介质，调节机体中细胞因子的水平，减轻机体中的免疫反应；免疫球蛋白通过阻断Fas受体及其配体的结合，抑制角质形成细胞凋亡的过程，对中毒性表皮坏死松解症有治疗作用。对于重症药疹的患者早期使用，可有效缓解患者的全身症状，抑制病情的发展。一般可使用400mg/（kg·d），连用3日。

（3）防止继发感染：患者应在严格消毒、隔离的环境中治疗，被褥、床单及时更换和消毒，医务人员保证无菌操作。根据患者的用药史选用合适的抗生素，同时注意防止真菌感染。

（4）注意水、电解质平衡。

（5）支持治疗：嘱患者高蛋白、高碳水化合物饮食。低蛋白血症、水电解质紊乱时，及时纠正，必要时可输新鲜血液、血浆或清蛋白等，以维持胶体渗透压，减少渗出。如伴有肝肾等损害，应积极治疗。

（6）外用药物治疗：皮损渗出明显者可用3%硼酸溶液、生理盐水、1：5000~1：10000高锰酸钾溶液湿敷。口腔黏膜损害可用2%碳酸氢钠溶液、3%硼酸溶液漱口，疼痛剧烈者，可用2%利多卡因或2%普鲁卡因溶液含漱。眼部损害可外用眼药水或膏剂避免感染和结膜粘连。皮损干燥脱屑时，可选择外用软膏、乳膏，并注意润肤。

第二节　急性荨麻疹

荨麻疹（acute urticaria）是由于皮肤、黏膜小血管反应性扩张及渗透性增加而产生的一种限局性水肿反应。约1/4的人一生中至少发作过一次荨麻疹。

荨麻疹的病因有很多，如食物、药物、感染、吸入物、物理因素（包括冷、热、日光、摩擦及压力等）、精神因素、内脏和全身性疾病等。

荨麻疹的发病机制包括变态反应性和非变态反应性两类。变态反应性荨麻疹多为Ⅰ型变态反应，由IgE介导。非变态反应性荨麻疹多由组胺释放剂所致，又称为假变态反应性荨麻疹。

组胺释放剂有阿托品、奎宁、阿司匹林、可待因等药物，鱼、虾、蘑菇、茄子等食物。

【临床表现】

荨麻疹在6周内痊愈者称急性荨麻疹。若反复发作达每周至少两次并连续6周以上者称慢性荨麻疹。

急性荨麻疹起病迅速。患者常先自觉皮肤瘙痒，随即很快在瘙痒部位出现风团，红色、肤色或苍白色。风团大小和形状不一，开始孤立或散在，逐渐扩大并融合成片，可呈圆形、椭圆形或不规则形。风团可持续数分钟至数小时，一般不超过24小时，随着水肿的减轻，风团变为红斑并逐渐消失，消退后不留痕迹。新风团此起彼伏，不断发生。病情严重者可伴有心慌、烦躁、恶心、呕吐甚至血压降低等过敏性休克症状；累及喉头、支气管时，会出现呼吸困难甚至窒息；胃肠道黏膜受累时可出现恶心、呕吐、腹痛和腹泻等；感染引起者可出现寒战、高热等全身中毒症状（图19-4、19-5）。

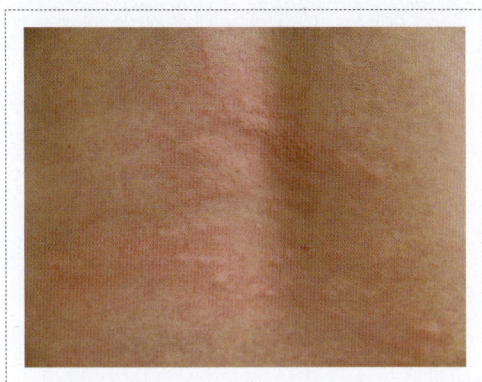

图19-4　急性荨麻疹

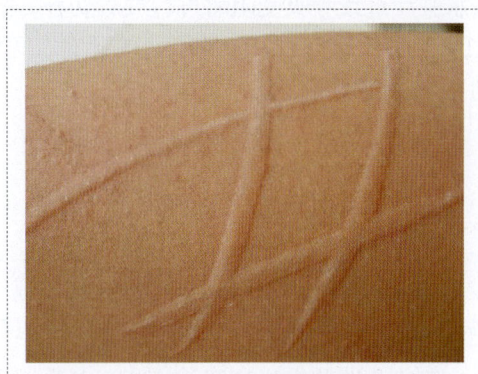

图19-5　划痕症

【诊断和鉴别诊断】

根据迅速发生及消退的风团，消退后不留痕迹等临床特点，不难诊断。急性荨麻疹的患者一定要注意其各项生命体征的变化。应仔细询问病史，以明确病因。

本病主要与丘疹性荨麻疹鉴别：

丘疹性荨麻疹（papular urticaria）：表现多由蚊虫叮咬所致，为1~2cm大小的风团样丘疹，淡红色，中央可有水疱，数日后消退。有伴随症状者，应与相应疾病鉴别。如伴腹痛或腹泻者，与胃肠炎（gastroenteritis）及急腹症（acute abdomen）等鉴别；伴高热和中毒症状者，应考虑合并重症感染可能。

【对容貌及身心的影响】

急性荨麻疹发生在面部时，可表现为风团、双眼眼睑的血管性水肿，对患者的容貌产生极大的影响。急性荨麻疹出现的局限性水肿不仅发生于皮肤，亦可累及呼吸道、消化道黏膜，患者可出现憋气、胸闷、腹痛、腹泻等症状，严重者可发生喉头水肿，严重影响患者身体健康。荨麻疹急性期可全身出现风团，伴剧烈瘙痒，影响患者工作和睡眠。由于患者发病过程中忌食鱼、虾等可加重病情的食物，影响患者正常的生活和社交。急性荨麻疹如不及时治疗，可发展为慢性荨麻疹，慢性荨麻疹病程长，反复发作，患者可出现焦虑、烦躁、抑郁。

【治疗】

急性荨麻疹应积极治疗，尤其是当患者出现呼吸困难、喉头水肿、低血压性休克时，如不积极治疗可能危及生命。治疗原则为抗过敏和对症治疗，同时积极寻找病因，除去病因。

可用药物进行治疗：

（1）**内服药物**：可选用第一代或第二代抗组胺药，如氯苯那敏、氯雷他定、西替利嗪等；降低血管通透性的药物：维生素C及钙剂等，常与抗组胺药协同使用；伴腹痛可给予解痉药物（如654-2、阿托品等）；重症感染引起者应立即抗感染，并处理感染病灶。

病情严重、伴有休克、喉头水肿及呼吸困难者，应立即抢救。方法有：①0.1%肾上腺素0.5~1ml皮下注射或肌注，亦可加入50%葡萄糖溶液40ml内静脉注射，以减轻呼吸道黏膜水肿及平滑肌痉挛，升高血压。②地塞米松5~10mg肌注或静注，然后可将氢化可的松200~400mg加入5%~10%葡萄糖溶液500~1000ml内静滴。③上述处理后，收缩压仍低于80mmHg时，可给予升压药（如多巴胺）。④给予吸氧，支气管痉挛严重时可静注0.25g氨茶碱，喉头水肿严重致呼吸受阻时可行气管切开；心跳呼吸骤停时，应进行心肺复苏术。

（2）**局部治疗**：在全身用药的同时，可配合外用一些具有止痒效果的药物，如炉甘石洗剂、苯海拉明霜等。

（张建中）

思 考 题

1. 简述药疹诊断要点及治疗原则。
2. 简述急性荨麻疹病因、诊断要点及治疗原则。

┃ 参 考 文 献 ┃

1. 蔡景龙，张宗学.现代瘢痕治疗学[M].北京：人民卫生出版社，1998.

2. 陈言汤.美容外科学[M].北京：人民卫生出版社，2002.

3. 程代薇，彭毅志，岑瑛，等.美容整形外科学[M].北京：人民军医出版社，2004.

4. 程金龙.微创美容外科手术技巧[M].沈阳：辽宁科学技术出版社，2005.

5. 戴耕武，潘宁.皮肤外科学[M].北京：科学出版社，2006.

6. 方方，张国成.协和皮肤外科学[M].北京：中国协和医科大学出版社，2007.

7. 顾恒.光皮肤病学[M].北京：人民军医出版社，2009.

8. 何黎，刘流.皮肤保健与美容[M].北京：人民卫生出版社，2007.

9. 何黎，刘玮.皮肤美容学[M].北京：人民卫生出版社，2008.

10. 靳培英.皮肤病药物治疗学[M].北京：人民卫生出版社，2004.

11. 赖维，刘玮，王学民.头发的护理与疾病治疗[M].第2版.北京：人民卫生出版社，2009.

12. 李航，邓军.皮肤外科并发症[M].北京：人民军医出版社，2009.

13. 李林峰.接触性皮炎与皮肤变态反应[M].北京：北京大学医学出版社，2003.

14. 刘辅仁.皮肤外科学[M].西安：世界图书出版公司，1999.

15. 刘玮，赖维，王学民.美容皮肤科学[M].第3版.北京：人民卫生出版社，2007.

16. 刘玮.美容皮肤科学[M].北京：人民卫生出版社，2008.

17. 彭庆星.医学美学导论[M].北京：人民卫生出版社，2002.

18. 戚可名.整形美容外科手册[M].北京：人民卫生出版社，1997.

19. 宋儒耀，方彰林.美容整形外科学[M].第3版.北京：北京出版社，1990.

20. 孙翔.医学美容技术[M].北京：人民卫生出版社，2002.

21. 王炜.整形外科学[M].杭州：浙江科学技术出版社，1999.

22. 王侠生，廖康煌，杨国亮.皮肤病学[M].上海：上海科学技术文献出版社，2005.

23. 吴志华.皮肤科治疗学[M].北京：科学出版社，2006.

24. 吴志华.皮肤性病诊断与鉴别诊断[M].北京：科学技术文献出版社，2009.

25. 吴志华.现代皮肤性病学[M].广州：广东人民出版社，1999.

26. 向雪岑，张其亮.美容皮肤科学[M].第2版.北京：科学出版社，2003.

27. 杨国亮，王侠生.现代皮肤病学[M].第2版.上海：上海医科大学出版社，1995.

28. 杨海平，杨苏.实用美容皮肤外科技术[M].上海：第二军医大学出版社，2006.

29. 姚培元，李德淳.医学美容换肤术[M].天津：天津科技翻译出版社，2000.

30. 张其亮，李树荣.美容皮肤科学[M].北京：人民卫生出版社，2002.

31. 张学军，刘维达，何春涤.现代皮肤病学基础[M].北京：人民卫生出版社，2001.

32. 张学军.皮肤性病学[M].第7版.北京：人民卫生出版社，2008.

33. 赵辩.中国临床皮肤病学[M].南京：江苏科学技术出版社，2010.

34. 赵启明，邹成霖.皮肤美容外科学[M].杭州：浙江科学技术出版社，2003.

35. 周展超. 皮肤美容激光与光子治疗 [M]. 北京：人民卫生出版社，2009.

36. 朱铁君. 色素性皮肤病 [M]. 北京：北京医科大学出版社，1996.

37. 朱文元. 毛发疾病 [M]. 南京：东南大学出版社，2004.

38. 朱文元，陈力. 美容皮肤医学进展 [M]. 北京：化学工业出版社，2009.

39. 朱学骏. 皮肤病学与性病学 [M]. 北京：北京大学医学出版社，2003.

40. Lim HW，Honigsman H，Hawk JLM. 光皮肤病学 [M]. 吴艳，刘玮，译. 北京：科学出版社，2009.

41. James WD，Berger TG，Elston DM. 安德鲁斯临床皮肤病学 [M]. 徐世正，译. 北京：科学出版社，2008.

42. Agache P，Humbert P. Measuring the Skin. Berlin：Springer，2004.

43. Baron A. Light-based therapies for skin of color. London：Springer，2009.

44. Bernard BA，Bouillon C，Wilkinson J，et al. The science of hair care. Boca Raton：Taylor & Francis，2005.

45. Burns T，Breathnach S，Cox N，et al. Rook's textbook of dermatology. 7th ed. Oxford：Blackwell，2004.

46. Dawber RPR，Van Neste D. Hair and scalp disorders. London：Martin Dunitz，1997.

47. Ealces IJ. Immunology for life scientists. 2nd ed. Chichester：Wiley，2003.

48. Wolff K，Goldsmith LA，Katz SI，et al. Fitzpatrick's Dermatology in General Medicine. 7th ed. New York：McGraw-Hill，2007.

49. Goldman MP. Cutaneous and cosmetic laser surgery. Philadelphia：Elsevier Inc，2006.

50. Johnson DH. Hair and hair care. New York：Marcel Dekker，1997.

51. McCarthy JG，Galiano RD，Boutros SG，et al. Current Therapy in Plastic Surgery. Singapore：Elsevier，2006.

52. Baumann L. Cosmetic Dermatology. 2nd ed. New York：McGraw-Hill，2008.

53. Baumann L，Saghari S，Weisberg E. Cosmetic Dermatology. New York：McGraw-Hill，2002.

54. Baumann L. Cosmetic Dermatology：Principles and practice. 2nd ed. NY：Springer，2008.

55. Robbins CR. Chemical and physical behavior of human hair. New York：Springer，2002.

56. BaranR，Maibach HI. Textbook of cosmetic dermatology. 3rd ed. London：Taylor & Francis，2005.

57. Serup J，Jemec GBE，Grove GL，et al. Handbook of No-Invasive Methods and skin. New York：Taylor & Francis，2005.

58. Al Robaee A，Al-Zolibani A，Al-Shobaili HA，et al. Update on hirsutism. Acta Dermatovenerol Alp Panonica Adriat [J]，2008，17（3）：103-117.

59. Adham MI，Zacarian SA. Cryotherapy of cutaneous malignancy. Cryobiology [J]，1966，2：212.

60. Akita H，Takasu E，Washimi Y，et al. Syringoma of the face treated with fractional photothermolysis. J Cosmet Laser Ther [J]，2009，11（4）：216-219.

61. Svobodova A，Walterova D，Vostalova J. Ultraviolet light induced alteration to the skin. Biomed Pap Med Fac Univ Palacky Olomouc Czech Repub [J]，2006，150（1）：25-38.

62. allen JP. Cutaneous manifestations of dermatomyositis and their management. Curr Rheumatol Rep [J]，2010，12（3）：192-197.

63. Altmeyer MD，Anderson LL，Wang AR. Silicone migration and granuloma formation. J Cosmet Dermatol [J]，2009，8（2）：92-97.

64. Argenzinno G，Donnarumma G，Iovene MR，et al. Incidence of anti-Helicobacter pylori and anti-CagA antibodies in rosacea patients. Int J Dermatol [J]，2003，42：601-604.

65. Azurdia RM，Pagliaro JA，Diffey BL，et al. Sunscreen application by photosensitive patients is inadequate for protection. Br J dermatol [J]，1999，40：255-258.

66. Bae Y，Jung B. Digital photographic imaging system for the evaluation of various facial skin lesions. Conf Proc IEEE Eng Med Biol Soc [J]，2008：4032-4034.

67. Skiba B，Neill B，Piva TJ. Gene expression profiles of TNF-α，TACE，furin，IL-1β and matrilysin in

UVA and UVB-irradiated HaCat cells. Photodermatol Photoimmunol Photomed [J], 2005, 21: 173-182.

68. Berk DR, Bayliss SJ. Milium of the areola: a novel regional variant of primary milia. Pediatr Dermatol [J], 2009, 26（4）: 485-486.

69. Black D, Boyer J, Lagarde JM. Image analysis of skin scaling using D-Squame® samplers: comparison with clinical scoring and use for assessing moisturizer efficacy. Inl J Cosme Sci [J], 2006, 28（1）: 35-44.

70. Boissy RE, Spritz RA. Frontiers and controversies in the pathobiology of vitiligo: separating the wheat from the chaff. Exp Dermatol [J], 2009, 18（7）: 583-585.

71. Bong JL, Perkins W. Shave excision of benign facial melanocytic naevi: a patient's satisfaction survey. Dermatol Surg [J], 2003, 29（3）: 227-229.

72. Carroll CL, Lang W, Snively B, et al. Development and validation of the Dermatomyositis Skin Severity Index. Br J Dermatol [J], 2008, 158（2）: 345-350.

73. Chalvon Demersay A, Delouis C, Bénichou JJ, et al. Purpuric eruption and cheilitis secondary to Parvovirus B19 infection. Arch Fr Pediatr [J], 1993, 50（10）: 929.

74. Choudhary SV, Khairkar P, Singh A, et al. Dermatitis artefacta: keloids and foreign body granuloma due to overvalued ideation of acupuncture .Indian J Dermatol Venereol Leprol [J], 2009, 75（6）: 606-608.

75. Collin B, Taylor IB, Wilkie AO, et al. Fibroblast growth factor receptor 3（FGFR3）mutation in a verrucous epidermal naevus associated with mild facial dysmorphism. Br J Dermatol [J], 2007, 156（6）: 1353-1356.

76. Crespo EV. Malassezia species in skin disease. Curr Opin Infect Dis [J], 2002, 15: 133-142.

77. Crowther JM, Sieg A, Blenkiron P, et al. Measuring the effects of topical moisturizers on changes in stratum corneum thickness, water gradients and hydration in vivo.Br J Dermatol [J], 2008, 159（3）: 567-577.

78. Tobin DJ. Human hair pigmentation-biological aspects. International Journal of Cosmetic Science [J], 2008, 30: 233-257.

79. Kulms D, Schwarz T. Molecular mechanisms of UV-induced apoptosis. Photodermatol Photoimmunol Photomed [J], 2000, 16: 195-201.

80. De Gruijl FR. Photocarcinogenesis: UVA vs.UVB radiation. Skin Pharmacol Appl Skin Physiol [J], 2002, 15（5）: 316-320.

81. De Paepe K, Wibaux A, Ward C, et al. Skin efficacy and biophysical assessment of glycerol-containing hydrocolloid patches. Skin Pharmacol Physiol [J], 2009, 2（5）: 258-265.

82. Dippe R, Klette E, Mann T, et al. Comparison of sunscreen products. SÖFW-J [J], 2005, 131: 1-6.

83. Duffin KC, Woodcock J, Krueger GG. Genetic variations associated with psoriasis and psoriatic arthritis found by genome-wide association. Dermatol Ther [J], 2010, 23（2）: 101-113.

84. Dufresne RG Jr, Ratz JL, Bergfeld WF, et al. Squamous cell carcinoma arising from the follicular occlusion triad [J], J Am Acad Dermatol [J], 1996, 35: 475-477.

85. Ellis BI, Shier CK, Leisea JJ, et al. Acne associated spondylarthropathy radiographic features. Radiology [J], 1987, 162: 541-545.

86. English JS. Managing chronic hand eczema. Br J Dermatol [J], 2010, 162（2）: 237.

87. Damicol FM, Bezerra FT, Silva GC, et al. New insights into Vogt-Koyanagi-Harada disease. Arq Bras Oftalmol [J], 2009, 72（3）: 413-420.

88. Faergemann J. Management of seborrheic dermatitis and pityriasis versicolor. Am J Clin Dermatol [J], 2000, 1: 75-80.

89. Farahmand S, Tien L, Hui X, et al. Measuring transepidermal water loss: a comparative in vivo study of condenser-chamber unventilated-chamber and open-chamber systems. Skin Res Technol [J], 2009, 15（4）: 392-398.

90. Fitzsimmons JS, Guilbert PR. A family study of hidradenitis suppurativa. J Med Genet [J], 1985, 22（5）: 367-373.

91. Fourtanier A, Moyal D, Maccario J, et al. Measurement of sunscreen immune protection factors in humans: a consensus paper. J Invest Dermato [J], 2005, 125: 403-409.

92. Fulton JE, Rahimi AD, Helton P, et al. Neck rejuvenation by combining Jesser/TCA peel, dermasanding, and CO_2 laser resurfacing. Deratol Surg [J], 1999, 25: 806-815.

93. Gold MH, Goldman MP, Biron J. Human growth factor and cytokine skin cream for facial skin rejuvenation as assessed by 3D in vivo optical skin imaging. J Drugs Dermatol [J], 2007, 6（10）: 1018-1023.

94. Grabbe J, Welker P, Rosenbach T, et al. Release of stem cell factor from a human keratinocyte line HaCat is increased in differentiating versus proliferating cells. J Invest Dermatol [J], 1996, 107: 219-224.

95. Greenberg SA. Dermatomyositis and type 1 interferons. Curr Rheumatol Rep [J], 2010, 12（3）: 198-203.

96. Grimmett R. Liquid nitrogen therapy: histologic observations. Arch Dermatol [J], 1961, 83: 563-567.

97. Aguirre A, Manzano D, Izu R, et al. Allergic contact cheilitis from mandelic acid. Contact Dermatitis [J], 1994, 31（2）: 133.

98. Gupta S, Goel A. Letter to the editor: nevus depigmentosus needs transplant of epidermal sheets. Dermatol surg [J], 2005, 31（12）: 1746-1747.

99. Hatch KL, Osterwalder U. Garments as solar ultraviolet radiation screening materials. Dermatol Clin [J], 2006, 24（1）: 85-100.

100. Havrdova E, Galetta S, Stefoski D, et al. Freedom from disease activity in multiple sclerosis. Neurology [J], 2010, 74（3）: S3-7.

101. Hayes J, Koo J. Psoriasis: depression, anxiety, smoking, and drinking habits. Dermatol Ther [J], 2010, 23（2）: 174-180.

102. Heffernan MP, Leonardi CL. Ale facept for psoriasis. Semin Cutan Med Surg [J], 2010, 29（1）: 53-55.

103. Henriksen TF, Lovenwald JB, Matzen SH. Paraffin oil injection in bodybuilders calls for preventive action. Ugeskr Laeger [J], 2010, 172（3）: 219-220.

104. Hilger PA, Fish F, Boyer H. Hypertrophic scar following dermabrasion. Arch Facial Plast Surg [J], 1999, 1: 53-54.

105. Hönigsmann H. Polymorphous light eruption. Photodermatol Photoimmunol Photomed, 2008, 24（3）: 155-161.

106. Huggins RH, Janusz CA, Schwartz RA. Vitiligo: a sign of systemic disease. Indian J Dermatol Venereol Leprol [J], 2006, 72（1）: 68-71.

107. Hughes R, Loftus B, Kirby B. Subacute cutaneous lupus erythematosus presenting as poikiloderma. Clin Exp Dermatol [J], 2009, 34（8）: 859-861.

108. MacDonald Hull SP, Wood ML, Hutchinson PE, et al. Guidelines for the management of alopecia areata. Br J Derma [J], 2003, 149: 692-699.

109. Imhof RE, De Jesua MEP, Xiao P, et al. Closed-chamber transepidermal water loss measurement: microclimate, calibration and performance. International J Cosmetic Science [J], 2009, 31: 97-118.

110. Jamalipour M, Heidarpour M, Rajabi P. Generalized eruptive syringomas. Indian J Dermatol [J], 2009, 54（1）: 65-67.

111. Jones SK, Darville JM. Transmission of virus by cryotherapy and multi-use caustic pencils: a problem for dermatologists? Br J Dermatol [J], 1989, 12: 481-486.

112. Karaoui R, Bou-Resli M, Al-Zaid NS, et al. Tinea versicolor: ultrastruc-tural studies on hypopigmented and hyperpigmented skin. Dermatologica [J], 1981, 162（2）: 69-85.

113. Kelly DA, Young AR, McGregor JM, et al. Sensitivity to sunburn is associated with susceptibility to ultraviolet radiation-induced suppression of cutaneous cell-mediated immunity. J Exp Med [J], 2000, 191: 561-566.

114. Feingold KR. The role of epidermal lipids in cutaneous permeability barrier homeostasis. J Lipid Research [J], 2007（48）: 2531.

115. Khaled A, Jones M, Zermani R, et al. Granuloma faciale. Pathologica [J], 2007, 99 (5): 306-308.

116. Kobayashi T, Sakuraoka K, Hasegawa Y, et al. Contact dermatitis due to an acrylic dental prosthesis. Contact Dermatitis [J], 1996, 35 (6): 370-371.

117. Kullavanijaya P, Lim HW. Photoprotection. J Am Acad Dermatol [J], 2005, 52: 937-958.

118. Lapins J, Ye W, Nyren O, et al. Incidence of cancer among patients with hidradenitis suppurativa. Arch Dermatol [J], 2001, 137: 730-734.

119. Latreille J, Gardinier S, Ambroisine L, et al. Influence of skin colour on the detection of cutaneous erythema and tanning phenomena using reflectance spectrophotometry. Skin Res Technol [J], 2007, 13 (3): 236-241.

120. Lee HM, Sugino H, Nishimoto N. Cytokine networks in systemic lupus erythematosus. J Biomed Biotechnol [J], 2010: 676284.

121. Lee SH, Jeong SK, Ahn SK. An update of the defensive barrier function of skin. Yonsei Medical [J], 2006, 47: 293-306.

122. Li L, Mac-Mary S, Sainthillier JM, et al. Age-related changes in skin topography and microcirculation. Arch Dermatol Res [J], 2006, 297 (9): 412-416.

123. Lim SH, Kim SM, Lee YW, et al. Change of biophysical properties of the skin caused by ultraviolet radiation-induced photodamage in Koreans. Skin Res Technol [J], 2008, 14 (1): 93-102.

124. Lisby S, Gniadecki R, Wulf HC. UV-induced DNA damage in human keratinocytes: Quantitation and correlation with long-term survival. Exp Dermatol [J], 2005, 14: 349-355.

125. Machackova J. Allergic Contact cheilitis from toothpastes. Contact Dermatitis [J], 1996, 35 (6): 370.

126. Berneburg M, Plettenberg H, Krutmann J. Photoaging of human skin. Photodermatol Photoimmunol Photomed [J], 2000, 16: 239-244.

127. Ma Y, Lu Z. Treatment with topical tacrolimus favors chronic actinic dermatitis: a clinical and immunopathological study. J Dermatolog Treat [J], 2010, 21 (3): 171-177.

128. Marks R. The stratum corneum barrier: The final frontier. J Nutriton [J], 2004, 134: 2017S-2021S.

129. Brenner M, Hearing VJ. The protective role of melanin against UV damage in human skin. Photochem Photobiol [J], 2008, 84 (3): 539-549.

130. Mills OH Jr, Berger RS. Defining the susceptibility of acne-prone and sensitive skin populations to extrinsic factors. Dermatol Clin [J], 1991, 9 (1): 93-98.

131. Mokawa G, kawai M, Mishima Y. Differential analysis of experimental hypermelanosis induced by UVB, PUVA and allergic contact dermatitis using a brownish guinea pig model. Arch Dermatol Res [J], 1986, 278: 352.

132. Negishi K, Tezuka Y, Kuskikata N, et al. Photorejuvenation for Asian skin by intense pulsed light. Rermatolsurg [J], 2001, 27 (7): 627-631.

133. Nong Tingfeng, Liu Liu, He Li, et al. Androgen, estrogen and progesterone receptors in acquired bilateral 177 nevus of Ota-like macules. Pigment Cell and Melanoma Research [J], 2010, 23 (1): 144-146.

134. Nograles KE, Davidovici B, Krueger JG. New insights in the immunologic basis of psoriasis. Semin Cutan Med Surg [J], 2010, 29 (1): 3-9.

135. Nouveau-Richard S, Zhu W, Li YH, et al. Oily skin: specific features in Chinese women. Skin Research and Technology [J], 2007, 13 (1): 43-48, 94.

136. O'Brien JP, Regan W. Actinically degenerate elastic tissue is the likely antigenic basis of actinic granuloma of the skin and of temporal arteritis. J Am Acad Dermatol [J], 1999, 40: 214-222.

137. O'Toole EA, Powell F, Barnes L. Jessner's lymphocytic infiltrate and probable discoid lupus erythematosus occurring separately in two sisters. Clin Exp Dermatol [J], 1999, 24 (2): 90-93.

138. Park ES, Na JI, Kim SO, et al. Application of a pigment measuring device-Mexameter for the differential diagnosis of vitiligo and nevus depigmentosus. Skin Res Technol [J], 2006, 12 (4): 298-302.

139. Parra JL, Paye M, EEMCO Group. EEMCO guidance for the in vivo assessment of skin surface pH. Skin Pharmacol Appl Skin Physiol [J], 2003, 16（3）: 188-202.

140. Emanuel P, Scheinfeld N. A review of DNA repair and possible DNA-repair adjuvants and selected natural anti-oxidants. Dermatology Online Journal [J], 2007, 13（3）: 10.

141. Valia RG. Etiopathogenesis of seborrheic dermatitis. Indian J Dermatol Venereol Leprol [J], 2006, 73（4）: 253-255.

142. Rafik ME, Briki F, Burghammer M, et al. In vivo formation steps of the hard alpha-keratin intermediate filament along a hair follicle: evidence for structural polymorphism. J Struct Biol [J], 2006, 154（1）: 79-88.

143. Raskovic D, Bondanza S, Gobello T, et al. Autologous in vitro reconstituted epidermis in the treatment of a large nevus depigmentosus. J Am Acad Dermatol [J], 2006, 54: S238.

144. Rijlaarsdam JU, Nieboer C, de Vries E, et al. Characterization of the dermal infiltrates in Jessner's lymphocytic infiltrate of the skin, polymorphous light eruption and cutaneous lupus erythematosus: differential diagnostic and pathogenetic aspects. J Cutan Pathol [J], 1990, 17（1）: 2-8.

145. Sachdeva S. Hirsutism: evaluation and treatment. Indian J Dermatol [J], 2010, 55（1）: 3-7.

146. Sanchis-Bielsa JM, Bagan JV, Poveda R, et al. Foreign body granulomatous reactions to cosmetic fillers: a clinical study of 15 cases. Oral Surg Oral Med Oral Pathol Oral Radiol Endod [J], 2009, 108（2）: 237-241.

147. Sandilands A, Sutherland C, Irvine AD, et al. Filaggrin in the frontline: role in skin barrier function and disease. J Cell Sci [J], 2009, 9: 1286.

148. Sarasin A. The molecular pathways of ultraviolet-induced carcinogenesis. Mutat Res [J], 1999, 428（1）: 5210.

149. Schmajuk G, Bush TM, Burkham J, et al. Characterizing systemic sclerosis in Northern California: focus on Asian and Hispanic patients. Clin Exp Rheumatol [J], 2009, 27: 22-25.

150. Schmid-Wendtner MH, Korting HC. The pH of the skin surface and its impact on the barrier function. Skin Pharmacol Physiol [J], 2006, 19（6）: 296-302.

151. Schusten S. Seborrheic dermatitis and dandruff-A fungal disease. Royal Soc Med Services [J], 1988, 132: 1-54.

152. Seo SH, Oh CK, Kwon KS, et al. A case of milium-like syringoma with focal calcification in Down syndrome. Br J Dermatol [J], 2007, 157（3）: 612-614.

153. Shapira N. Nutritional approach to sun protection: a suggested complement to external strategies. Nutr Rev [J], 2010, 68（2）: 75-86.

154. Sharma VK, Lynn A, Kaminski M, et al. A study of the prevalence of Helicobacter pylori infection and other markers of upper gatrointestinal tract disease in patients with rosacea. Am J Gastroenterol [J], 1998, 93（2）: 220-222.

155. Shirakawa T, Enomote T, Shimazu S, et al. The inverse association between tuberculin responses and atopic disorde.Science [J], 1997, 275（1）: 77-79.

156. Slotosch CM, Kampf G, Löffler H. Effects of disinfectants and detergents on skin irritation. Contact Dermatitis [J], 2007, 57（4）: 235-241.

157. Claerhout S, Van Laethem A, Agostinis P, et al. Pathways involved in sunburn cell formation: deregulation in skin cancer. Photochem Photobiol.Sci [J], 2006, 5: 199-207.

158. Song JY, Kang HA, Kim MY, et al. Damage and recovery of skin barrier function after glycolic acid chemical peeling and crystal microdermabrasion. Dermatol Surg [J], 2004, 30: 390-394.

159. Squazzi A, Bracco D. A historical account of the technical means used in cryotherapy. Minerva Med [J], 1974, 65: 3718.

160. Thein M, Hogarth MB, Acland K. Seronegative arthritis associated with the follicular occlusion triad. Clin Exp Dermatol [J], 2004, 29: 550-552.

161. Thibault Flesher DL, Sun X, Behrens TW, et al. Recent advances in the genetics of systemic lupus erythematosus. Expert Rev Clin Immunol [J], 2010, 6（3）: 461-479.

162. Thiyanaratnam J, Doherty SD, Krishnan B, et al. Granuloma faciale: Case report and review. Dermatol Online [J], 2009, 15（12）: 3.

163. Traidl-Hoffmann C, Mempel M, Beloni B, et al. Therapeutic management of atopic eczema. Curr Drug Metab [J], 2010, 11（3）: 234-241.

164. Tsubota A, Akiyama M, Sakai K, et al. Keratin 1 gene mutation detected in epidermal nevus with epidermolytic hyperkeratosis. J Invest Dermatol [J], 2007, 127（6）: 1371-1374.

165. Ueno T, Kume H, Mitsuishi T, et al. Systemic lupus erythematosus-associated cutaneous cryptococcosis treated successfully with an intermittent 3-day on/off cycle of itraconazole. J Dermatol [J], 2008, 35（12）: 778-781.

166. van den Boorn JG, Konijnenberg D, Dellemijn TA, et al. Autoimmune destruction of skin melanocytes by perilesional T cells from vitiligo patients. J Invest Dermatol [J], 2009, 129: 2220-2232.

167. Vanderweil SG, Levin NA. Perioral dermatitis: it's not every rash that occurs around the mouth. Dermatol Nurs [J], 2009, 21（6）: 317-320, 353.

168. Varughese N, Petrella T, Singer M, et al. Plasmacytoid（CD68+CD123+）monocytes may play a crucial role in the pathogenesis of hydroa vacciniforme: a case report. Am J Dermatopathol [J], 2009, 31（8）: 828-833.

169. Verneuil L, Gouarin S, Comoz F, et al. Epstein-Barr virus involvement in the pathogenesis of hydroa vacciniforme: an assessment of seven adult patients with long-term follow-up. Br J Dermatol [J], 2010, 163（1）: 174-182.

170. Weshahy AH. Intralesional cryosurgery. A new technique using cryoneedles. J Dermatol Surg Oncol [J], 1993, 19: 123-126.

171. Westerhof W, d'Ischia M. Vitiligo puzzle: the pieces fall in place. Pigment Cell Res [J], 2007, 20（5）: 345-359.

172. Whitehouse HH. Liquid air in dermatology: its indications and limitations. JAMA, 1907, 49: 371-377.

173. Wilhelm KP, Bottjer B, Siegers CP. Quantitative assessment of primary skin irritants in vitro in a cytotoxicity model: comparison with in vivo human irritation tests.Br J Dermatol [J], 2001, 45: 709-715.

174. Wollina U, Unger L, Heinig B, et al. Psoriatic arthritis. Dermatol Ther [J], 2010, 23（2）: 123-136.

175. Wu YH, Li QL, Yang XW. Effects of Chinese herbal medicine combined with He-Ne laser on lipoperoxide and superoxide dismutase in chloasma patients. J Tradit Chin Med [J], 2009, 29（3）: 163-166.

176. Yosipovitch G, Duque M, Patel T, et al. Skin barrier structure and function and their relationship to pruritus in end-stage renal disease. Nephrol Dial Transplant [J], 2007, 22（11）: 3268-3272.

177. Yu Y, Scheinman PL. Lip and perioral dermatitis caused by propyl gallate. Dermatitis [J], 2010, 21（2）: 118-119.

178. Zaal LH, Mooi WJ, Sillevis-Smitt JH, et al. Classification of congenital melanocytic naevi and malignant transformation: a review of the literature. Br J Plast Surg [J], 2004, 57（8）: 707-719.

179. 陈小娥, 朱文元, 骆丹, 等. 日光性黑子的治疗进展. 中国皮肤性病学杂志[J], 2009, 23（2）: 119-121.

180. 邓军, 黄惠, 程良金, 等. 皮肤色素痣不同治疗方法疗效分析比较. 中国美容医学[J], 2007, 16（8）: 1094-1096.

181. 邓琳, 仲少敏, 吴艳, 等. 益母草和枸杞对UVB损伤角质形成细胞的保护作用. 中国皮肤性病学杂志[J], 2007, 6: 324-327.

182. 高景恒, 白伶珉, 李孟倩. 无创或微创美容医学技术的最新进展. 中国美容整形外科杂志[J], 2008, 19（1）: 49-51.

183. 国家技术监督局 中华人民共和国卫生部. GB17149.1—GB17149.7化妆品皮肤病诊断标准及处理原则.北京: 中国标准出版社, 1997.

184. 何黎,杨鸿生,王红云,等.皮肤磨削术联合其他疗法治疗损毁性皮肤病90例.中华医学美容杂志[J], 2000, 6: 148-149.

185. 何黎,邹勇莉,刘玲,等.颧部褐青色痣与黄褐斑和太田痣的临床、组织学初探.中国皮肤性病学杂志[J], 2003, 17 (1): 25-29.

186. 黄丽英.微创外科的美学价值.中华医学美学美容杂志[J], 2004, 10 (1): 43-44.

187. 简茂强,刘俐,吕成志.角质层的含水量及其对皮肤生物功能的影响.临床皮肤科杂志[J], 2008, 12: 816.

188. 蒋小月,李薇.太田痣激光治疗作用机制及疗效影响因素.中国美容医学杂志[J], 2006, 15 (7): 875-877.

189. 李琳,郑捷.沙利度胺(反应停)在皮肤科的应用.中国皮肤性病学杂志[J], 2007, 27: 701-703.

190. 龙庭凤,杨凤英,张林,等.颧部褐青色与性激素相关性的研究.中华皮肤科杂志[J], 2008, 41 (50): 336-337.

191. 卢任期,纪秋娣.微晶磨面加细胞活能治疗瘢痕色斑疗效观察.中国美容医学[J], 2001, 10: 118-119.

192. 鲁开化,马显杰,郭树忠,等.面部瘢痕晚期美容修复的原则、方法与技术.中国美容医学杂志[J], 2006, 15 (3): 255-258.

193. 骆丹,闵玮,林向飞.羟氯喹及黄芩等中药对紫外线损伤角质形成细胞的保护作用.中国美容医学杂志[J], 2003, 12 (4): 355-358.

194. 马慧军,赵广.基础皮肤护理与角质层屏障保护.中国美容医学[J], 2007, 16: 131.

195. 漆淳,袁利森,王磊.对面部磨削术后405例色素沉着发生率的分析.实用美容整形外科杂志[J], 2000, 11: 257-258.

196. 周展超.皮肤微创治疗激光与光子技术.中国美容整形外科杂志[J], 2009, 20 (1): 5-9.

197. 宋秀祖,许爱娥.皮肤屏障功能.国际皮肤性病学杂志[J], 2007, 33: 122.

198. 滕雯,王敏,李芍华,等.Q开关Nd:YAG激光治疗颧部褐青色痣280例.中国美容医学[J],2008,17(6): 898-899.

199. 王亮春.氨苯砜的皮肤科临床应用新进展.皮肤病与性病[J], 2001, 23: 21-22.

200. 王敏,腾雯,李芍华,等.铒激光治疗面部瘢痕的疗效观察.中国美容医学杂志[J], 2008, 17 (11): 1672-1673.

201. 王鹏,胡琼华.注射美容的研究进展.中国美容整形外科杂志[J], 2009, 20 (1): 51-54.

202. 卫生部办公厅关于2007年化妆品不良反应监测情况的通报.卫办监督发[2008]93号, 2008.

203. 吴信峰,方方,王焱,等.微晶磨削治疗面部瘢痕疗效观察.中国美容医学杂志[J], 2005, 14 (2): 219.

204. 向雪岑,林新瑜.试论美容皮肤科学与皮肤科学的关系.中华医学美学美容杂志[J], 2005, 11 (1): 45.

205. 虞瑞尧.皮肤屏障功能与润肤保湿霜.岭南皮肤性病科杂志[J], 2003, 10: 222.

206. 张萍,刘玮,信许亚,等.人工紫外线诱导正常皮肤色素斑的初步研究.临床皮肤科杂志[J], 2006, 35 (4): 211-213.

207. 廖烈兰,庞广燕.止血环酸治疗黄褐斑疗效观察.中国皮肤性病学杂志[J], 2006, 20: 675-676.

208. 中国医师协会皮肤科分会美容专业组.激素依赖性皮炎诊治指南.临床皮肤科杂志[J], 2009, 38 (8): 549-550.

209. 仲少敏,赵俊郁,朱学骏,等.Tri-Luma,曲酸和熊果苷对人体黑化模型的脱色效果分析.中国皮肤性病学杂志[J], 2007, 6: 321-323.

中英文名词对照

5-甲氧沙林	5-methoxypsoralen, bergapten
8-甲氧沙林	8-methoxypsoralen, 8-MOP
Besnier体质性痒疹	Besnier's prurigo diathesique
Fordyce血管角化瘤	Fordyce's angiokeratoma
Gardner综合征	Gardner syndrome
Jessner-Kanof综合征	Jessner-Kanof Syndrome
Mibelli血管角化瘤	angiokeratoma of Mibelli
Spitz痣	Spitz nevus
α-角蛋白的双相模型	C-M phases model
α螺旋	α helix

A

艾迪生病	addison's disease
阿米替林	amitriptyline
癌前角化病	precancerous keratosis
氨苯砜	dapsone
氨基葡聚糖	glycosaminoglycans，GAG

B

拔毛癖	trichotillomania
白癜风	vitiligo
斑驳病	piebaldism
斑块	plaque
斑片	patch
斑丘疹	maculopapule
斑贴试验	patch test
斑秃	alopecia areata, AA
斑疹	macula
斑痣	nevus spilus
斑状萎缩	atrophia maculosa
瘢痕	scar
瘢痕性脱发	alopecia cicatrisata，cicatricial alopecia
板层颗粒	lamellar granule
板层素	laminin
板层小体	lamellar boby
半桥粒	hemidesmosome
包斑蛋白	envoplakin
孢子丝菌病	sporotrichosis
保护剂	protective agents
爆炸粉粒沉着症	anthracosiscutis

鼻赘	rosacea hypertrophica
吡罗克酮乙醇胺盐	piroctone olamine
闭锁蛋白1	zonula occludin protein-1
扁平苔藓	lichen planus
扁平寻常狼疮	lupus planus
扁平疣	verruca plana
变态反应性接触性皮炎	allergic contact dermatitis
表皮	epidermis
表皮干细胞	epidermal stem cells
表皮更替时间	turnover time
表皮黑素单元	epidermal melanin unit
表皮囊肿	epidermal cyst
表皮水肿	edema of epidermis
表皮微脓肿	microabscess of epidermis
表皮萎缩	epidermal atrophy
表皮样癌	epidermoid carcinoma
表皮样囊肿	epidermoid cyst
表皮痣综合征	epidermal nevus syndrome
剥脱性皮炎型药疹	exfoliative dermatitis-like reaction
播散性狼疮	lupus disseminatus
播散性盘状红斑狼疮	disseminated discod lupus erythematosus，DDLE
薄层浸油	immersion oil
薄甲	thinning of the nail plate

C

材料试验机	tensile tester
草莓状血管瘤	strawberry nevus，hemangioma
成人硬肿病	cleredema adultorum
成纤维细胞	fibroblast
迟发黑化	delayed tanning, DT
持久性斑疹性毛细血管扩张症	telangiectasia macularis eruptive perstans
持久性光反应	persistent light reactivity，PLR
持久性晒黑反应	persistent pigment darkening, PPD
匙形甲	spoon nail
重塑期	remodeling phase
出血斑	ecchymosis
传染性软疣	molluscum contagiosum
唇炎	cheilitis
雌激素的经典受体	estrogen receptor，ER-α
雌激素的主要受体	estrogen receptor，ER-β
脆甲	onychorrhexis
毳毛	vellus hair
痤疮样型药疹	acneiform eruption

D

大疱	bulla
大疱型脓疱疮	impetigo bullosa
带状疱疹	herpes zoster

带状疱疹后遗神经痛	postherpetic neuralgia，PHN
单侧痣	nevus unilateris
单纯糠疹	pityriasis simplex
单纯疱疹	herpes simplex
单纯疱疹病毒	*herpes simplex virus*，HSV
单纯性雀斑样痣	lentigo
单纯性血管瘤	hemangioma simplex
单发性肥大细胞增生病	solitary mast cell hyperplasia
蛋白包膜	protein envelope
蛋白多糖	proteoglycan
电特性	electric propety
电外科	electrosurgery
酊剂	tincture
顶浆分泌腺	apocrine glands
定向细胞（或分裂后细胞）	postmitotic cells
兜甲蛋白	loricrin
痘疮样水疱病	hydroa vacciniforme
对比增强毛发图像分析技术	contrast enhanced phototrichogram, CE-PTG
多巴色素互变异构酶	dopachrome tautomerase，DCT
多发性毛发上皮瘤	multiple trichoepithelioma
多发性皮脂囊瘤	steatocystoma multiplex
多发性皮脂囊肿	multiple sebaceous cyst
多发性丘疹毛发上皮瘤	multiple papular trichoepithelioma
多毛症	hypertrichosis
多形红斑	erythema polymorphe
多形红斑型药疹	erythema multiforme-like reaction
多形性日光疹	polymorphous light eruption

E

恶性黑素瘤	malignant melanoma, MM
恶性雀斑样痣	lentigo maligna
耳带状疱疹	herpes zoster oticus
二苯基环丙烯酮	2,3-diphenylcyclopropenone
二合一香波	2-in-1 shampoo
二硫化硒	selsun
二羟吲哚羧酸	DHICA-melanin
二氢睾酮	dihydrotestosterone, DHT
二硝基氯苯	1-chloro-2,4-dinitrobenzene, DNCB

F

发育不良痣	dysplastic nevus
发疹性汗管瘤	eruptive syringoma
反甲	koilonychia
泛发性原发性毛细血管扩张症	generalized essential telangiectasia
非瘢痕性脱发	noncicatricial alopecia
非那雄胺	finasteride
非侵入性	non-invasive
肥大细胞	mast cell

痱子	miliaria
粉剂	powder
风湿性多肌痛症	polymyalgia rheumatica
风团	wheal
腐蚀剂	caustics
妇女多毛症	hirsutism
副皮质细胞	para-cortex

G

钙黏素家族	cadherin family
干酪样坏死	ceseation
干扰素	interferon, IF
干细胞	stem cell
杆菌性血管瘤病	bacillary angiomatosis
肝素	heparin
共济失调毛细血管扩张症	ataxia-telangiectasia
共聚焦 Raman 分光镜	confocal Raman spectroscope
共聚焦激光扫描显微镜	confocallaser scanningmieroscope，CLSM
孤立性血管角化瘤	solitary angiokeratoma
固定型药疹	fixed drug eruptions
关节病型银屑病	psoriasis arthropathica
光斑贴试验	photo-patch test
光动力治疗	photodynamic therapy, PDT
光毒反应	phototoxic - reaction
光化学疗法	photochemotherapy
光激发试验	photoprovocation testing
光降解	photodegradation
光敏感性湿疹	photosensitive eczema
光敏性皮炎	photosensitivity dermatitis, PD
光线性角化病	actinic kratosis，AK
光线性类网质细胞增生症	actinic reticuloid, AR
光线性肉芽肿	actinic granuloma
过渡期增殖细胞	transient amplifying cells

H

海绵形成	spongiosis
海绵状血管瘤	cavernous hemangioma
汗管瘤	syringoma
汗腺	sweat glands
核磁共振	Nuclear Magnetic Resonance，NMR
褐黑素	pheomelanin
赫胥黎层	Huxley's layer
黑素	melanin
黑素瘤	melanoma
黑素细胞	melanocytes, Mc
黑素细胞痣	melanocytic nevi
黑素小体	melanosome
黑子	lentigo

亨勒层	Henle's layer
红斑	erythema
红斑狼疮	lupus erythematosus，LE
红皮病型银屑病	erythrodermic psoriasis
红细胞生成性原卟啉病	erythropoietic protoporphyrin，EPP
后屈服区	post-yield region
厚甲	onychauxis, pachyonychia
胡萝卜素	carotene
糊剂	paste
花斑癣	pityriasis versicolor
化脓性肉芽肿	pyogenic granuloma; granuloma pyogenicum
化学换肤	chemical peeling
化学外科	chemosurgery
化妆品接触性皮炎	contact dermatitis due to cosmetics
划破试验	scratch test
环状肉芽肿	granuloma annulare
黄褐斑	chloasma, melasm
灰泥角化病	stucco keratosis
混合结缔组织病	mixed connective tissue disease
混合痣	compound nevus

J

肌肉	muscles
基底层	stratum basal
基底膜带	basement membrane zone，BMZ
基底细胞上皮瘤	basal cell epithelioma
基底细胞液化变性	liquefaction degeneration of basal cells
基质	ground substances
基质金属蛋白酶	matrix metalloproteinase
激光外科	lasersurgery
激光治疗	laser therapy
激素替代疗法	hormone replacement therapy, HRT
即刻晒黑反应	immediate pigment darkening, IPD
急腹症	acute abdomen
急性弥漫性斑秃	acute diffuse and total alopecia
棘层	stratum spinosum
棘层肥厚	acanthosis
棘层松解	acantholysis
棘细胞癌	prickle cell carcinoma
季节性皮炎	seasonal dermatitis
继发损害	secondary lesion
家庭主妇手	housewife hands
痂	crust
甲	nail
甲氨蝶呤	MTX
甲凹点	nail pitting
甲板	nail plate
甲半月	half-moon

甲变色	nail discoloration
甲床	nail bed
甲分离	onycholysis
甲根	nail root
甲沟	nail groove
甲横沟	transverse grooves of nail
甲弧影	nail lunula
甲廓	nail wall
甲母质	nail matrix
甲胬肉	pteryium unguis
甲上皮	eponychium
甲萎缩	onychoatrophy
甲下皮	hyponychium
甲纵嵴	longitudinal crista of nail
假癌性增生	pseudocarcinomatous hyperplasia
假性上皮瘤样增生	pseudoepitheliomatous hyperplasia
间充质疗法	mesocherapy
睑黄瘤	xanthelasmata
碱性成纤维细胞生长因子	basic fibroblast growth factor，bFGF
渐进性坏死	necrobiosis
交界痣	junctional nevus
胶样粟丘疹	colloid milium
胶原纤维	collagen fibers
焦油黑变病	tar melanosis
角层下脓疱病	subcorneal pustule
角蛋白	keratin
角化不良	dyskeratosis
角化不全	parakeratosis
角化过度	hyperkeratosis
角化棘皮瘤	keratoacanthoma
角化桥粒	corneodesmosomes，CD
角化桥粒蛋白	corneodesmosin，CDSN
角化性棘皮病	keratoacanthoma
角质层	stratum corneum
角质层含水量	stratum corneum water content
角质促成剂	keratoplastic
角质化	keratinization
角质化细胞套膜	cornified cell envelope，CE
角质囊肿	keratin cyst
角质栓	horn plug
角质-水系统	keratin-water system
角质松解剂	keratolytics
角质细胞	corneocyte
角质形成细胞	keratinocyte
接触性皮炎	contact dermatitis
结合黏附分子-1	junctional adhesion molecule-1，JAM-1
结节	nodule
结节病	sarcoidosis

结节性黑素瘤	nodular melanoma，NM
结节性痒疹	nodular prurigo
结节性硬化症	tuberous sclerosis
金属蛋白酶	matrix metalloproteinases，MMPs
金属性色素沉着症	metallic pigmentation
紧密连接	tight junction，TJ
浸渍	maceration
经表皮水分丢失	transepidermal water loss, TEWL
酒渣鼻	rosacea
局限性白发或灰发	poliosis
局限性脱发	localized alopecia
局限性血管角化瘤	angiokeratoma circumscriptum
巨噬细胞	macrophage
巨纤维	macrofibrils
卷曲螺旋	coiled coil

K

咖啡斑	Café-au-lait spots
卡介菌	bacill calmette-guerin，BCG
抗病毒剂	antiviral agents
抗菌剂	antiseptics
抗生素	antibiotic
抗真菌剂	antifungal agents
抗组胺药	antihistamine drug
颗粒层	stratum granulosum
颗粒层减少	hypogranulosis
颗粒层增厚	hypergranulosis
空白期	kenogen
口周皮炎	perioral dermatitis
溃疡	ulcer
溃疡性狼疮	lupus exulcerans

L

蓝痣	blue nevus
朗格汉斯细胞	Langerhans cell
朗氏线	Langer lines
老年性白发	senile canities
老年性皮脂腺增生	senile sebaceous hyperplasia
老年性血管瘤	senile angioma
酪氨酸酶	tyrosinase，TYR
酪氨酸酶相关蛋白1	tyrosinase-related protein-1，TYRP1
雷公藤总苷	tripterygium wilfordii polyglycosidium，TWP
雷诺现象	Raynaud phenomenon
类风湿性关节炎	polyarthritis destruens; rheumatoid arthritis
类脂质沉着	lipoidosis deposition
类脂质渐进性坏死	annular atrophic plaques
冷冻外科	cryosurgery
离心性环形红斑	erythema annulare centrifugum

立毛肌	arrector pili muscle
裂隙	fissure
淋巴管	lymph vessels
淋巴管平滑肌瘤病	lymphangioleiomyomatosis
鳞屑	scale
鳞状细胞癌	squamous cell carcinoma
硫酸角质素	keratan sulfate
硫酸皮肤素	dermatan sulfate
硫酸软骨素	chondroitin sulfate
硫营养障碍症	trichothiodystrophy, TTD
隆突激活假说	bulge activation hypothesis
隆突区	bulge

M

马拉色菌	malassezia
麦克尔细胞	merkel cell
脉冲染料激光	pulsed dye laser, PDL
慢性单纯性苔藓	lichen simplex chronicus
慢性光化性皮炎	chronic actinic dermatitis，CAD
慢性盘状红斑狼疮	chronic discoid lupus erythematosus
毛发	hair
毛发红糠疹	pityriasis rubra pilaris
毛发上皮瘤	trichoepithelioma
毛发图像分析	phototrichogram, PTG
毛发移植术	hair transplantation
毛干	hair shaft
毛根	hair root
毛母质瘤	pilomatricoma
毛囊	hair follicle
毛囊漏斗部囊肿	infundibular cyst
毛囊显微分析	trichogram
毛囊性脓疱疮	Bockhart's impetigo
毛球	hair bulb
毛乳头	dermal papilla, DP
毛透明蛋白	trichohyalin
毛细血管扩张性红斑狼疮	telangiectatic lupus erythematosus
毛细血管扩张性环状紫癜	purpuraannularis telangiectosis
毛细血管扩张症	telangiectasis
毛细血管瘤	capillary hemangioma
毛小皮	cuticle
锚丝	anchoring filament
锚原纤维	anchoring fibril
玫瑰糠疹	pityriasis rosea
梅毒性脱发	alopecia syphilitica
美容皮肤科学	cosmetic dermatology
蒙古斑	mongolian spot
弥漫性白发或灰发	canities
弥漫性躯体血管角化瘤	angiokeratoma corporis diffusum

弥漫性脱发	diffuse alopecia
糜烂	erosion
米诺地尔	minoxidil
免疫调节剂	immunomodulator
免疫球蛋白超家族	immunoglobulin superfamily
面部肉芽肿	granulama faciale
面部血管纤维瘤	facial angiofibroma
面癣	tinea faciei

N

男性型秃发	male pattern hair loss, MPHL
男性雄激素性脱发	male androgenetic alopecia, MAGA
囊胚	blastula
囊性腺样上皮瘤	epithelioma adenoid cysticum
囊肿	cyst
内被蛋白	involucrin
内表皮	endocuticle
内部相关系数	intraclass correlation coefficient, ICC
内毛根鞘	inner root sheath, IR
内胚层	endoderm
尼氏征	nikolsky sign
黏附分子	adhesion molecules
黏液样变性	mucinous degeneration
凝胶	gel
脓疱	pustule
脓疱疮	impetigo
脓疱型银屑病	psoriasis pustulosa
女性型脱发	female pattern hair loss, FPHL
女性雄激素性脱发	female androgenetic alopecia, FAGA

P

盘状附着板	attachment plaque
盘状红斑狼疮	discoid lupus erythematosus，DLE
疱疹性齿龈口腔炎	herpes gingivostomatitis
胚胎	embryo
皮肤	skin
皮肤表面 pH 值	skin surface pH
皮肤弹性	elasticity
皮肤附属器肿瘤	adnexal tumor
皮肤含水量	skin water content
皮肤淋巴细胞浸润	Jessner's Lymphocytic Infiltrate
皮肤淋巴细胞浸润症	lymphocy infiltration of the skin
皮肤鳞屑生成率	desquamation rate
皮肤免疫系统	skin immune system
皮肤磨削术	dermabrasion
皮肤外科学	dermatologic surgery
皮肤纹理和皱纹	micro-relief and wrinkles
皮肤无创性测量技术	non invasive bio-metrological technology of the skin

皮肤颜色	skin colour
皮肤张力线	lines of skin tension
皮沟	skin groove
皮肌炎	dermatomyositis, DM
皮嵴	skin ridge
皮角	cornu cutaneum
皮内试验	intradermal test
皮内痣	intradermal nevus
皮下组织	subcutaneous tissue
皮野	skin field
皮脂腺	sebaceous glands
皮脂腺癌	sebaceous carcinoma
皮脂腺错构瘤	sebaceous hamartoma
皮脂腺腺瘤	sebaceous adenoma
皮脂腺增生	sebaceous hyperplasia
皮脂腺痣	sebaceous nevus
皮脂溢出	seborrhea
皮质	cortex
漂浅作用	photobleaching
贫血痣	nevus anemicus
平滑肌瘤	leiomyoma
匍行性斑秃	alopecia ophiasis
葡萄球菌性烫伤样皮肤综合征	staphylococcal scalded skin syndrome, SSSS
普秃	alopecia universalis, AU

Q

气球状变性	ballooning degeneration
气雾剂	aerosol
器官	organ
器官样痣	organoid nevus
铅笔芯沉着	heavy pencil
前屈服区	pre-yield region
荨麻疹	urticaria
荨麻疹型药疹	urticaria reaction
浅表扩散性黑素瘤	superficial spread melanoma, SSM
强脉冲光	intense pulsed light, IPL
羟氯喹	hydroxychloroquine
桥粒	desmosomes
桥粒斑	desmosomal plaque
桥粒斑蛋白	desmoplakin, DP
桥粒斑珠蛋白	plakogloubin, PG
桥粒糖蛋白1	desmocollin 1, DSC1
桥粒芯	desmosomal core
桥粒芯胶蛋白	desmocollin, Dsc
桥粒芯糖蛋白	desmoglein, Dsg
清洁剂	clearing agents
丘脓疱疹	pustulopapule
丘疱疹	papulovesicle

丘疹	papule
丘疹性荨麻疹	papular urticaria
屈服区	yield region
全秃	alopecia totalis，AT
颧部褐青色痣	nevus fuscoceruleus zygomaticus，NFZ
雀斑	freckles
雀斑样痣	lentigo
雀斑样痣恶性黑素瘤	lentigo malignant melanoma，LMM

R

日光保护指数	sun protection factor，SPF
日光性角化病	solar keratosis
日晒伤细胞	sun burn cell, SBC
溶液	solution
肉芽肿	granuloma
乳剂	emulsion
乳头层	papillary layer
乳头瘤样增生	papillomatous hyperplasia
乳头状汗管囊腺瘤	syringocystadenoma papilliferum
软膏	ointment
软纤维瘤	soft fibroma
瑞尔黑变病	Riehl's melanosis

S

三叉神经带状疱疹	trigeminal nerve zoster
三氟醋柳酸	trflusal
色素沉着斑	pigmentation
色素二羟吲哚	dihydroxyindole，DHI
色素减少	hypopigmentation
色素减退斑及色素脱失斑	depigmentation
色素失禁	incontinence of pigmen
色素性化妆品皮炎	pigmented cosmetic dermatitis
色素性基底细胞癌	pigmented basal cell carcinoma
色素增多	hyperpigmentation
色素痣	pigmented nevus
杀虫剂	insecticides
沙利度胺	thalidomide
上表皮	epicuticle
少毛症	hypotrichosis
射频	radiofrequency，RF
伸展性	tensile propety
深脓疱疮	ecthyma
神经	nerves
神经嵴	neural crest
神经酰胺	ceramide
神经性皮炎	neurodermatitis
生长期	anagen
生长期脱发	anagen effluvium

生殖器疱疹	genital herpes
湿疹	eczema
湿疹型药疹	eczema-like eruption
食管蠕动异常	esophageal dysmotility
嗜碱性变性	basophilic degeneration
嗜酸性肌炎	acidophilia sarcitis
嗜酸性粒细胞趋化因子A	eosino-phile chemotactic factor A
收敛剂	astringents
手足癣	tinea manus and pedis
受精卵	zygote
水痘	varicella
水痘-带状疱疹病毒	*varicella-zoster virus*，VZV
水疱	blister，vesicle
水通道蛋白	aquaporins，AQPs
水杨酸	keralyt
水脂膜	hydro-lipid film
丝聚蛋白	filaggrin
丝状疣	filiform warts
粟丘疹	milium
髓质	medulla

T

他觉症状	objective symptom
他克莫司	tacrolimus
胎毛	lanugo
苔藓样变	lichenification
太田痣	nevus of Ota
弹力素	elafin
弹力纤维	elastic fibers
弹力纤维变性	elastic fiber degeneration
弹性蛋白	elastin
糖胺聚糖	glycosaminoglycan
糖皮质激素	glucocorticoids，GCS
特应性皮炎	atopic dermatitis，AD
天然保湿因子	natural moisturizing factor，NMF
酮康唑	nizoral
头皮浸没微距照相技术	scalp immersion proxigraphy, SIP
头皮屑	dandruff
头癣	tinea capitis
透明变性	hyaline degeneration
透明层	lamina lucida
透明角质颗粒	keratohyaline granule
透明细胞汗管瘤	clear-cell syringoma
透明质酸	hyaluronan，HA
透皮吸收促进剂	penetration enhancers
涂膜剂	film
退行期	catagen
脱色剂	depigment agents

脱色素性色素失禁症	incontinentia pigmenti achromicus

W

外表皮	exocuticle
外分泌腺	eccrine glands
外毛根鞘	outer root sheath，ORS
外胚层	ectoderm
外用细胞毒性药物	topical cytotoxic agents
外源性色素沉着	exogenous pigmentation
烷基磺基丁二酸盐	alkyl sulfosuccinates
烷基硫酸盐	alkyl sulfates
烷基醚硫酸盐	alkyl ether sulfates, alkyl ether carboxylates
网板	reticular lamina
网状变性	reticular degeneration
网状层	reticular layer
网状纤维	reticular fibers
微原纤维	microfibril
维甲酸	tretinoin
维生素C	vitamin c
维生素E	vitamin e
萎缩	atrophy
萎缩性硬化性苔藓	aphiclichen sclerosus
胃肠炎	gastroenteritis
纹身	tattoos
纹状苔藓	lichen striatus
无色素痣	amelanotic nevus

X

吸水径向膨胀性能	radical water swelling
席瓦特皮肤异色症	Poikiloderma of Civatte
洗剂	lotion
系统性红斑狼疮	systemic lupus erythematosus, SLE
系统性接触性皮炎	systemic contact dermatitis
系统性硬皮病	systemic scleroderma
细胞间水肿	intercellular edema
细胞膜复合物	cell membrane complex, CMC
细胞内水肿	intracellular edema
夏季瘙痒症	pruritus aestivalis
先天性大理石皮肤毛细血管扩张症	cutis marmorata telangiectasia congenia
先天性巨痣	congenital giant nevus
先天性皮脂腺增生	congenital sebaceous hyperplasia
先天性胎毛增多症	congenital hypertrichosis lanuginosa
先天性小痣	congenital nevus
纤维蛋白样变性	fibrinoid degeneration
鲜红斑痣	port wine stain，PWS
线性表皮痣	linear epidermal nevus
线状扁平苔藓	lichen planus linearis
线状汗孔角化病	linear porokeratosis

线状银屑病	linear psoriasis
香波	shampoo
小分子富含脯氨酸的蛋白质	small proline-rich proteins，SPRs
辛伐他汀	simvastatin
新生儿播散性单纯疱疹	neonatal disseminated herpes simplex
麻疹型或猩红热型药疹	morbilliform drug eruption and scarlaliniform drug eruption
雄激素性脱发	androgenetic alopecia，AGA
休止期	telogen
休止期脱发	telogen effluvium
醑剂	spiritus
选择素家族	selectin family
血管	blood vessels
血管肌脂瘤	angiomyolipomas
血管角化瘤	angiokeratoma
寻常痤疮	acne vulgaris
寻常狼疮	lupus vulgaris
寻常型脓疱疮	impetigo vulgaris
寻常型银屑病	Psoriasis Vulgaris
寻常疣	verruca vulgaris
蕈样肉芽肿	granuloma fungoides，MF

Y

亚基底致密斑	subbasal dense plague
亚急性皮肤型红斑狼疮	subacute cutaneous lupus erythematosus, SCLE
炎症后黑变病	postinflammatory melanosis
炎症后色素减退	postinflammatory hypomelanosis
炎症期	inflammatory phase
眼带状疱疹	herpes zoster ophthalmicus
眼睑汗管瘤	syringoma palpebrarum
眼上腭部青色痣	nevus fuscoceuleus ophthalmo-maxillaris
痒疹	prurigo
药物超敏综合征	drug-induced hypersensitivity syndrome，DIHS
药物性皮炎	dermatitis medicamentosa
药物引起的迟发性多器官超敏综合征	drug-induced delayed multiorgan hypersensitivity syndrome，DIDMOHS
药疹	drug eruption
药疹伴嗜酸粒细胞增多和系统症状	drug rash with eosinophilia and systemic symptoms，DRESS
腋臭	bromhidrosis
医学护肤品	products dermocosmetic
胰岛素样生长因子-1	insulin-like growth factor-1, ILG-1
遗传性出血性毛细血管扩张症	hereditary haemorrhagic telangiectasia
异位性湿疹	atopic eczema
异物肉芽肿	foreign-body granuloma
抑半胱氨酸蛋白酶蛋白A	cystatin A
阴囊型血管角化瘤	angiokeratoma of the scrotum
银屑病	psoriasis
婴儿鲜红斑痣	infant port wine stain
樱桃样血管瘤	cherry angioma

硬斑病	morphoea
硬膏	plaster
硬皮病	sclerosis
永久段	permanent segment
油剂	oil
疣	wart
疣状线状痣	linear verrucosus epidermal nevus
疣状增生	verrucous hyperplasia
疣状痣	nevus verrucosus
游离脂肪酸	free fatty acids, FFA
幼年良性黑素痣	childhood benign melanocyte nevi
幼年性黄色肉芽肿	juvenile xanthogranuloma
瘀斑	ecchymosis
瘀点	petechia
原肠胚	gastrula
原发刺激性接触性皮炎	primary irritant contact dermatitis
原发性损害	primary lesion
原纤维	protofilament

Z

载荷-伸长率曲线	Load-Strain curve
暂时性光反应	transience photoreaction
早年性白发	premature canities
早期的婴儿血管瘤	congenial hemangioma
早熟性皮脂腺增生	precocious sebaceous hyperplasia
皂化	saponification
增生期	proliferative phase
增殖性寻常狼疮	lupus proliferated
遮光剂	sunscreen agents
真黑素	eumelanin
真皮	dermis
真皮鞘	dermal sheath
真皮萎缩	atrophy of dermis
蒸发测定仪	evaporimeter
整合素家族	integrin family
正皮质细胞	ortho-cortex
肢端/黏膜雀斑痣样黑素瘤	acral / mucosal lentigo melanoma，ALM/MLM
脂褐素	lipofuscin
脂膜炎	panniculitis
脂囊瘤	steatocystoma
脂溢性角化病	keratosis seborrheica
脂溢性皮炎	seborrheic dermatitis
脂质	lipids
脂质包膜	lipid envelope
蜘蛛状毛细血管扩张，蜘蛛痣	spider nevus, nevus araneus
止血环酸	tranamic acid
止痒剂	antipruritic agents
指纹	fingerprint

指（趾）皮肤硬化	sclerodactyly
致密层	lamina densa
痣细胞痣	nevocytic nevus
中毒性表皮坏死松解型药疹	toxic epidermal nerolysis-like reaction
中间丝	intermediate filament, IF
中胚层	mesoderm
中央层	central stratum
终毛	terminal hair
肿块	mass, tumer
肿胀性红斑狼疮	lupus erythematosus tumidus, LET
周斑蛋白	periplakin
周皮	periderm
周期段	cycling segment
注射外科	injectionsurgery
抓痕	excoriation
砖墙结构	brick and mortar structure
转谷酰胺酶	transglutaminase, TGase
着色剂	toner
着色性干皮病	xeroderma pigmentosa
着色芽生菌病	chromoblastomycosis
子细胞	daughter cells
紫癜型药疹	purpuric drug eruption
紫外线防护系数	ultraviolet protection factor UPF
自觉症状	subjective symptom
褐黑素	pheomelanin
最小持续色素黑化量	minimal persistant pigment darkening dose，MPPD
最小红斑量	minimal erythema dosage，MED